U0756659

"十四五"时期国家重点出版物出版专项规划项目

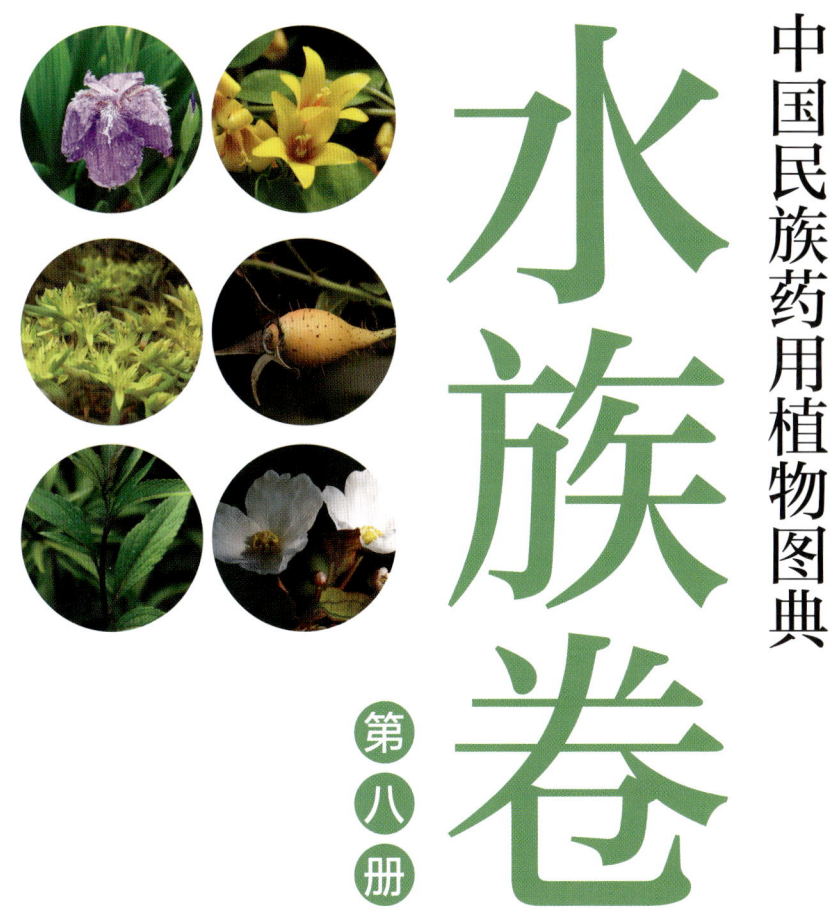

中国民族药用植物图典

水族卷

第八册

总 主 编：肖培根　诸国本

主　　编：司有奇

副 主 编：司岚清　司勤国

编　　委：姜　雷　司高飞　马永春　司勤元　杨光海　杜　蓉　袁树华

图片摄影：周重建　谢　宇　裴　华　邬坤乾　袁井泉　孙骏威　谢　言　钟炯平　司有奇　夏云海

CSK 湖南科学技术出版社·长沙

国家一级出版社　全国百佳图书出版单位

"十四五"时期国家重点出版物出版专项规划项目

《中国民族药用植物图典》
丛书编委会

总主编： 肖培根　诸国本

编　委： 马光宇　王　庆　叶　红　田华敏　宁迪敏
　　　　　朱　进　朱　宏　任智标　全继红　刘士勋
　　　　　刘卫华　刘立文　刘建新　齐　菲　孙　真
　　　　　孙瑷琨　严　洁　芦　军　李建军　杨　帆
　　　　　肖　卫　吴　晋　吴卫华　何清湖　汪　冶
　　　　　汪　昕　张在其　陈艳蕊　罗建锋　周　芳
　　　　　周重建　赵志远　赵来喜　赵梅红　莫　愚
　　　　　徐　娜　郭　号　程宜康　谢　宇　谢　言
　　　　　路　臻　蔡　伟　裴　华　翟文慧　曾朝辉

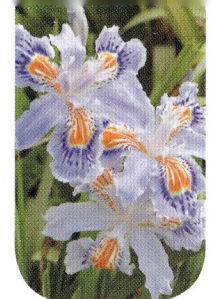

目录

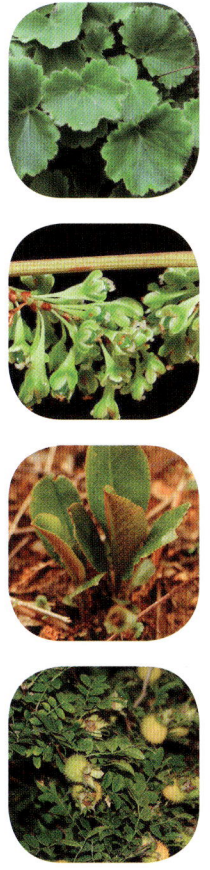

苦瓜-- 2199

苦参-- 2211

苦楝皮-- 2229

苘麻子-- 2245

枇杷叶-- 2263

油松节-- 2279

刺五加-- 2289

刺梨-- 2303

鸢尾-- 2315

虎耳草-- 2329

虎杖-- 2341

岩白菜-- 2357

垂盆草-- 2365

委陵菜-- 2377

佩兰-- 2389

狗脊-- 2401

金果榄--- 2415

金钱草--- 2427

金银花--- 2441

金樱子--- 2453

鱼腥草--- 2469

卷柏--- 2481

泽泻--- 2489

泽漆--- 2503

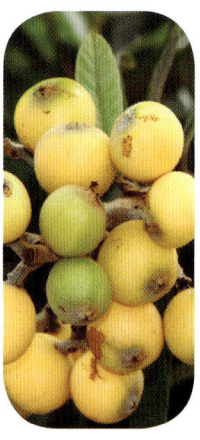

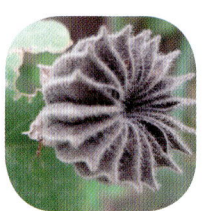

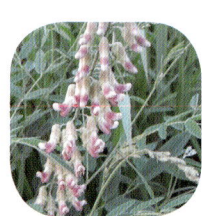

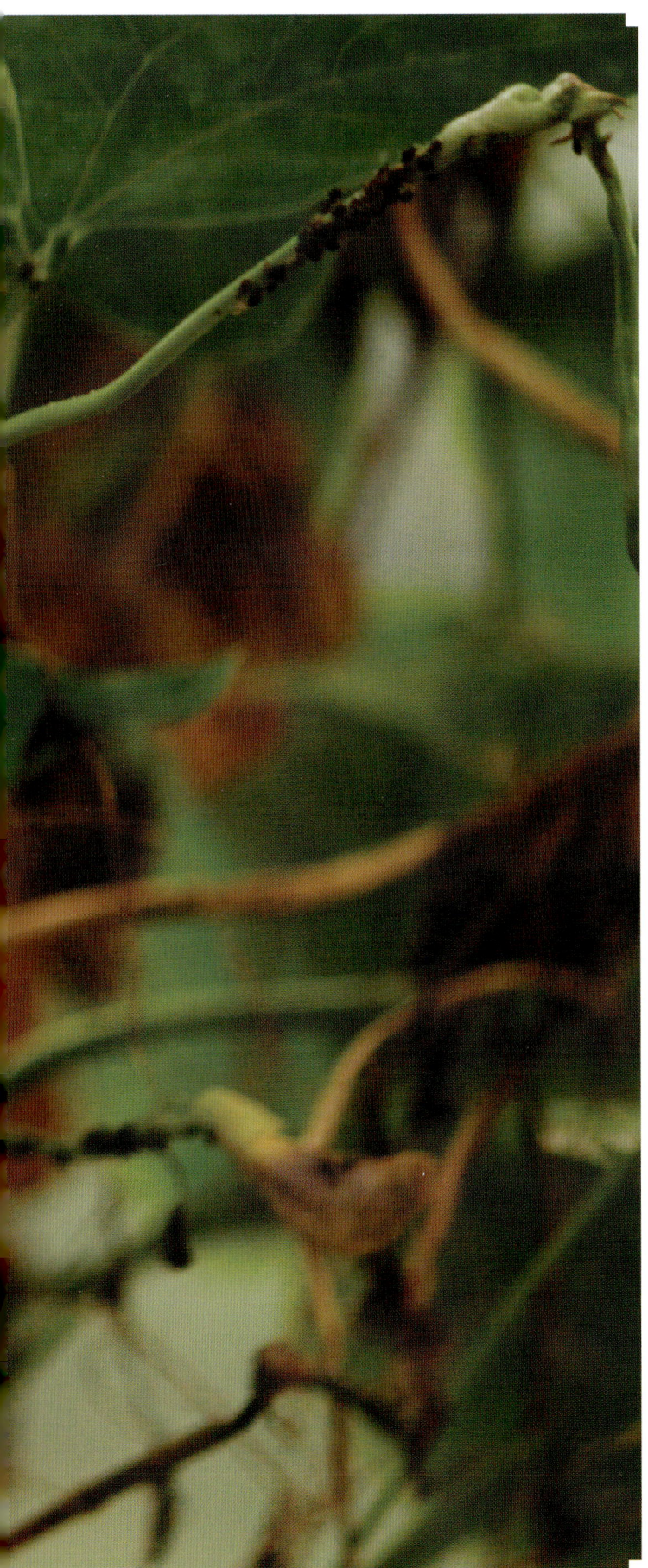

苦瓜

【水药名】骂赌嘎。

【别　名】锦荔枝、红姑娘、菩达、凉瓜。

【来　源】本品为葫芦科植物苦瓜 *Momordica charantia* L. 的成熟果实。

【性味归经】味苦，性寒。归心、脾、肺经。

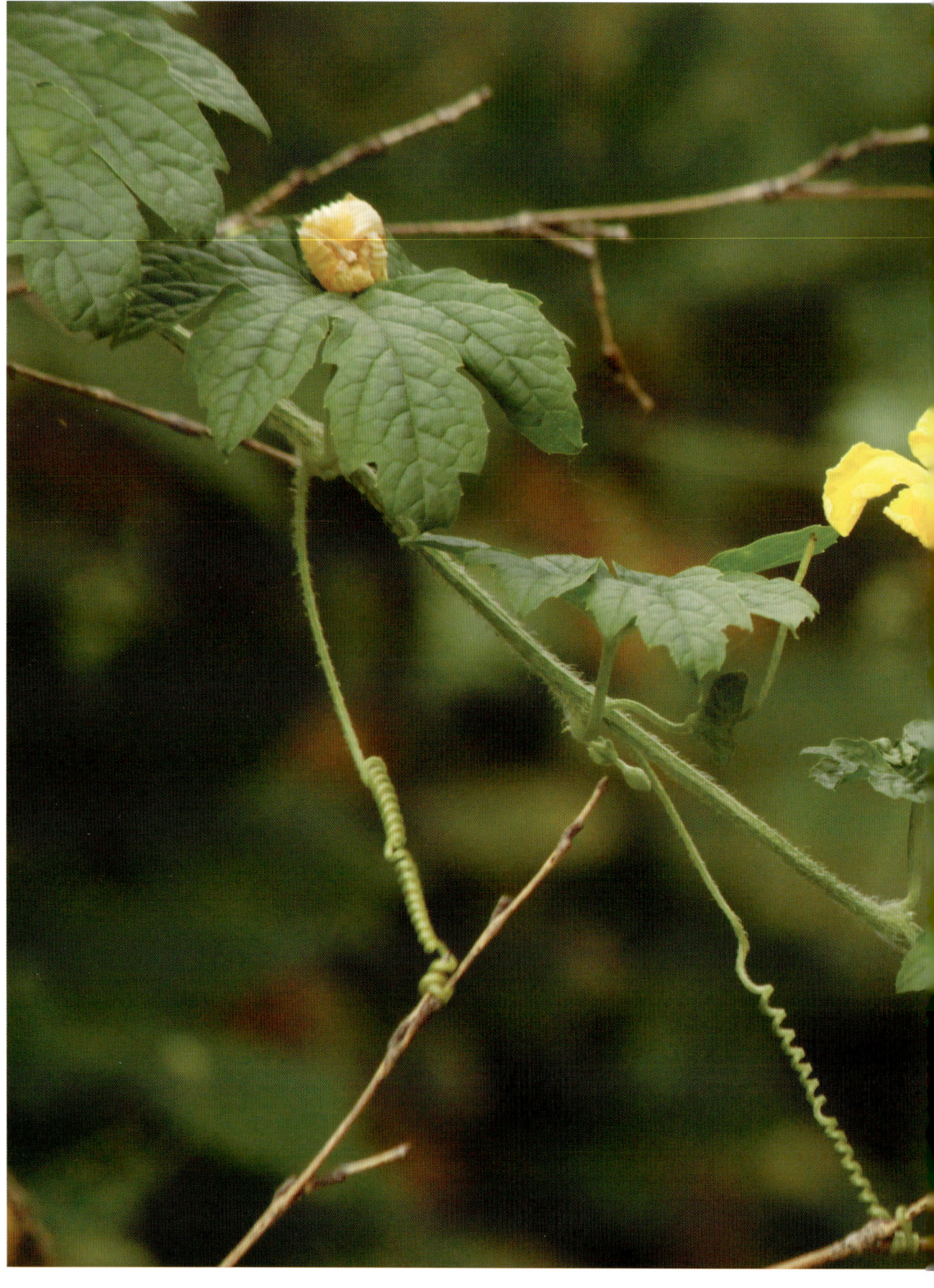

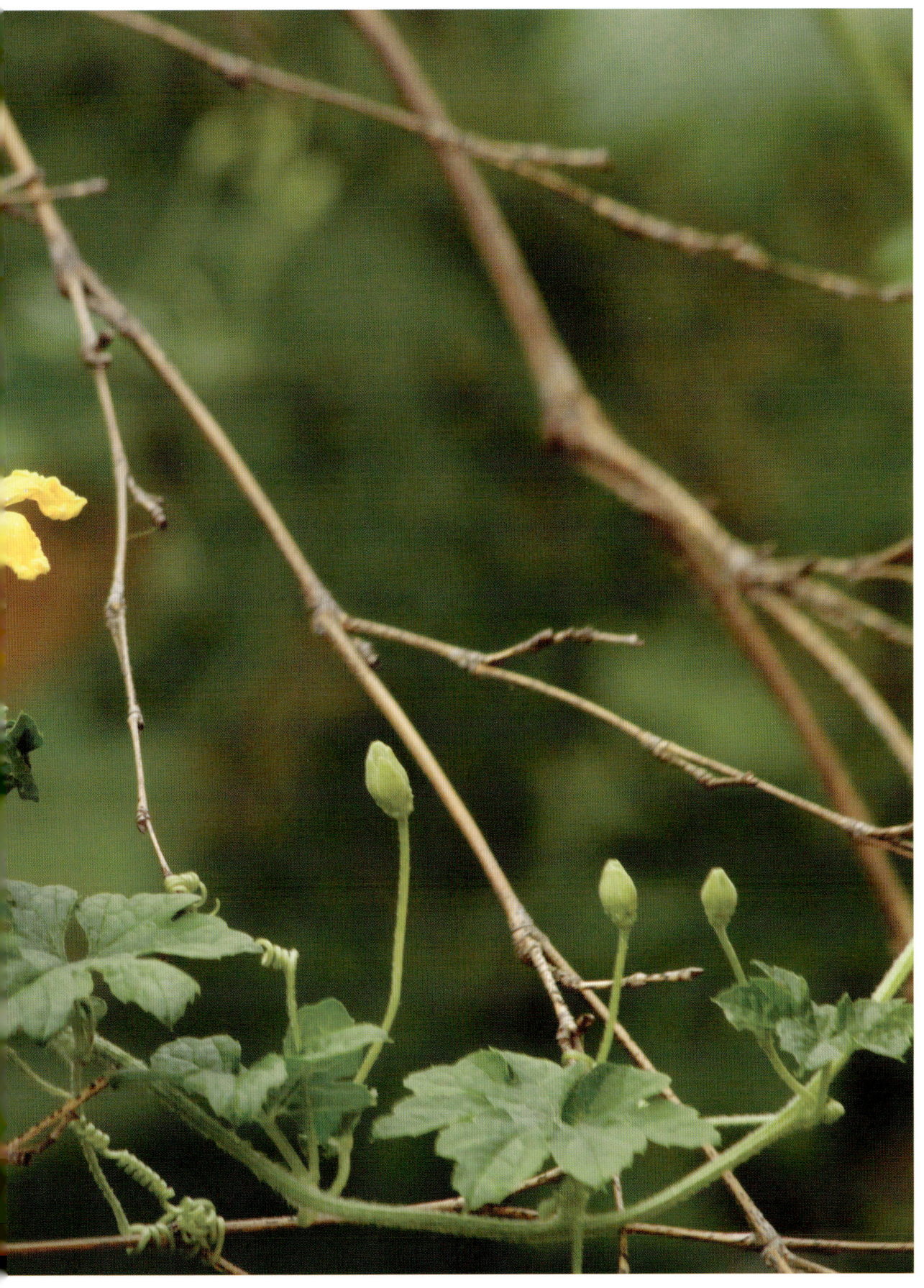

苦瓜

苦瓜

识别特征

一年生攀缘草本，多分枝，有细柔毛，卷须不分枝。叶大，肾状圆形，通常 5 ～ 7 裂，裂片卵状椭圆形，基部收缩，边缘具波状齿，两面近于光滑或有毛。花雌雄同株。雄花单生，有柄，中部或基部有苞片，苞片肾状圆心形；萼钟形，5 裂，裂片卵状披针形，先端短尖；花冠黄色，5 裂，裂片卵状椭圆形，先端钝圆或微凹。雌花单生，有柄，基部有苞片；子房纺锤形，具刺瘤，先端有喙，花柱细长，柱头 3 枚，胚珠多数。果实长椭圆形，卵形或两端均狭窄，全体具钝圆不整齐的瘤状凸起，成熟时橘黄色，自顶端 3 瓣开裂。种子椭圆形，扁平，两端均具角状齿，两面均有凹凸不平的条纹，包于红色肉质的假种皮内，花期 6—7 月，果期 9—10 月。

生境分布

全国各地均有栽培。分布于广东、云南、福建、广西等省区。

采收加工

秋季采果切片，晒干备用，或用鲜品。

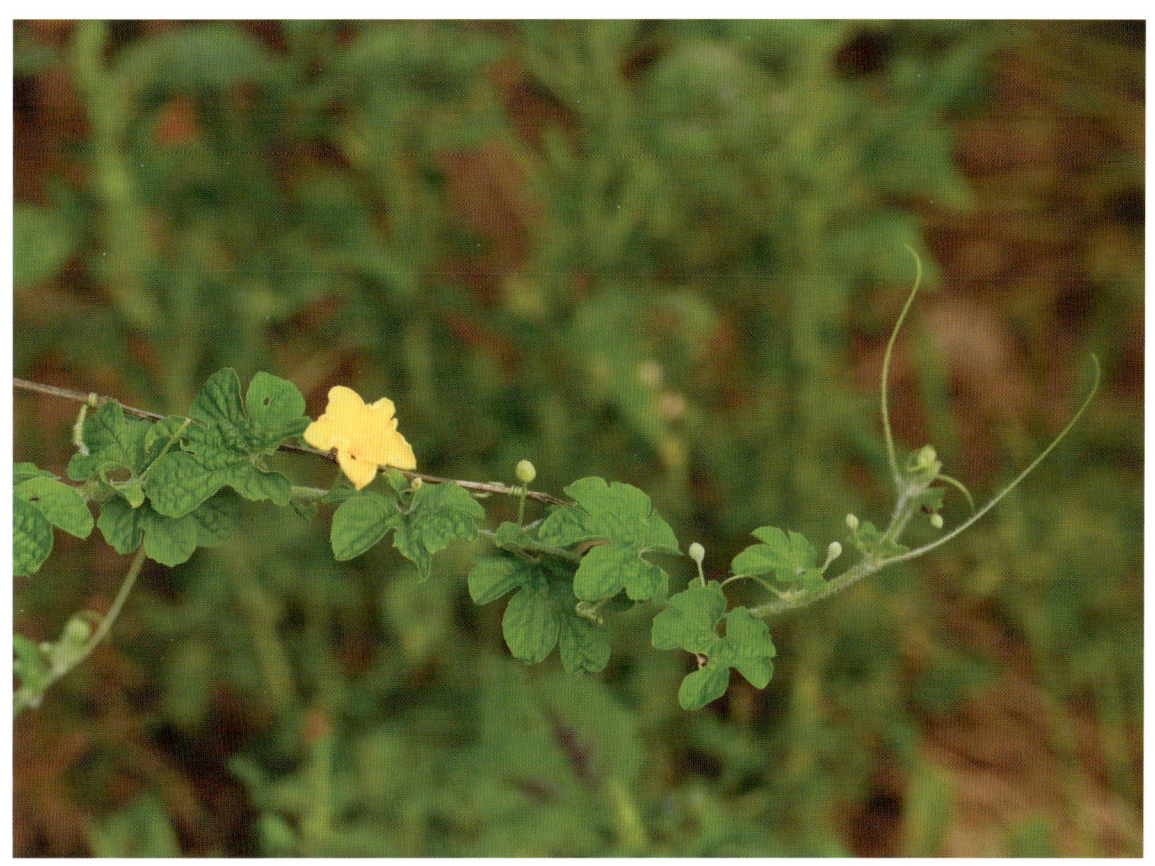

苦瓜

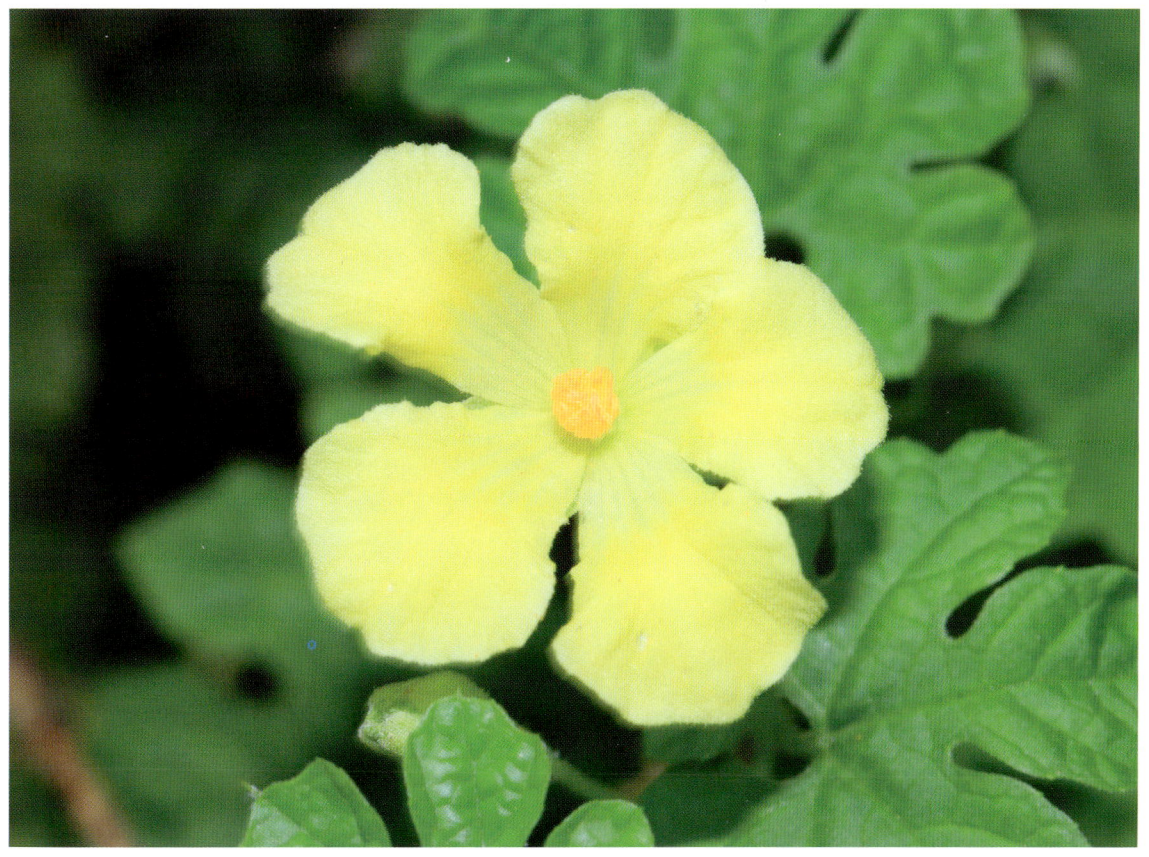

苦瓜

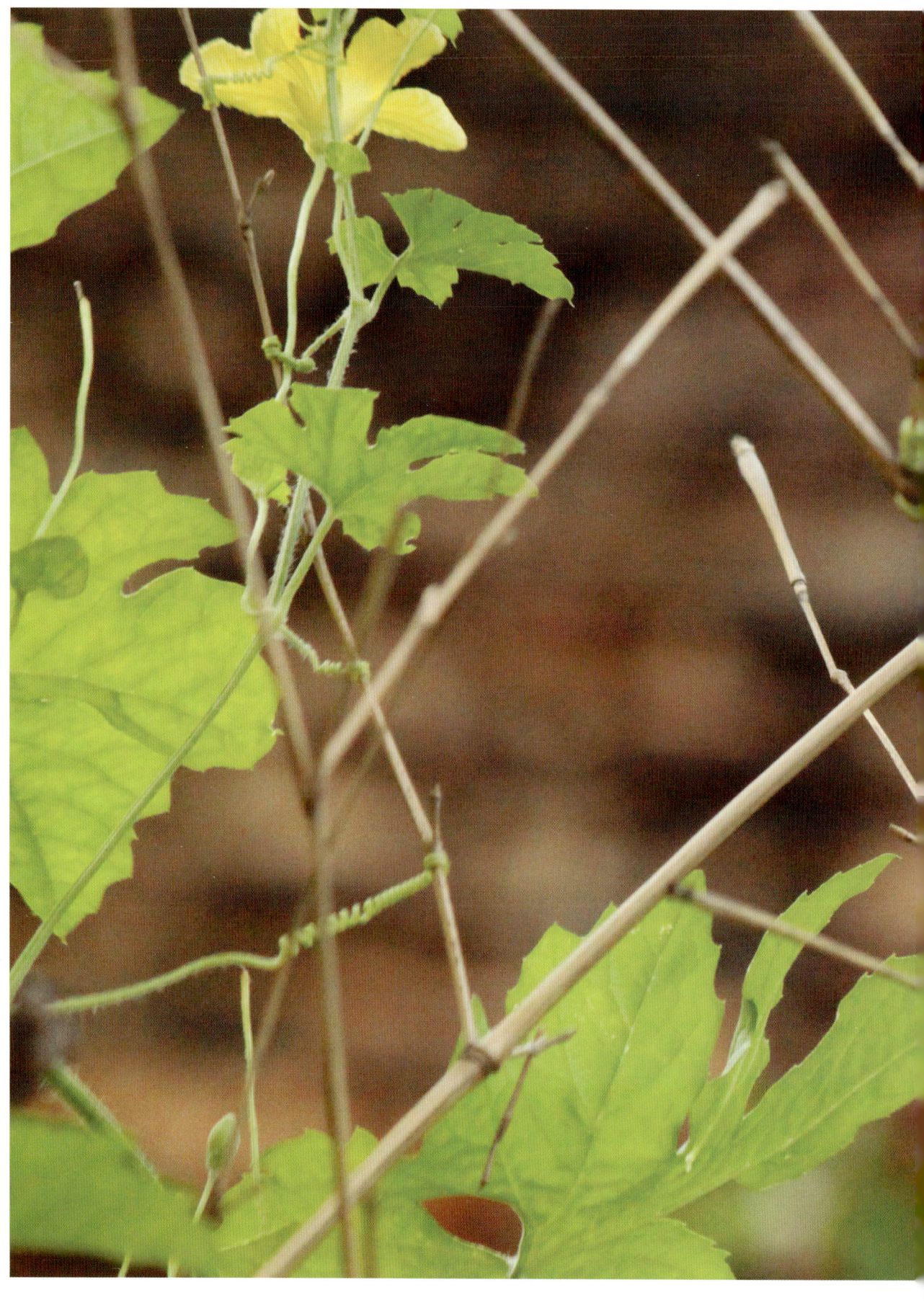

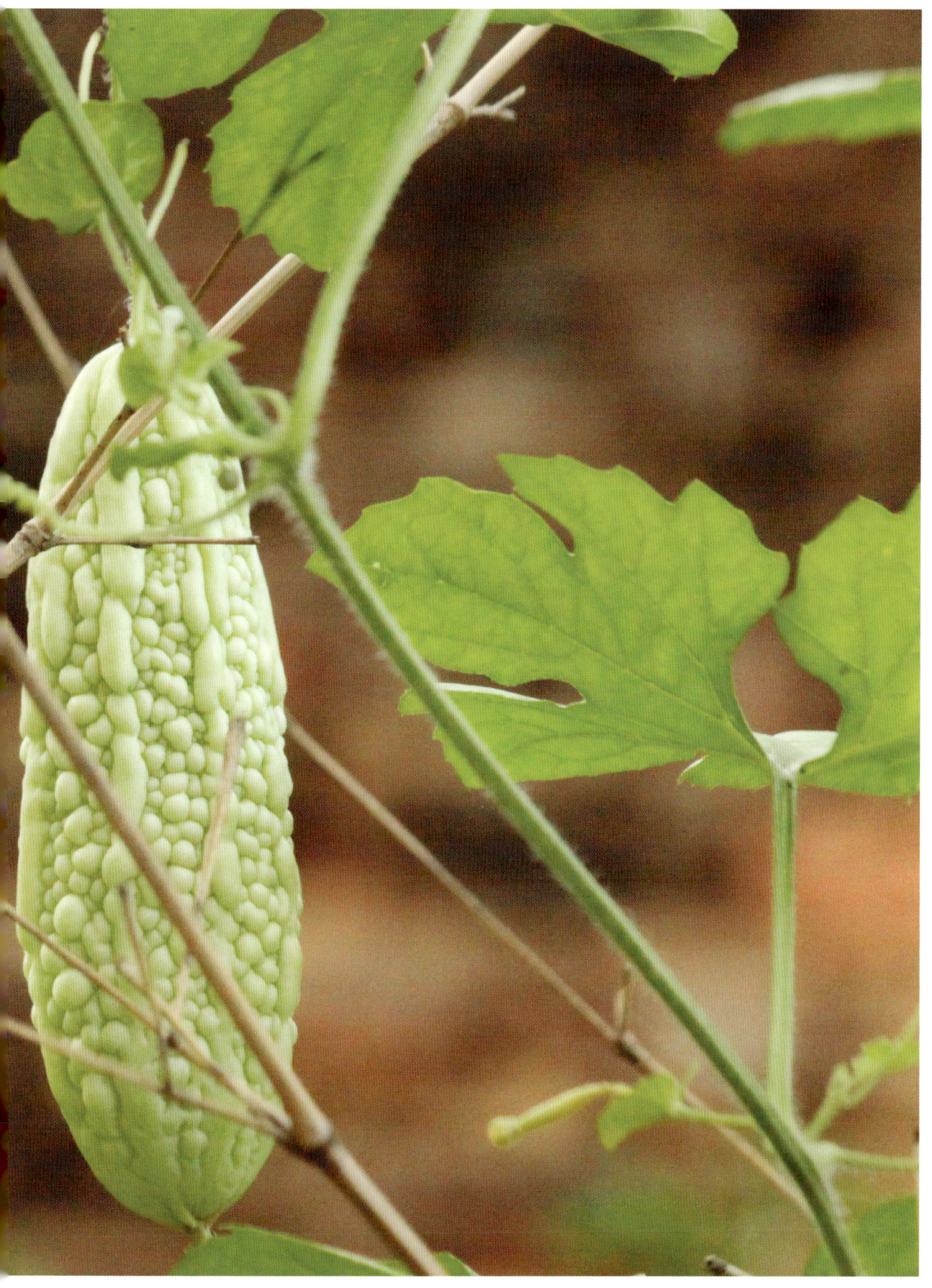

苦瓜

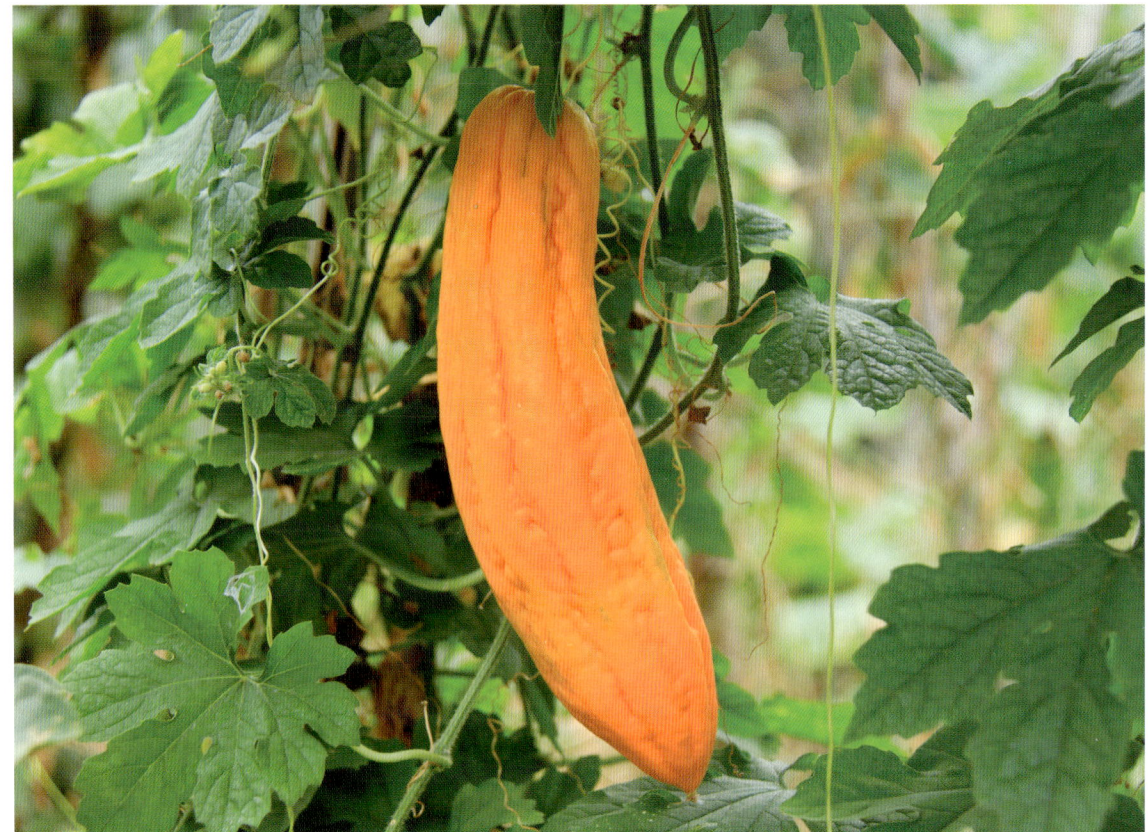

苦瓜

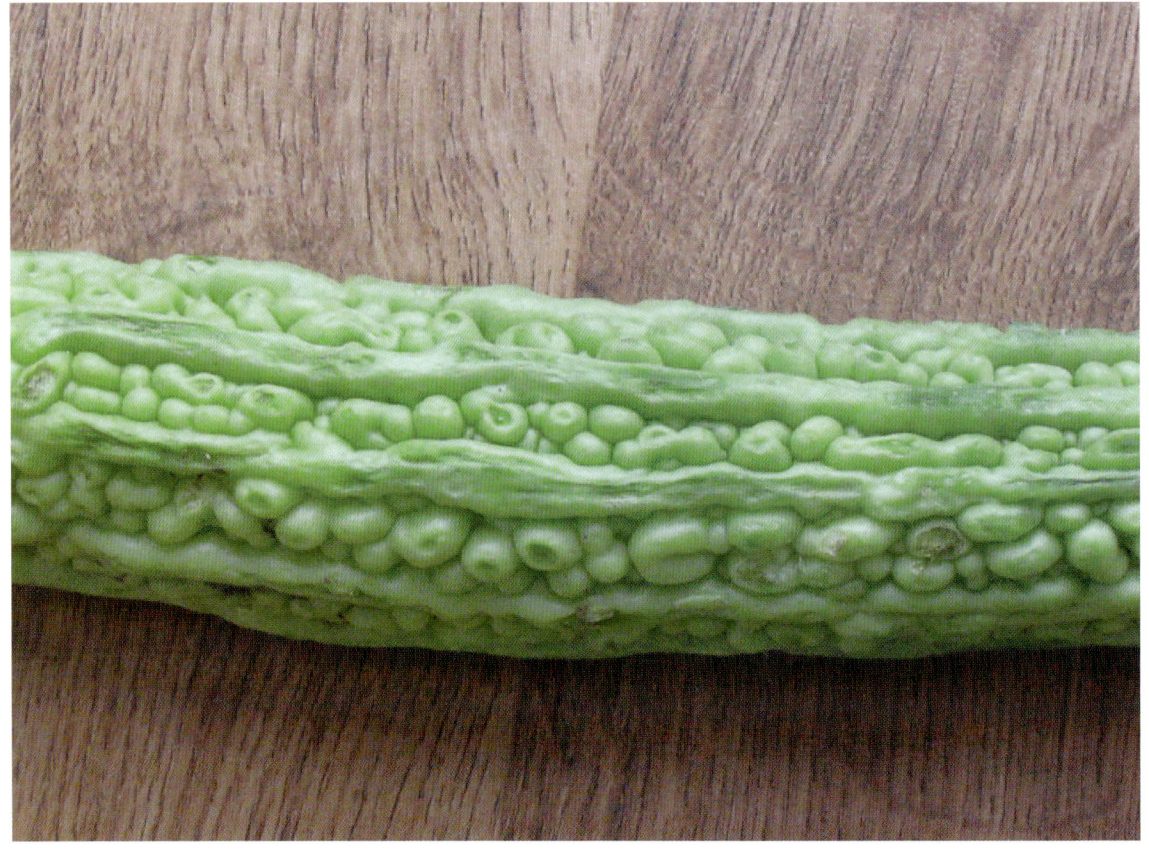

苦瓜

▌药材鉴别

本品干燥的苦瓜片呈椭圆形或矩圆形，厚 2 ~ 8 mm，长 3 ~ 15 cm，宽 0.4 ~ 2 cm，全体皱缩，弯曲，果皮浅灰棕色，粗糙，有纵皱或瘤状突起，中间有时夹有种子或种子脱落后留下的孔洞，质脆，易断。气微，味苦。以青边、肉白、片薄、子少者为佳。

▌功效主治

清暑涤热，明目，解毒。主治热病烦渴引饮，中暑，痢疾，赤眼疼痛，痈肿丹毒，恶疮。

▌用法用量

内服：10 ~ 15 g，煎汤；或研末，作丸、散服。外用：捣敷。

▌民族药方

1. 热病烦渴引饮　苦瓜（干品）15 g，西瓜翠皮 50 g，天花粉、麦冬各 10 g。水煎服。

2. 烦热口渴　鲜苦瓜 1 个。剖开去瓤，切碎，水煎服。

3. 痢疾　鲜苦瓜适量。捣烂绞汁 1 杯，开水冲服。

4. 痈肿　鲜苦瓜适量。捣烂敷患处。

5. 胃气疼　苦瓜 1 个。煅为末，开水下。

▌使用注意

脾胃虚寒者禁用。

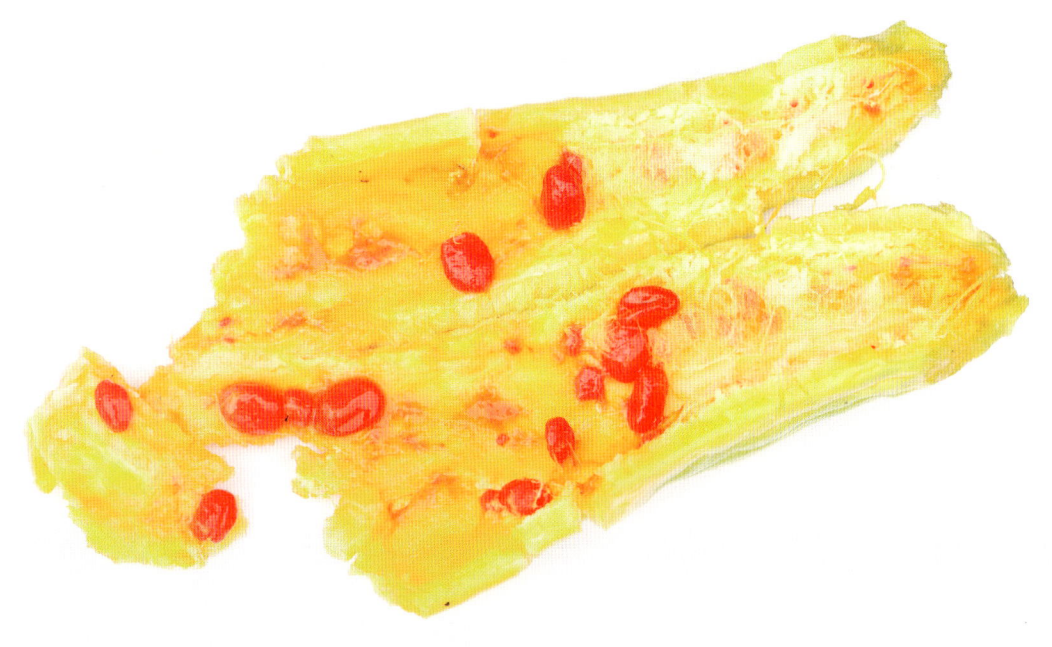

苦瓜

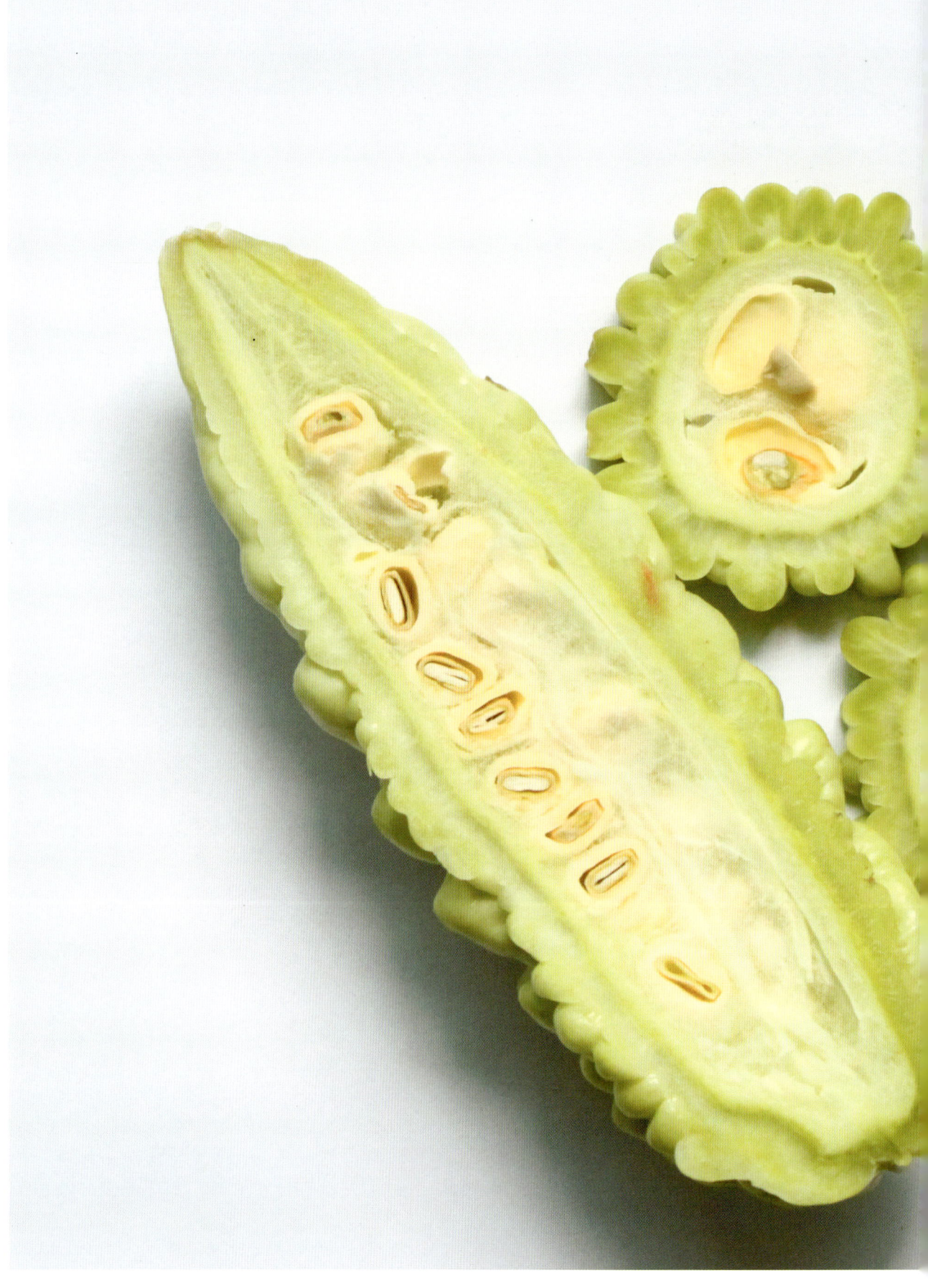

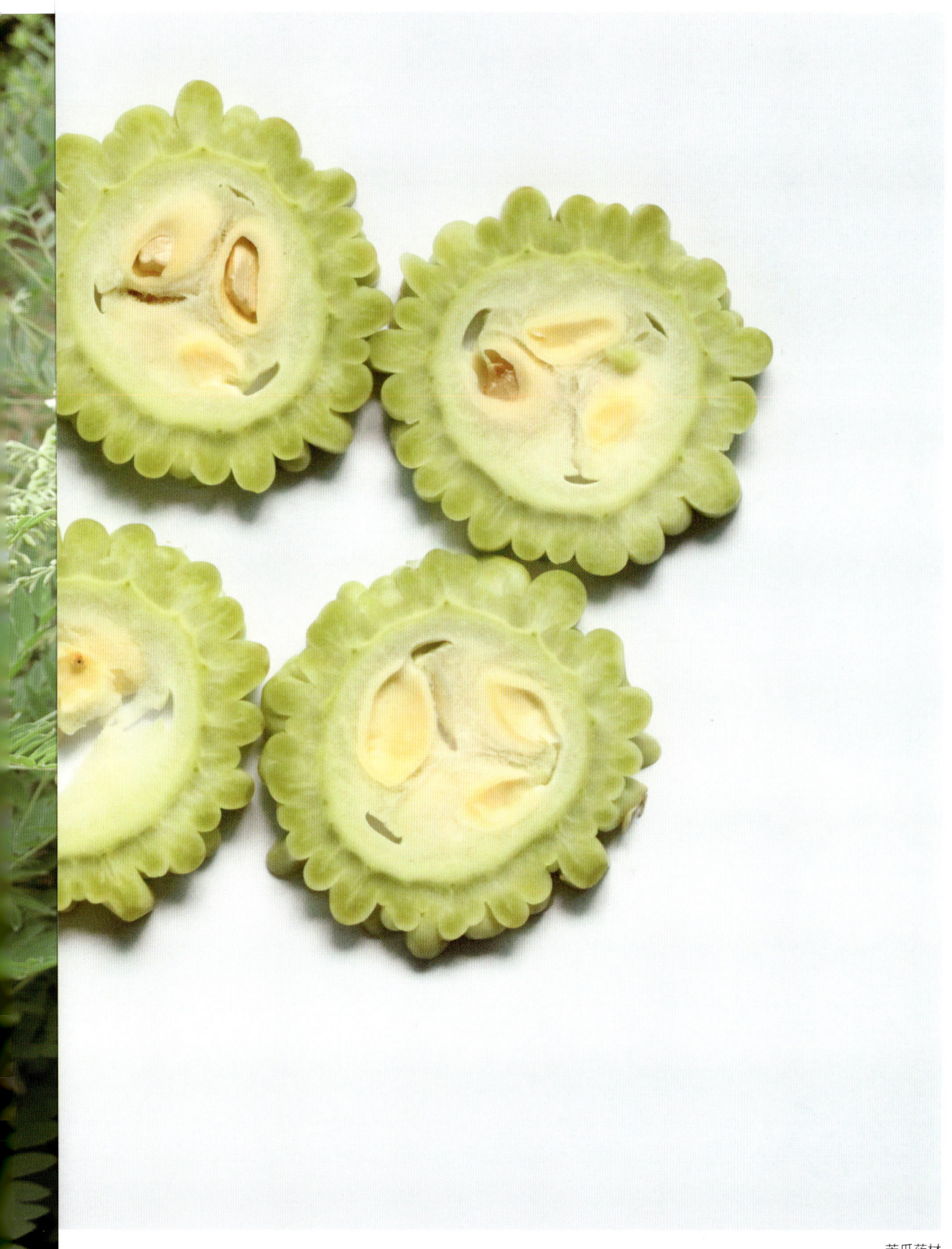

苦瓜药材

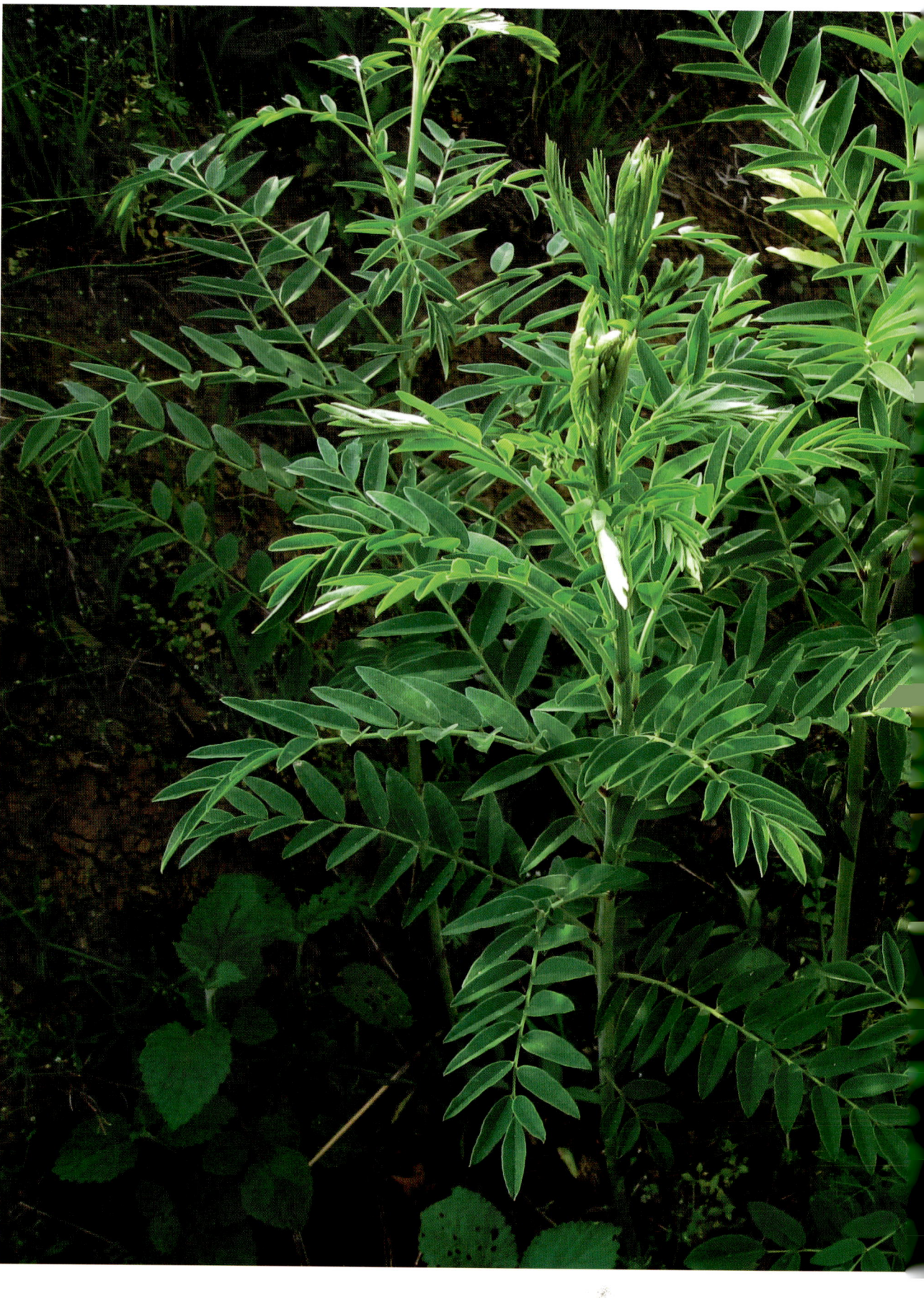

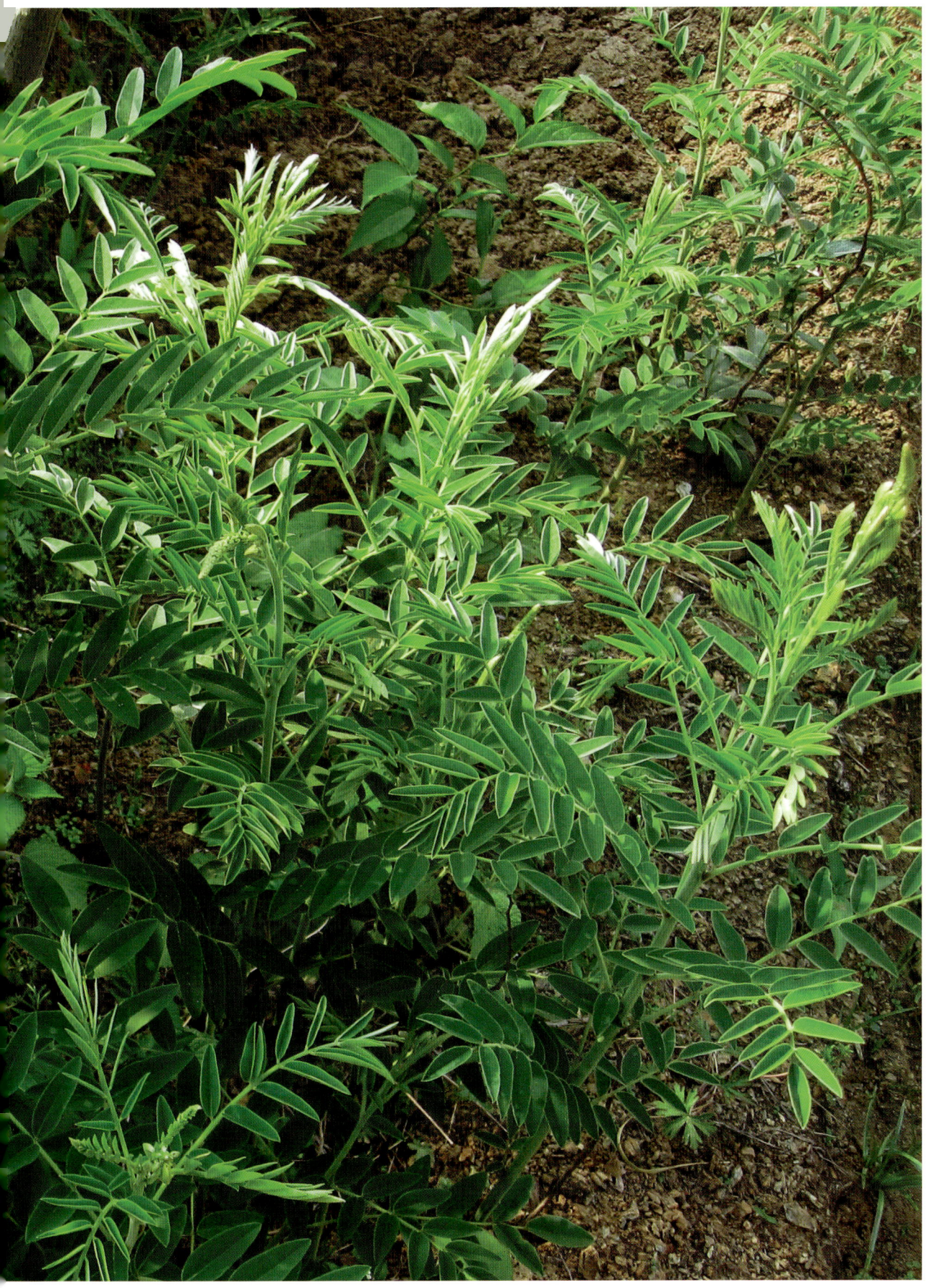

苦参

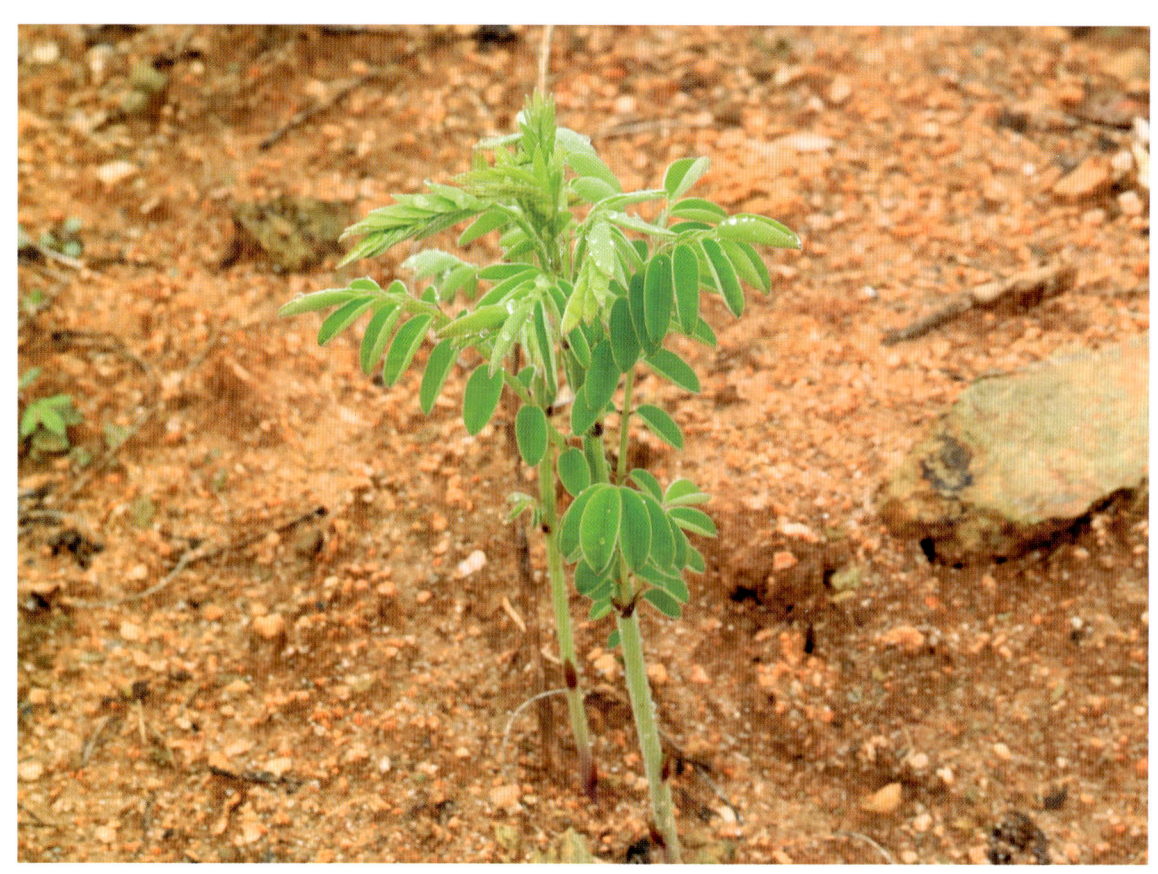

苦参

识别特征

亚灌木。根圆柱状，外皮黄色。茎枝草本状，绿色，具不规则的纵沟，幼时被黄色细毛。单数羽状复叶，互生；叶卵状椭圆形至长椭圆状披针形，先端圆形或钝尖，基部圆形或广楔形，全缘。总状花序顶生，花淡黄白色。荚果线形。种子黑色，近球形。花期5—7月，果期7—9月。

生境分布

生长于山坡草地、路旁、沙质地和红壤地的向阳处。分布于全国各地。

采收加工

播种第3年的9—10月挖取全株，除去地上部分及芦头、须根，用刀割成单根，洗去泥土、晒干或烘干。

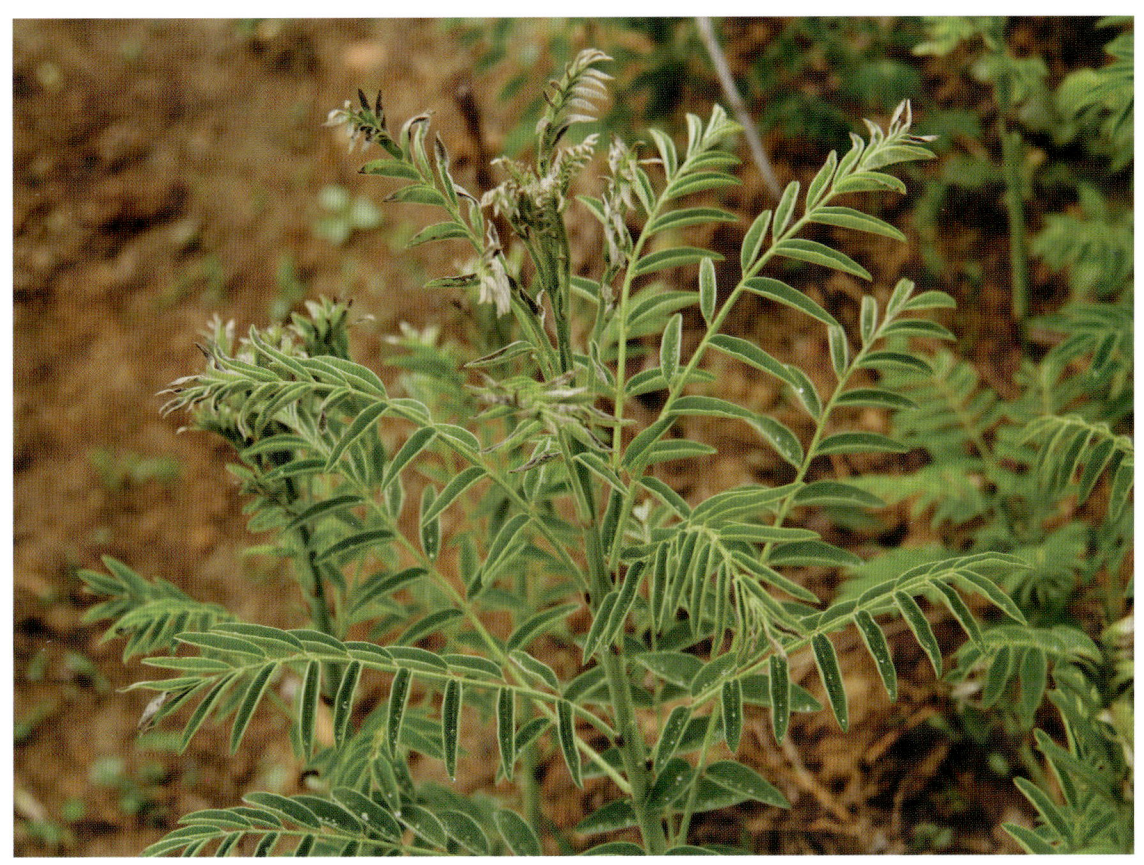

苦参

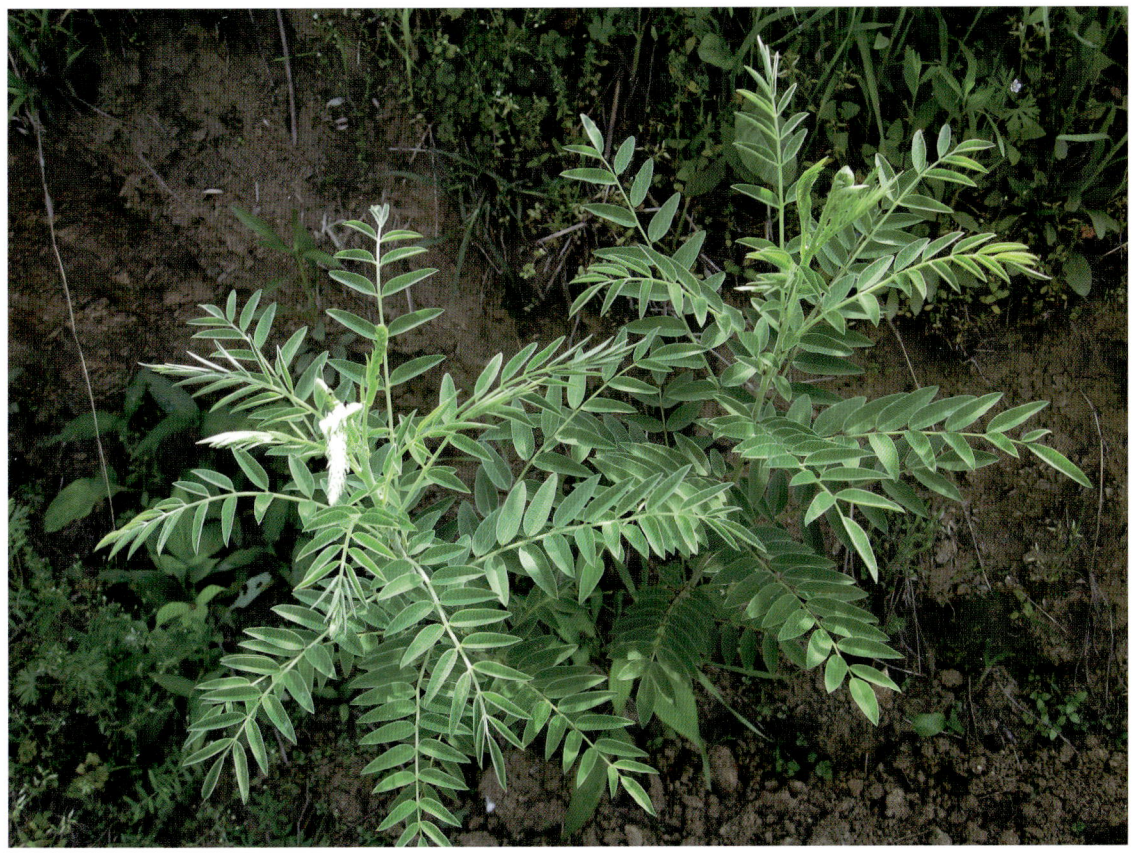

苦参

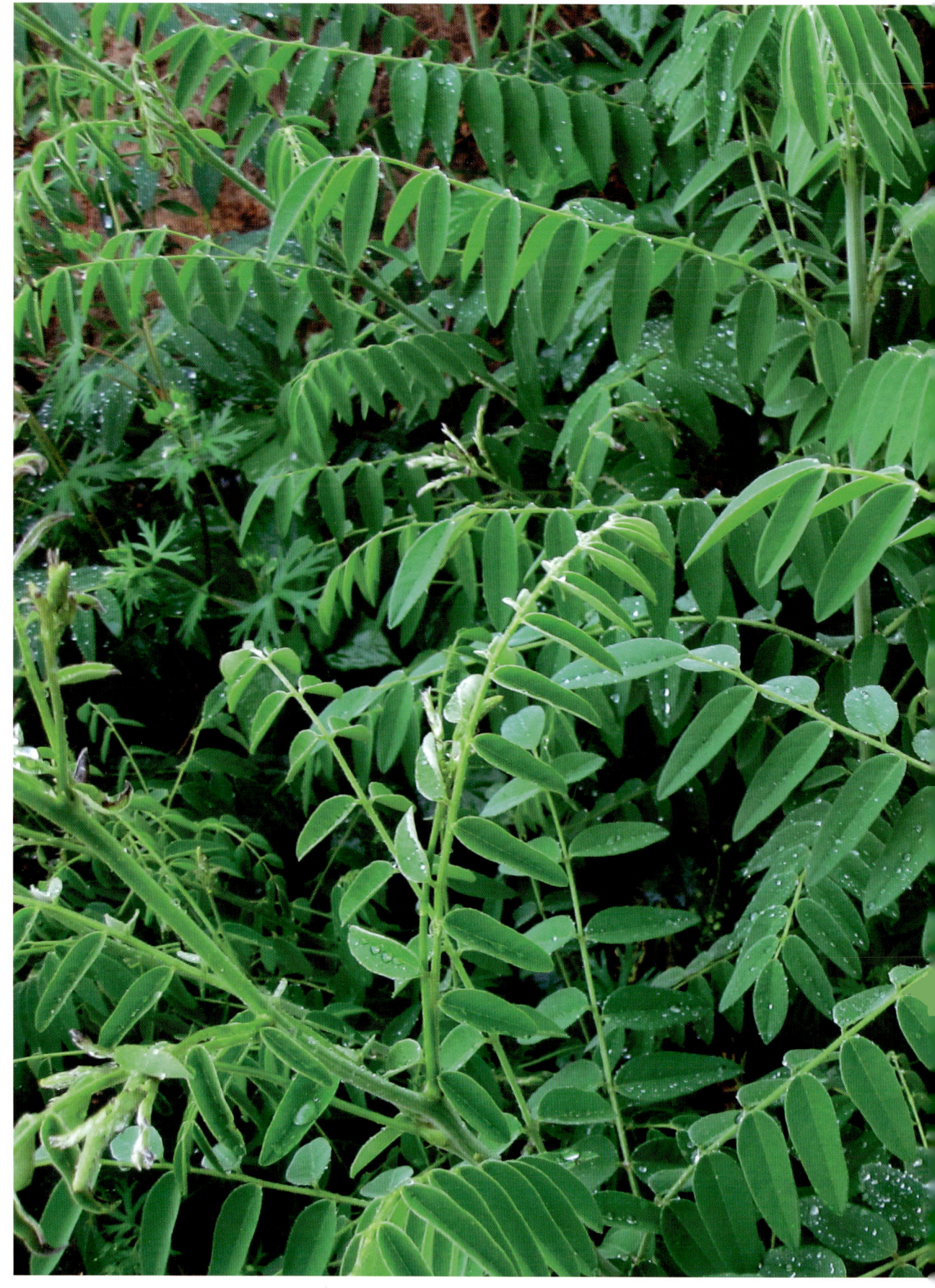

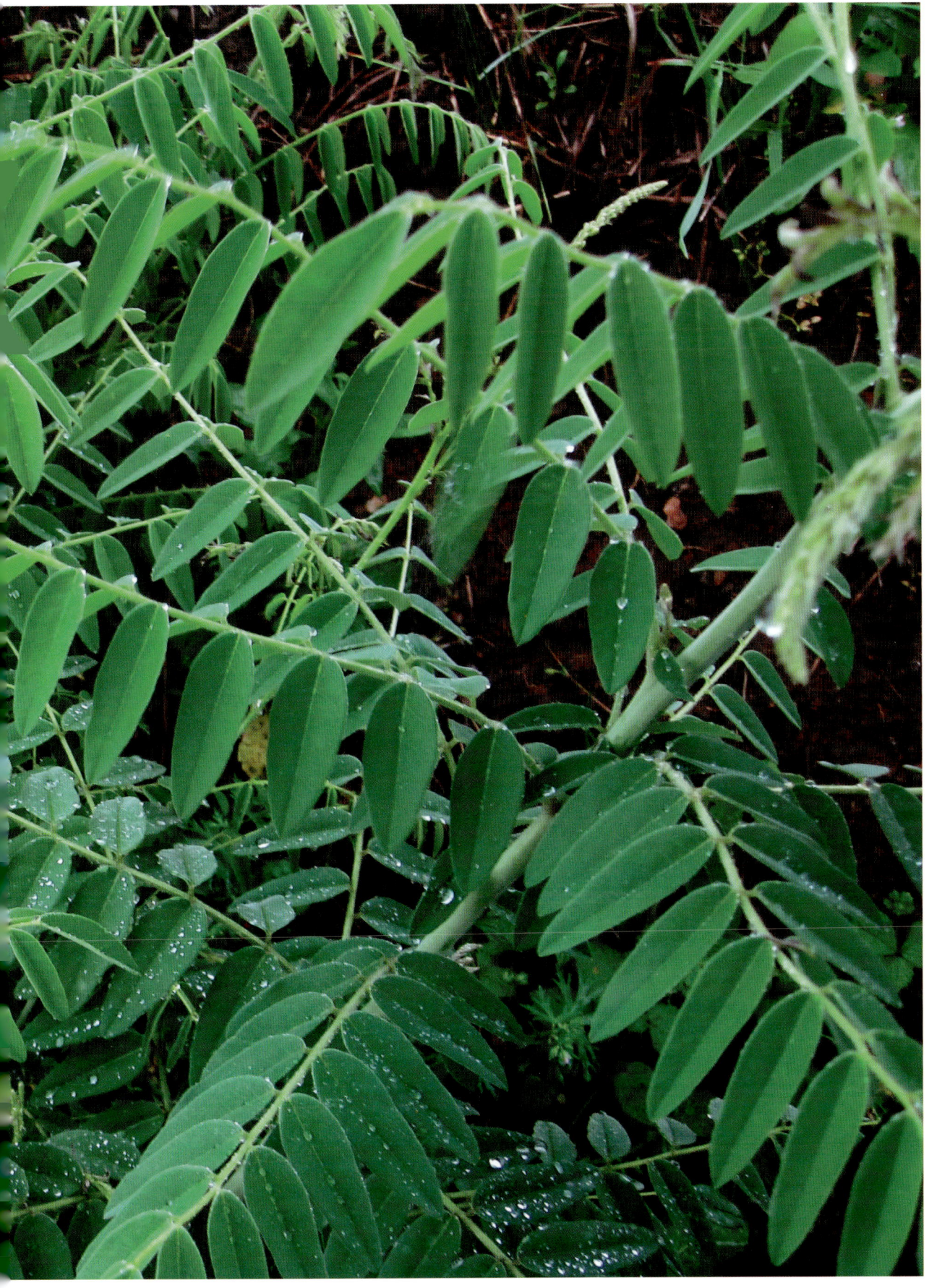

苦参

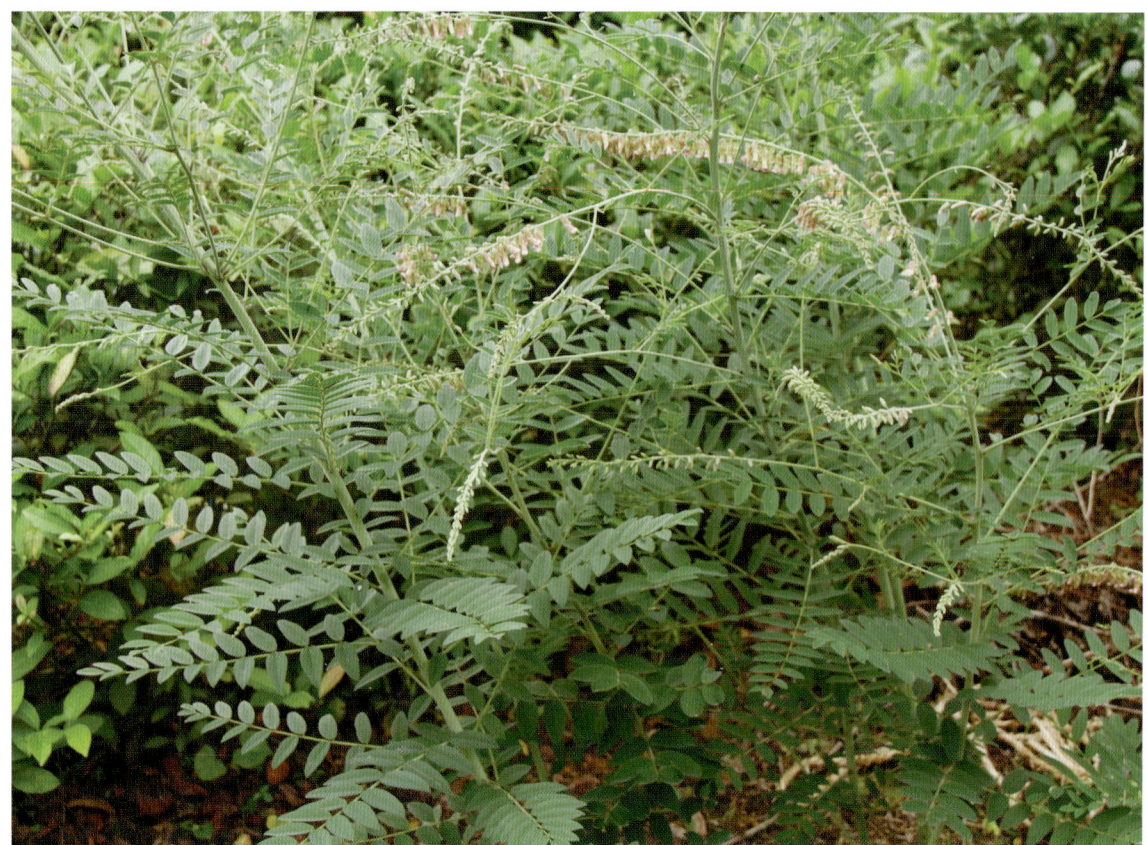

苦参

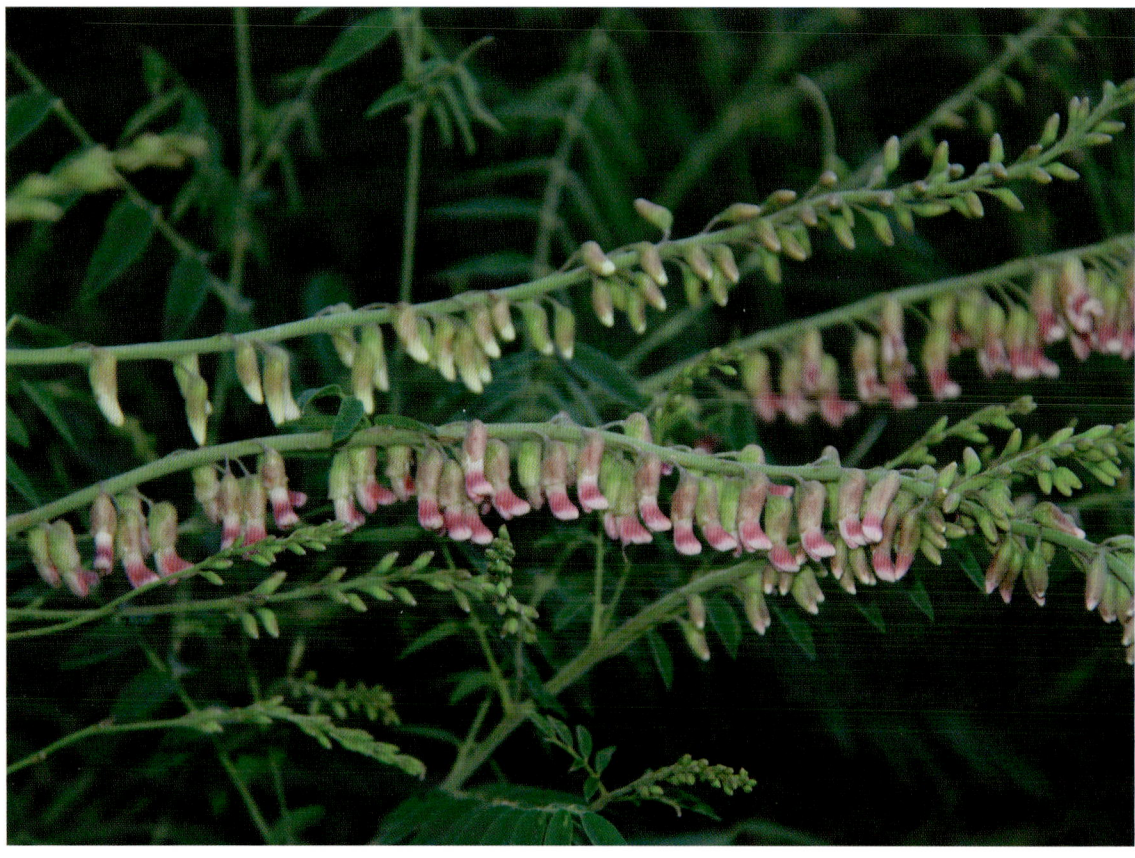

苦参

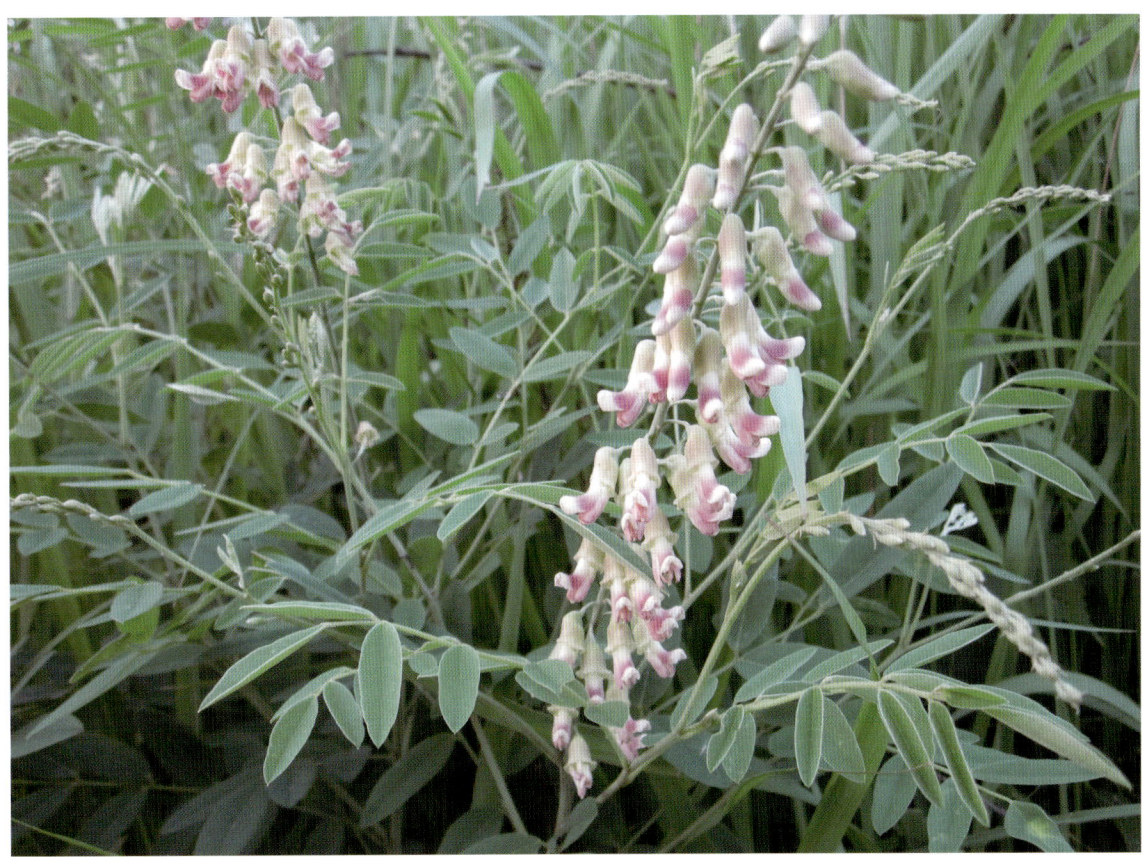

苦参

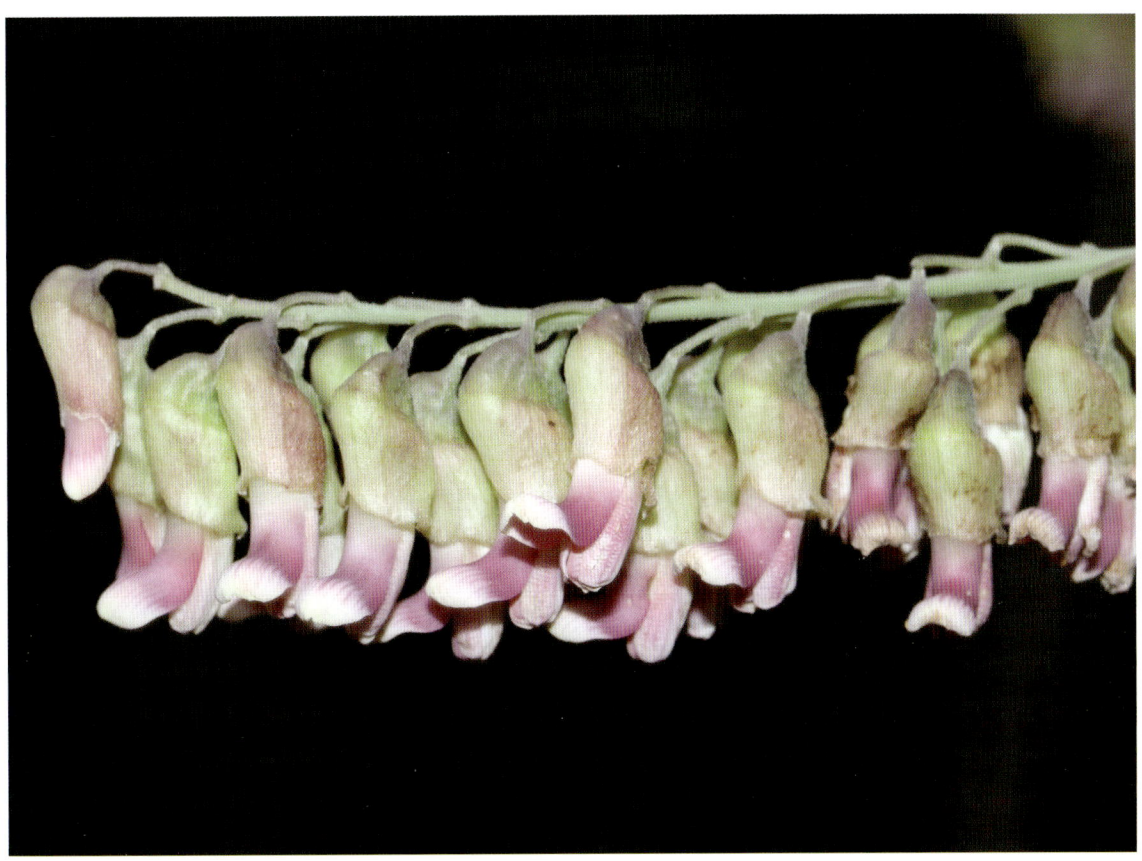

苦参

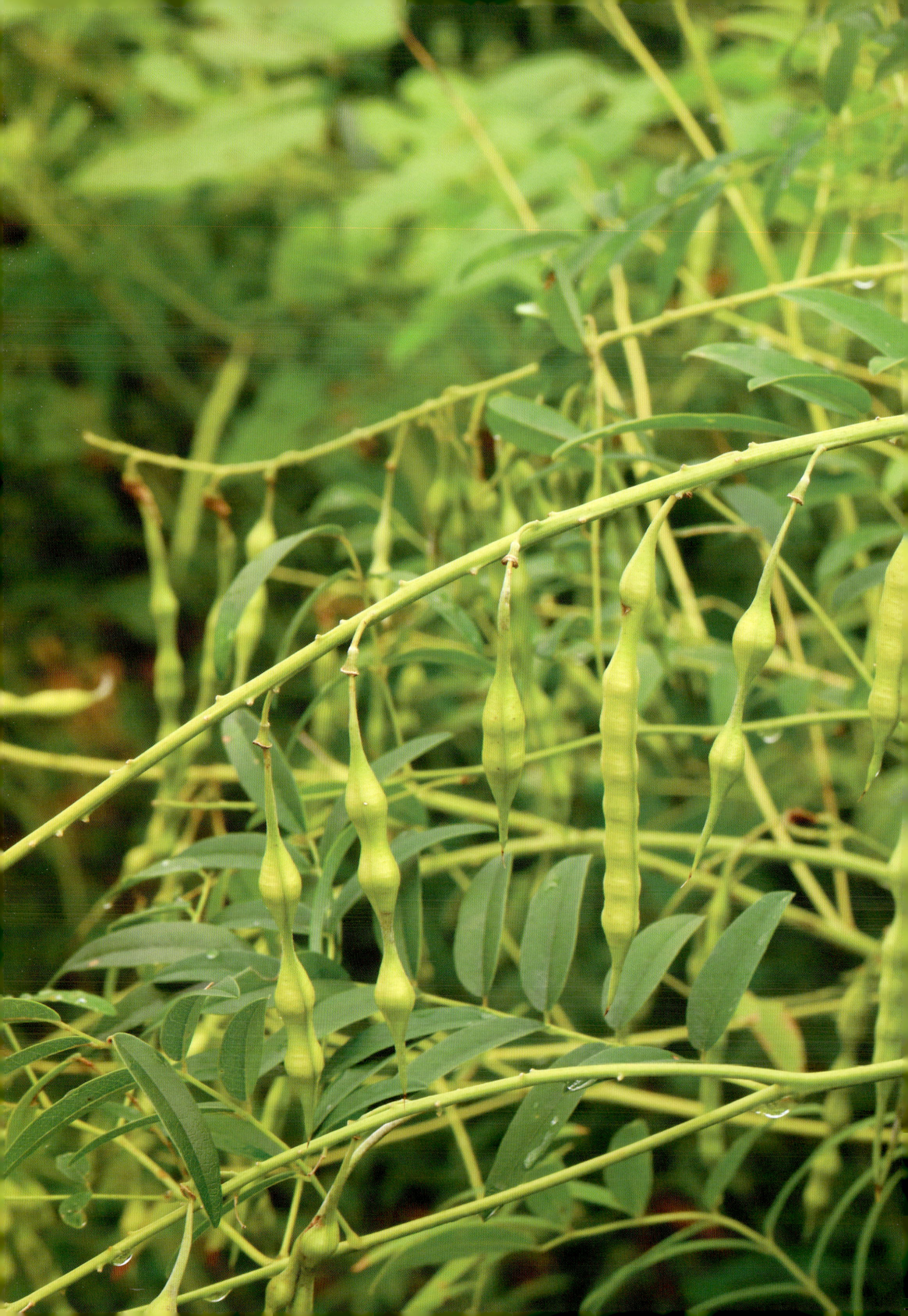

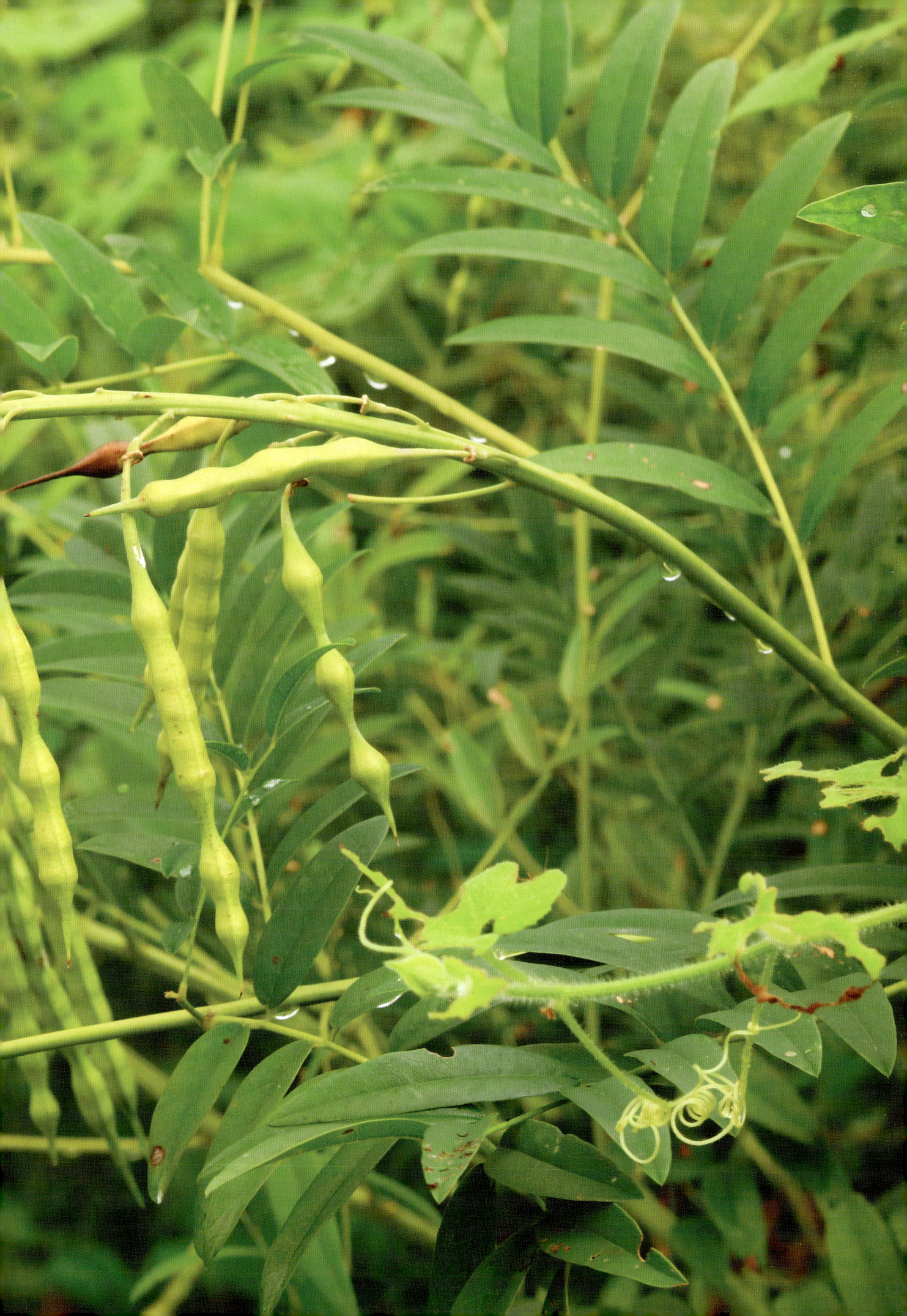

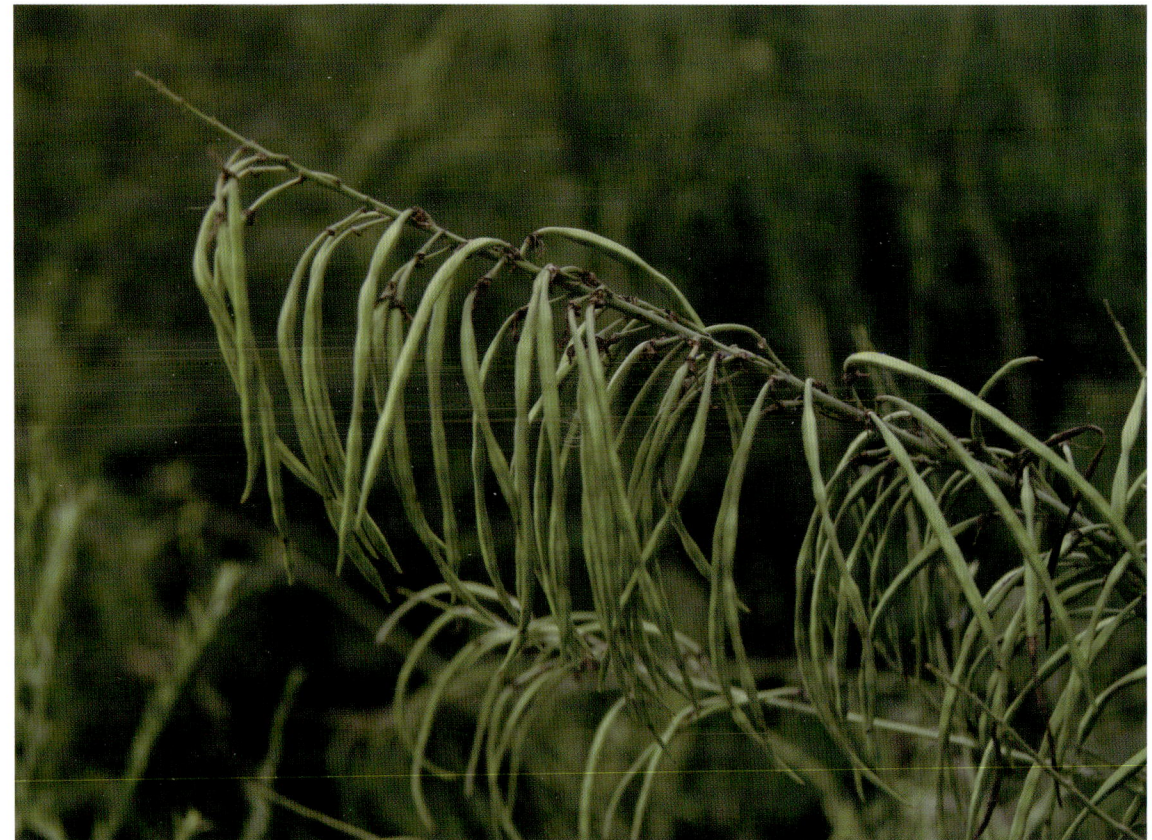

苦参

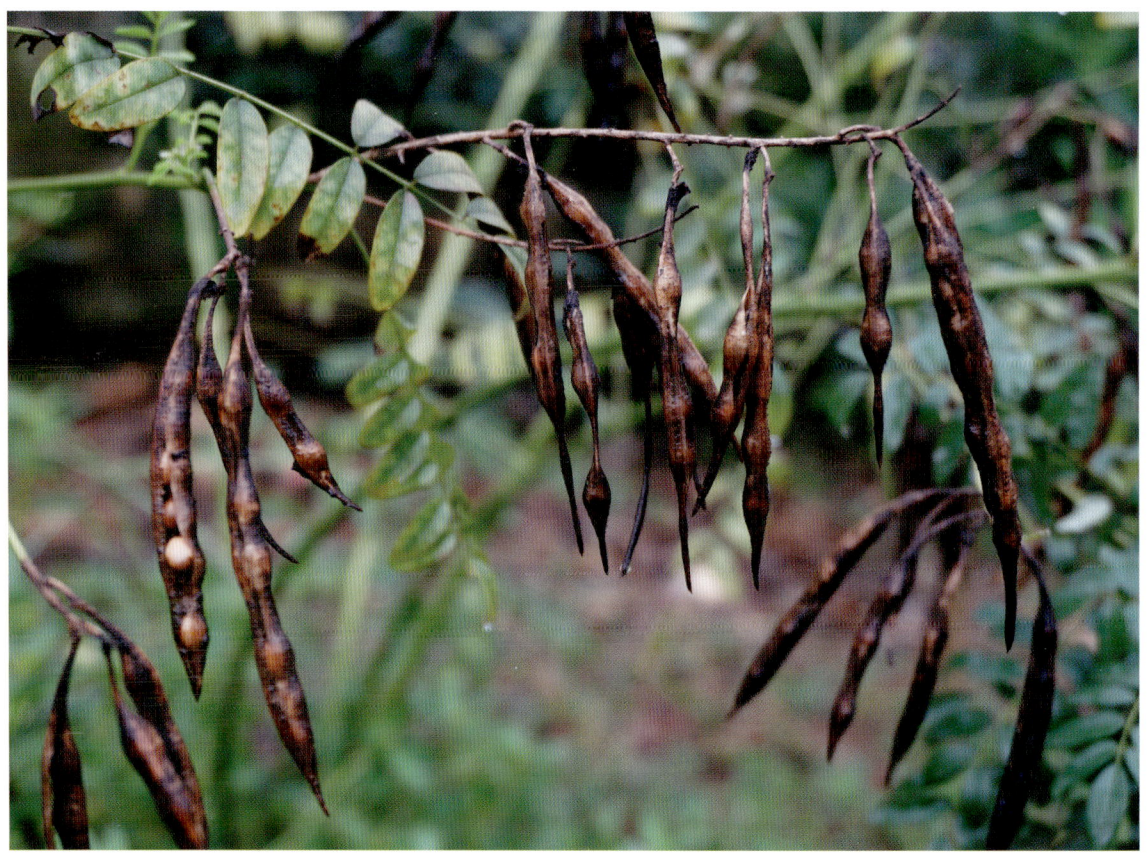

苦参

药材鉴别

本品干燥根呈圆柱形，长 10 ~ 30 cm，直径 1 ~ 2.4 cm。表面有明显纵皱，皮孔明显突出而稍反卷，横向延长。栓皮很薄，棕黄色或灰棕色，多数破裂向外卷曲，易剥落而显现黄色的光滑皮部。质坚硬，不易折断，折断面粗纤维状。横断面黄白色，形成层明显。气刺鼻，味极苦。苦参片为斜切的薄片，形状大小不一，斜圆形或长椭圆形，长 2 ~ 5 cm，宽 1 ~ 1.5 cm，厚 2 ~ 5 mm。质坚硬，切面淡黄白色，有环状年轮，木质部作放射纹。以整齐、色黄白、味苦者为佳。

功效主治

清热，燥湿，杀虫。主治热毒血痢，肠风下血，黄疸，赤白带下，小儿肺炎，疳积，急性扁桃体炎，皮肤瘙痒，烫伤。

用法用量

内服：5 ~ 10 g，煎汤；或入丸、散服。外用：煎水洗。

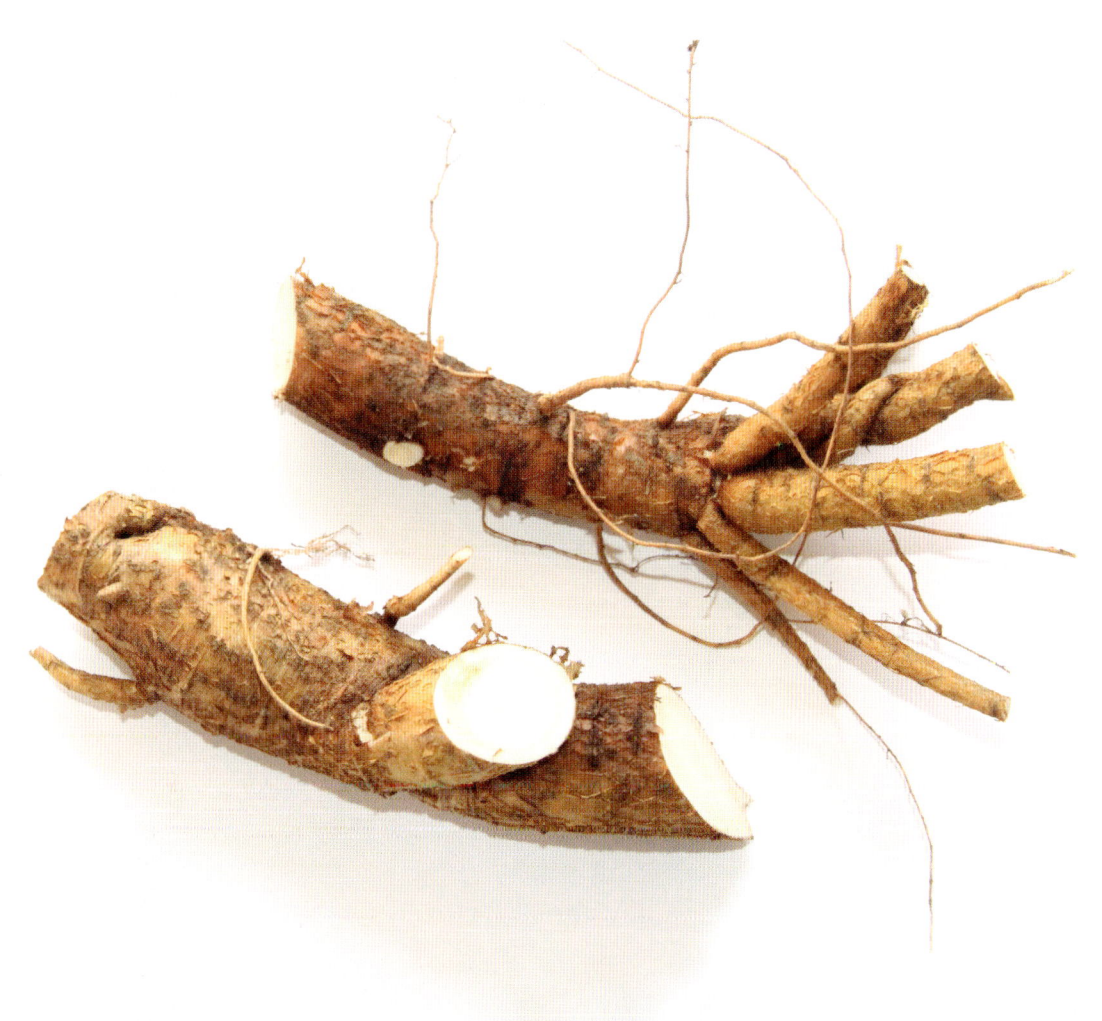

苦参

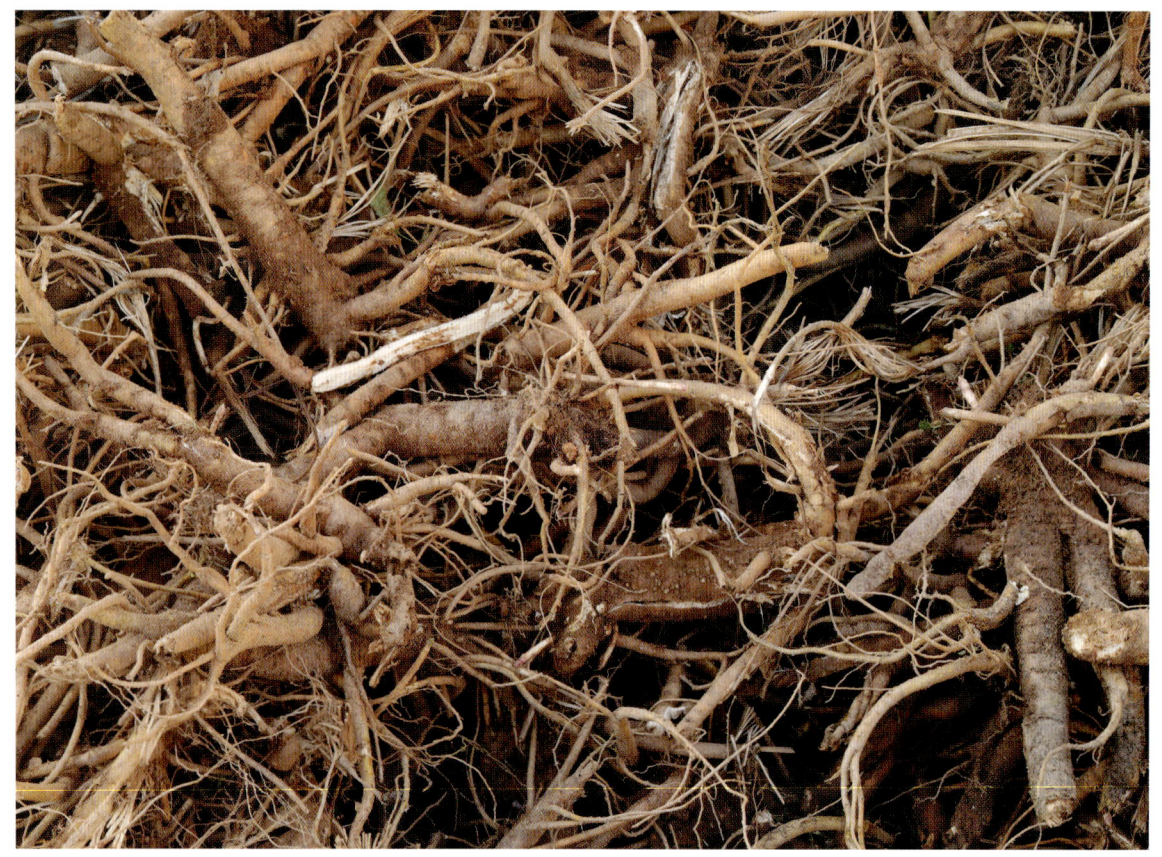

苦参药材

民族药方

1. **风眼流泪似哭，常年不止** 苦参 10 g。淘米水浸泡，蒸 1 小时，取汁点眼。

2. **阴道滴虫，阴道炎，阴道瘙痒** 苦参、苦楝皮、芒硝各 30 g，百部 15 g。煎水冲洗。

3. **发痧肚痛** 苦参 5 g。切细，开水冲服。

4. **肝炎** 苦参、赤小豆各 1 g。研细末，用少许吹鼻孔，每日 1 次。

5. **驱蛔虫** 苦参、苦楝皮、隔山消、大火草根、薏苡仁根各 2 g。研细末，加红糖制成丸，每次 5 粒，晨服，连服 3 日。

6. **梅毒、麻风** 苦参、苍耳草、马鞭草各 40 g。泡酒 1500 mL，早、晚各服 10 mL。

7. **阴痒（阴道滴虫），毒疮** 苦参适量。煨水洗患处。

8. **风热感冒** 苦参 5 ~ 10 g。研细末，开水吞服。

使用注意

脾胃虚寒者禁服。

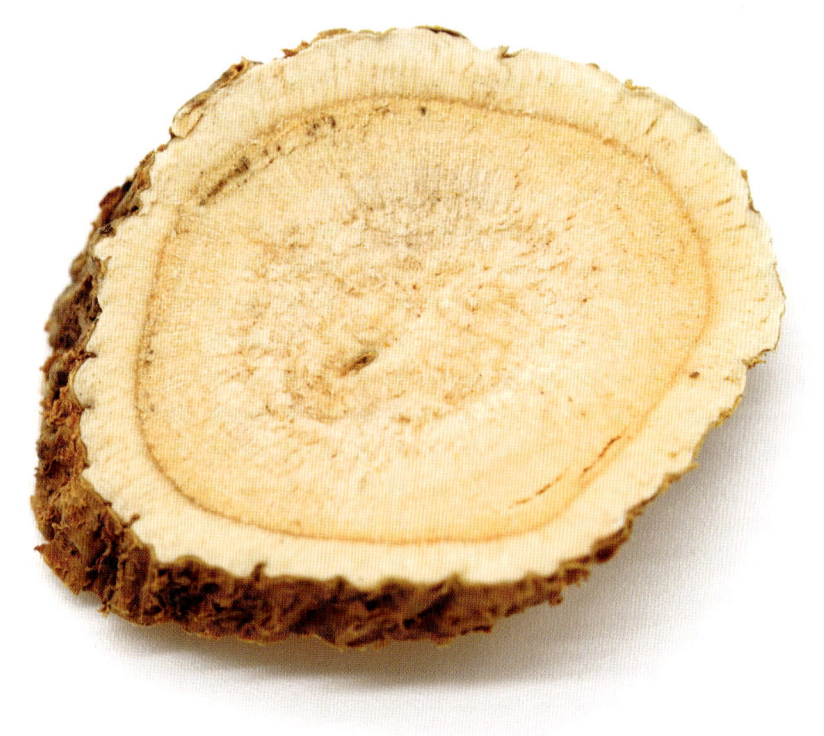

苦参药材

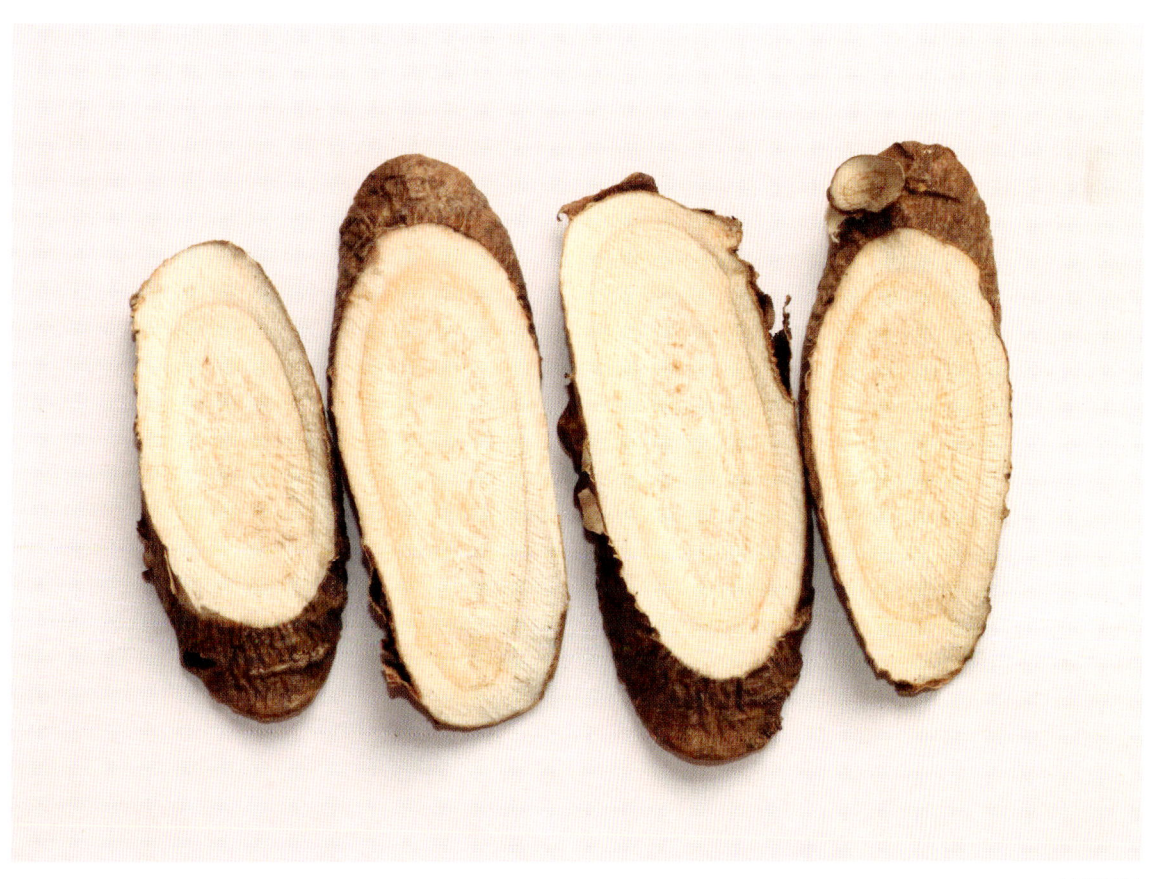

苦参药材

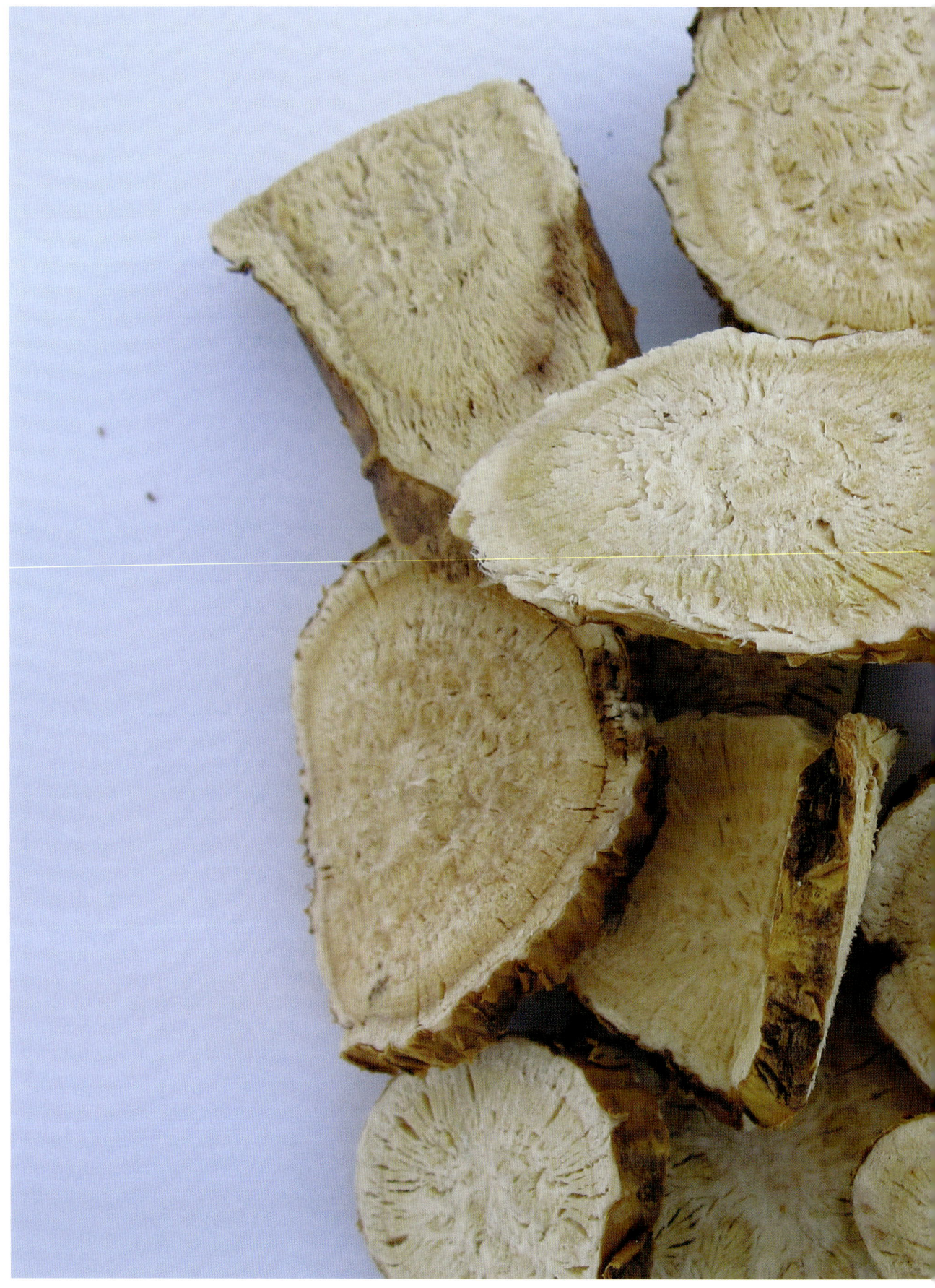

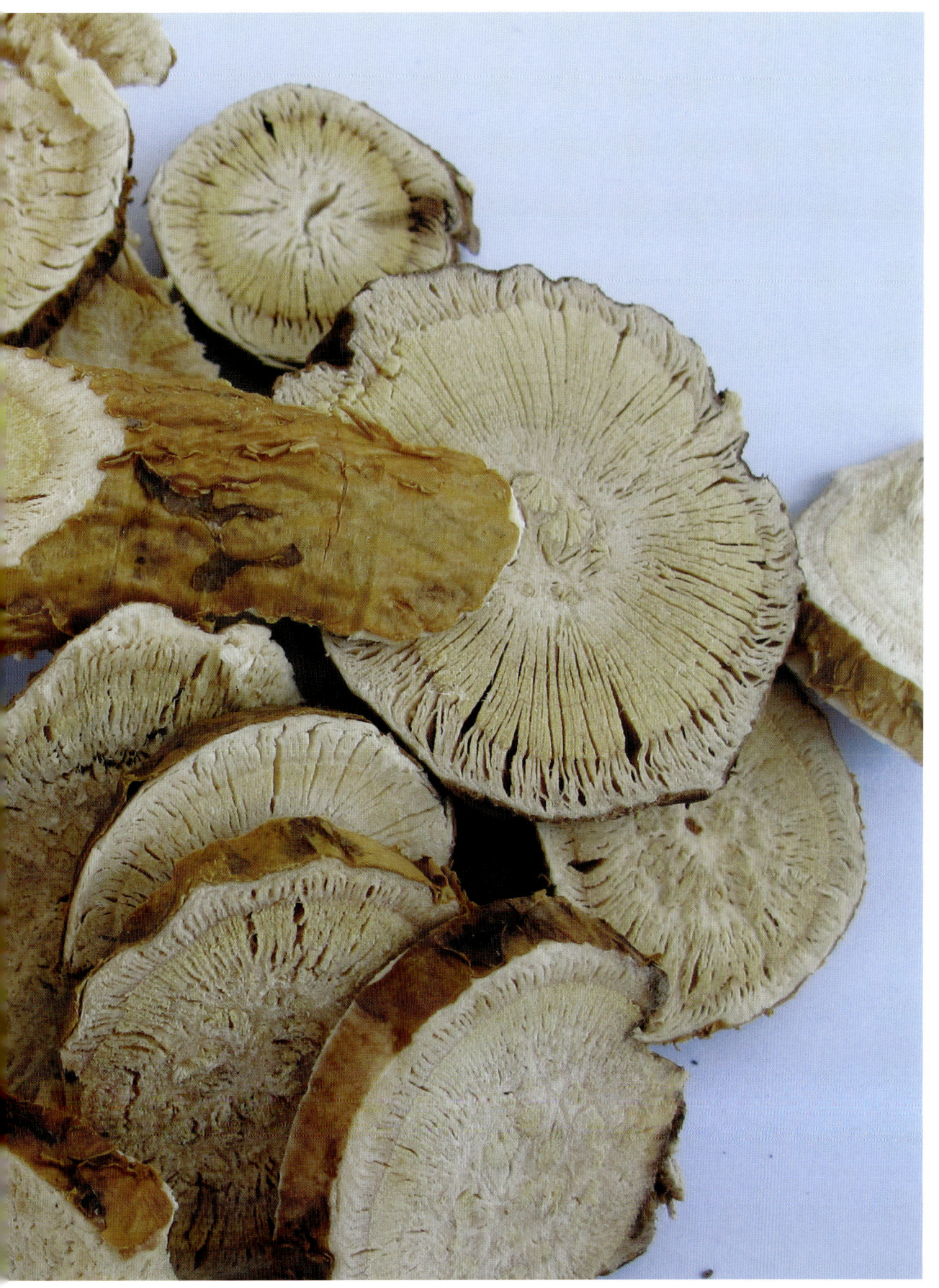

苦参饮片

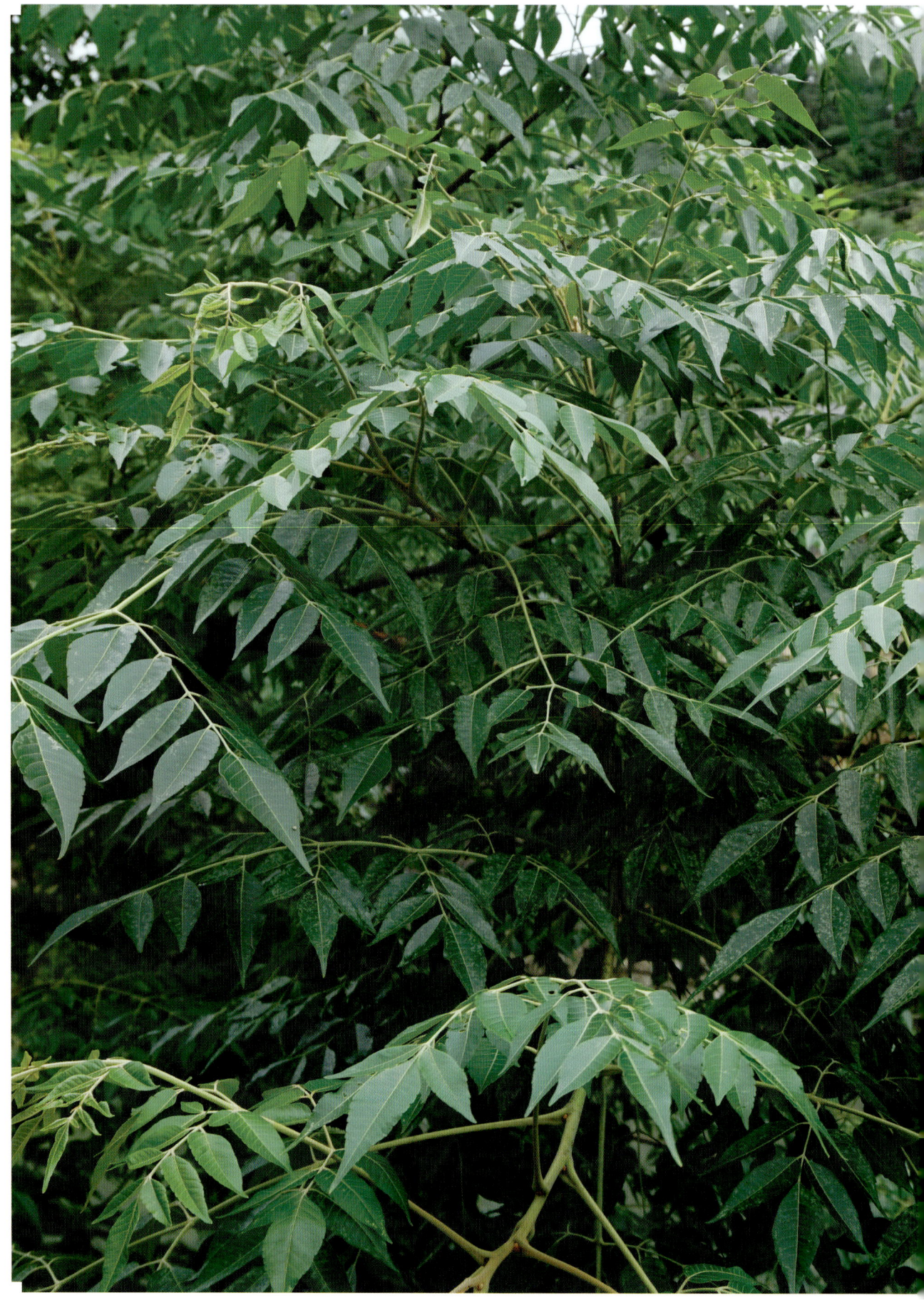

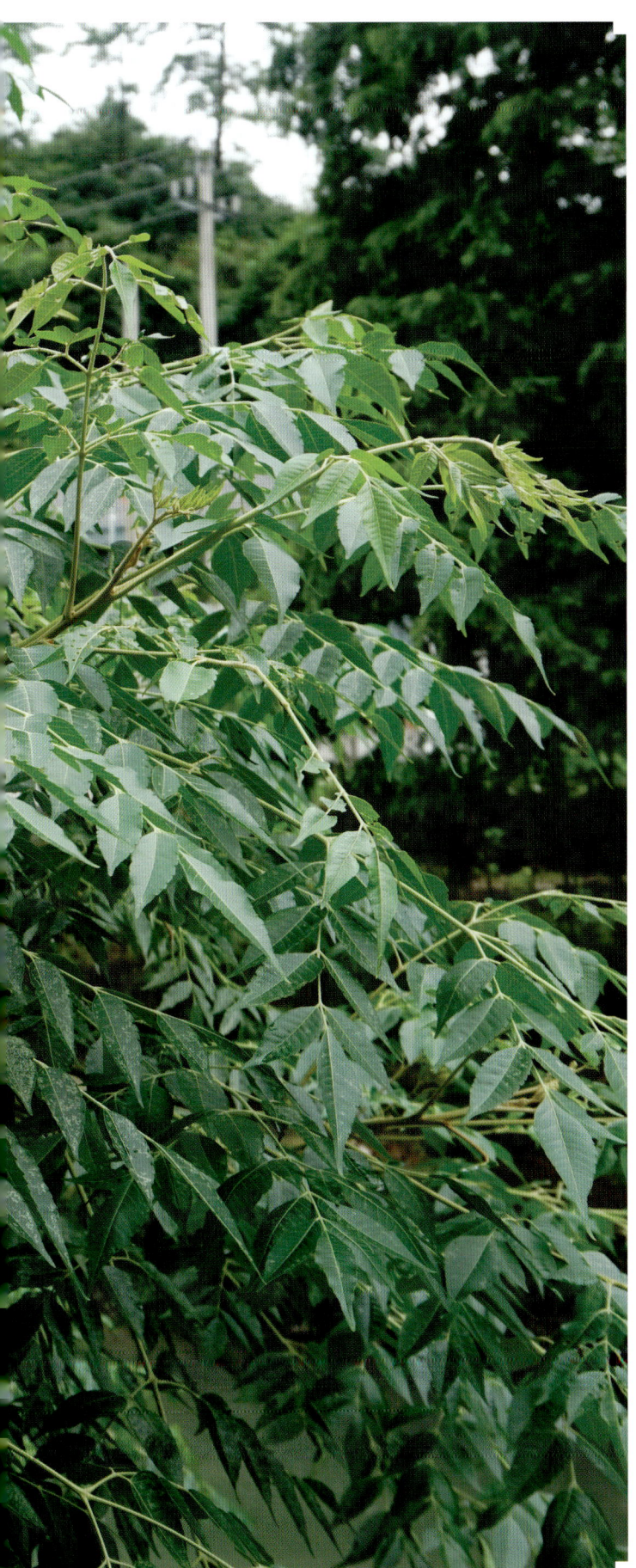

苦楝皮

【水 药 名】梅轰。

【别　　名】翠树、紫花树、楝枣树、花心树。

【来　　源】本品为楝科植物苦楝 *Melia azedarach* L. 的树皮和根皮。

【性味归经】味苦，性寒，有小毒。归肝、脾、胃经。

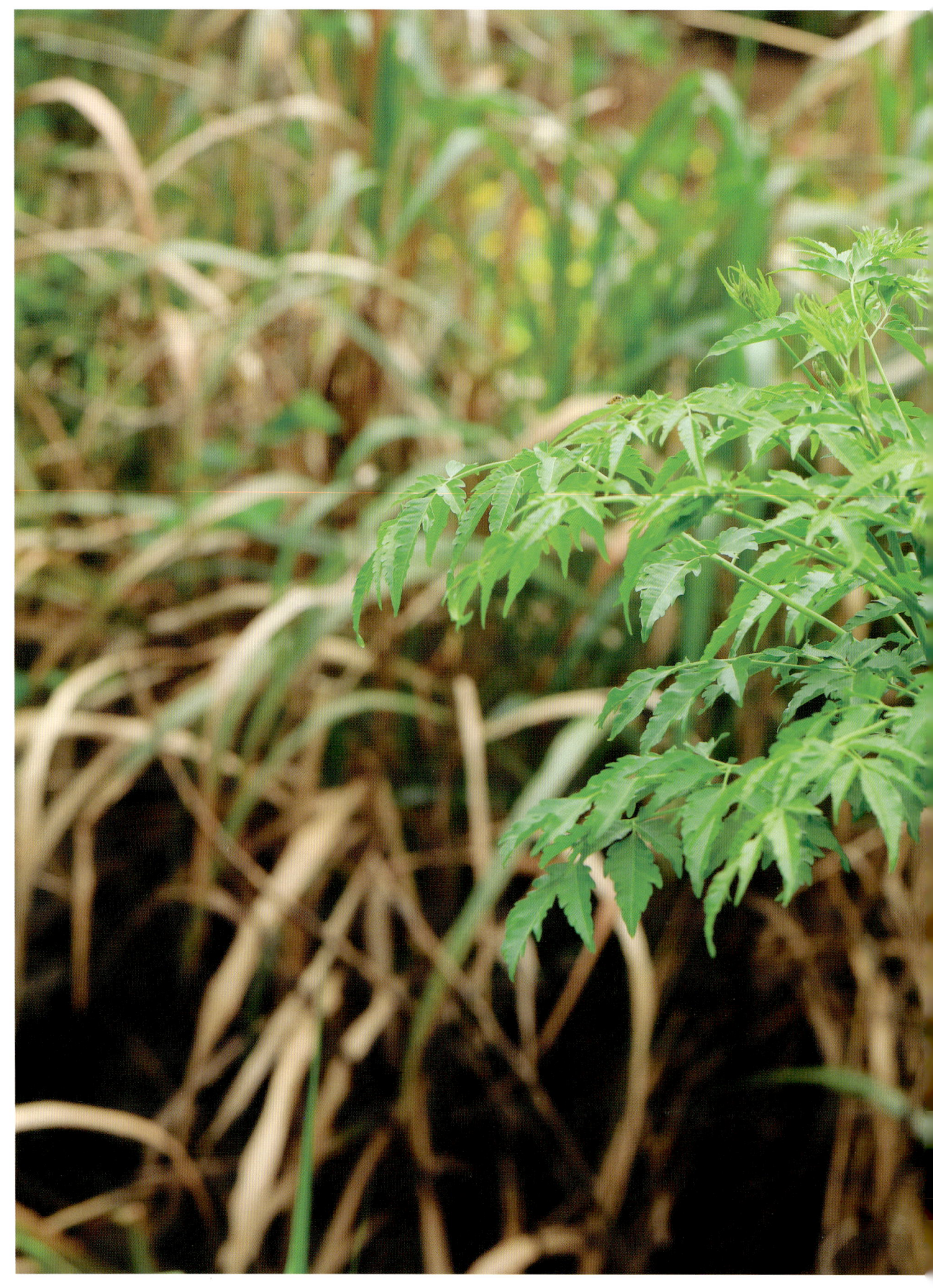

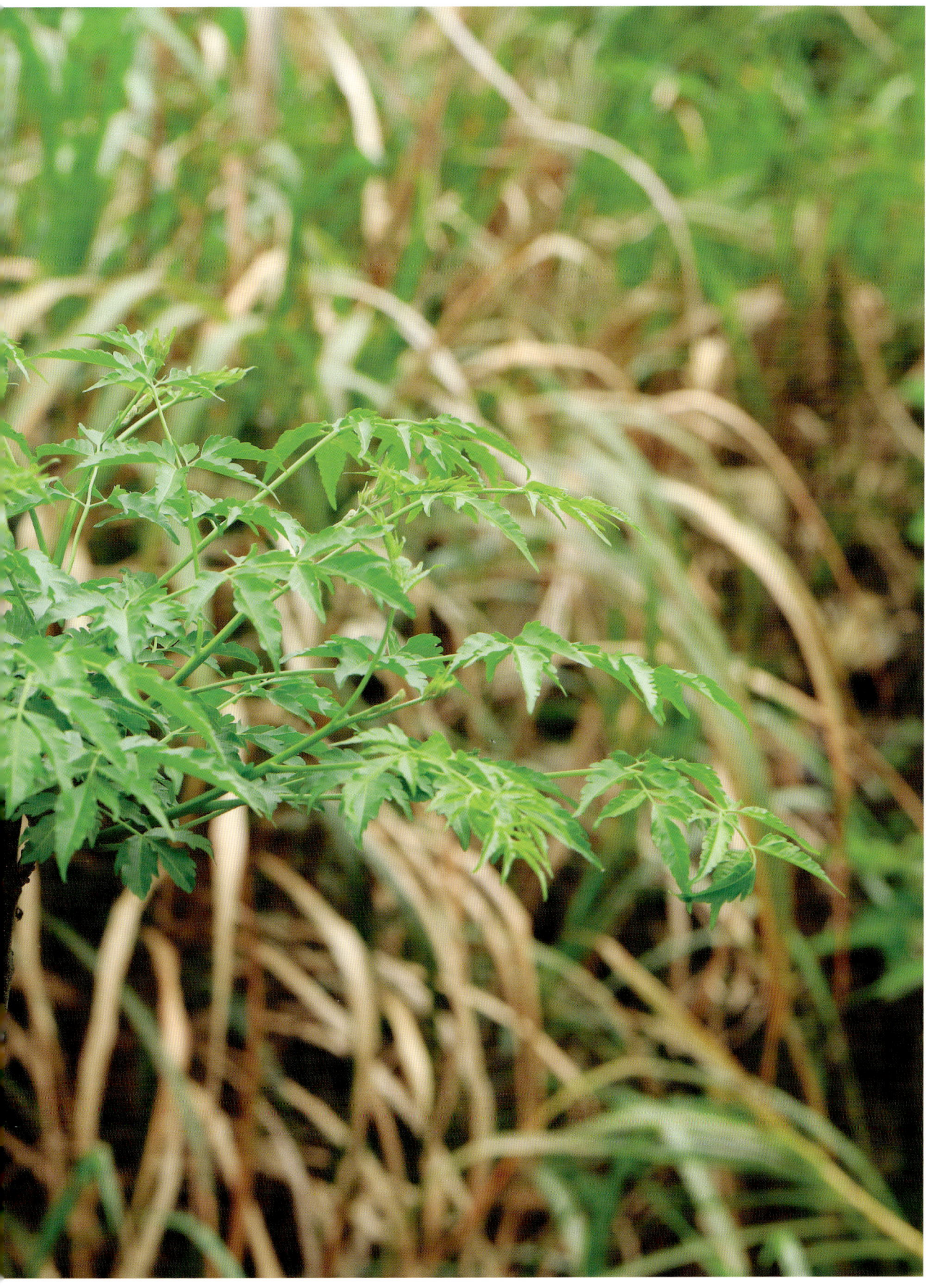

苦楝

苦楝

识别特征

　　落叶乔木，高 15 ～ 20 m。树皮暗褐色，纵裂，老枝紫色，有多数细小皮孔。二至三回奇数羽状复叶互生；小叶卵形至椭圆形，长 3 ～ 7 cm，宽 2 ～ 3 cm，先端长尖，基部宽楔形或圆形，边缘有钝尖锯齿，上面深绿色，下面淡绿色，幼时有星状毛，成熟后除叶脉上有白毛外，余均无毛。圆锥花序腋生或顶生，花淡紫色，长约 1 cm；花萼 5 裂，裂片披针形，两面均有毛；花瓣 5，平展或反曲，倒披针形；雄蕊管通常暗紫色，长约 7 mm，子房上位。核果圆卵形或近球形，长 1.5 ～ 2 cm，淡黄色，4 ～ 5 室，每室具 1 颗种子。花期 4—5 月，果熟期 10—11 月。

生境分布

　　多生长于旷野或路旁，常栽培于房前屋后。分布于四川、湖北、安徽、江苏、河南、贵州等省。

采收加工

　　春、秋二季剥取，晒干，或除去粗皮，晒干。

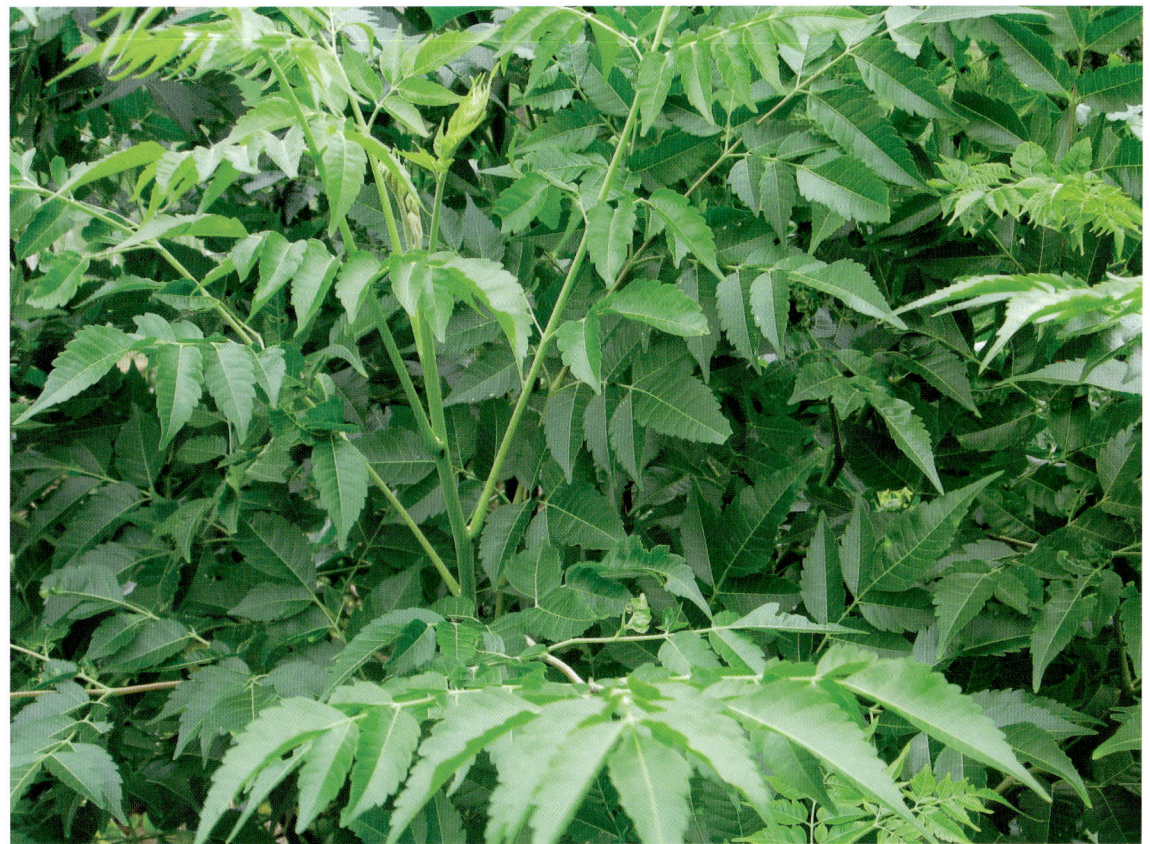

苦楝

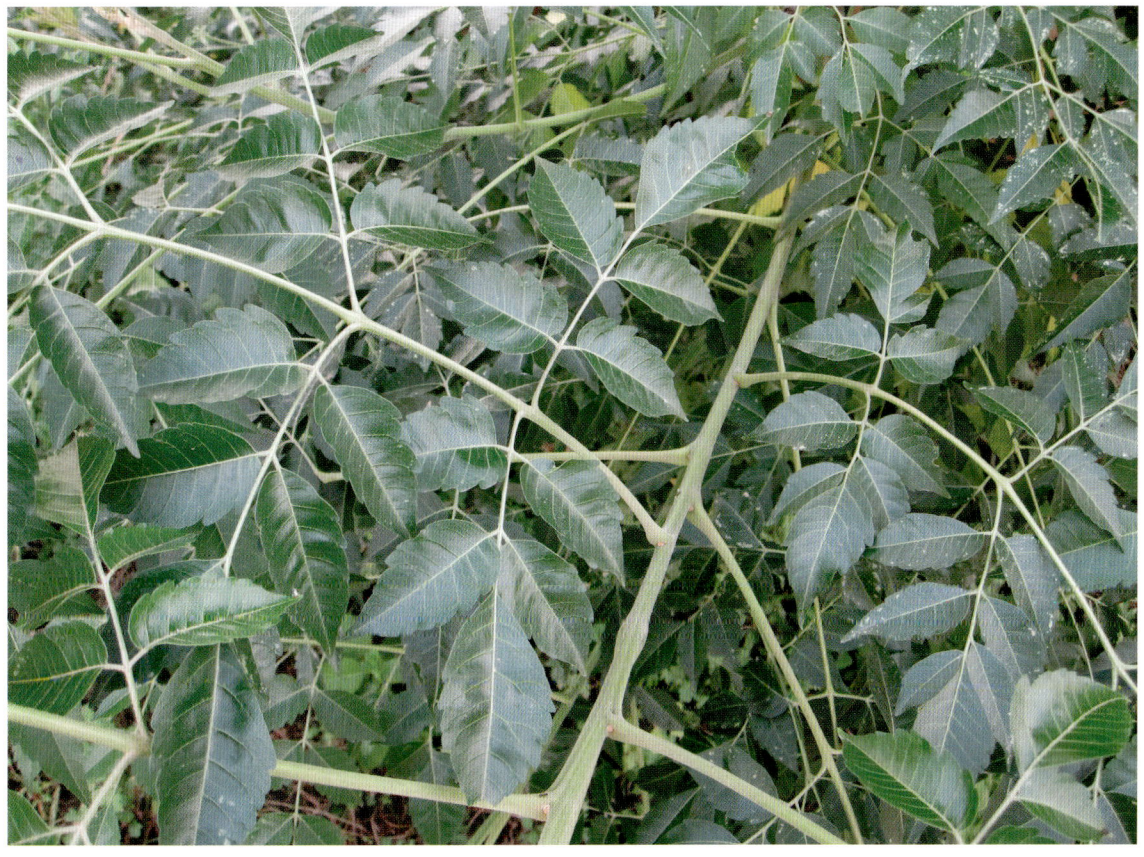

苦楝

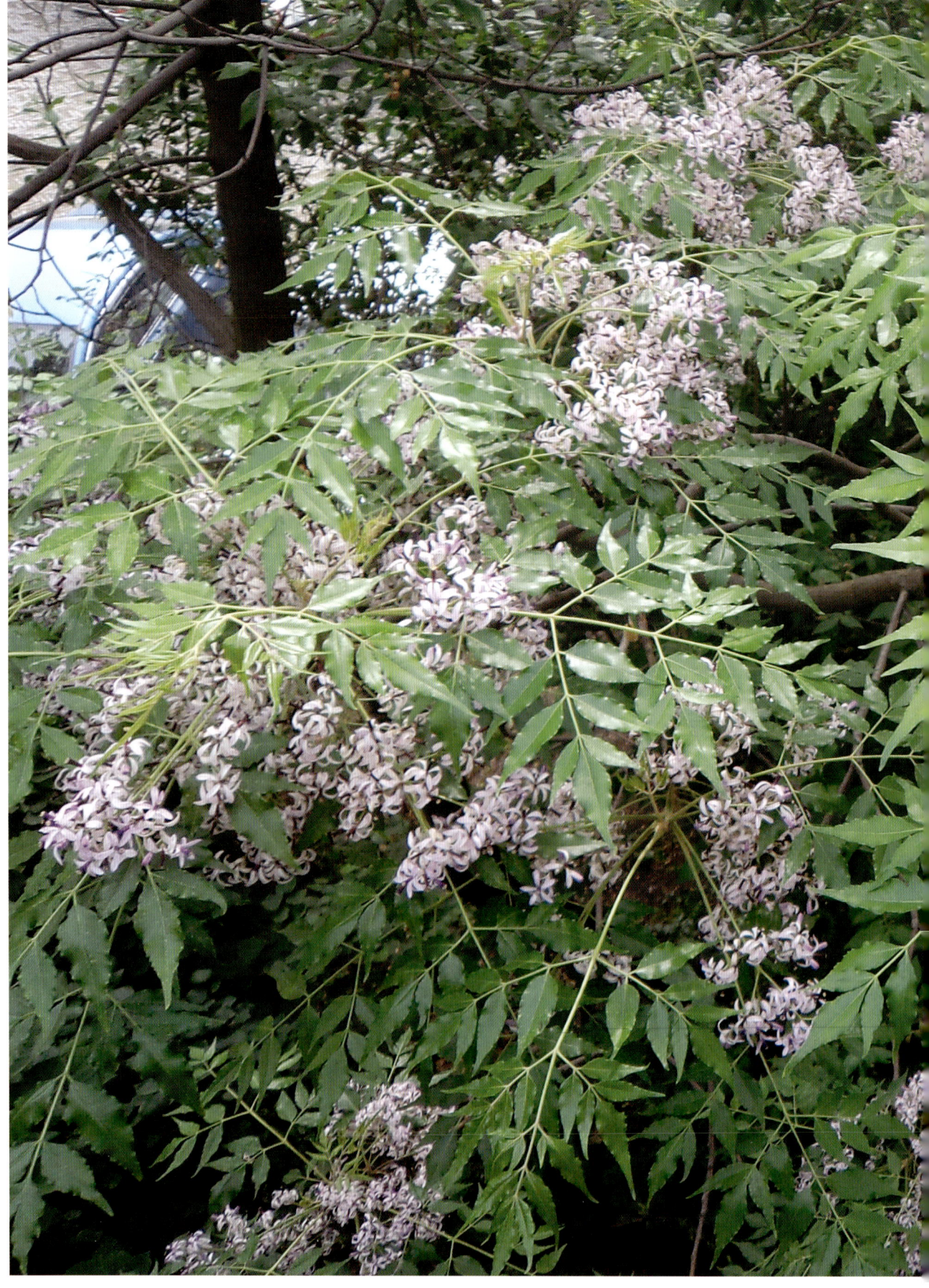

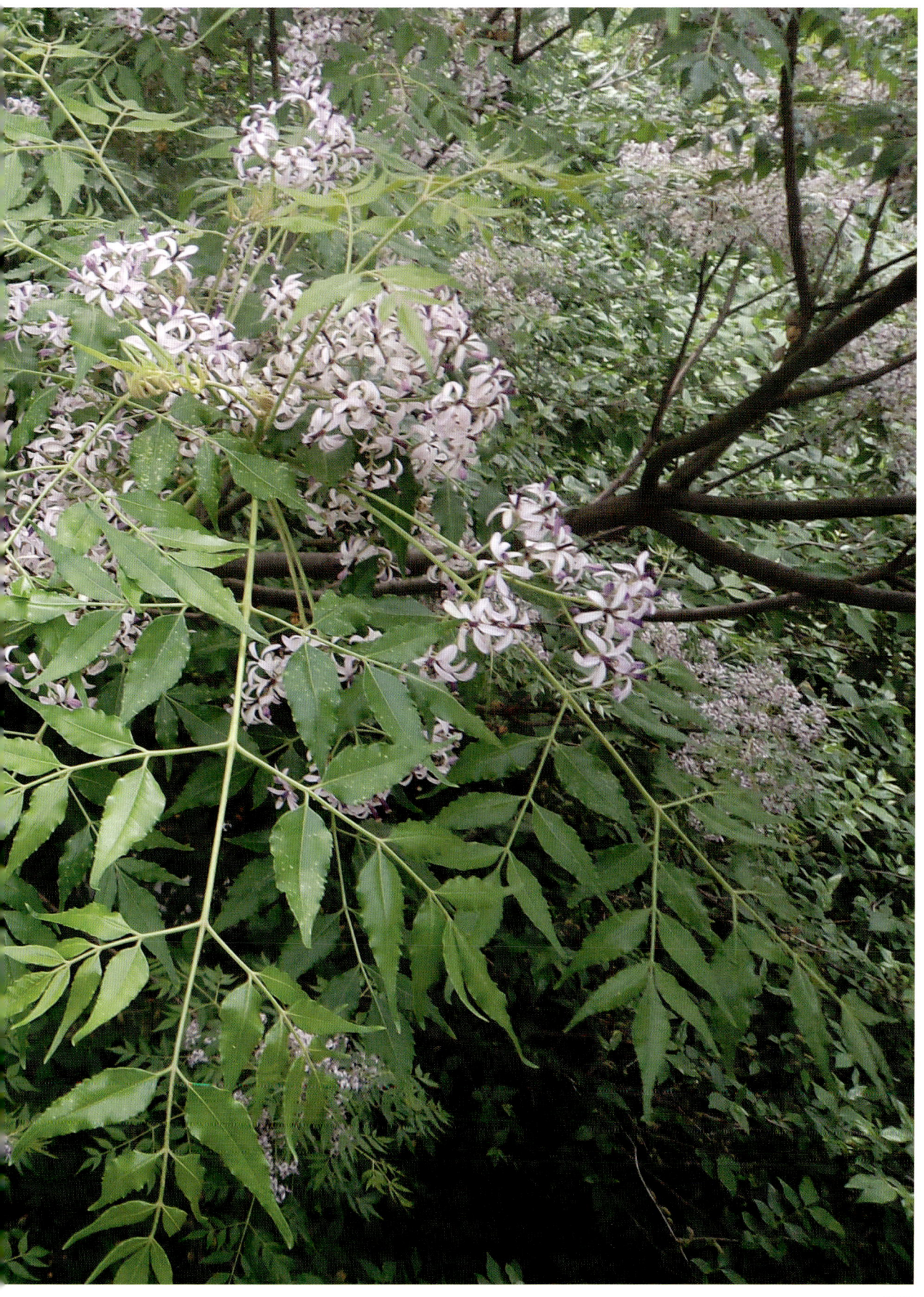

苦楝

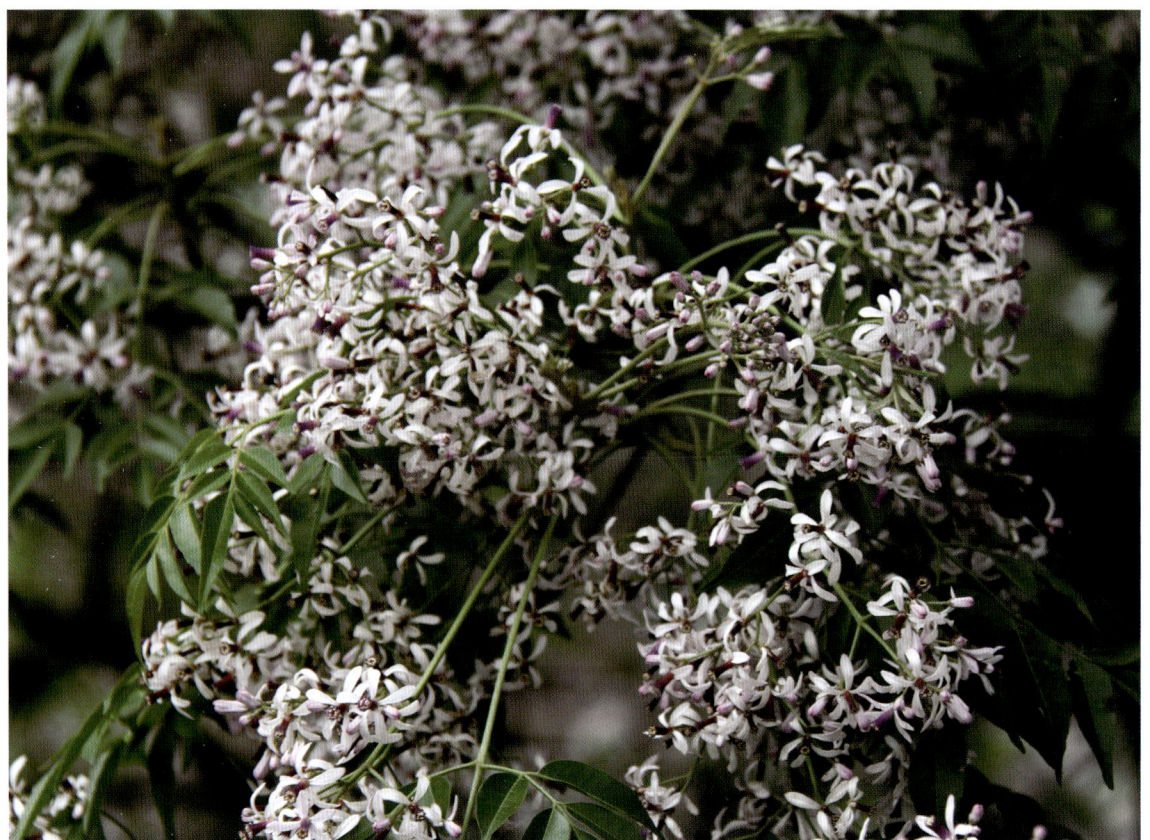

苦楝

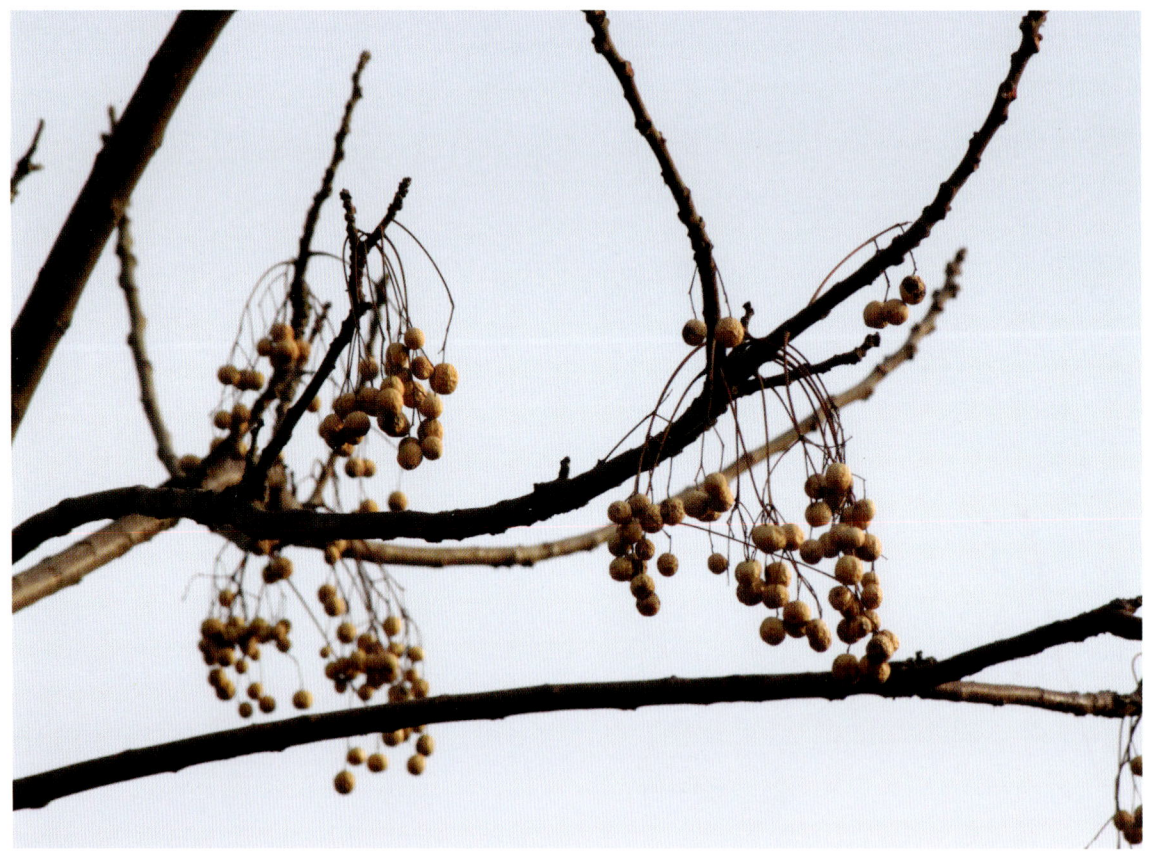

苦楝

药材鉴别

本品干皮呈不规则块片状、槽状或半卷筒状，长宽不一，厚 3 ~ 7 mm。外表面粗糙，灰棕色或灰褐色，有交织的纵皱纹及点状灰棕色皮孔。除去粗皮者淡黄色；内表面类白色或淡黄色。质韧，不易折断，断面纤维性，呈层片状，易剥离成薄片，层层黄白相间，每层薄片均可见，极细的网纹。无臭，味苦。干皮以皮细、可见多数皮孔的幼嫩树皮为佳。

功效主治

清热，燥湿，杀虫。主治蛔虫，蛲虫，风疹，疥癣。

用法用量

内服：3 ~ 6 g，煎汤；或入丸、散。外用：煎水洗。

民族药方

1. 疥癣，干疙痨，皮肤湿疹　苦楝皮 120 g，蛇床子、烟梗各 30 g，野菊花 100 g。煎水外洗或浸洗。

2. 蛔虫蛲虫病　苦楝皮 10 g，川椒 3 g。水煎服。

3. 头癣　苦楝皮适量。煎水洗；或研细末。油调敷患处。

4. 疥疮　苦楝皮、皂角各适量。研细末，油调敷。

5. 虫牙痛　苦楝皮适量。煎汤漱口。

使用注意

脾胃虚寒者、孕妇及肝功能不全者慎用。

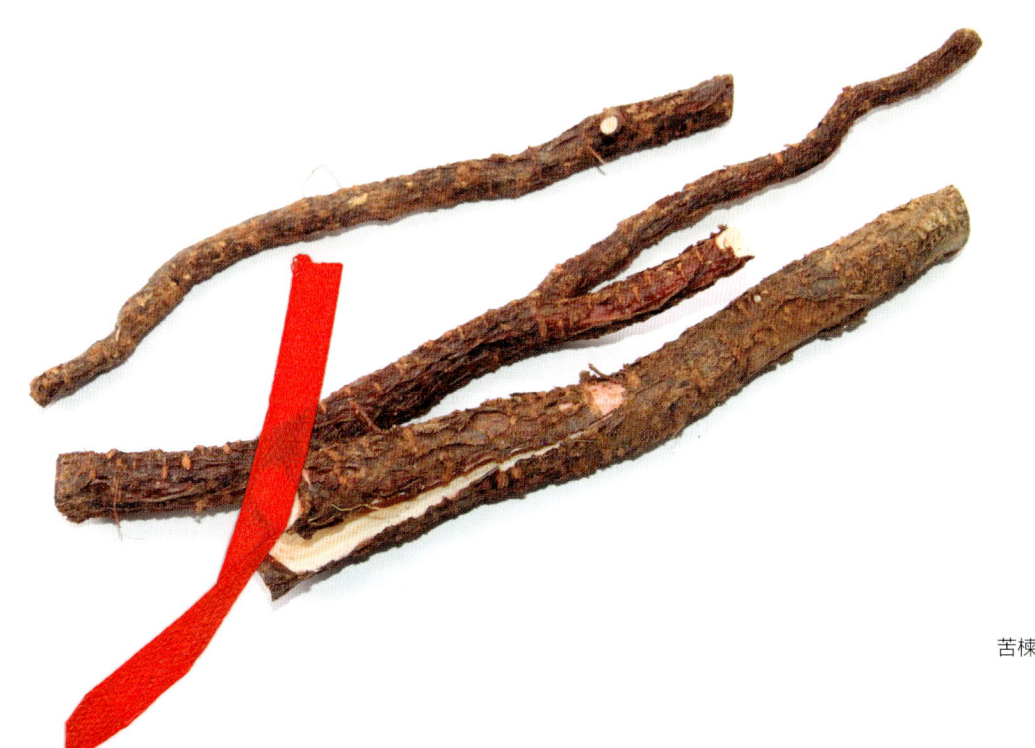

苦楝

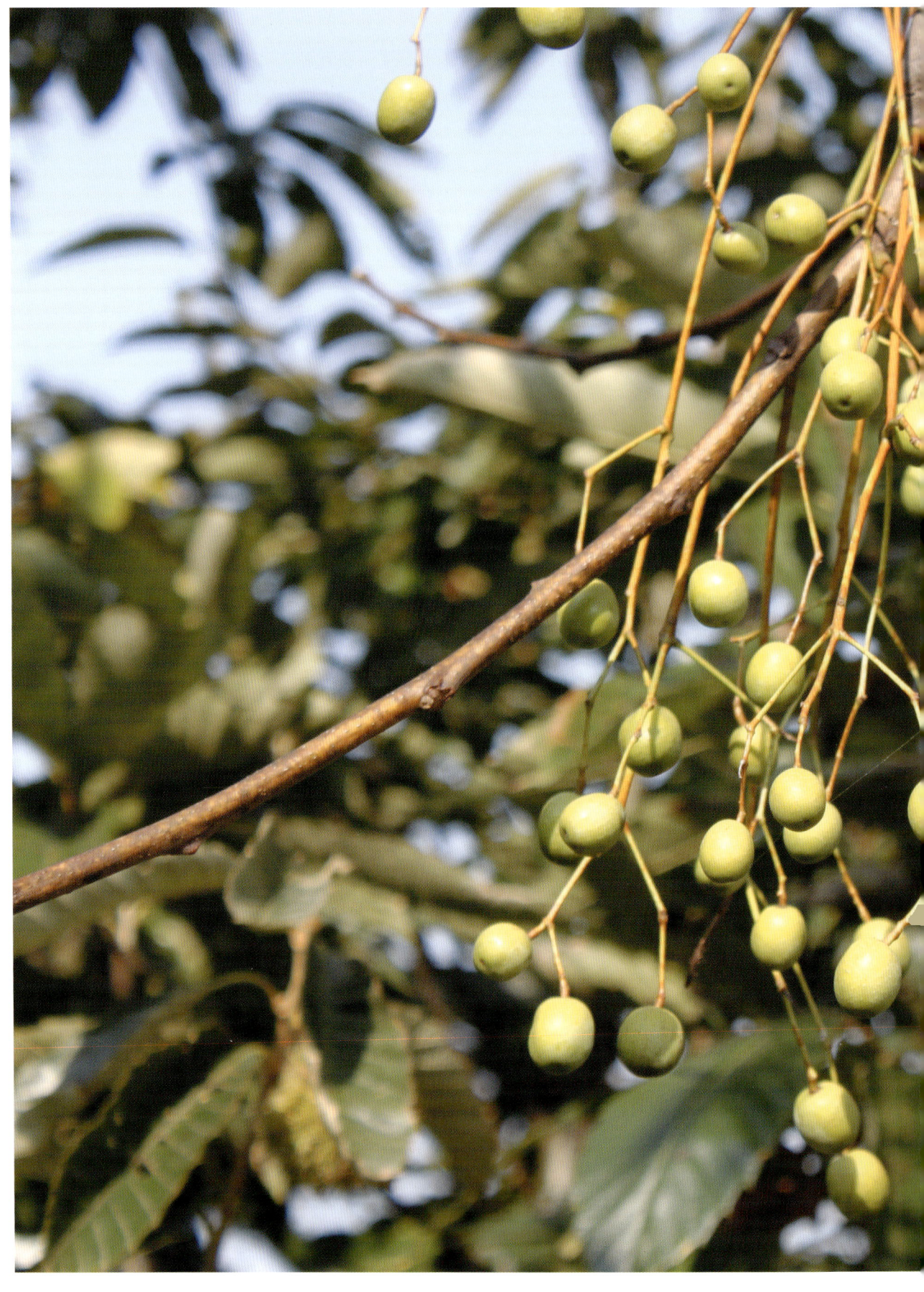

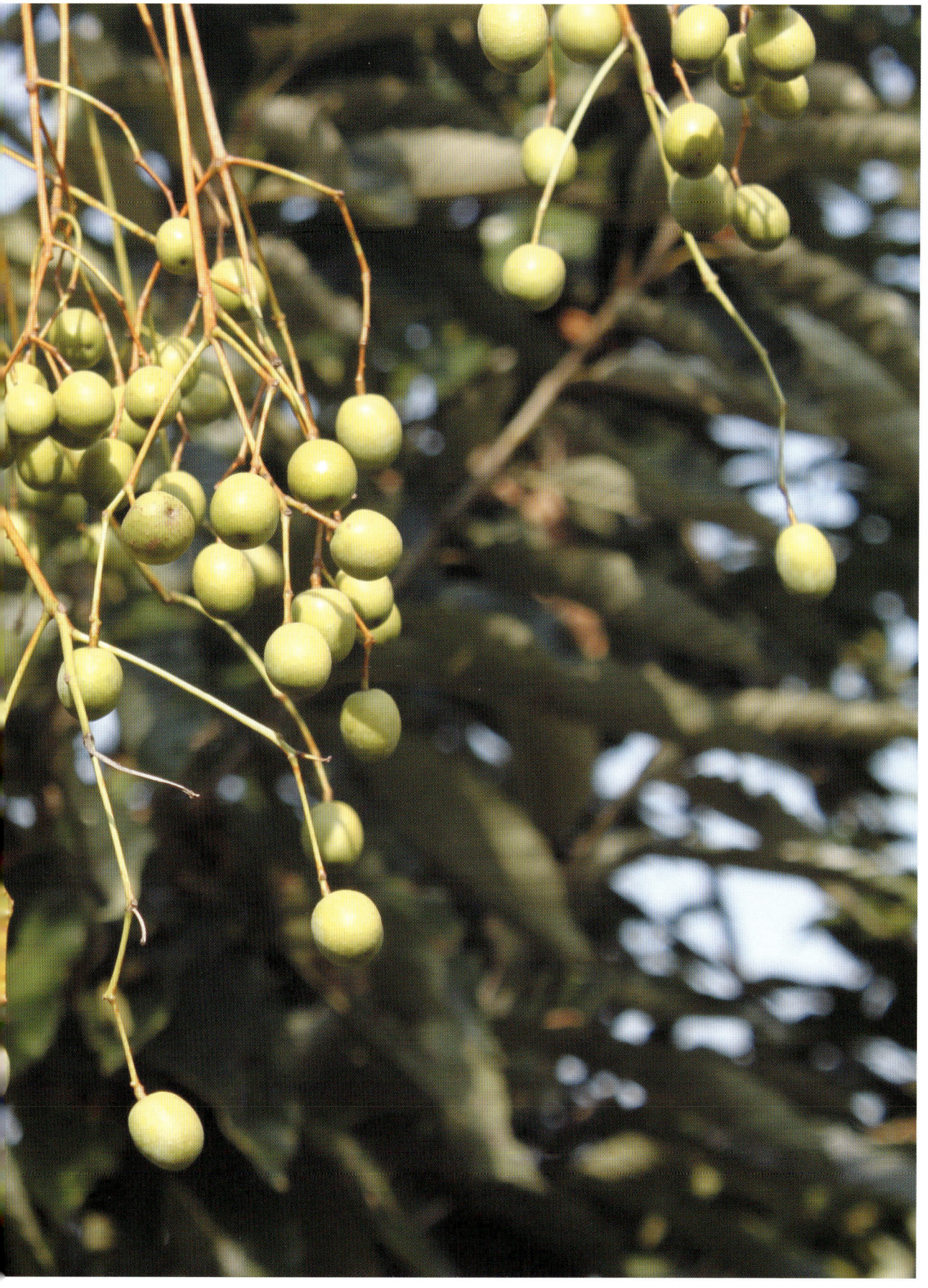

苦楝

苦楝皮

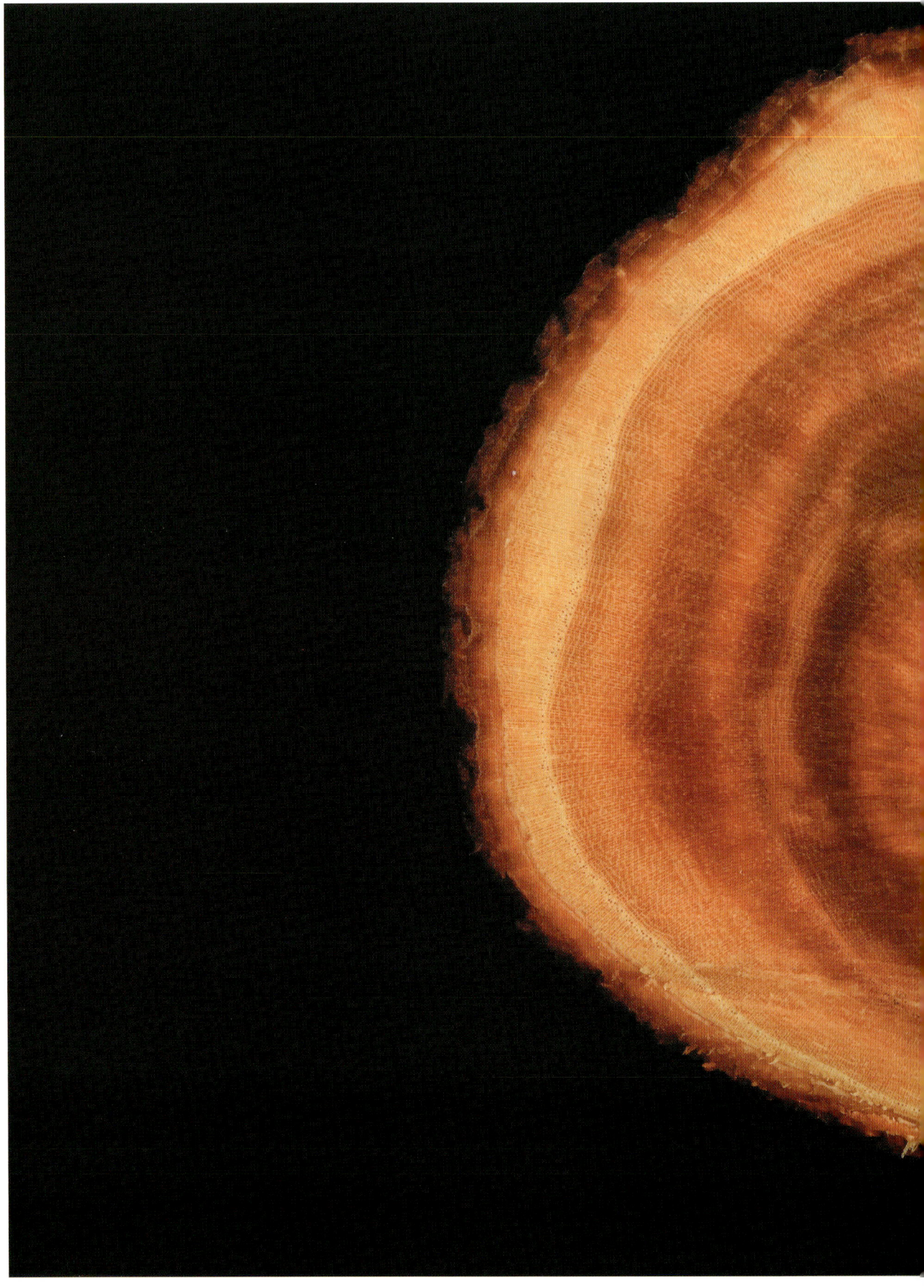

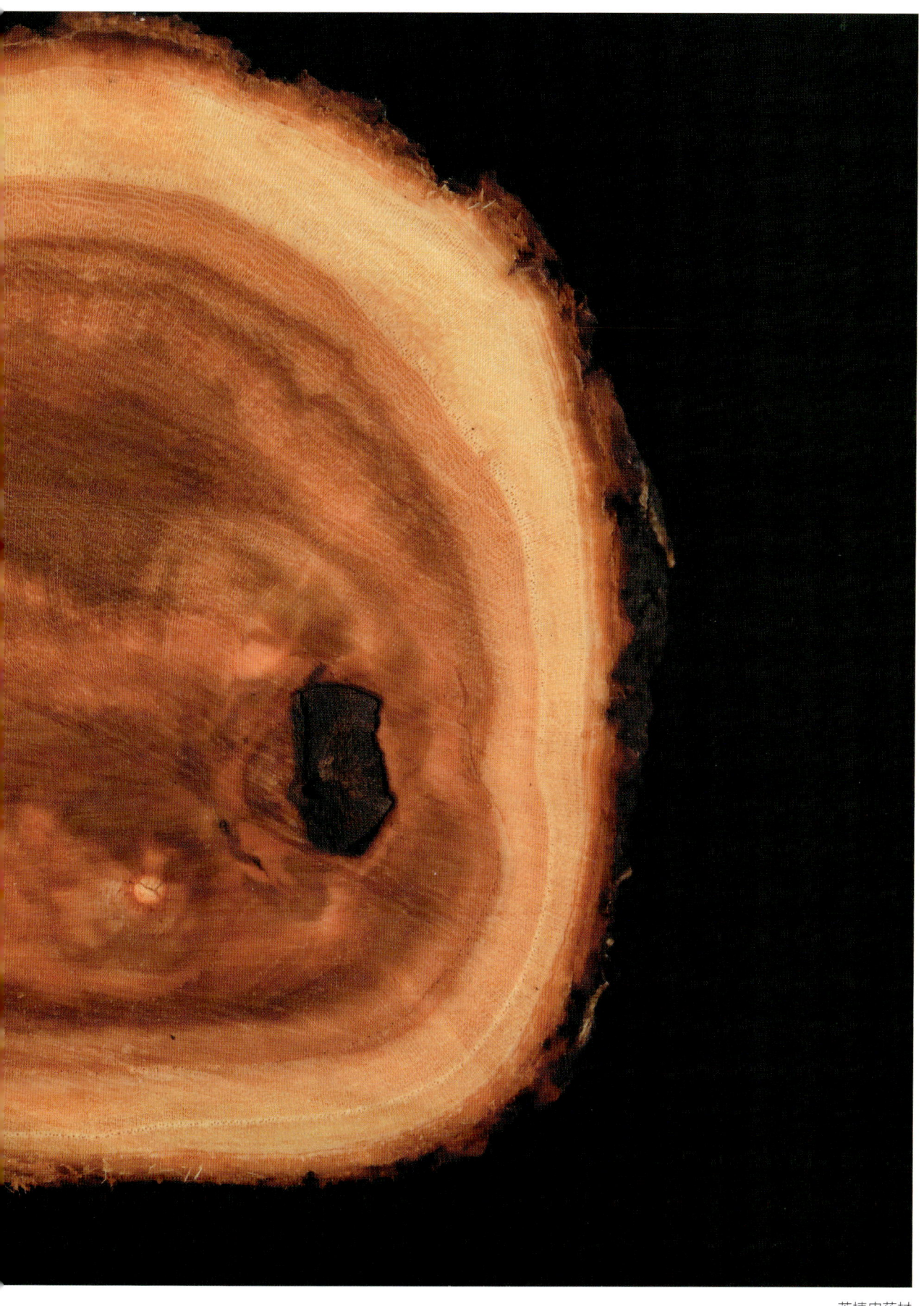

苦楝皮药材

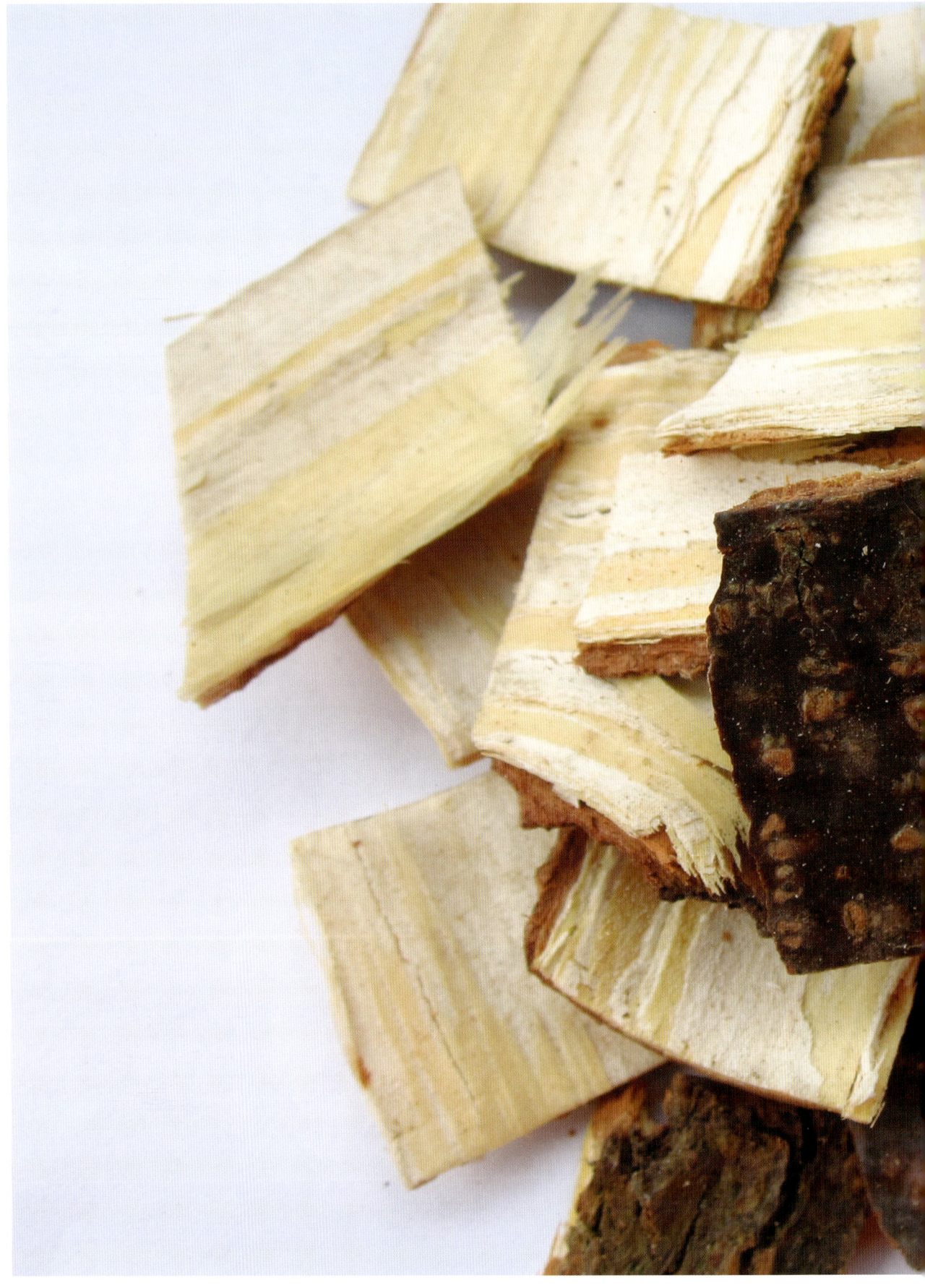

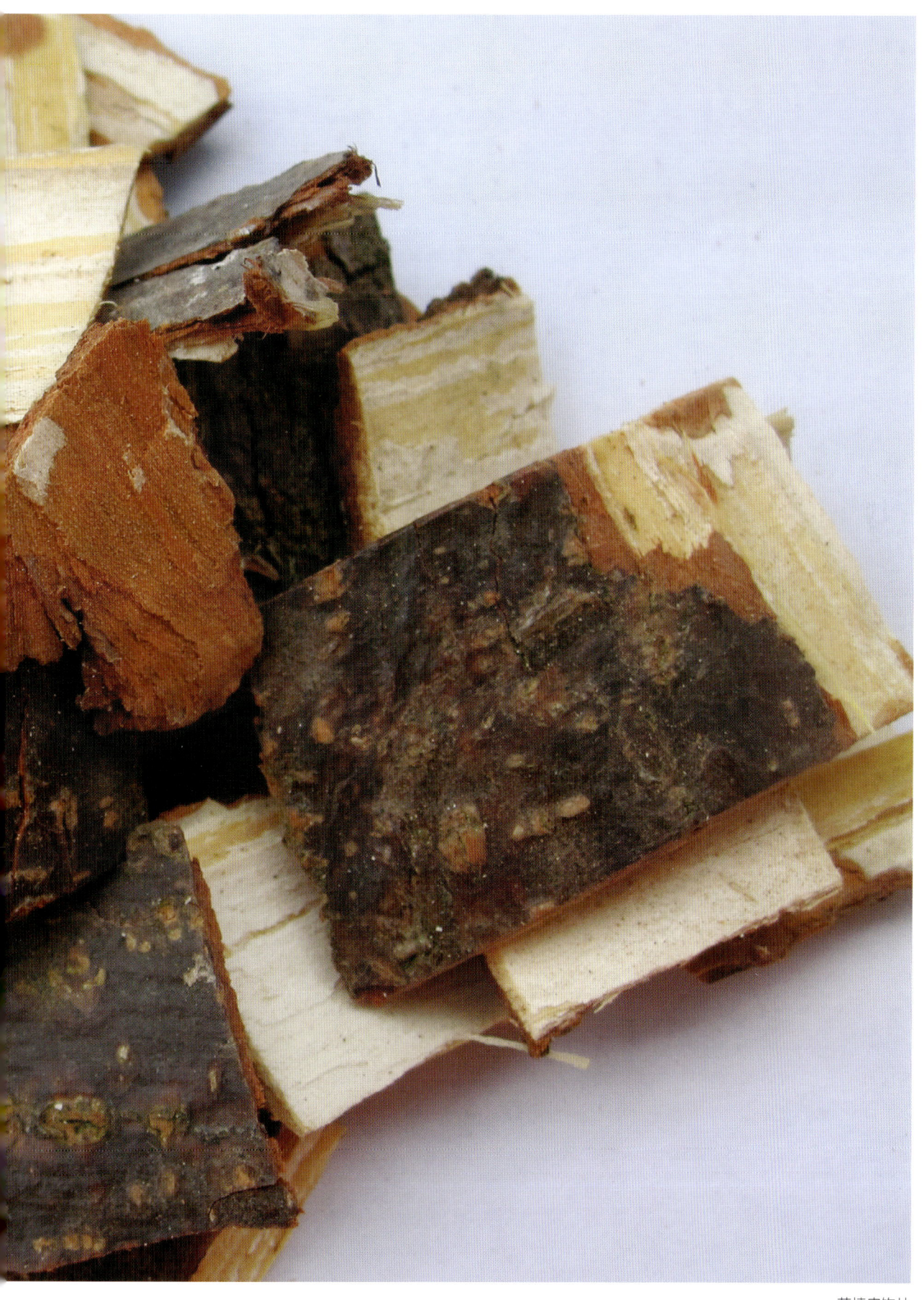

苦楝皮饮片

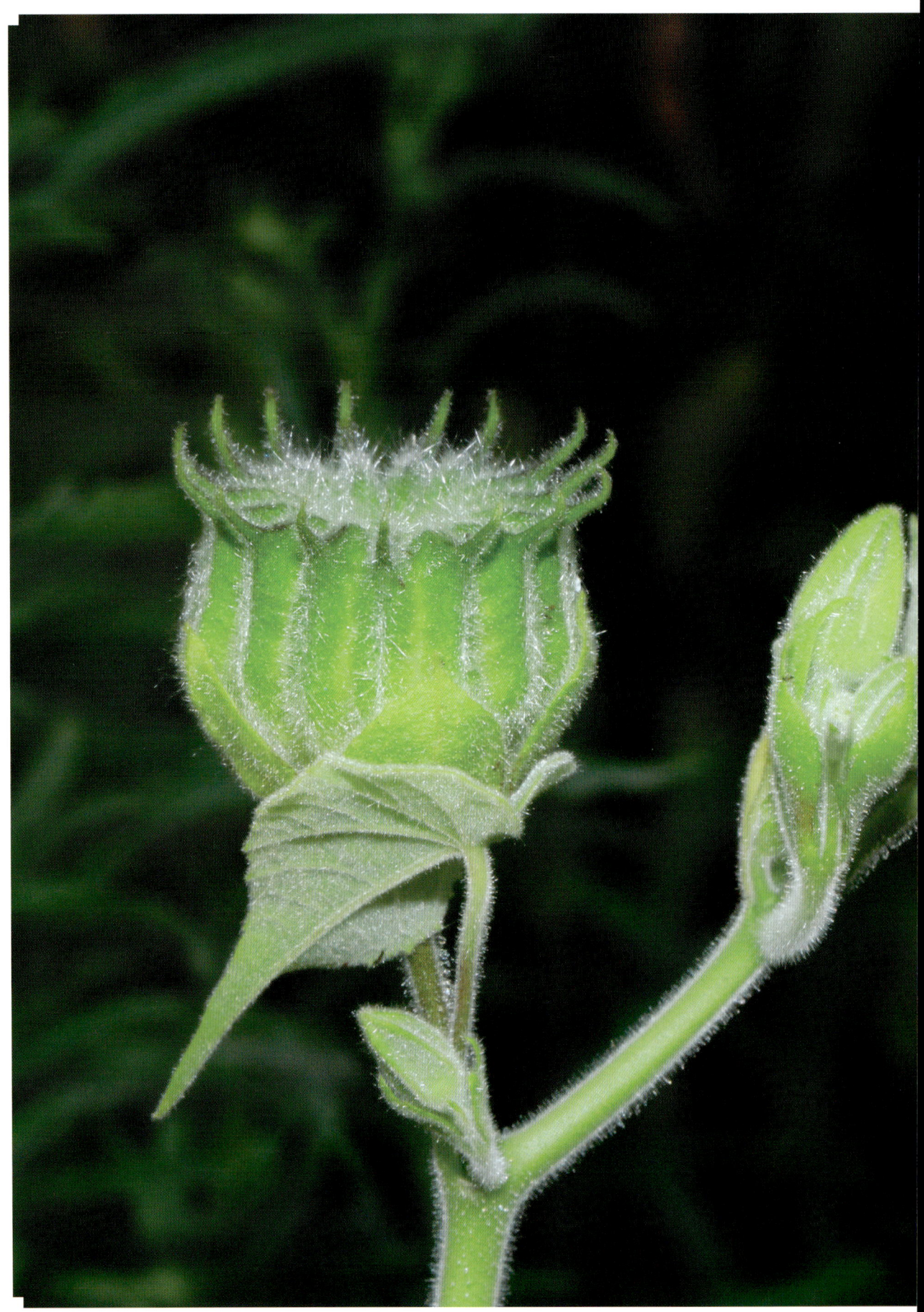

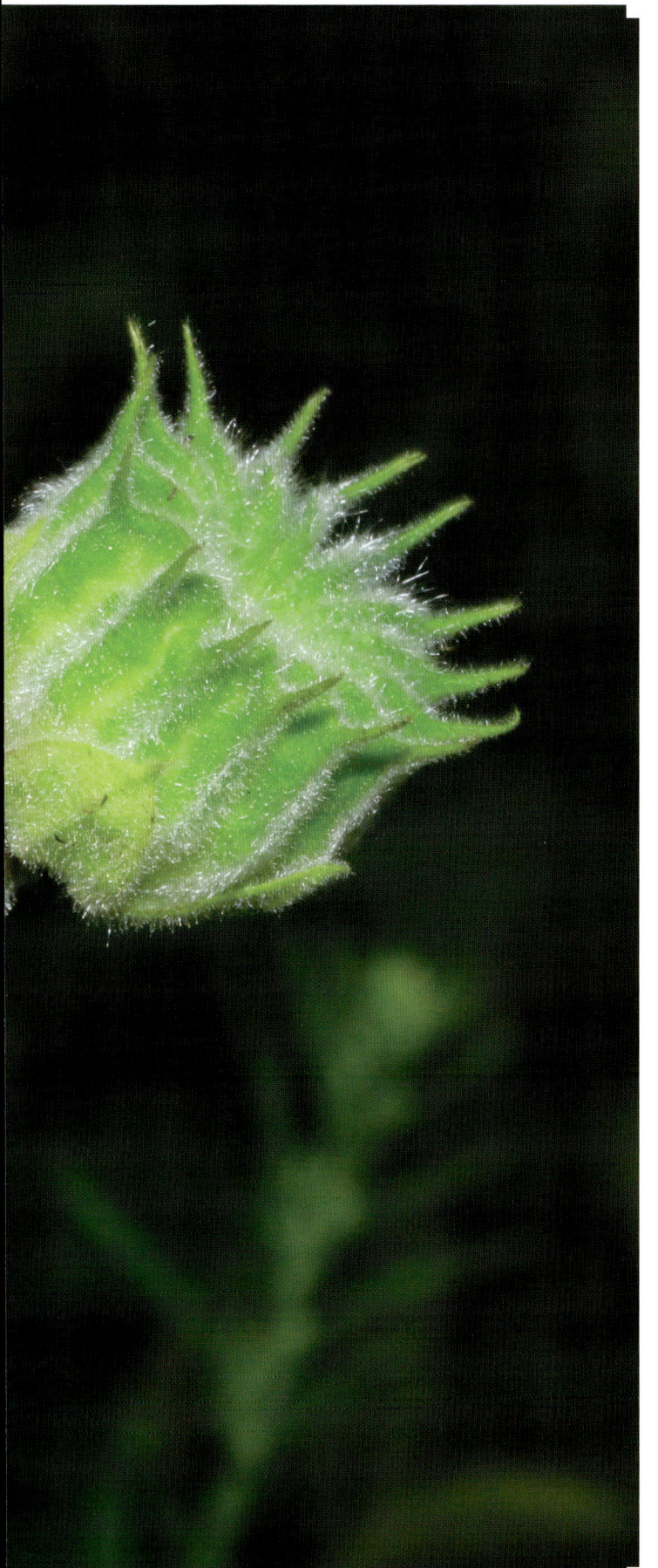

苘麻子

【水药名】赣梅。

【别　名】白麻、青麻、野苎麻、八角乌、孔麻。

【来　源】本品为锦葵科植物苘麻 *Abutilon theophrasti* Medic. 的干燥成熟种子。

【性味归经】味微苦，性温。归大肠、小肠、膀胱经。

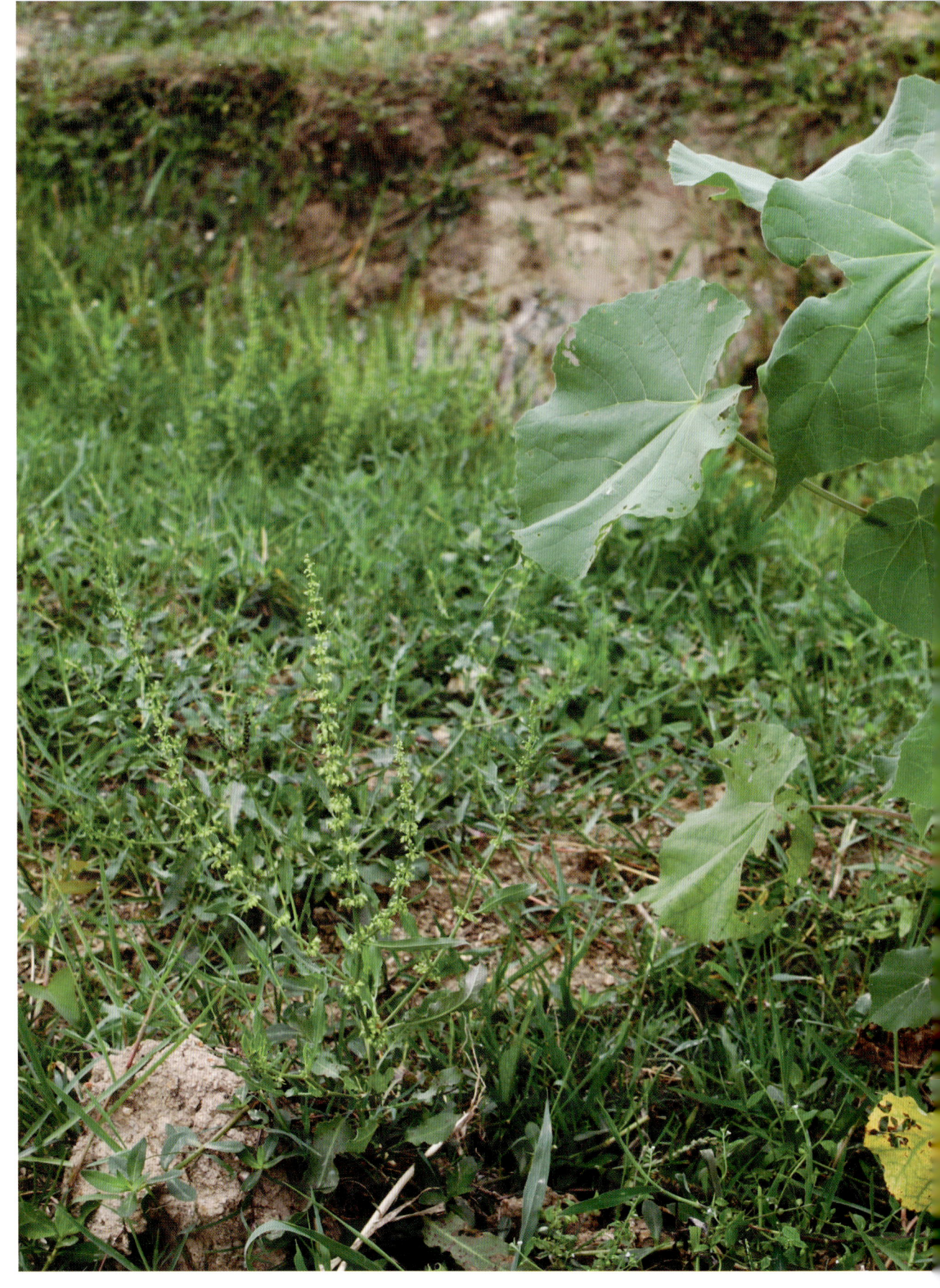

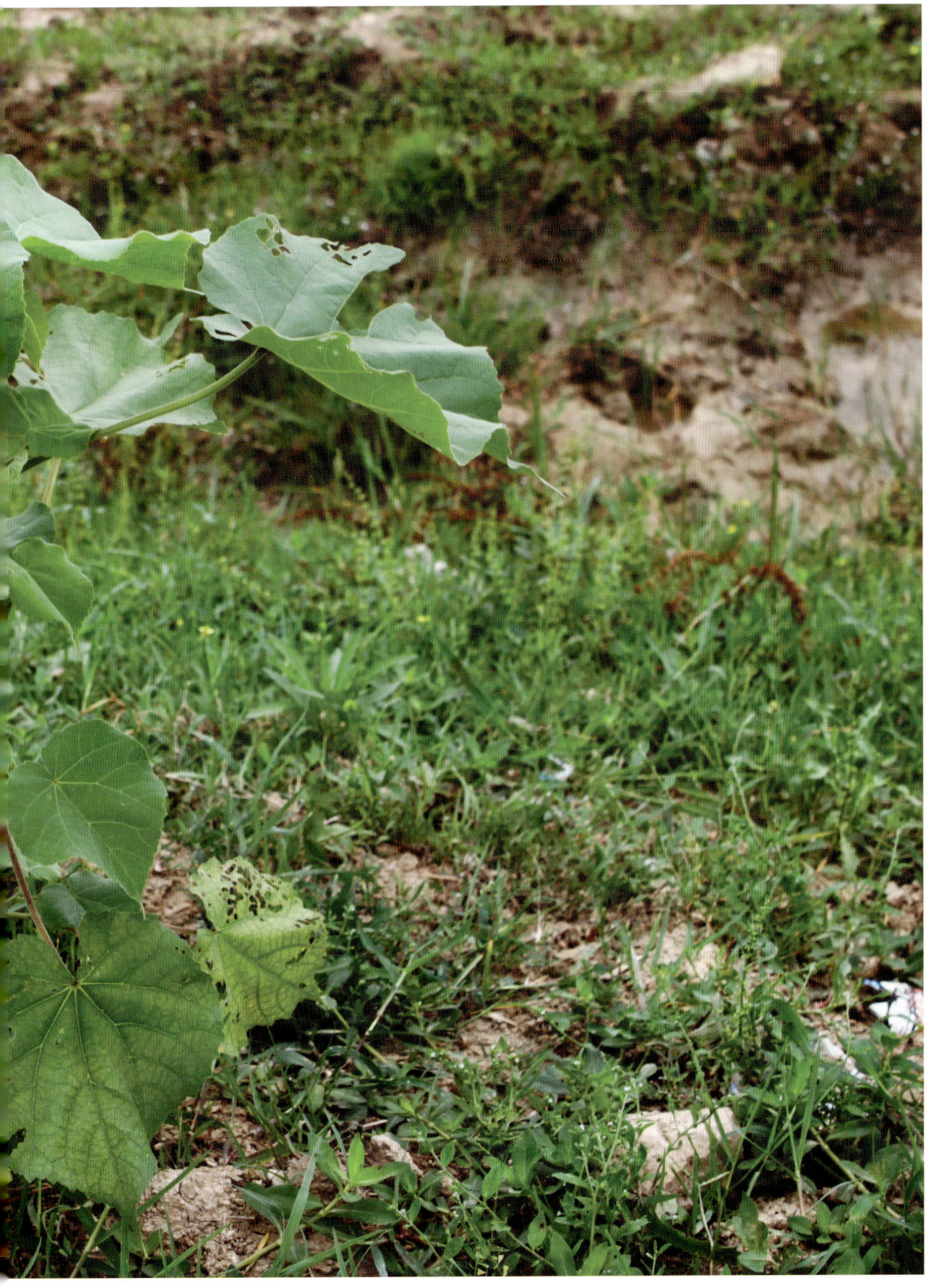

苘麻

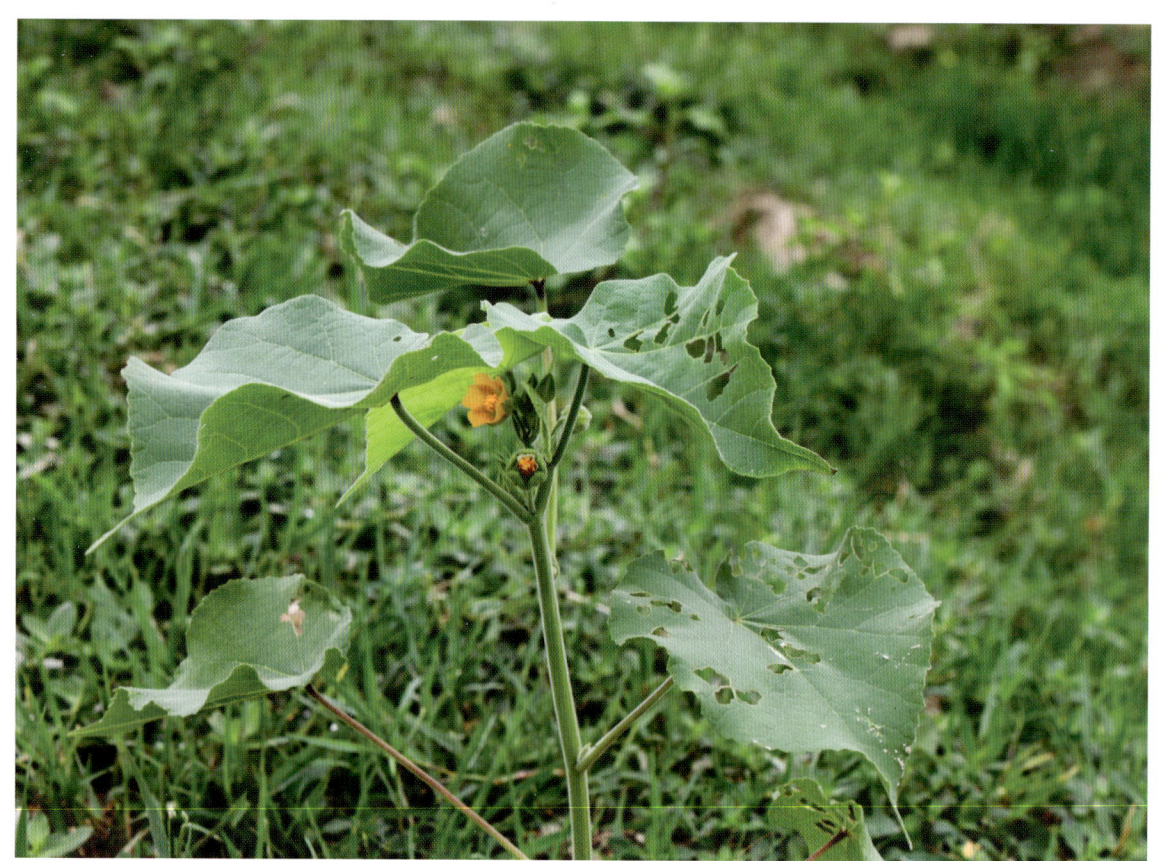

苘麻

识别特征

一年生草本，高 1 ~ 2 m。茎直立，具软毛。叶互生，圆心形，先端尖，基部心形，边缘具圆齿，两面密生柔毛。花单生长于叶腋，花萼绿色，花瓣黄色，顶端平截，轮状排列，如半磨形，蒴果成熟后裂开；种子肾形，褐色，具微毛。花期7—8月，果期9—10月。

生境分布

生长于路旁、田野、荒地、堤岸上，或栽培。我国除青藏高原不产外，其他各地均有分布。

采收加工

秋季采收成熟果实，晒干，打下种子，除去杂质。

药材鉴别

本品呈三角状肾形，长 3.5 ~ 6 mm，宽 2.5 ~ 4.5 mm，厚 1 ~ 2 mm。表面灰黑色或暗褐色，有白色稀疏茸毛，凹陷处有类椭圆状种脐，淡棕色，四周有放射状细纹。种皮坚硬，子叶 2，重叠折曲，富油性。气微，味淡。以籽粒饱满，无杂质者为佳。

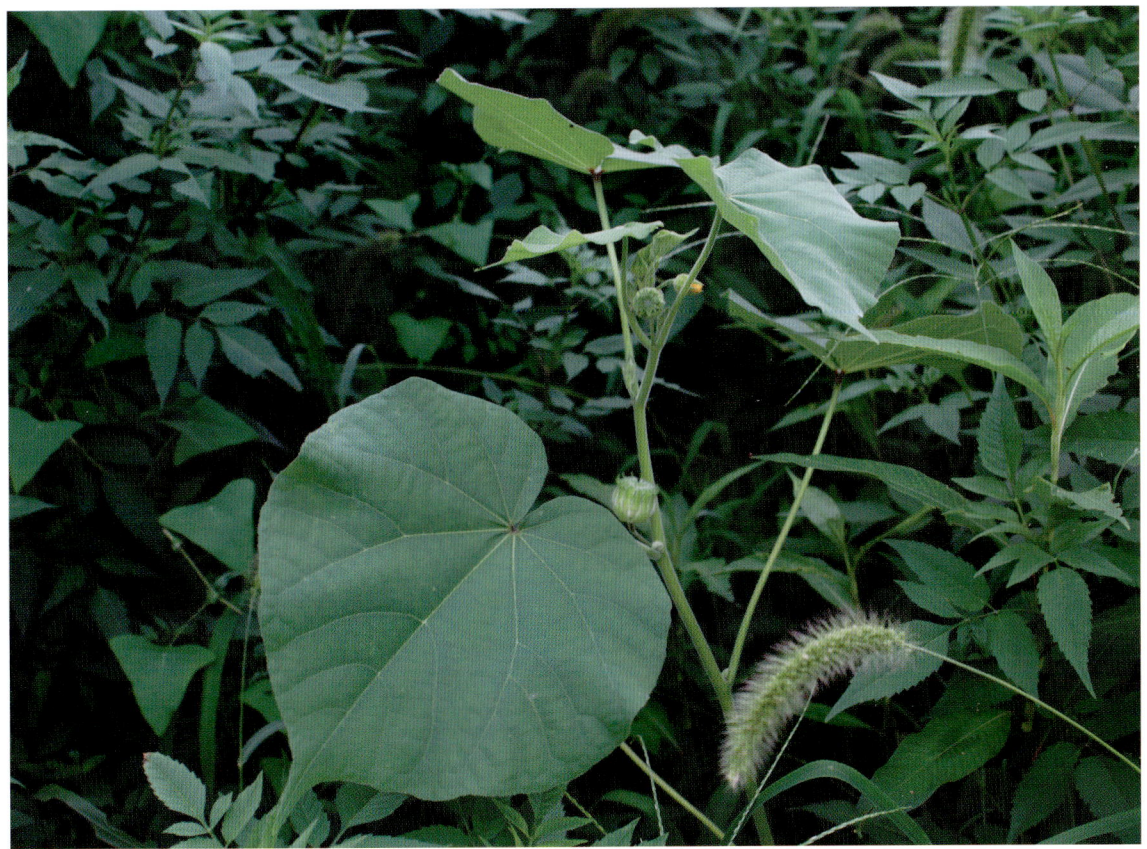

苘麻

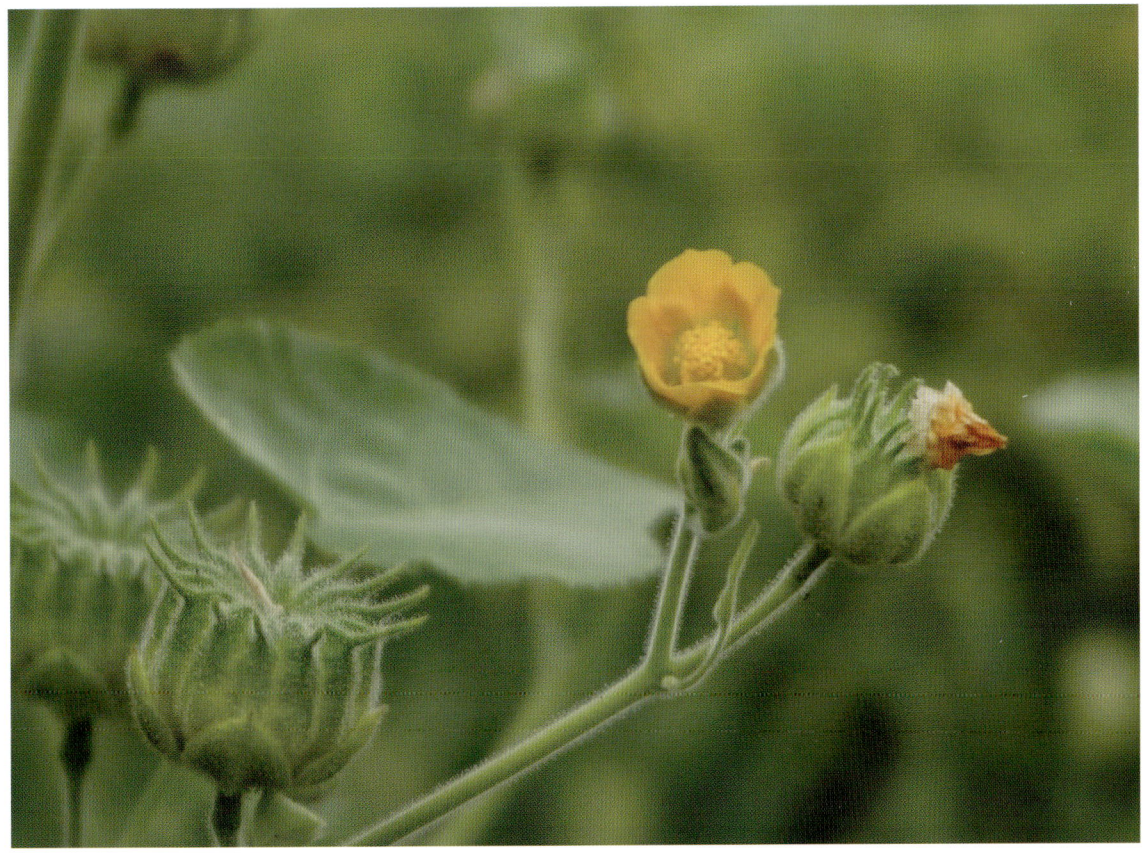

苘麻

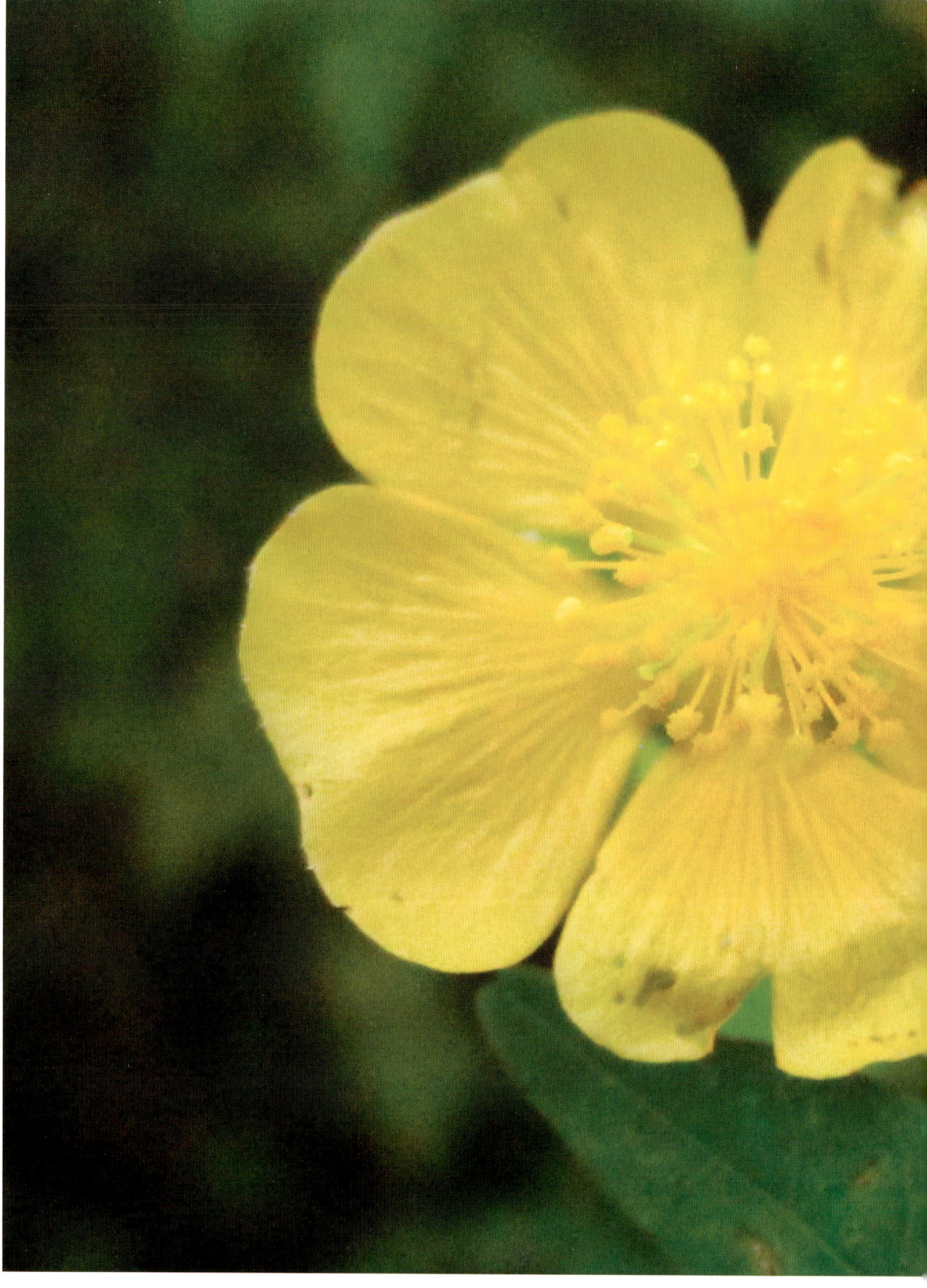

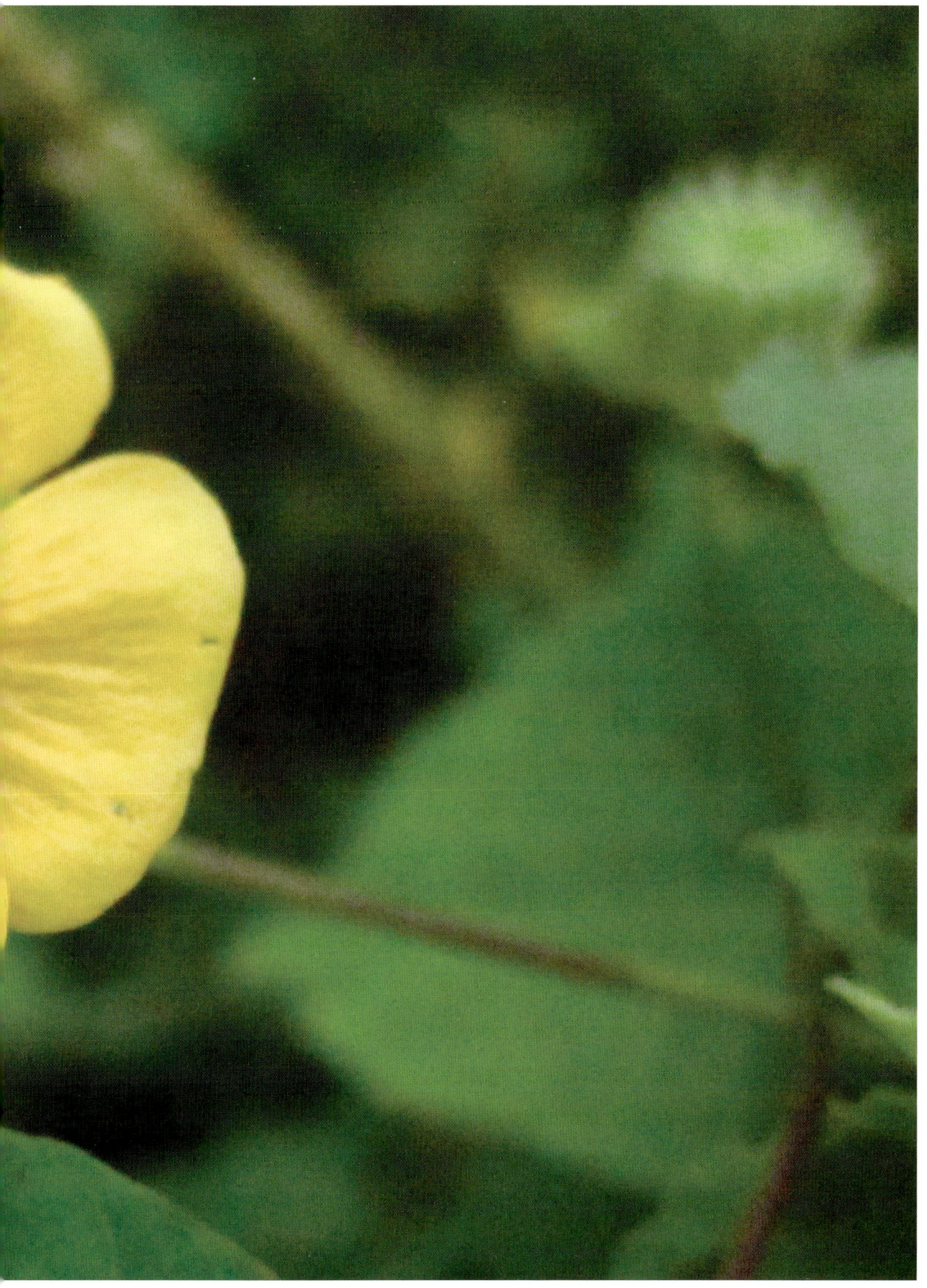

苘麻

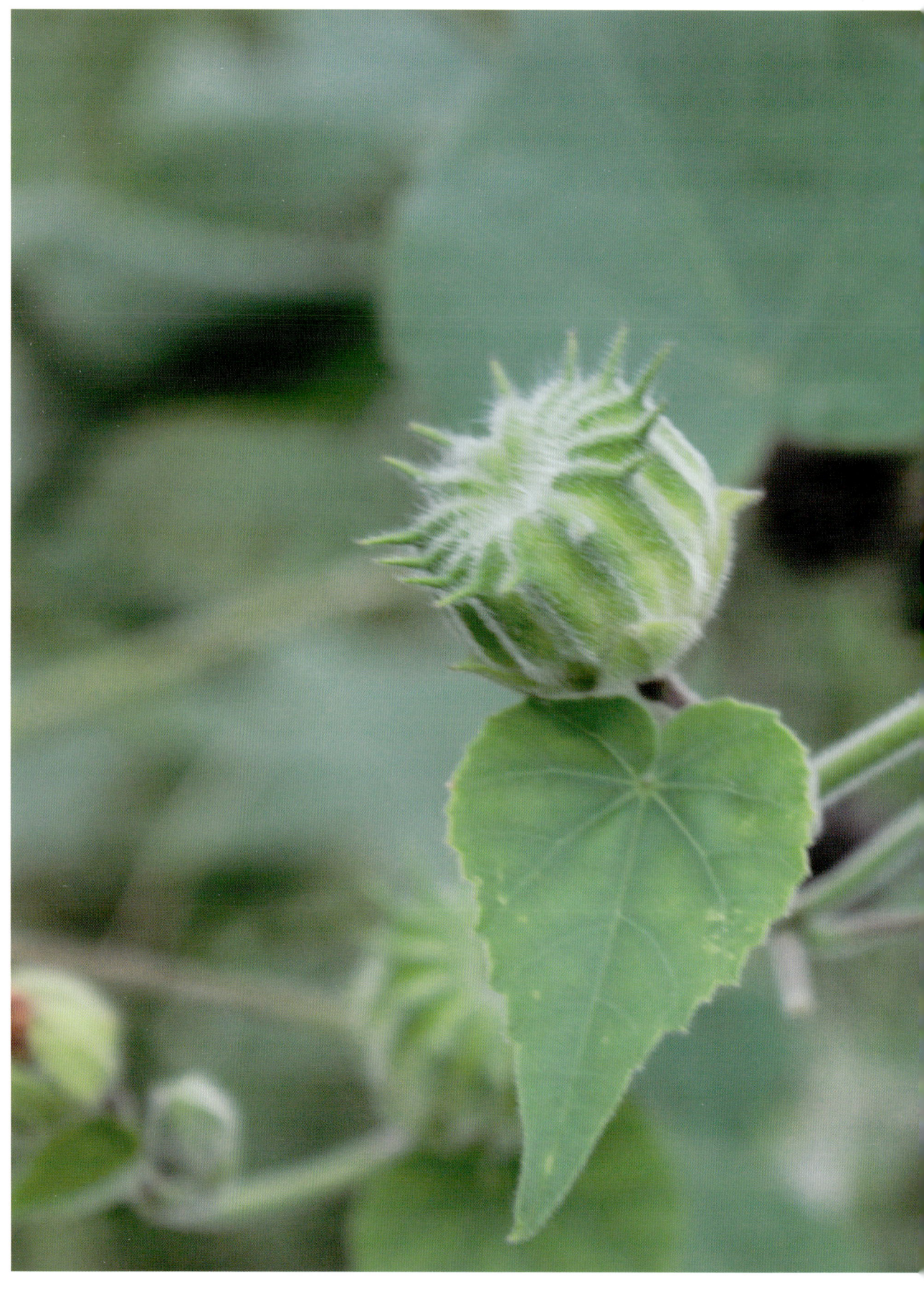

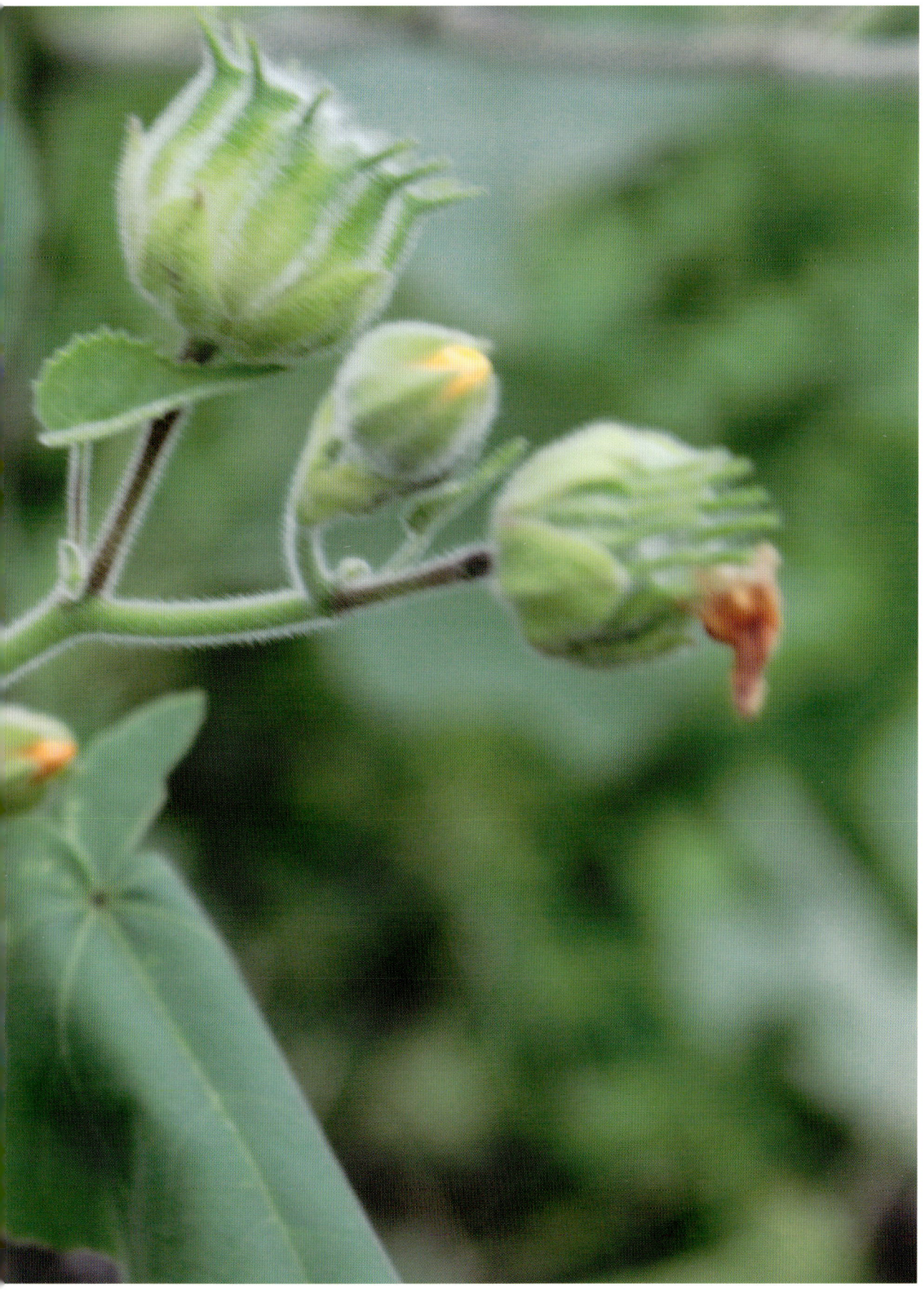

苘麻

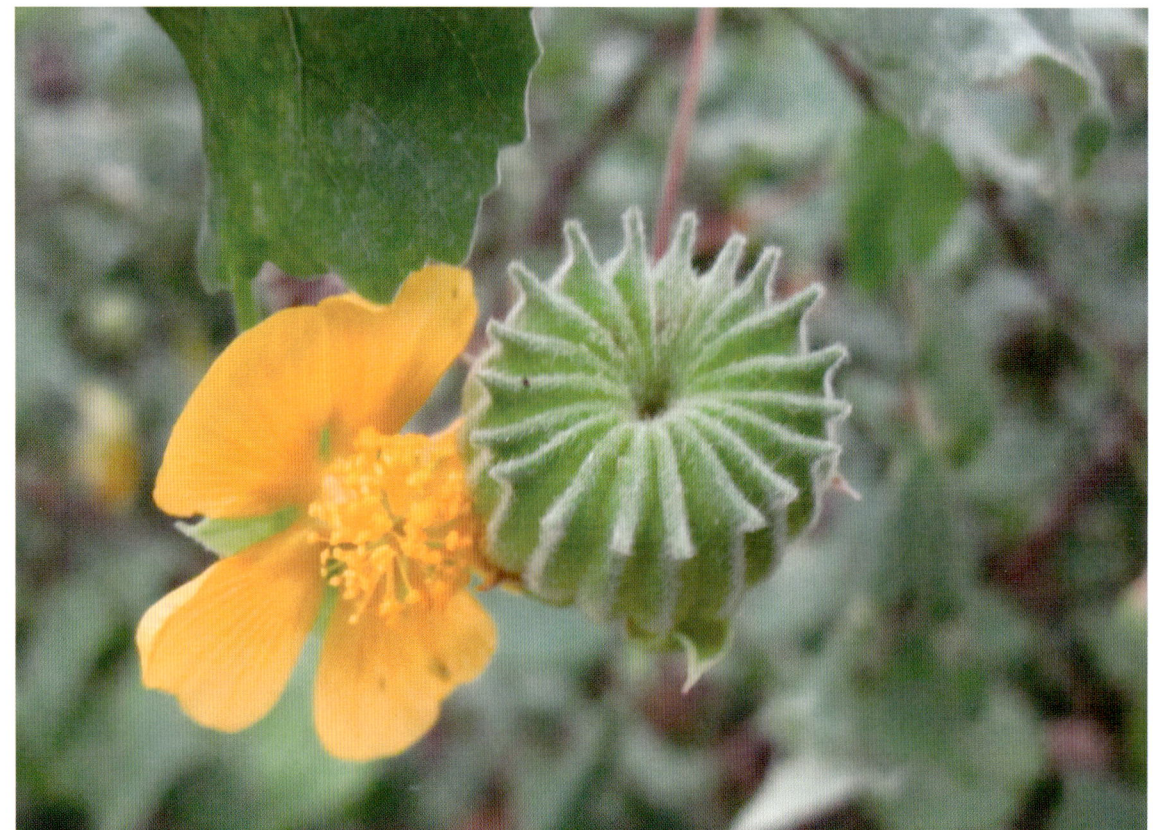

苘麻

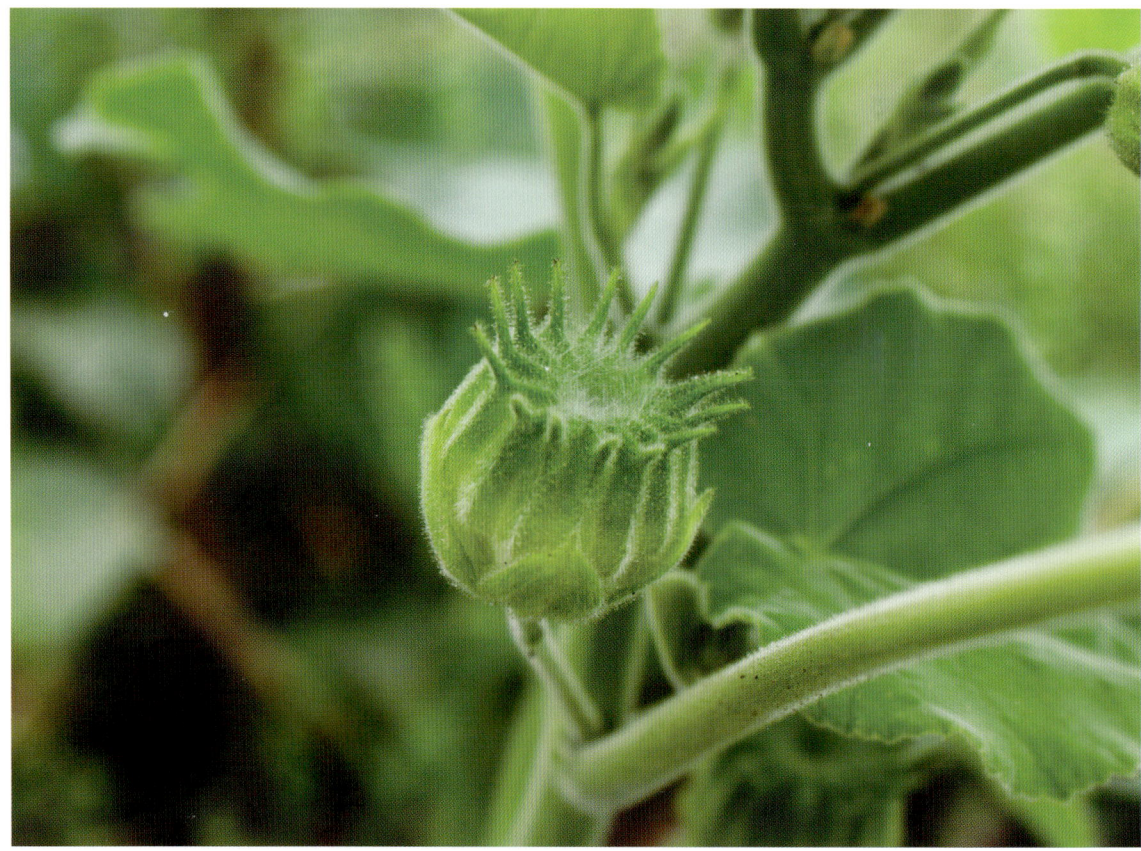

苘麻

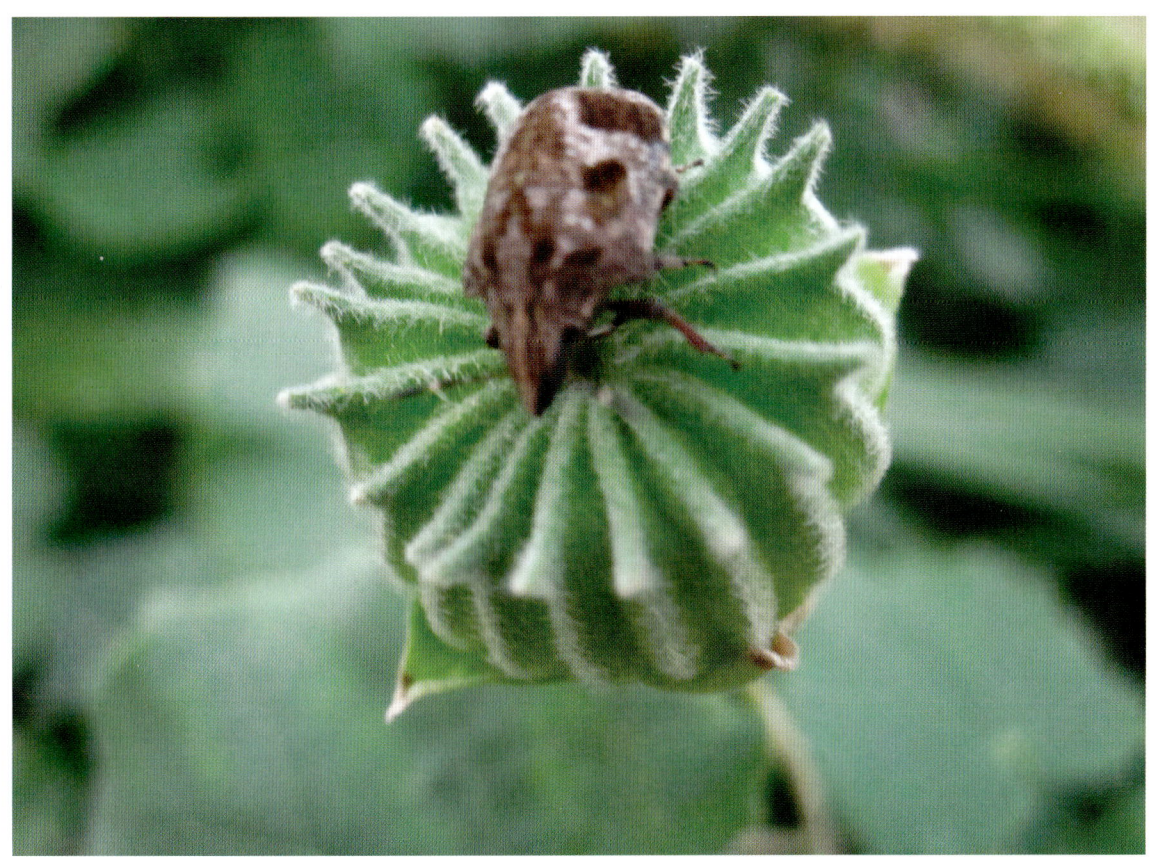

苘麻

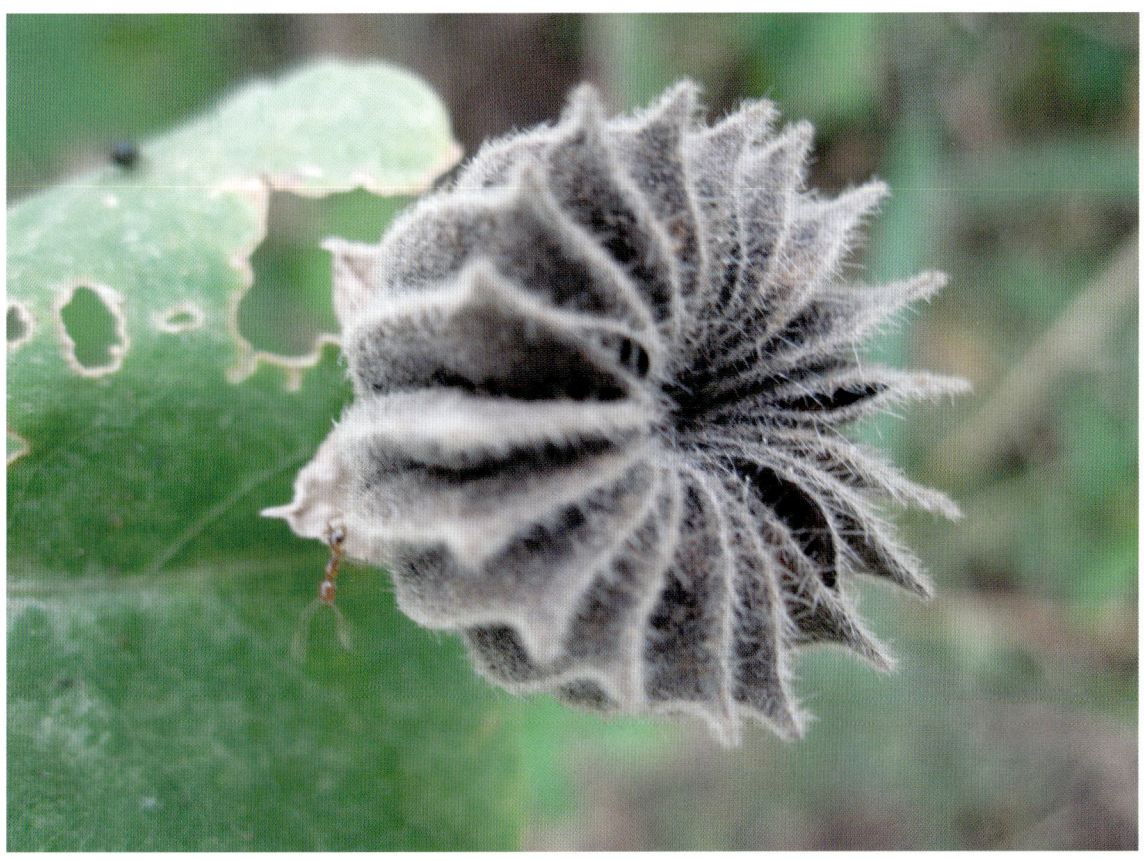

苘麻

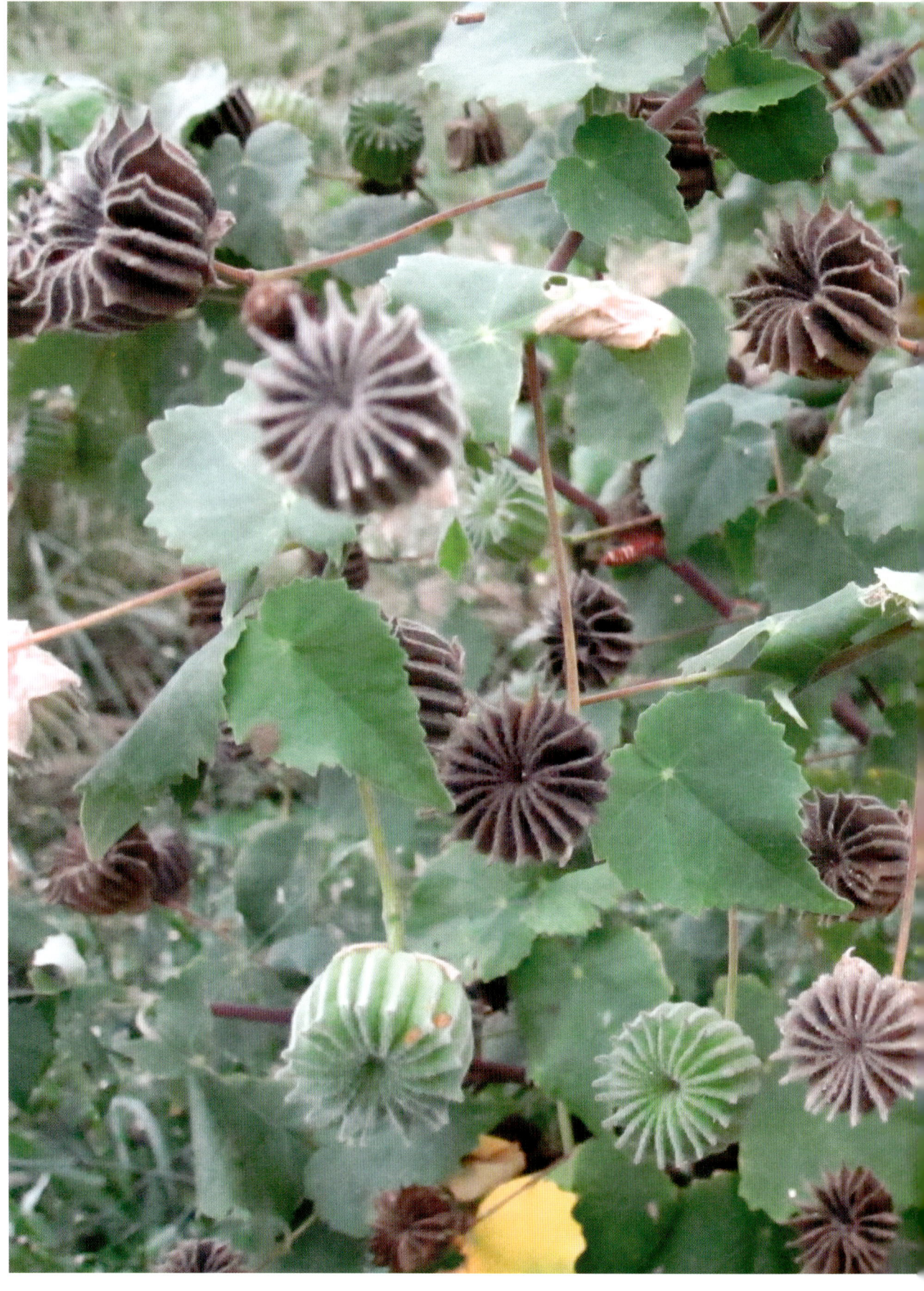

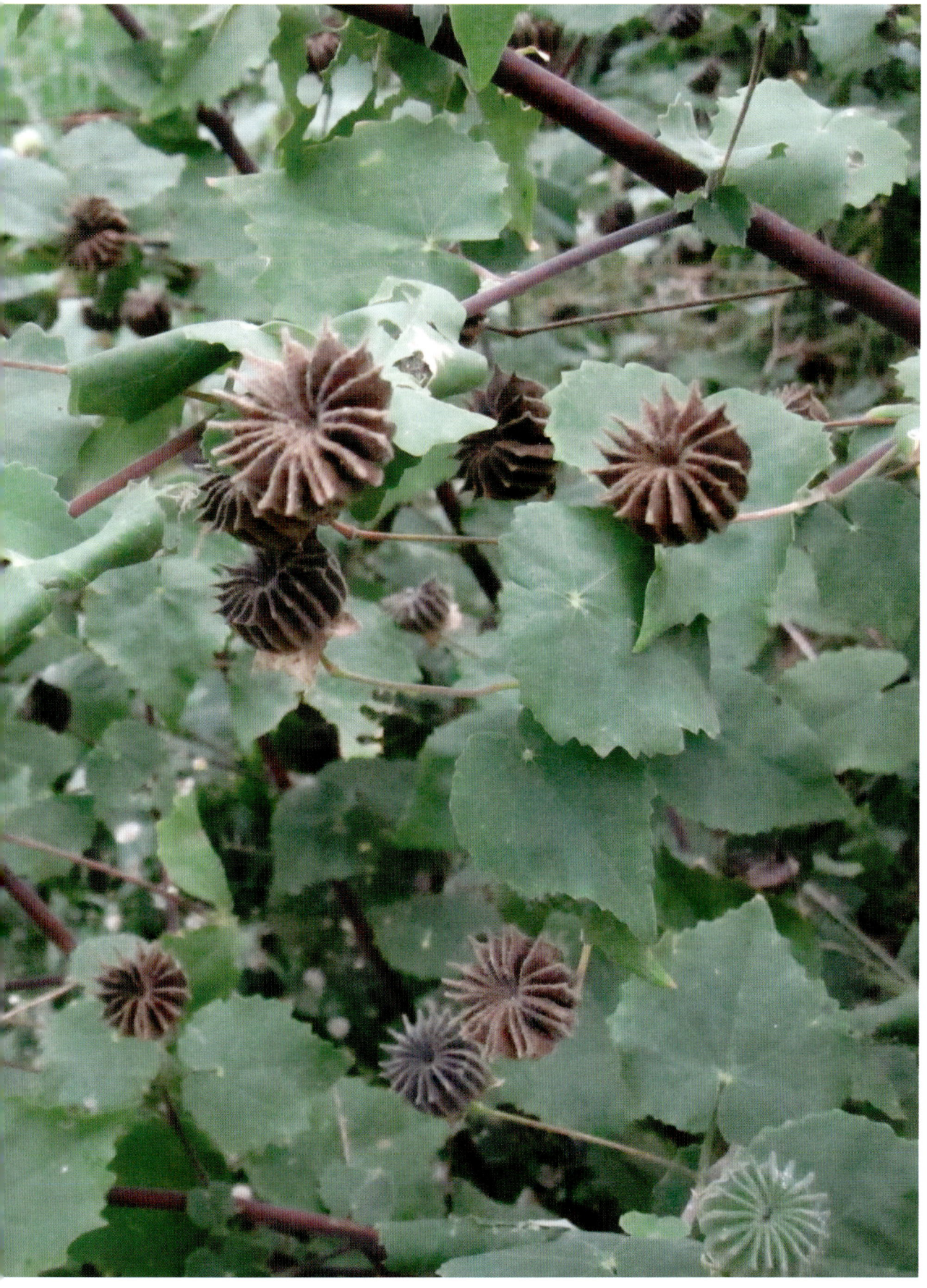

苘麻

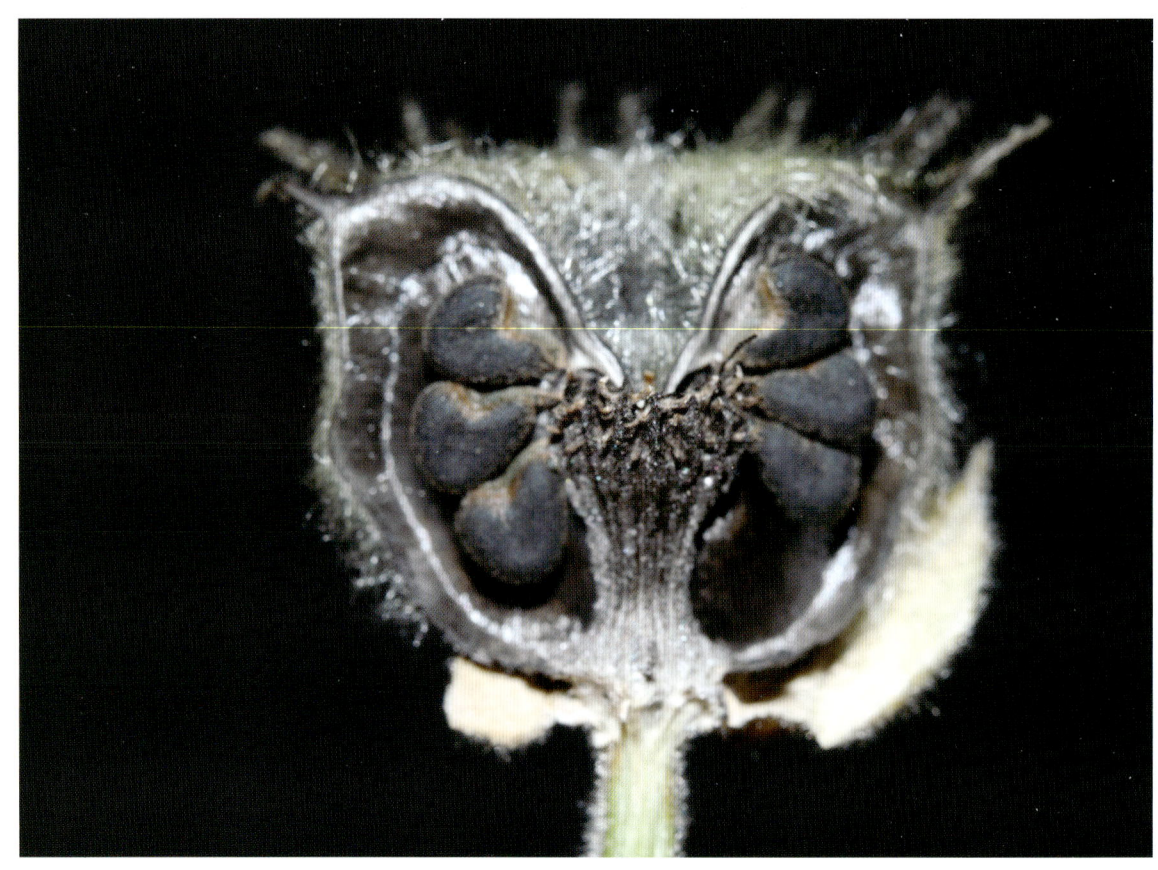

苘麻

功效主治

祛风，解毒。主治痢疾，中耳炎，耳鸣，耳聋，关节酸痛，痈疽肿毒。

用法用量

内服：10～30 g，煎汤。外用：捣敷。

民族药方

1. **腹泻**　苘麻子适量。焙干研细末，每次 3 g，每日 2 次。
2. **尿道炎，小便涩痛**　苘麻子 15 g。水煎服。
3. **乳汁不通**　苘麻子 12 g，王不留行 15 g，穿山甲 6 g。水煎服。
4. **赤白痢**　苘麻子 50 g。炒香熟，研细末，蜜水调服。
5. **瘰疬**　苘麻子 6 克。研细末，夹豆腐干内，水煎服。
6. **麻疹**　苘麻子 9 克。水煎服。

使用注意

孕妇慎服。

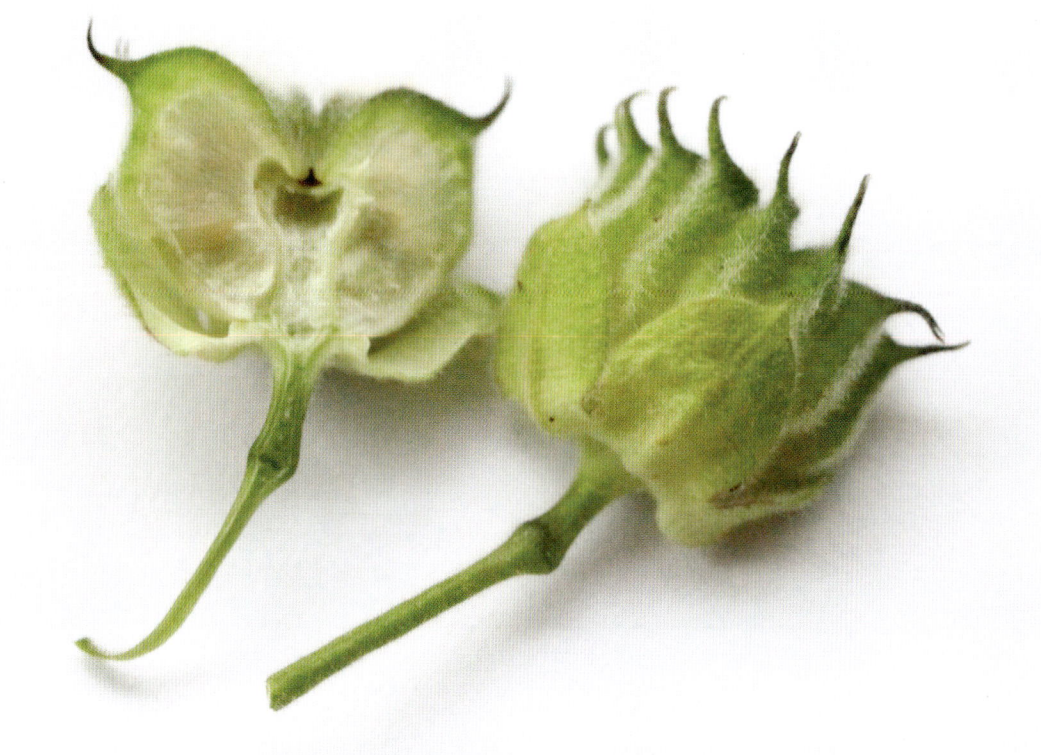

苘麻

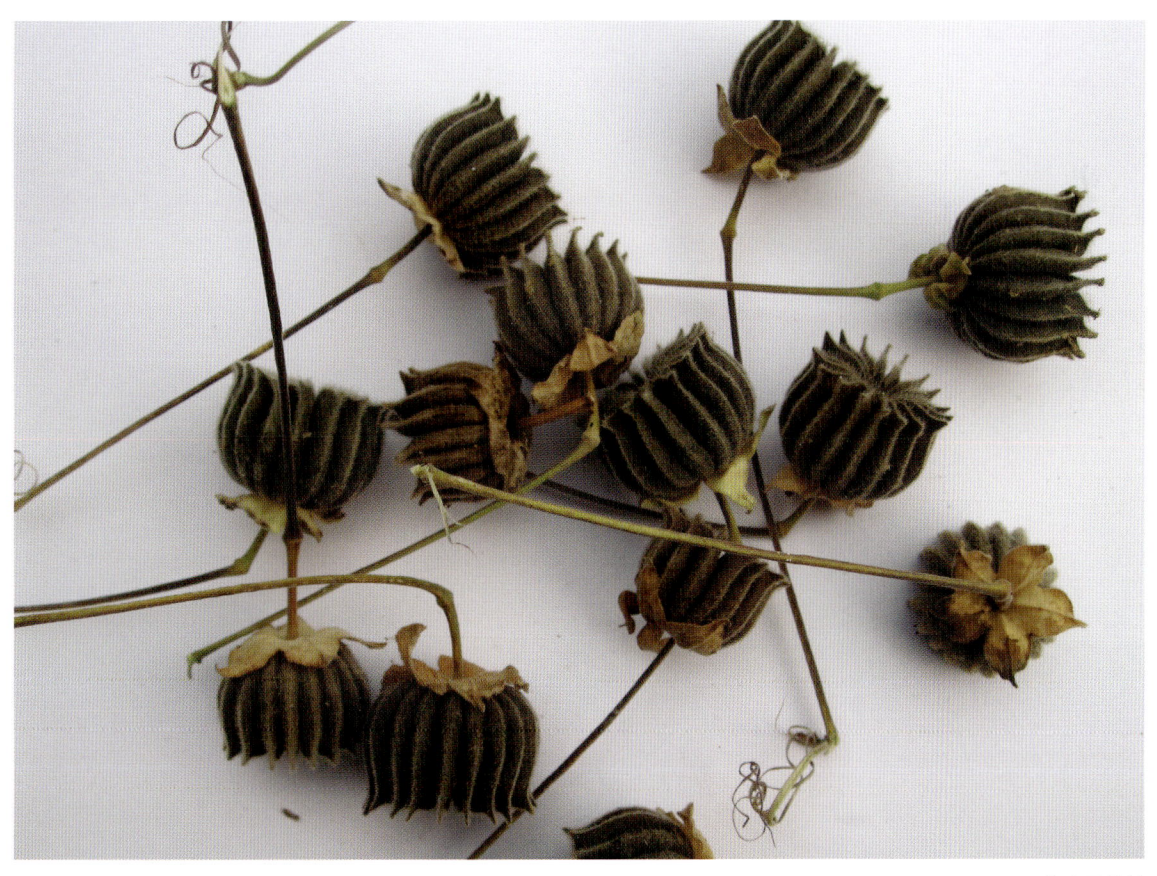

苘麻子药材

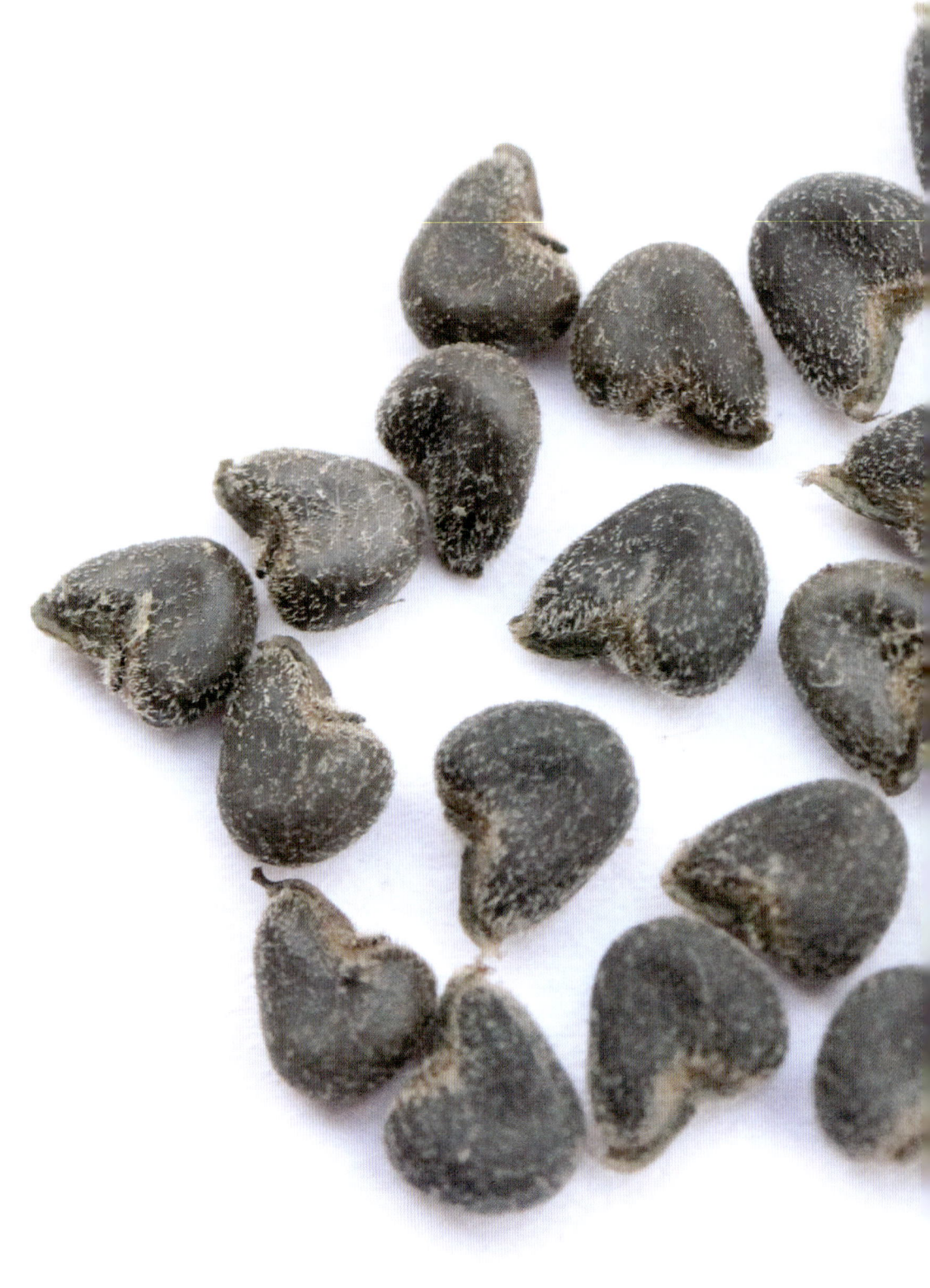

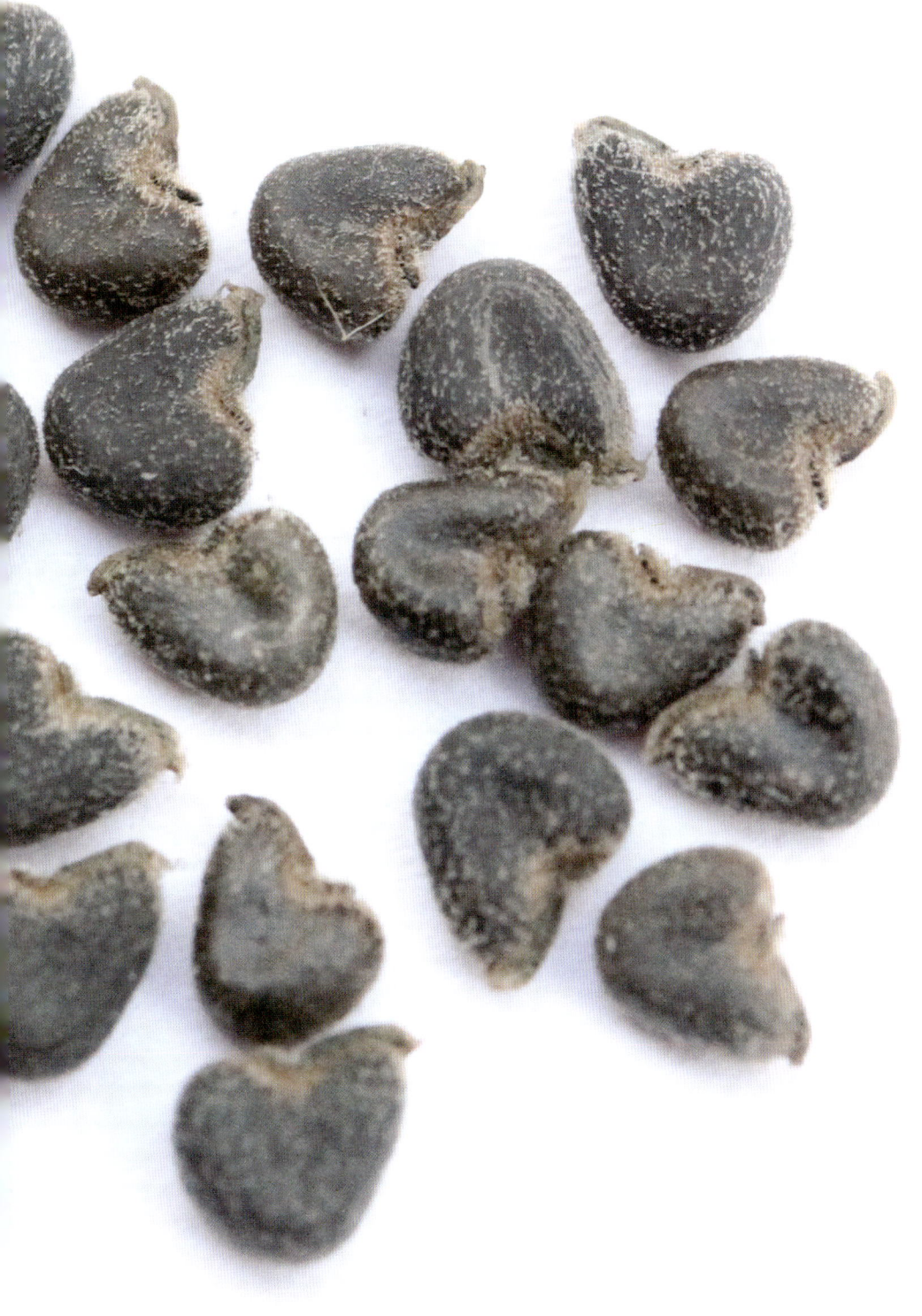

苘麻子饮片

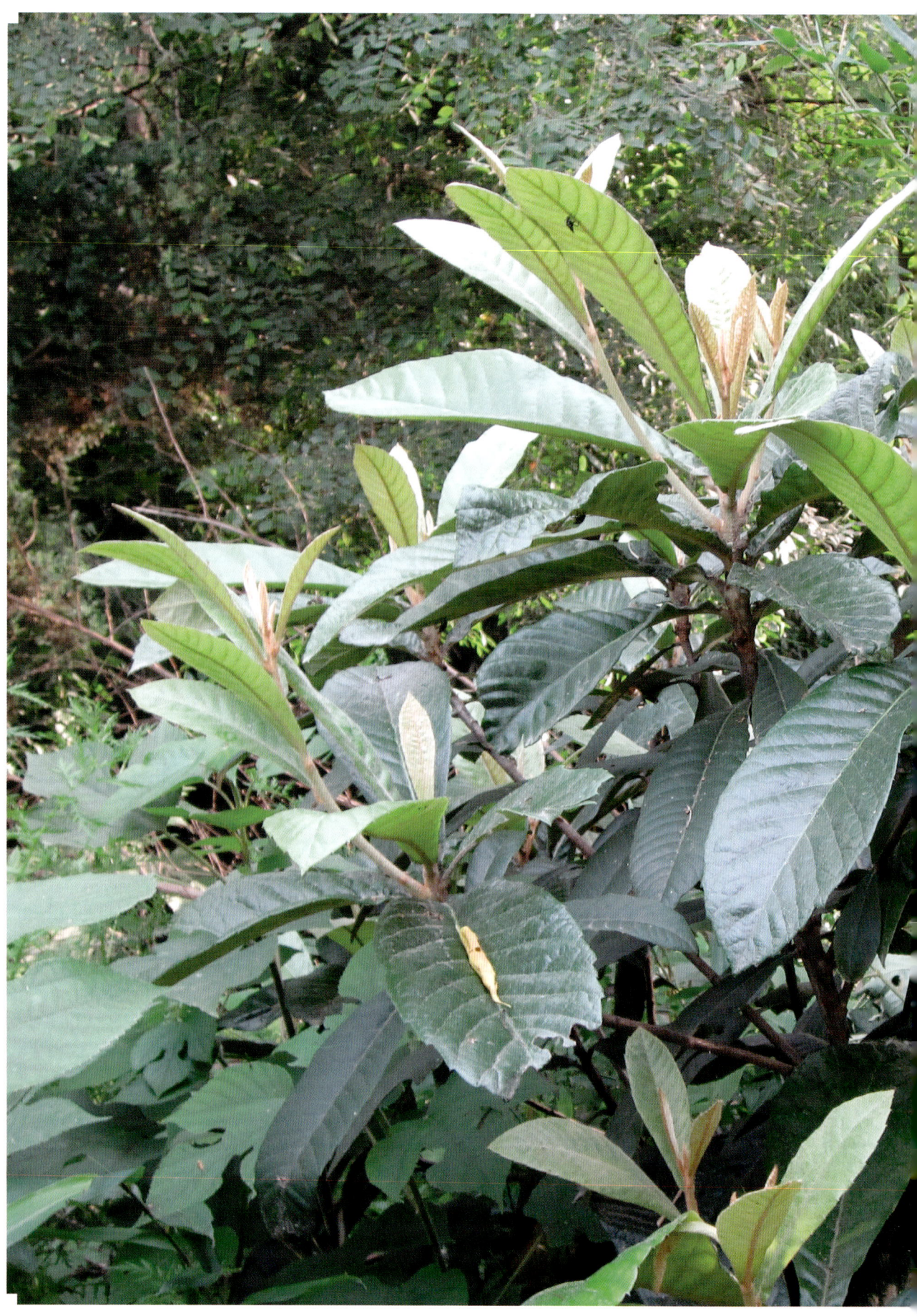

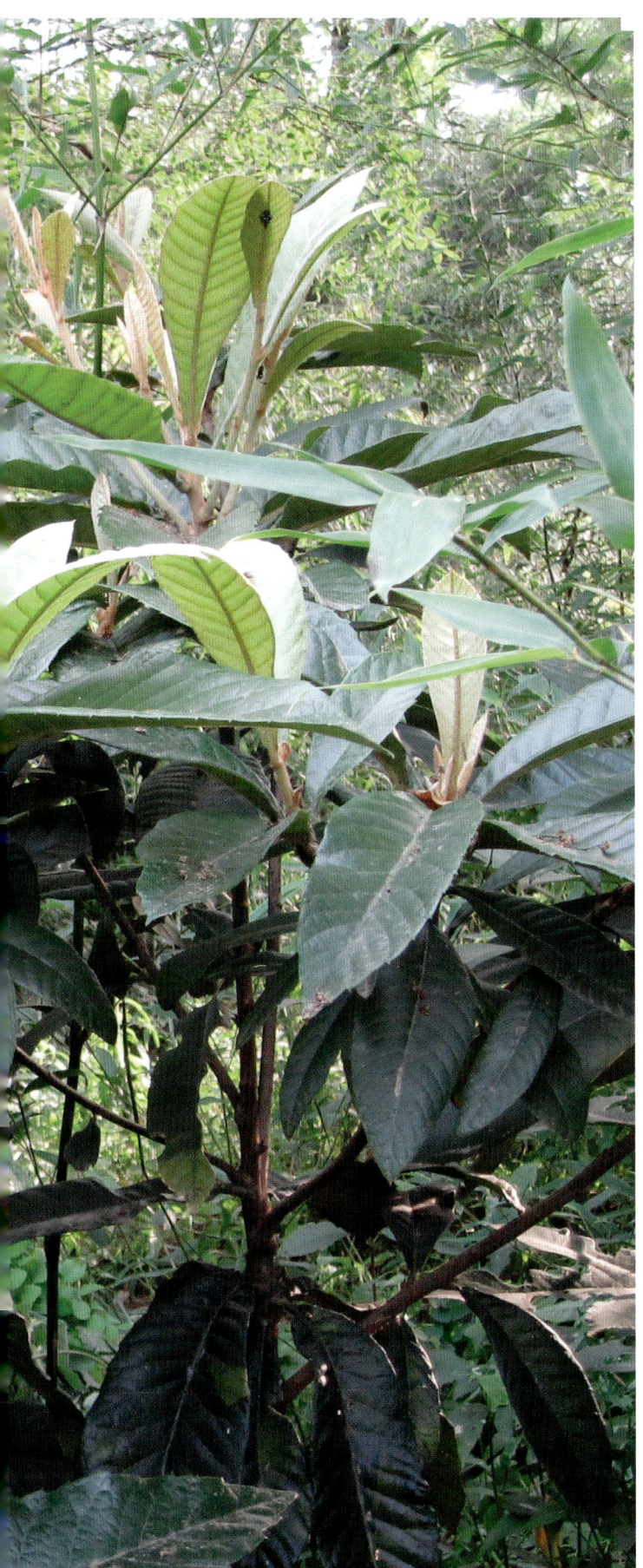

枇杷叶

【水药名】嬉梅吓。

【别　名】巴叶、杷叶、无忧扇、蜜枇杷叶、炙枇杷叶。

【来　源】本品为蔷薇科植物枇杷 *Eriobotrya japonica*（Thunb.）Lindl. 的干燥叶。

【性味归经】味苦，性微寒。归肺、胃经。

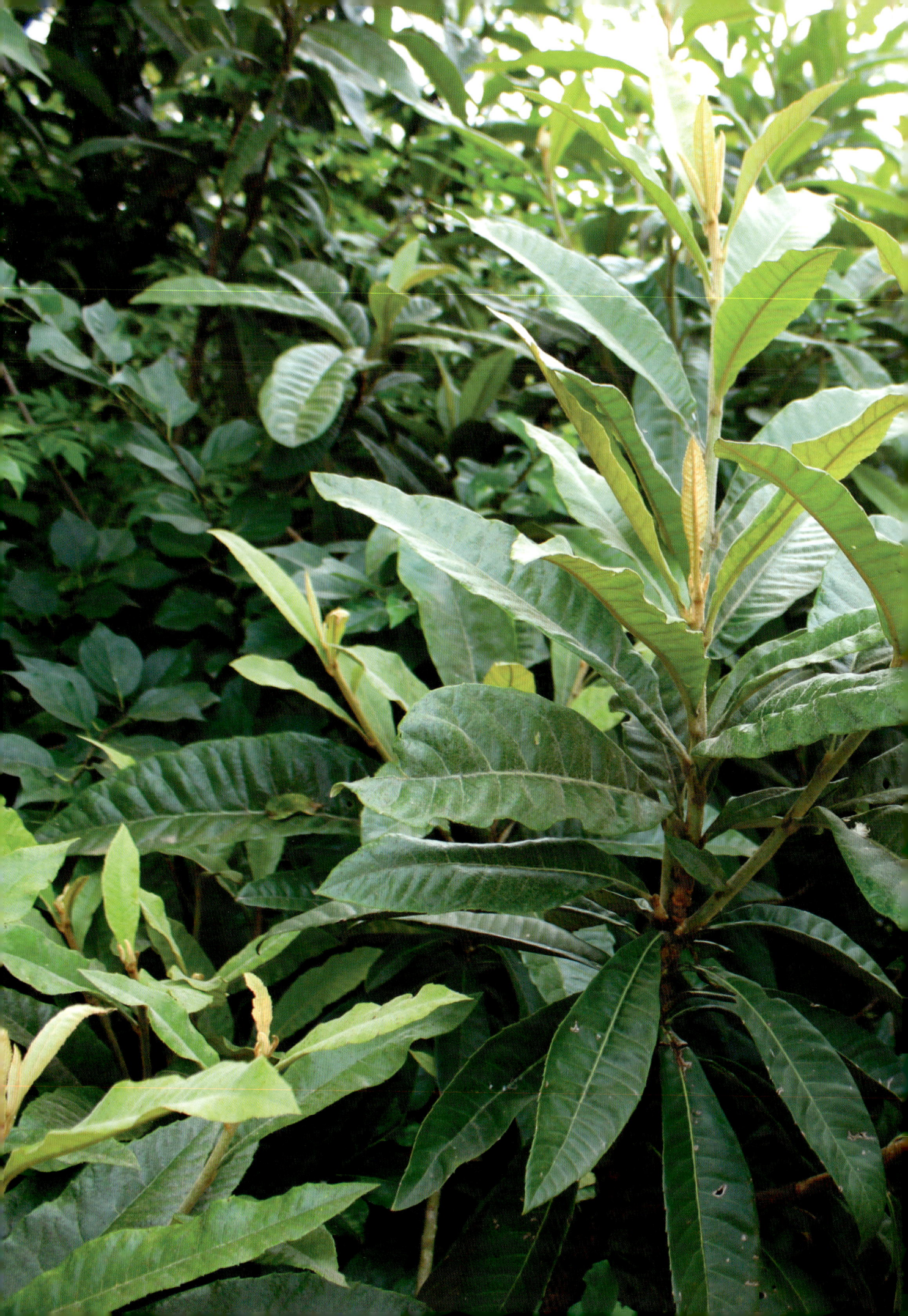

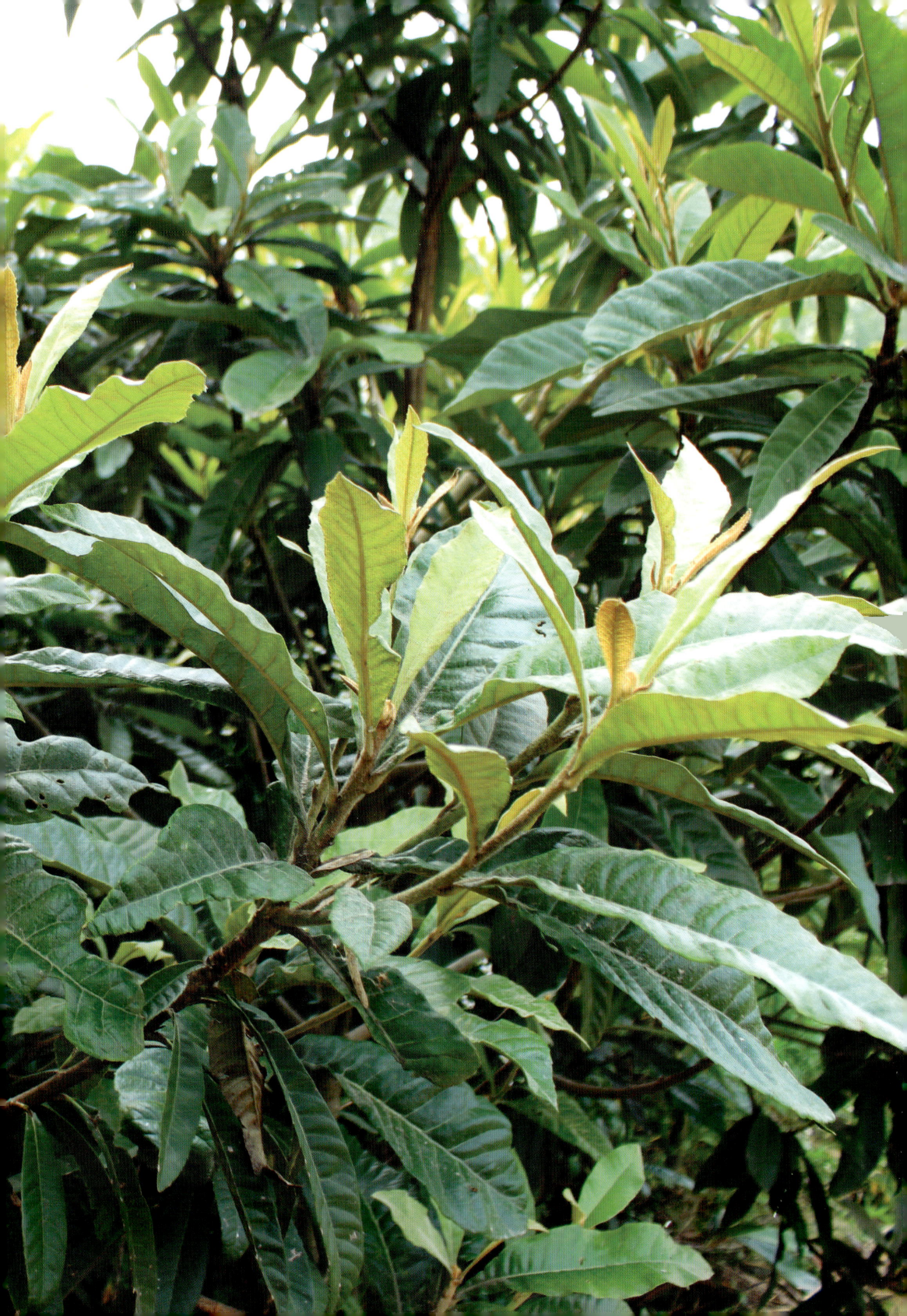

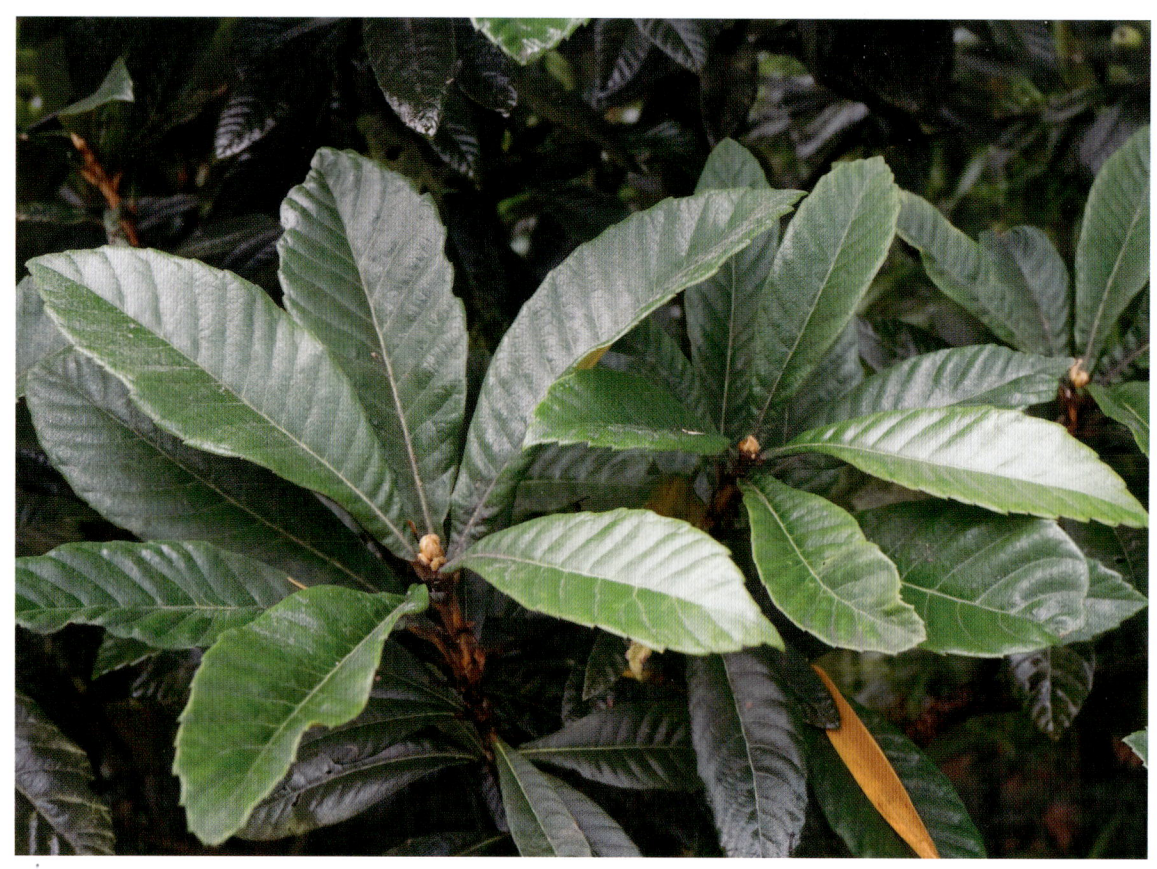

枇杷

识别特征

　　常绿小乔木，高 3 ~ 8 m。小枝粗壮，被锈色茸毛。单叶互生，叶片革质；长椭圆形至卵状披针形，长 15 ~ 25 cm，宽 7 ~ 12 cm，先端短尖，基部楔形，边缘有疏锯齿，上面深绿色有光泽，下面密被锈色茸毛，侧脉 11 ~ 21 对，直达锯齿顶端。花每数十朵聚合为顶生圆锥花序，花序有分枝，密被茸毛；花萼 5 浅裂；花瓣 5，白色，倒卵形。果实圆形或近圆形，黄色或橙黄色；核数颗，圆形或扁圆形，棕褐色。花期 9—11 月，果期翌年 4—5 月。

生境分布

　　常栽种于村边、平地或坡边。全国大部分地区均有栽培。主要分布于广东、江苏、浙江、福建、湖北、贵州等省。

采收加工

　　全年均可采收，晒干，刷去毛，切丝生用或蜜炙用。

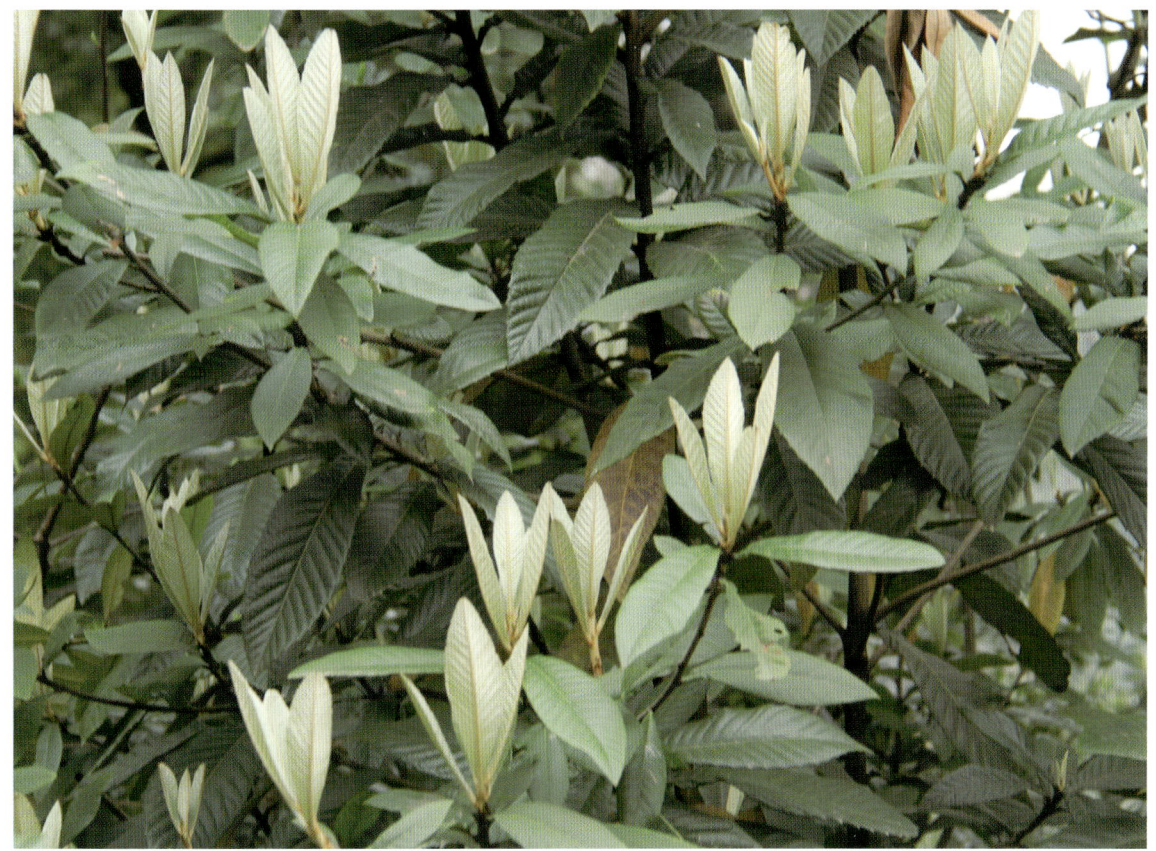

枇杷

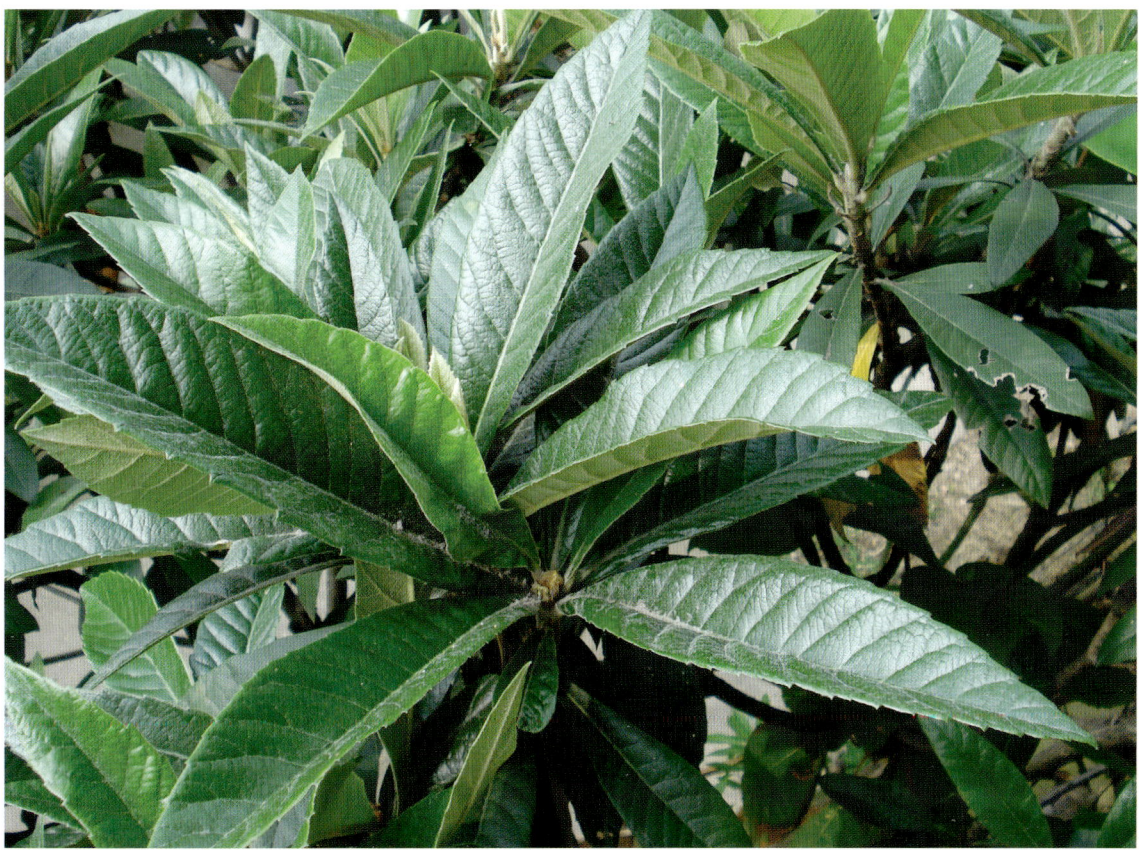

枇杷

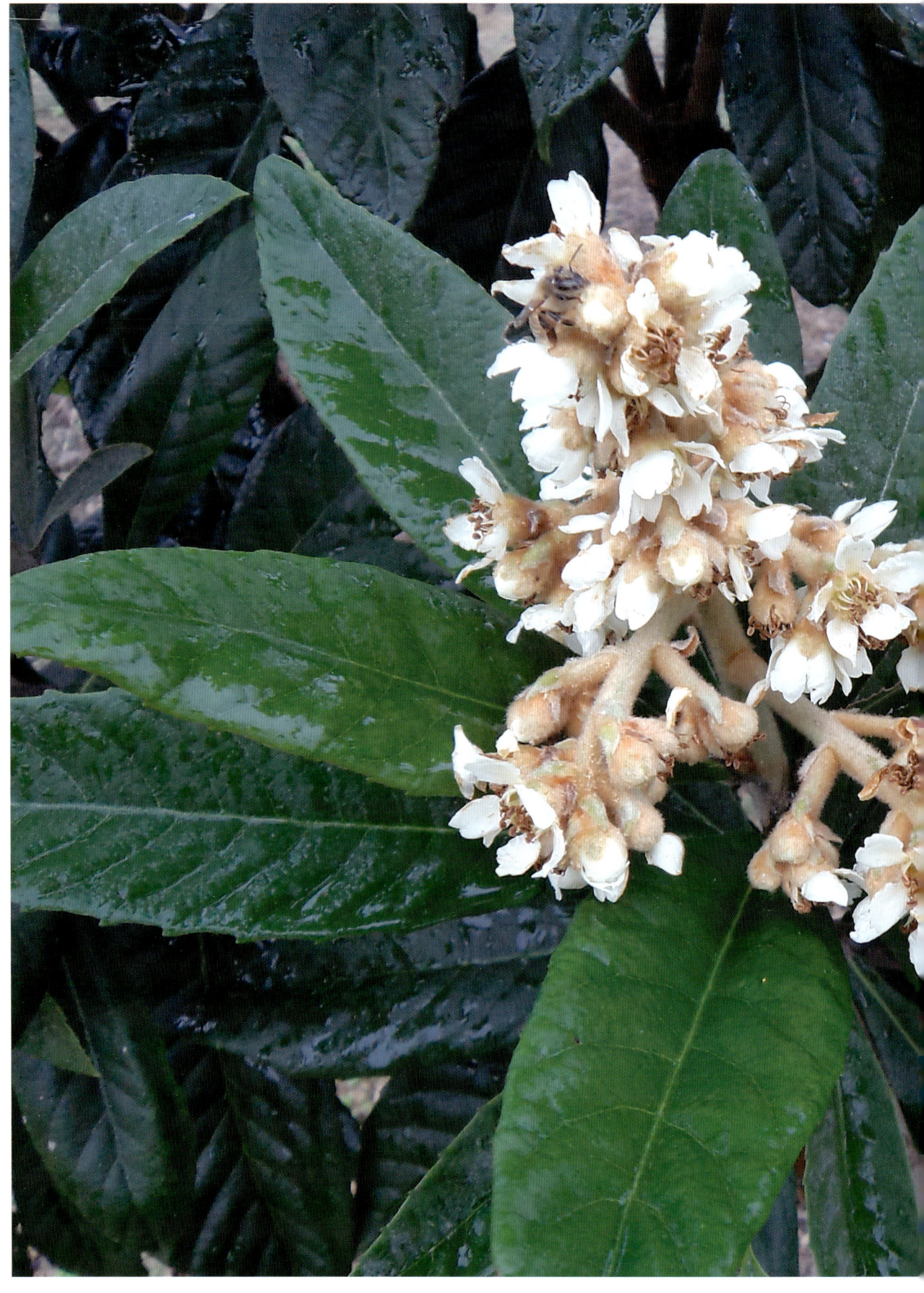

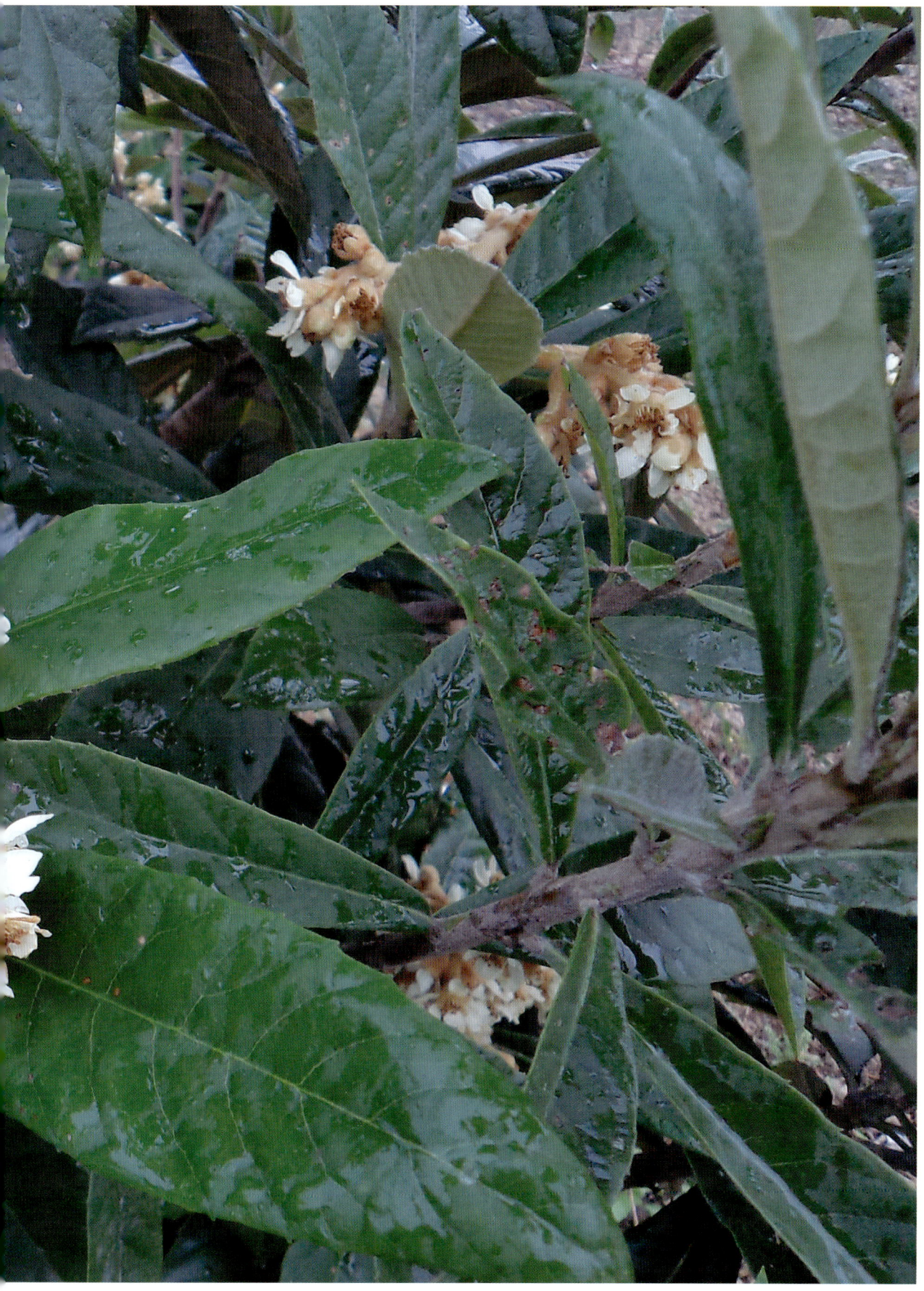

枇杷

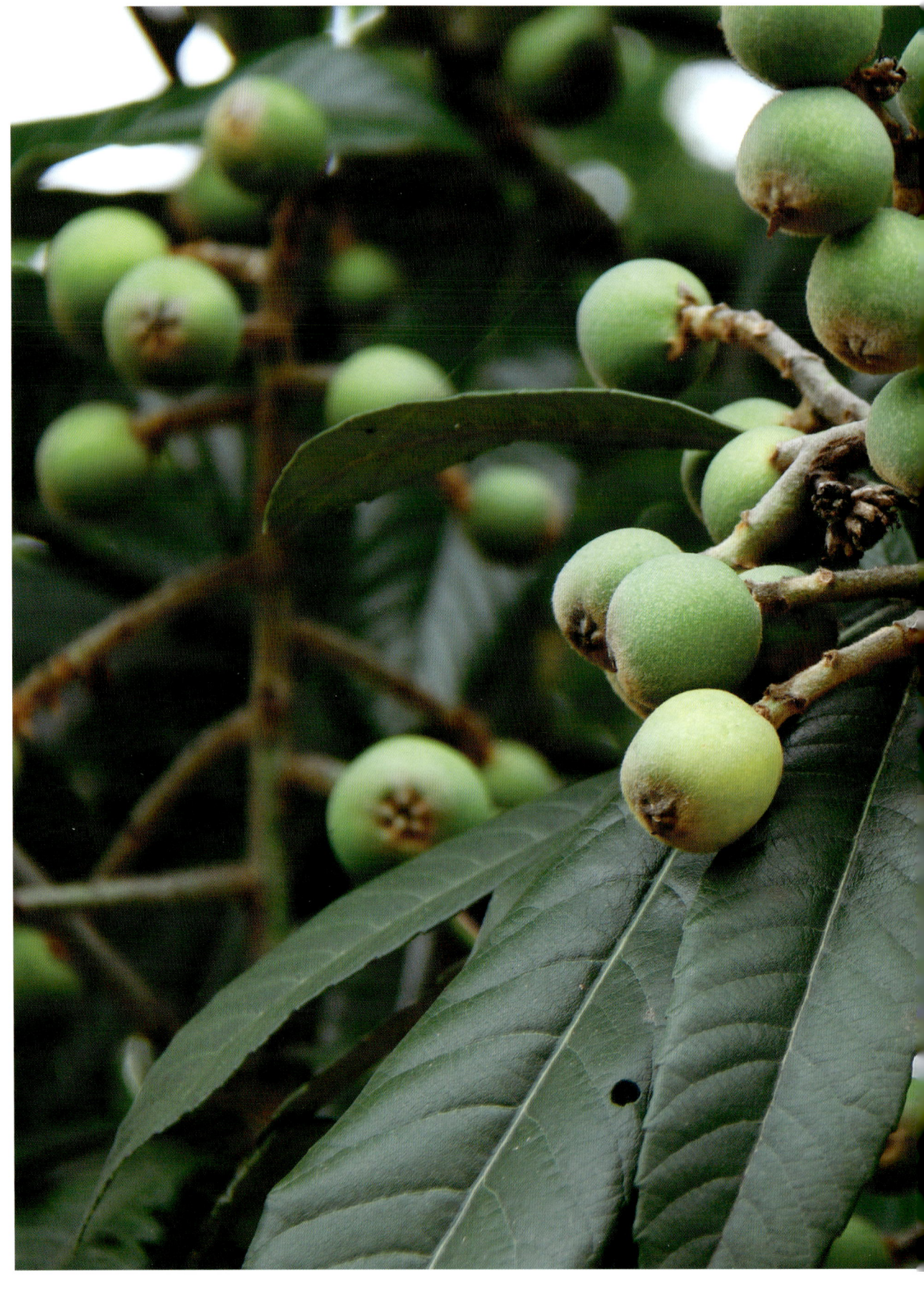

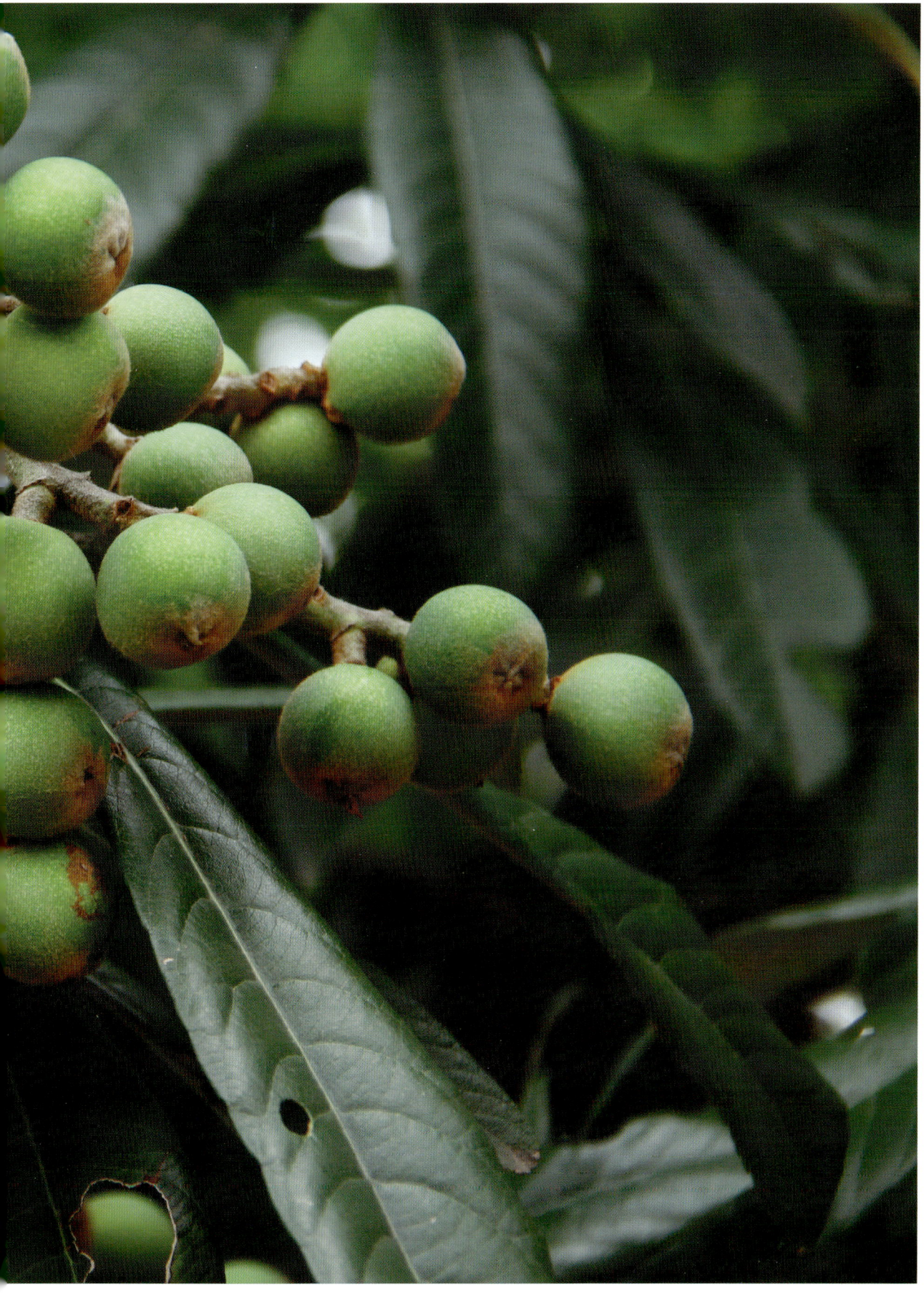

枇杷

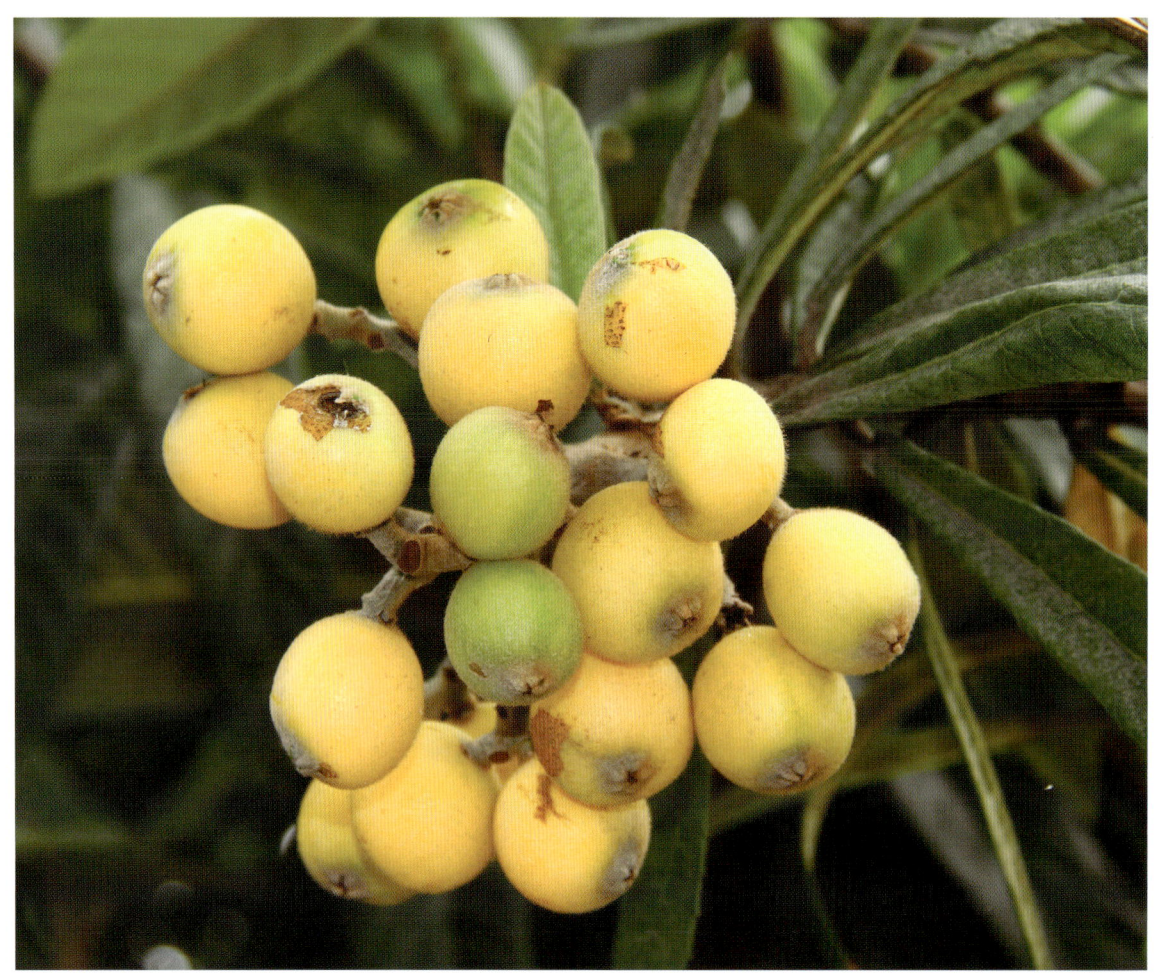

枇杷

药材鉴别

本品呈长圆形或倒卵形，长 12 ~ 30 cm，宽 4 ~ 9 cm。先端尖，基部楔形，边缘有疏锯齿，近基部全缘。上表面灰绿色、黄棕色或红棕色，较光滑；下表面密被黄色茸毛，主脉于下表面显著突起，侧脉羽状；叶柄极短，被棕黄色茸毛。革质而脆，易折断。气微，味微苦。以叶大、色灰绿、不破碎者为佳。

功效主治

清肺和胃，降气化痰。主治肺热咳嗽，咳血，衄血，胃热呕哕。

用法用量

内服：6 ~ 10 g，煎汤，鲜者 30 ~ 60 g，熬膏或入丸、散。

民族药方

1. 小儿咳嗽，经久不愈　枇杷叶、胡颓子叶各 10 g。水煎服。

2. 老年慢性支气管炎咳嗽　枇杷叶（去毛，童尿浸泡 3 日，捞出晒干，切成碎片）10 g，罗汉果 1 个。同捣碎，开水浸泡，代茶频饮。

3. 声音嘶哑　鲜枇杷叶 30 g，淡竹叶 15 g。水煎服。

4. 肺热咳嗽　枇杷叶 9 g，桑白皮 12 g，黄芩 6 g。水煎服。或蜜炙枇杷叶 12 g，蜜炙桑白皮 15 g。水煎服。

5. 风热咳嗽　枇杷叶、苦杏仁、桑白皮、菊花、牛蒡子各 9 g。水煎服。

6. 肺风咳逆　干枇杷叶 30 g，芫荽、前胡各 15 ～ 18 g，艾叶 5 片。水煎冲红糖，早、晚 2 次顿服。

7. 肺燥咳嗽　干枇杷叶（去毛）、干桑叶各 9 g，白茅根 15g。水煎服。

8. 百日咳　枇杷叶、桑白皮各 15 g，地骨皮 9 g，甘草 3 g。水煎服。

9. 回乳　枇杷叶（去毛）5 片，牛膝根 9 g。水煎服。

使用注意

入药需去毛，风寒咳嗽或胃寒呕吐慎服。

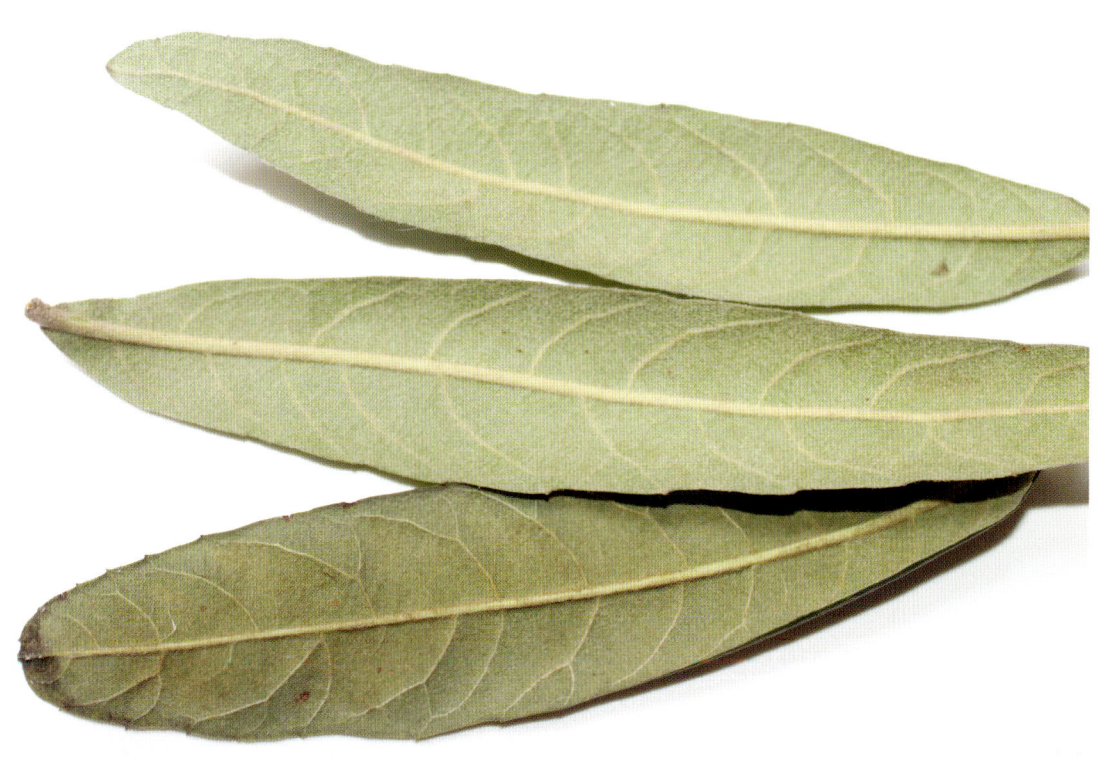

枇杷叶药材

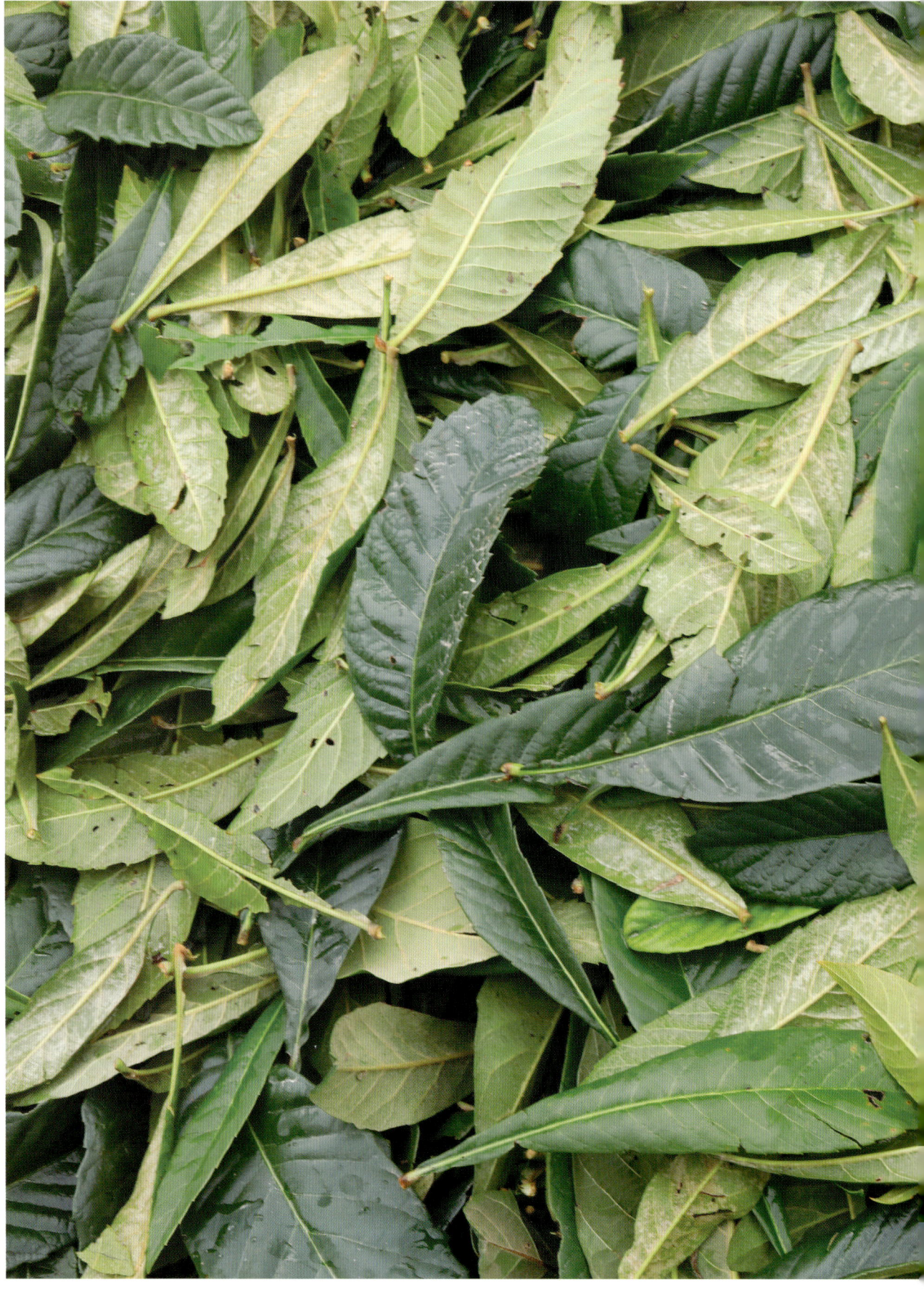

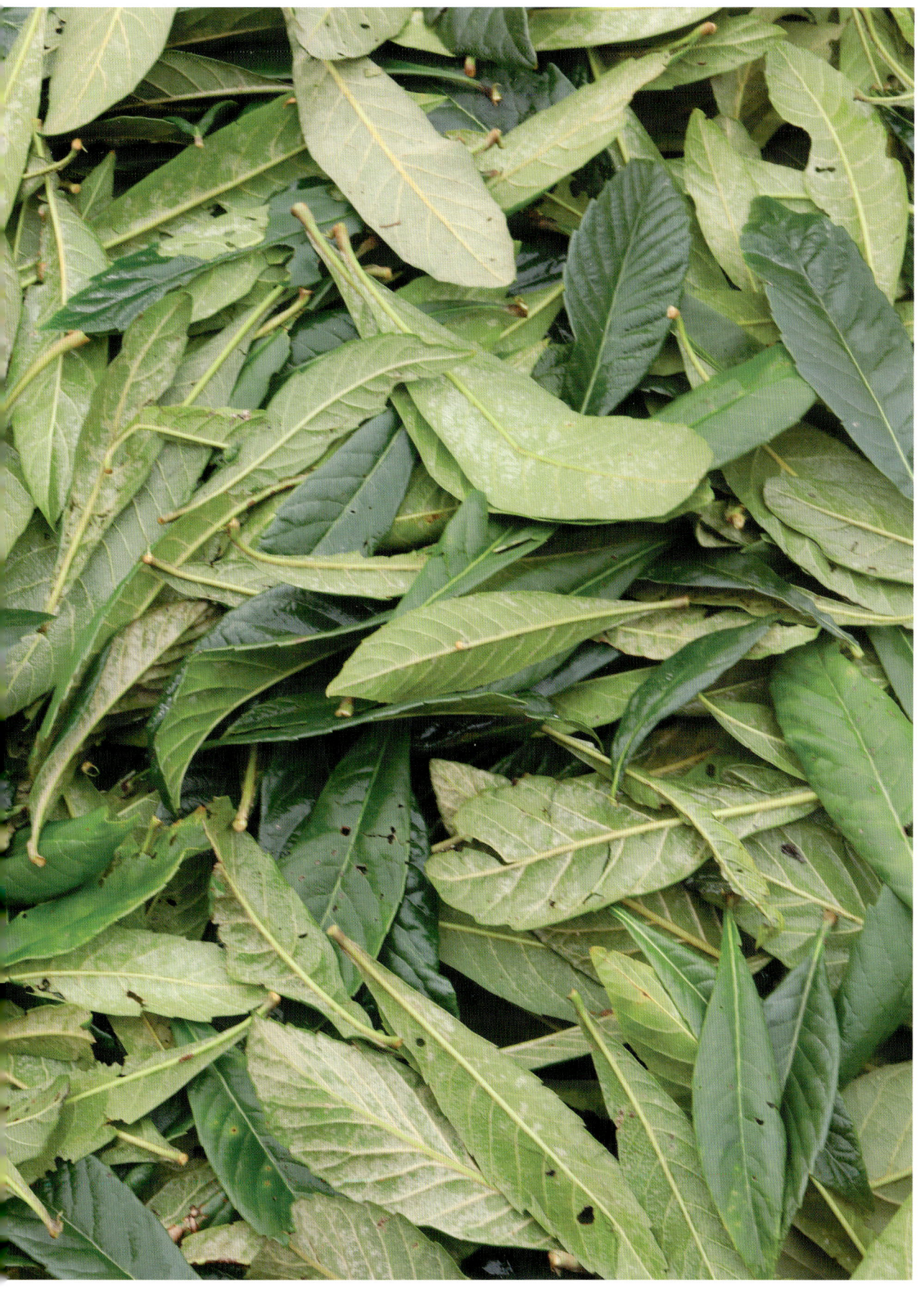

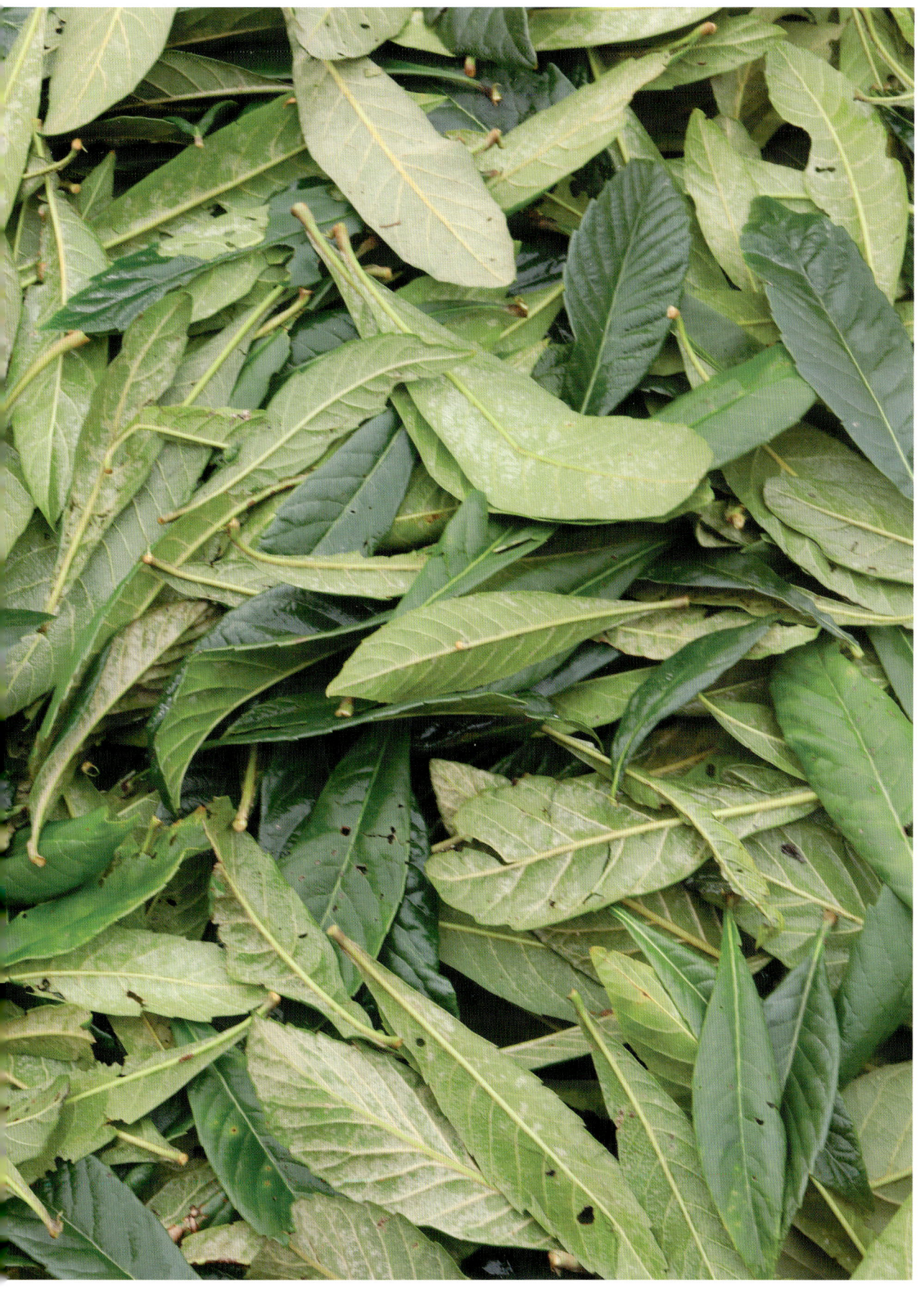

枇杷叶药材

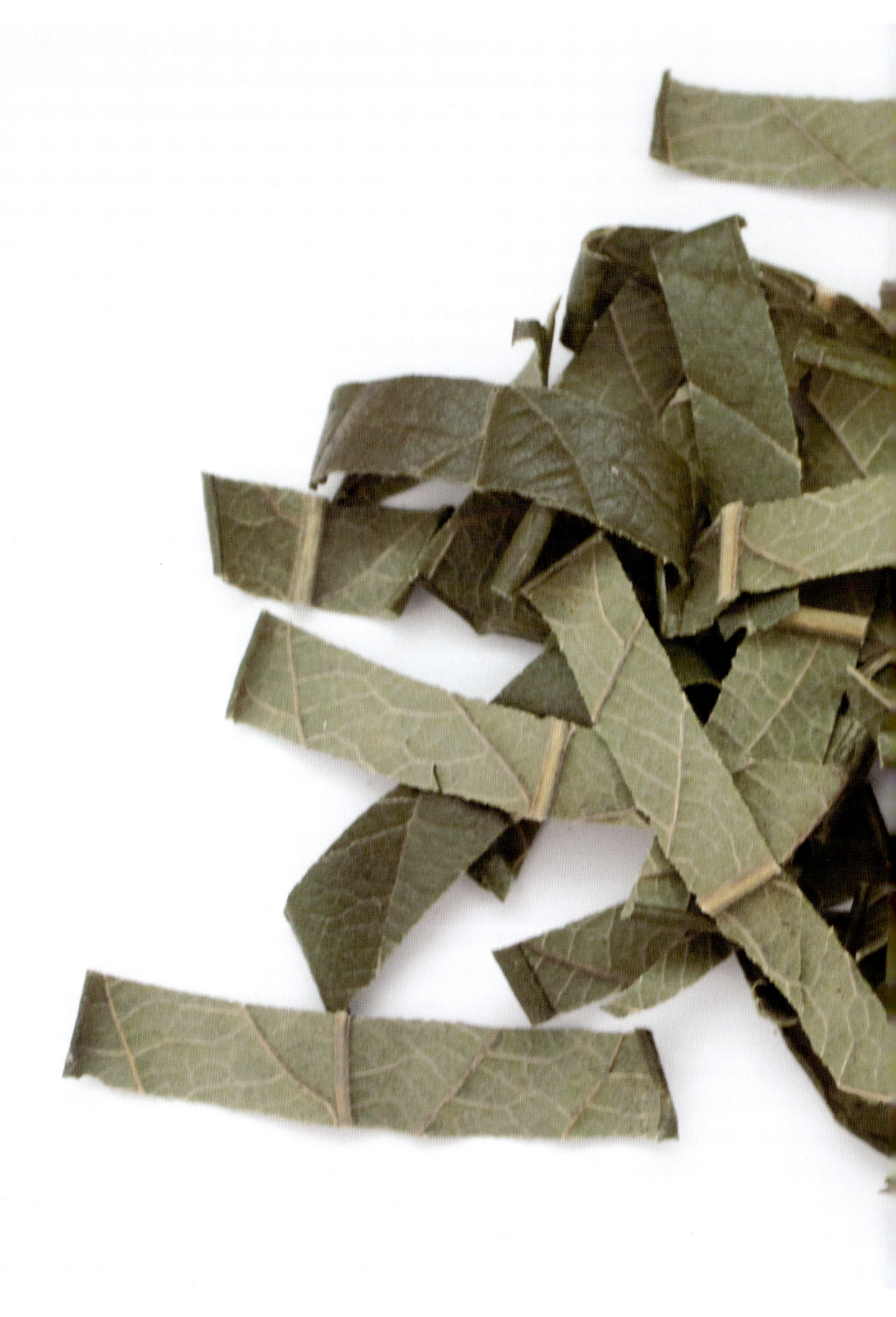

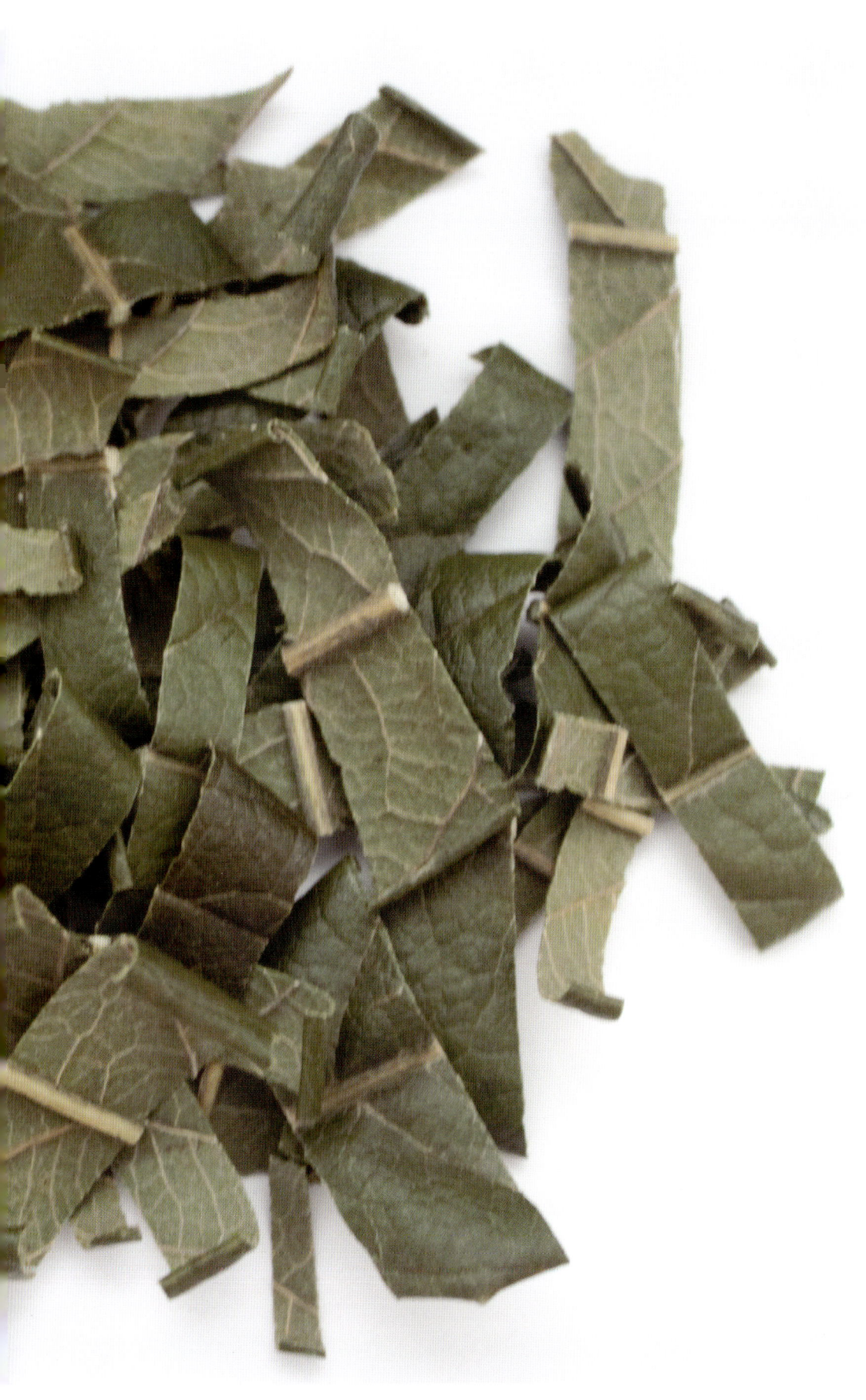

枇杷叶饮片

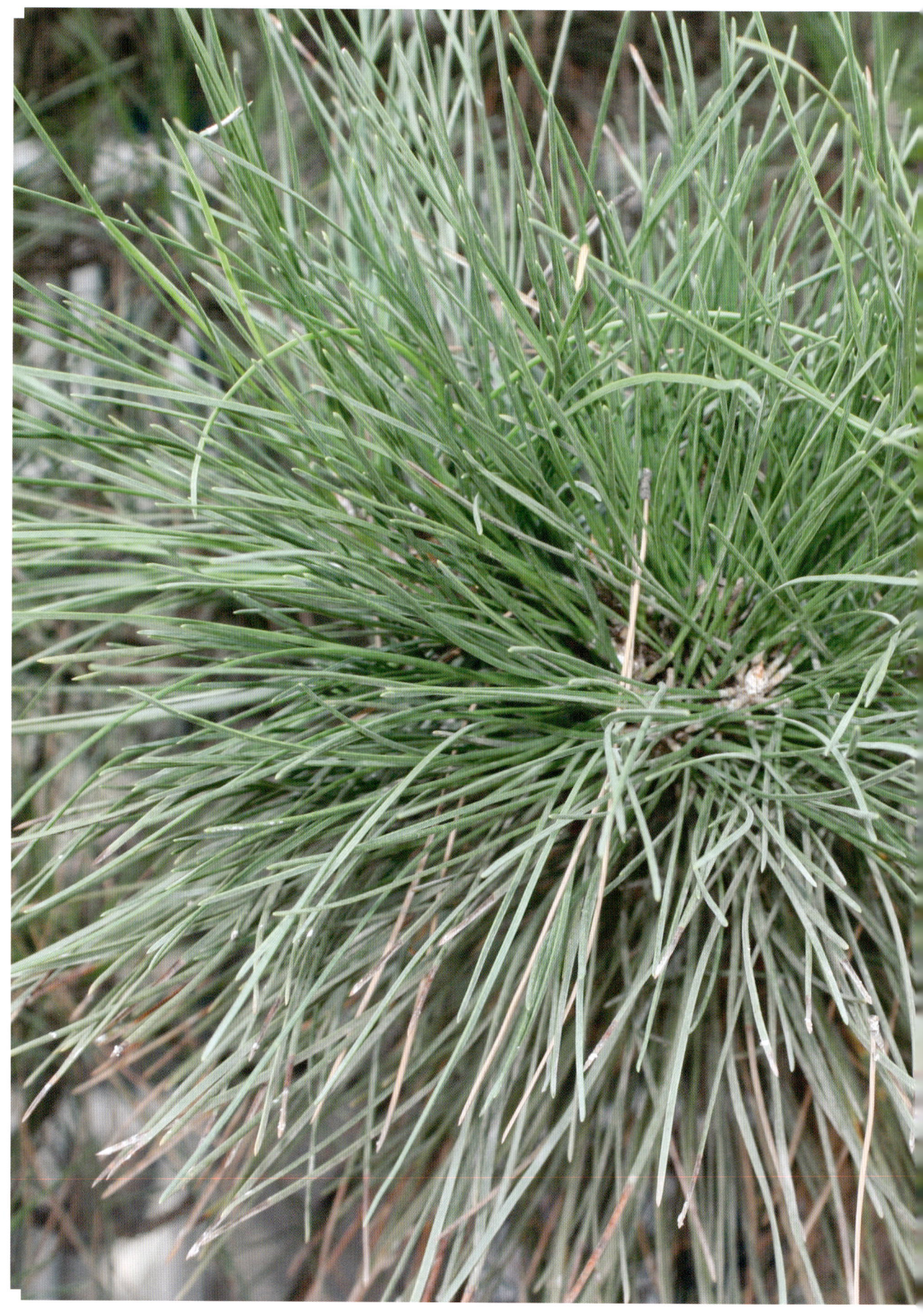

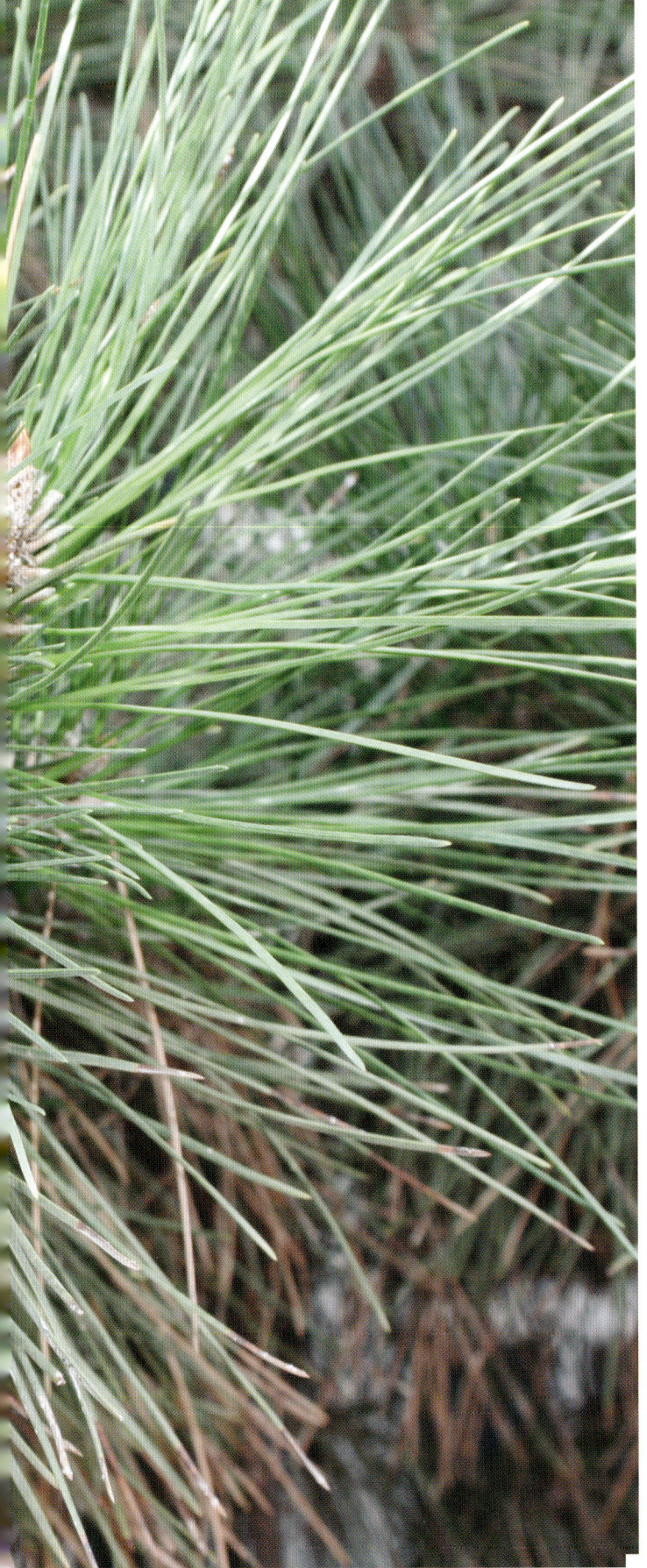

油松节

【水药名】鬼不。

【别　名】油松节、油柴、松郎头、马尾松、枞毛树疙瘩、油柴疙瘩。

【来　源】本品为松科植物油松 *Pinus tabulieformis Carr.* 或马尾松 *Pinus massoniana Lamb.* 的干燥瘤状节或分枝节。

【性味归经】味苦、辛，性温。归肝、肾经。

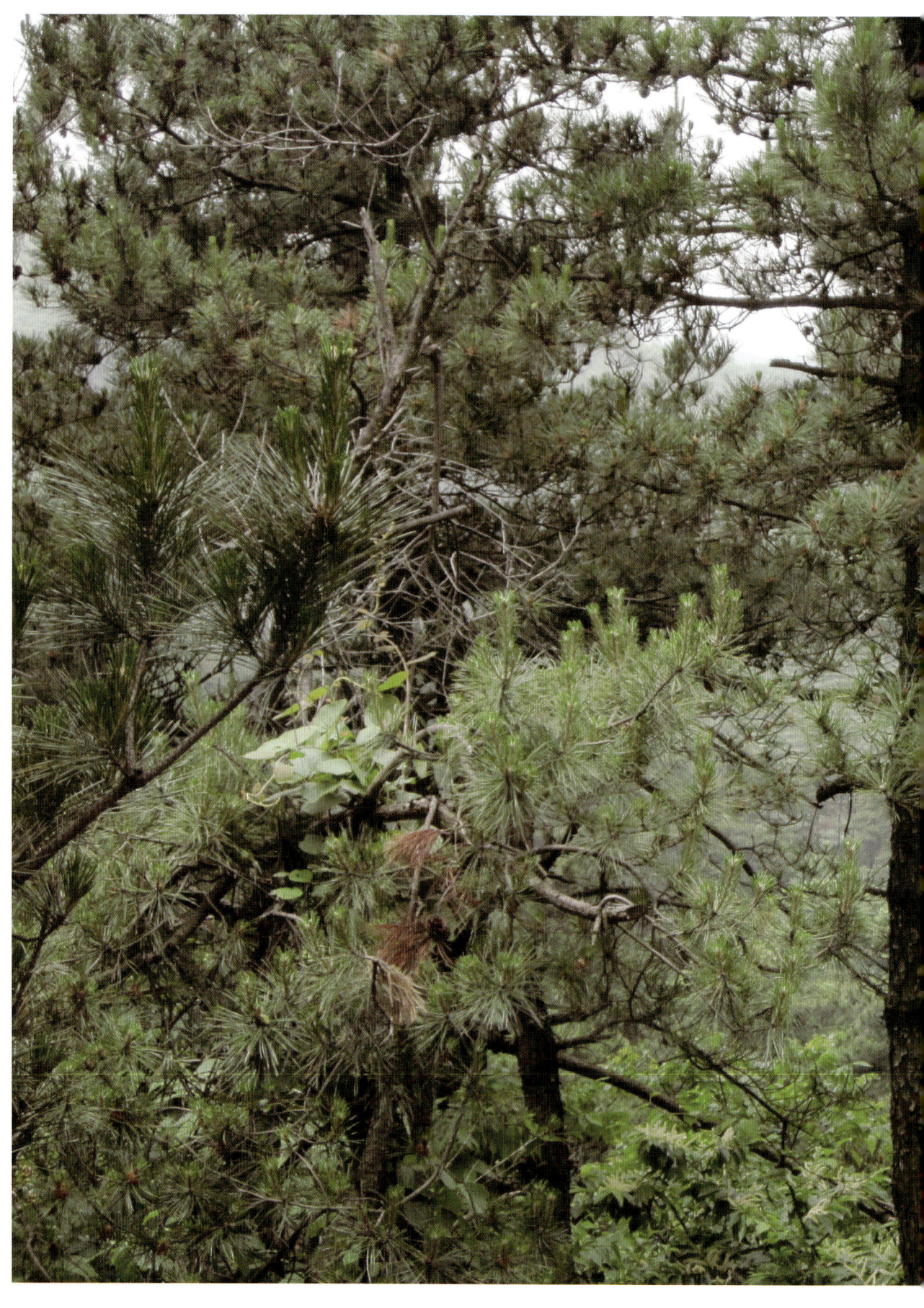

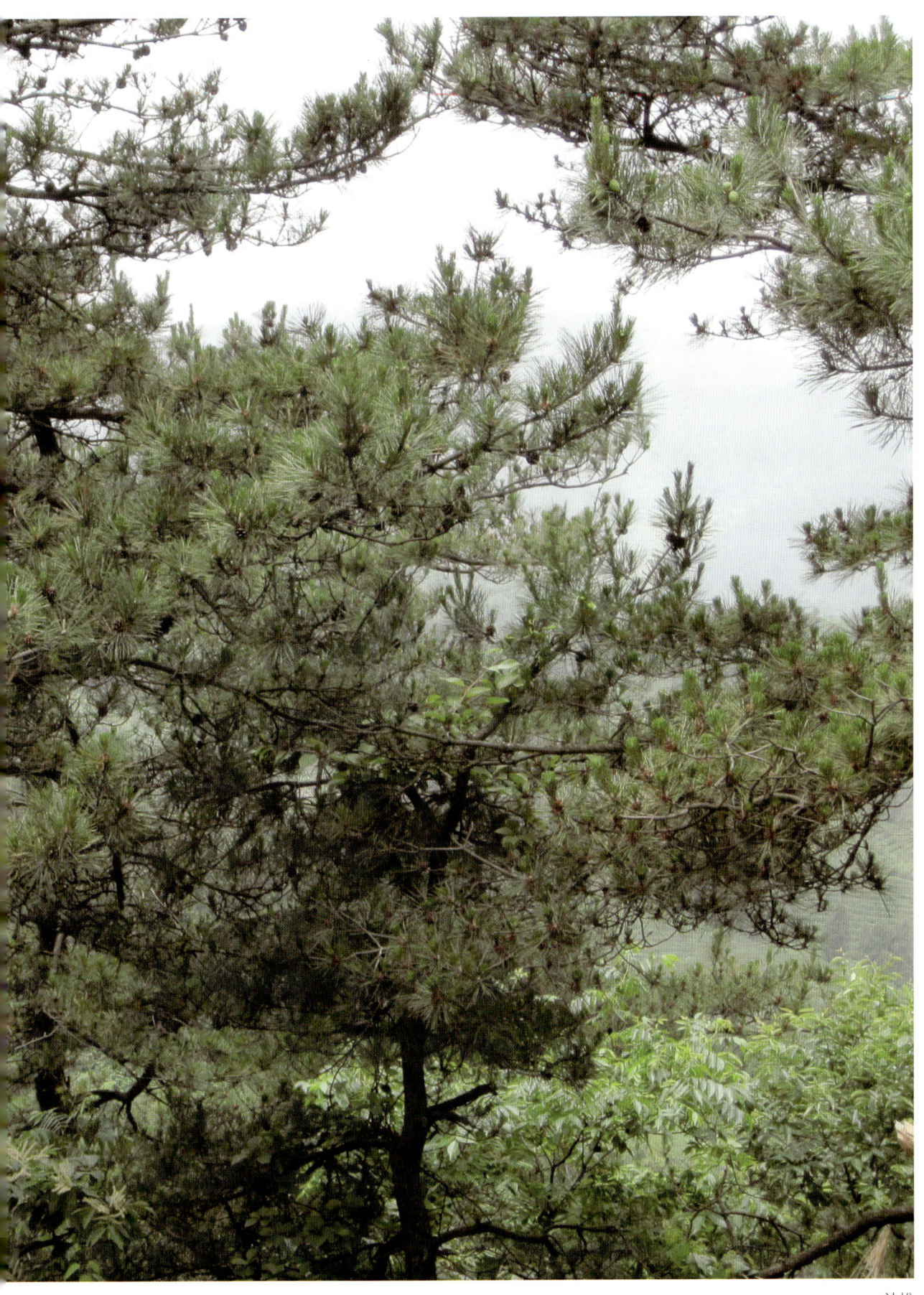

2281

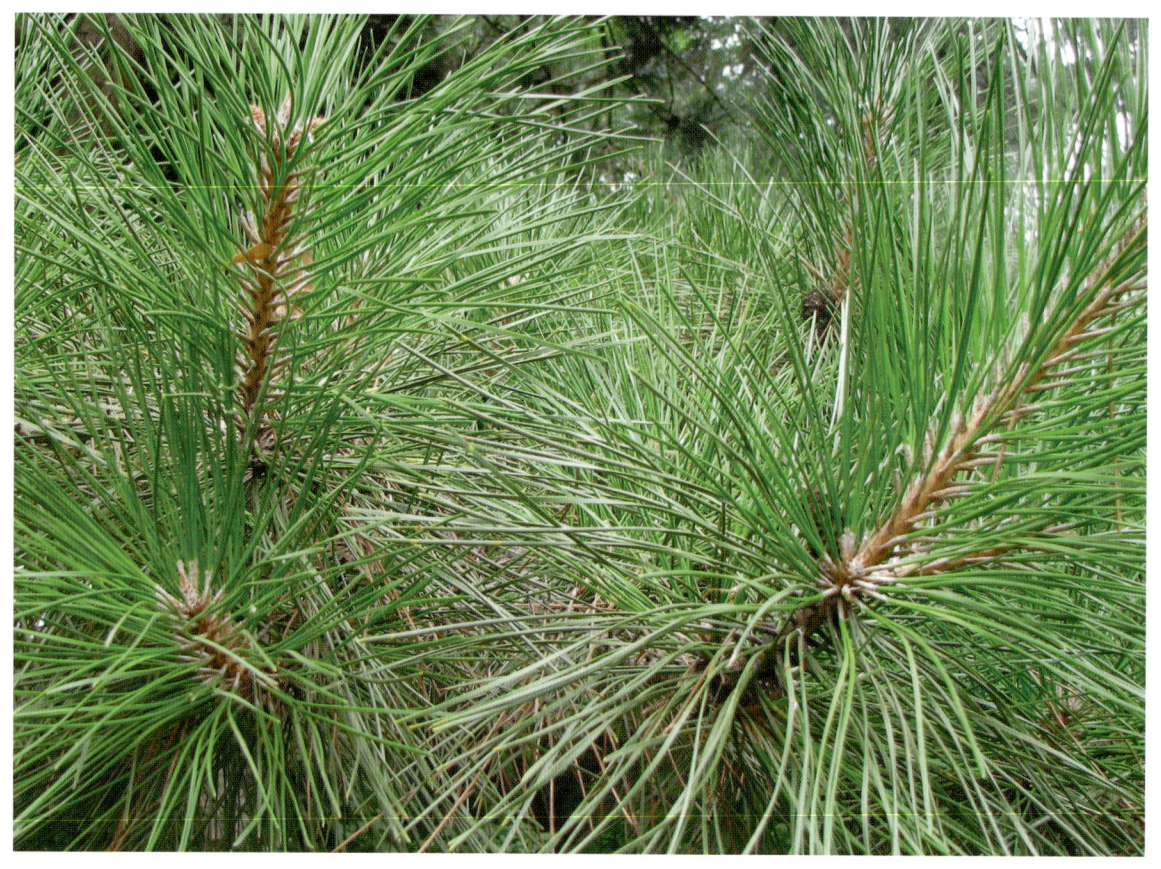

油松

▌识别特征

　　常绿乔木，高可达 40 m。树皮红棕色，呈不规则长块状裂。小枝常轮生，红棕色，具宿存鳞片状叶枕，常翘起，较粗糙；冬芽长椭圆形，芽鳞红褐色。叶针形，2 针一束，细长而柔韧，长 13 ~ 20 cm，叶缘具细锯齿；叶鞘膜质，灰白色，永存。雄球序椭圆形至卵形，开后延长成葇荑状，黄色，雄蕊具 2 花粉囊；雌球序椭圆形，肉紫色。松球果卵状圆锥形，长 4 ~ 7 cm，直径 2.5 ~ 4.5 cm，果鳞木质，鳞片盾菱形，鳞较平坦。果熟期翌年 10 月。

▌生境分布

　　生长于山地。分布于全国各地。

▌采收加工

　　全年均可采收，锯取后晒干或阴干。

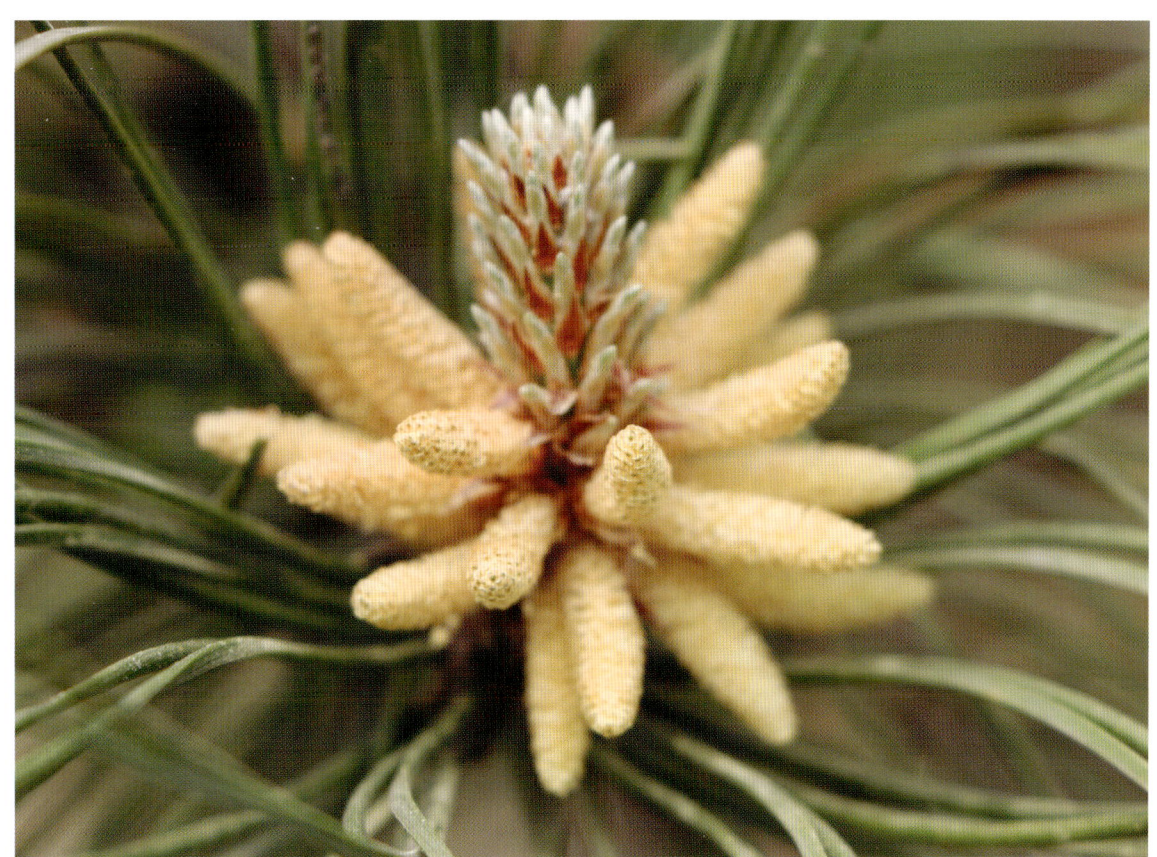

油松

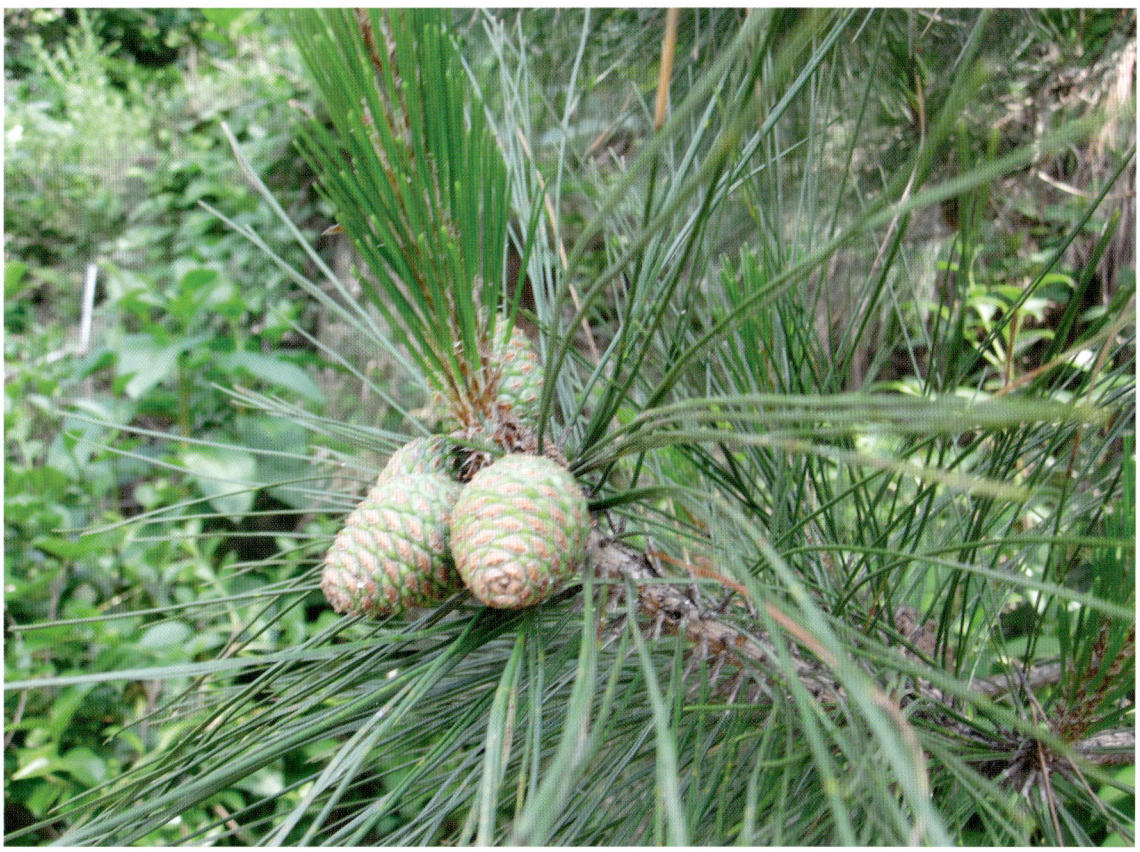

油松

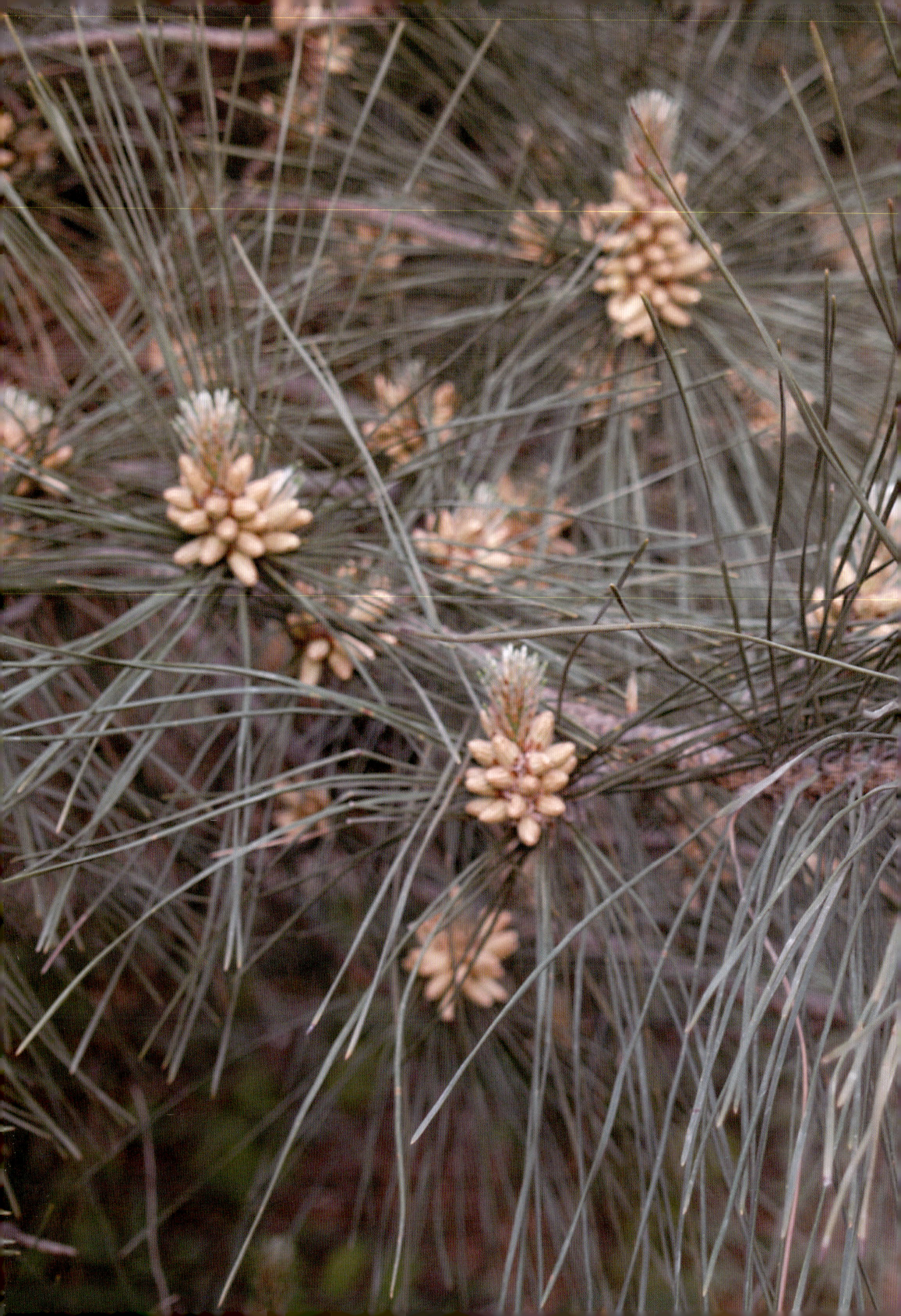

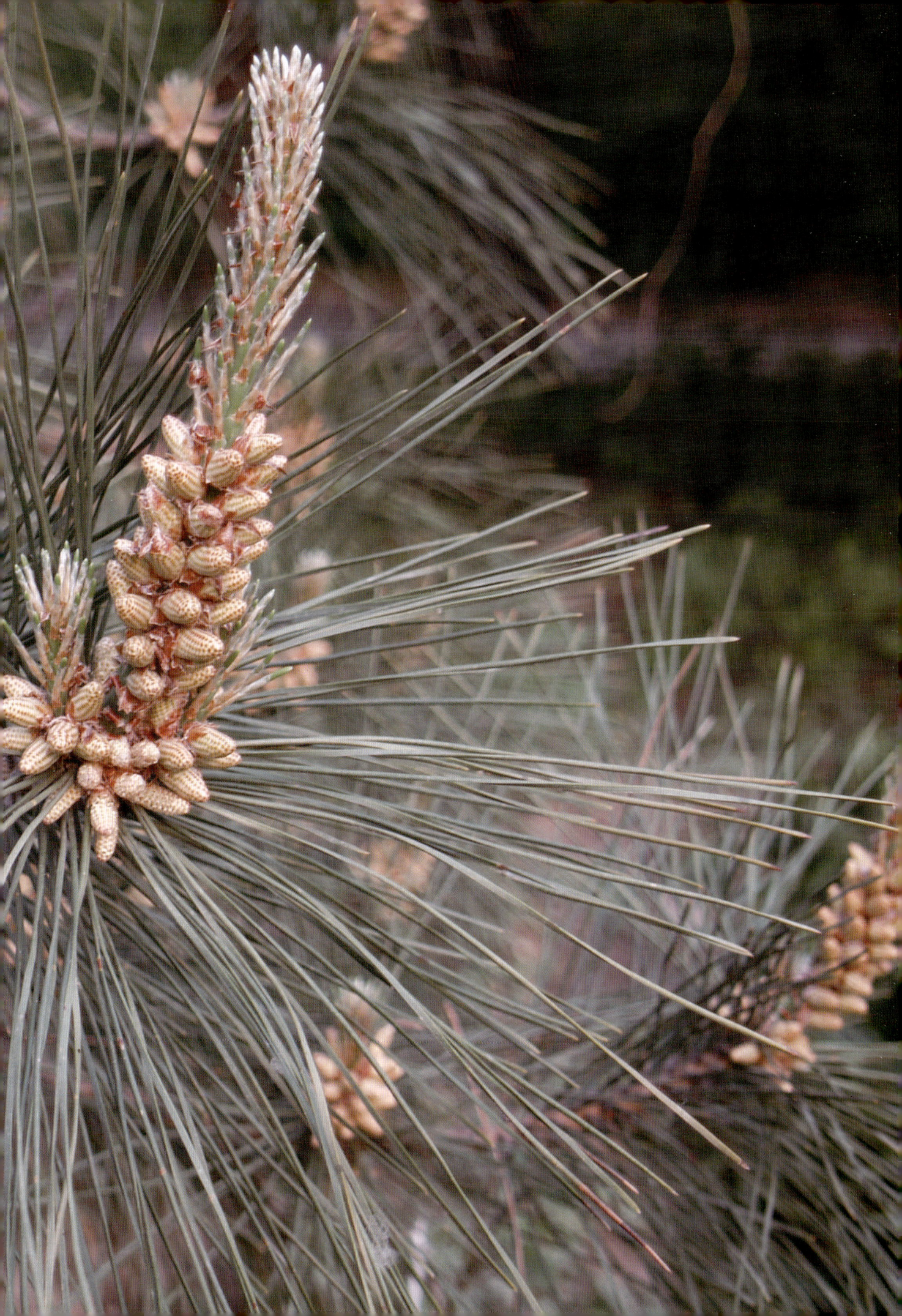

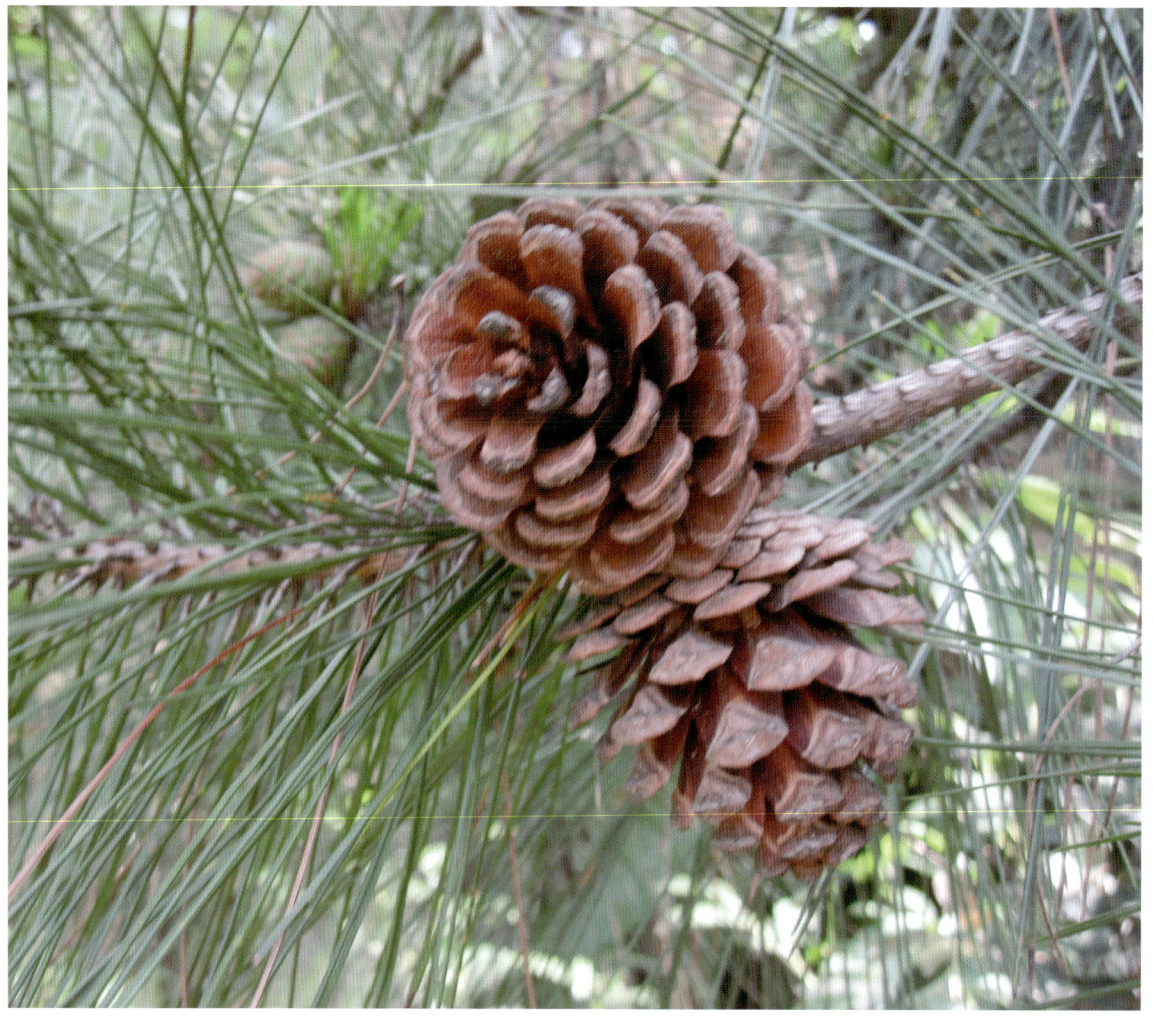

油松

▌药材鉴别

本品干燥松节呈不规则的块状或片状，大小粗细不等，一般长 5～10 cm，厚 1～3 cm。表面黄棕色至红棕色，横切面较粗糙，中心为淡棕色，边缘为深棕色而油润。质坚硬，不易折断，断面呈刺状。有松节油气，味微苦。以个大、棕红色、油性足者佳。

▌功效主治

祛风，燥湿，舒筋，通络。主治历节风痛，转筋挛急，脚气痿软，鹤膝风，跌损瘀血。

▌药理作用

松节有一定的镇痛抗炎作用。

用法用量

内服：10～60 g，煎汤；或浸酒。外用：浸酒涂擦。

民族药方

1. 风湿瘫痪，风湿腰腿痛　油松节、木瓜、麻黄、桂枝、当归、川芎、白术、苍术、羌活、独活各 15 g，炙草乌、炙川乌各 10 g（名六对汤）。水煎服或泡酒服。

2. 水田皮炎　油松节、艾叶各适量。制成松艾酒精，搽抹患处。

3. 牙痛　油松节、胡桐律各 10 g，细辛、蜀椒各 5 g。分别切碎，用白酒煎煮，趁热含在口中，冷后即吐去。

4. 风湿性关节炎　油松节 10 g，桑枝 25 g，木瓜 8 g。水煎去渣，温水送服。

5. 跌打损伤　油松节适量。切成细块，用白酒浸泡 15 日，搽抹于患处。

使用注意

阴虚血燥者慎服，孕妇、儿童禁用。

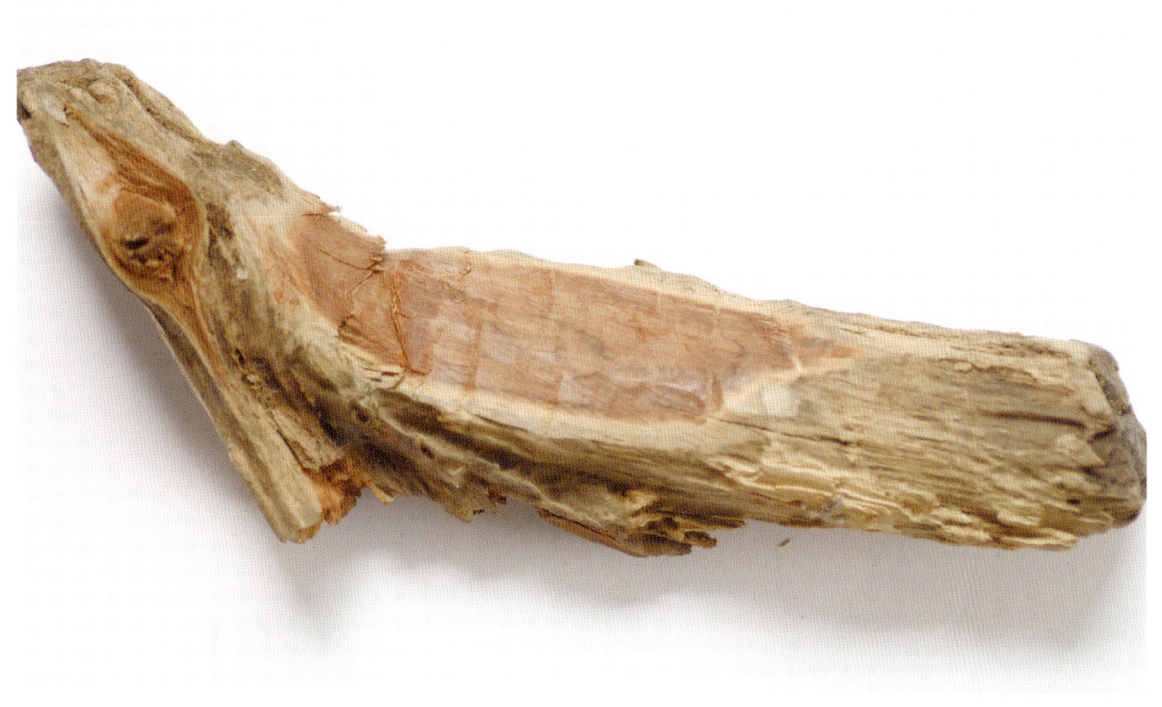

油松节药材

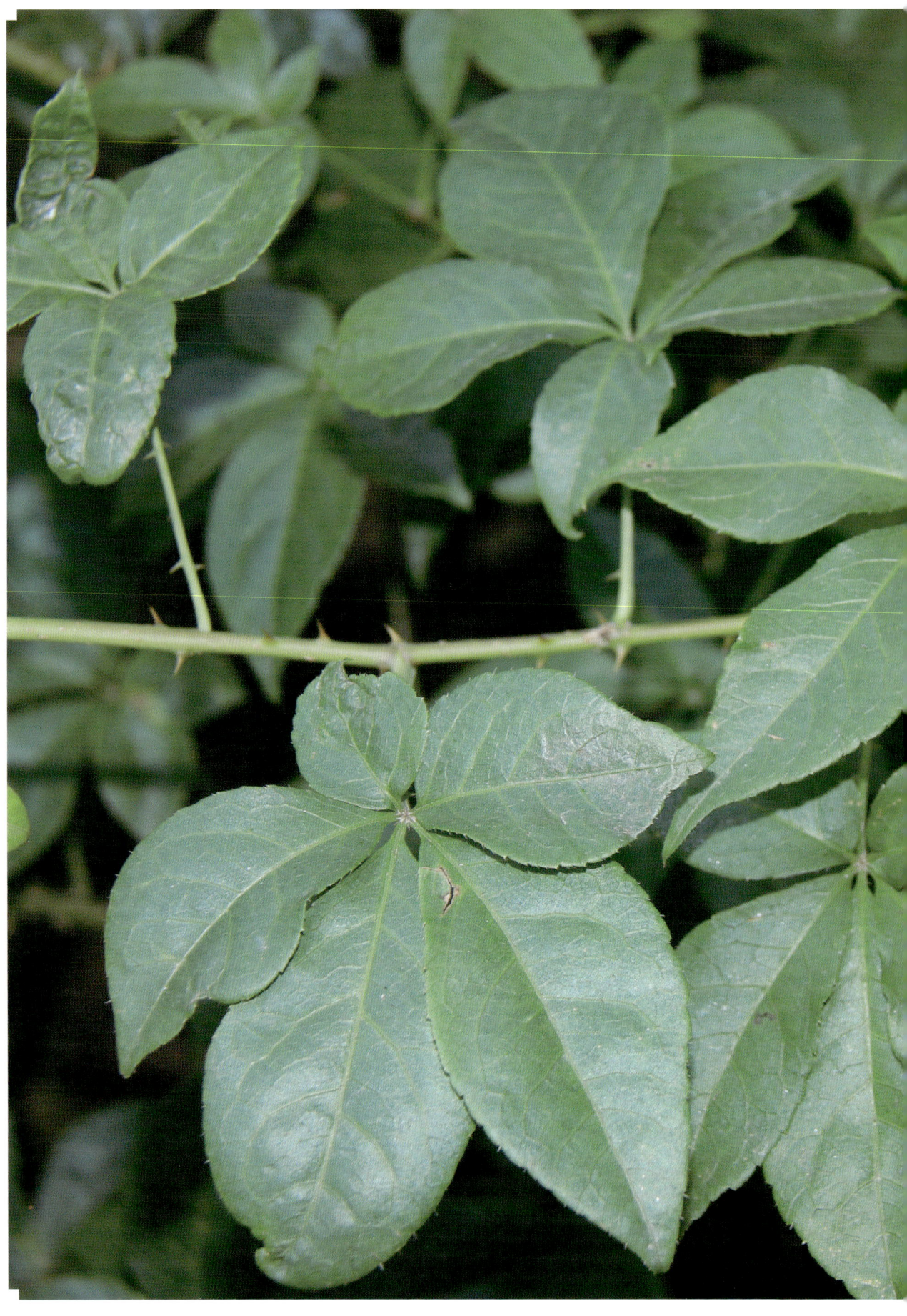

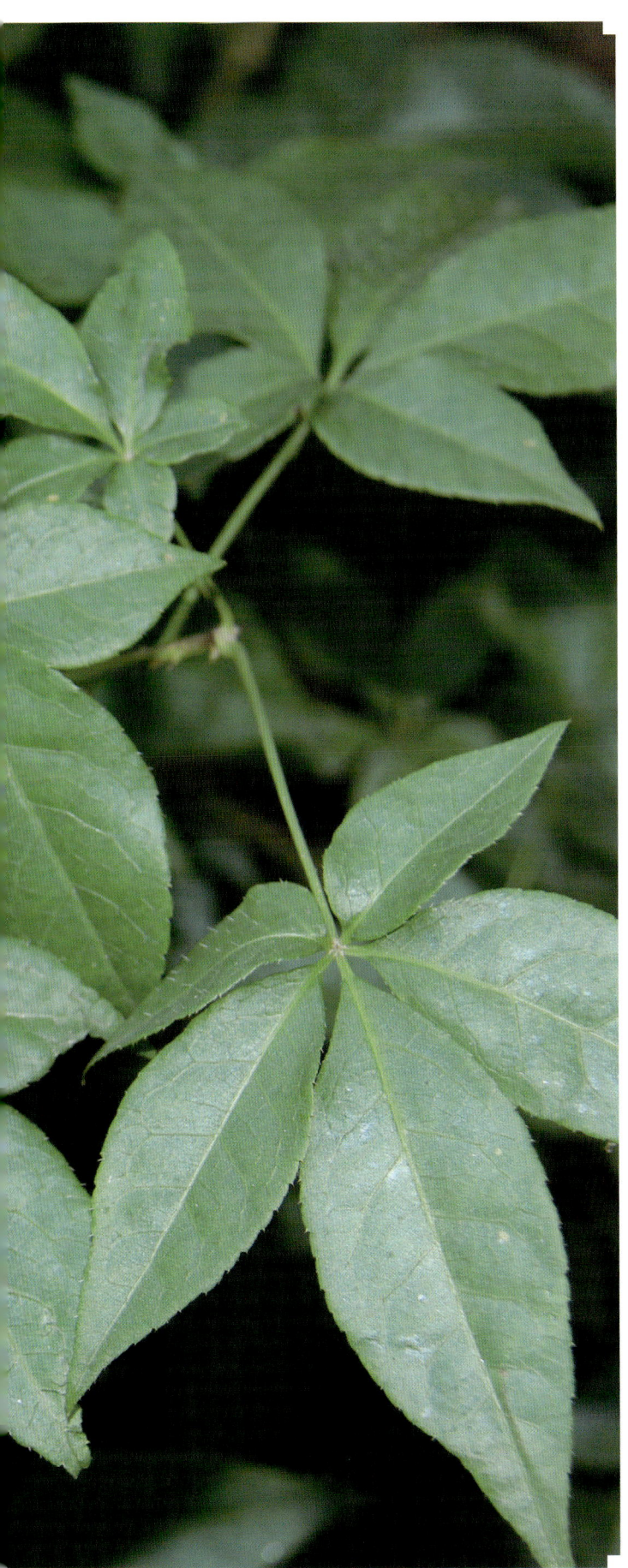

刺五加

【水 药 名】顿俄娃。

【别　　名】茨五甲、红毛五加、刺通、五加皮。

【来　　源】本品为五加科植物刺五加 Acanthopanax senticosus (Rupr.et Maxim.) Harms 的干燥根和根茎或茎。

【性味归经】味苦、辛，性温。归脾、肾、心经。

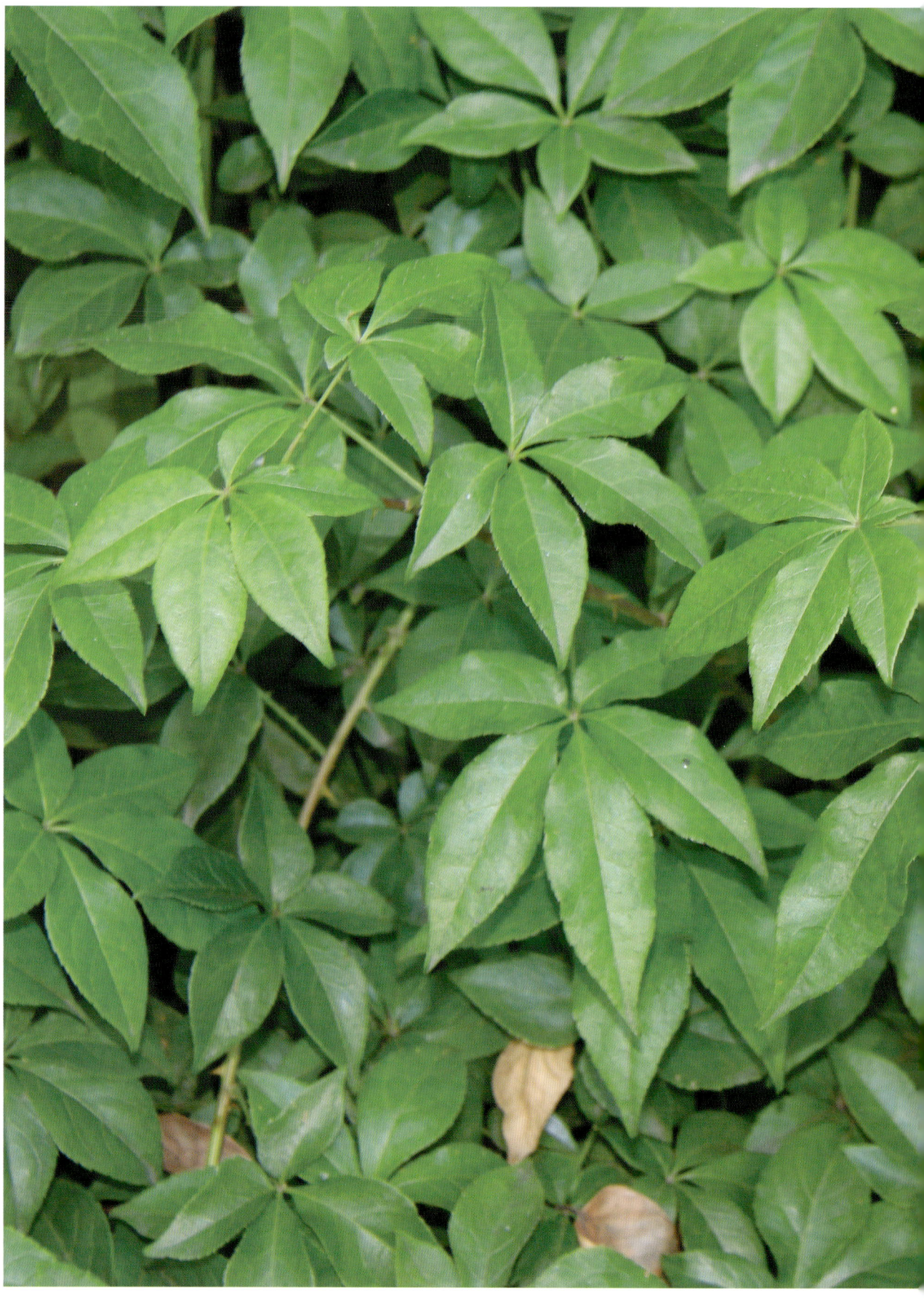

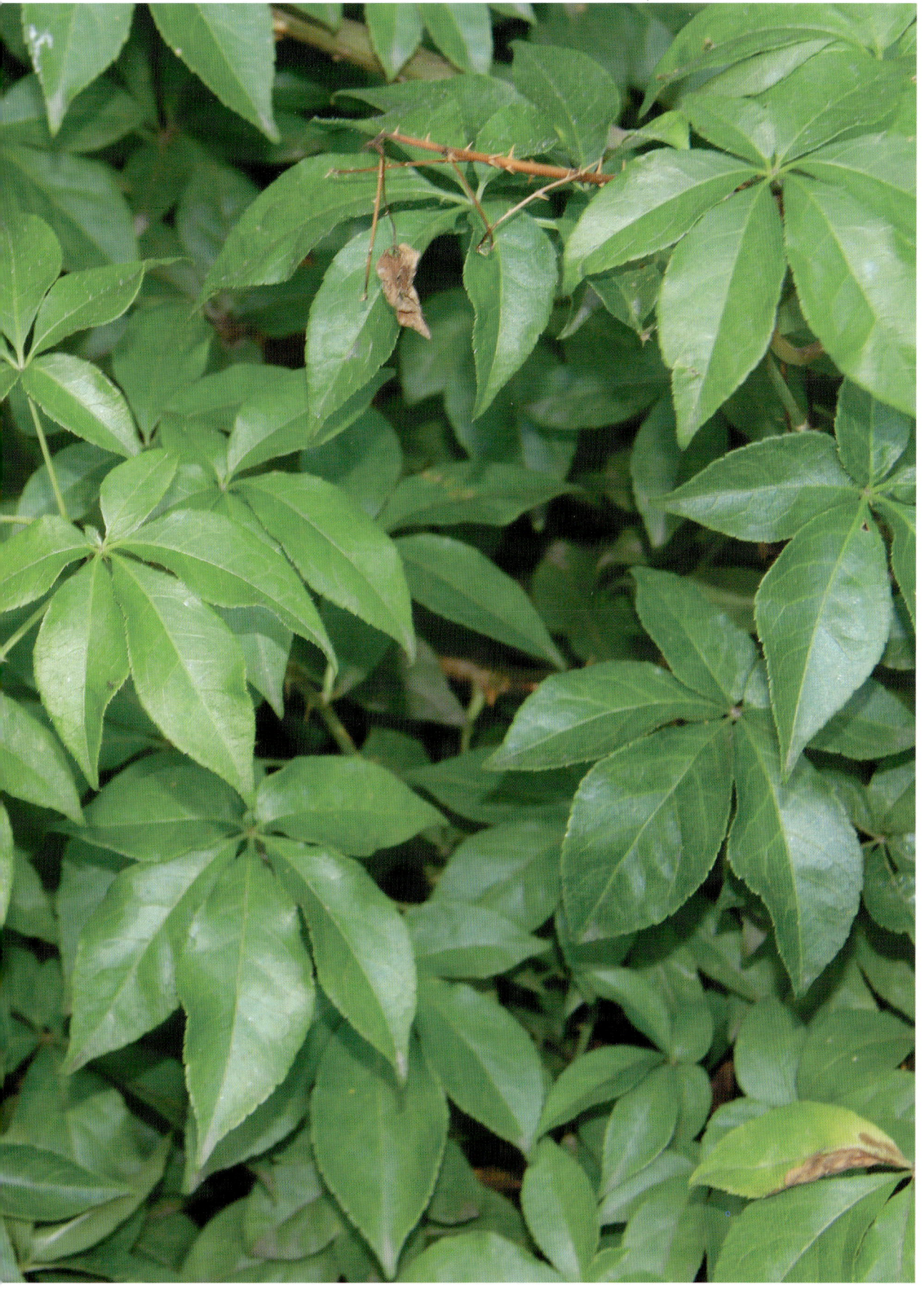

刺五加

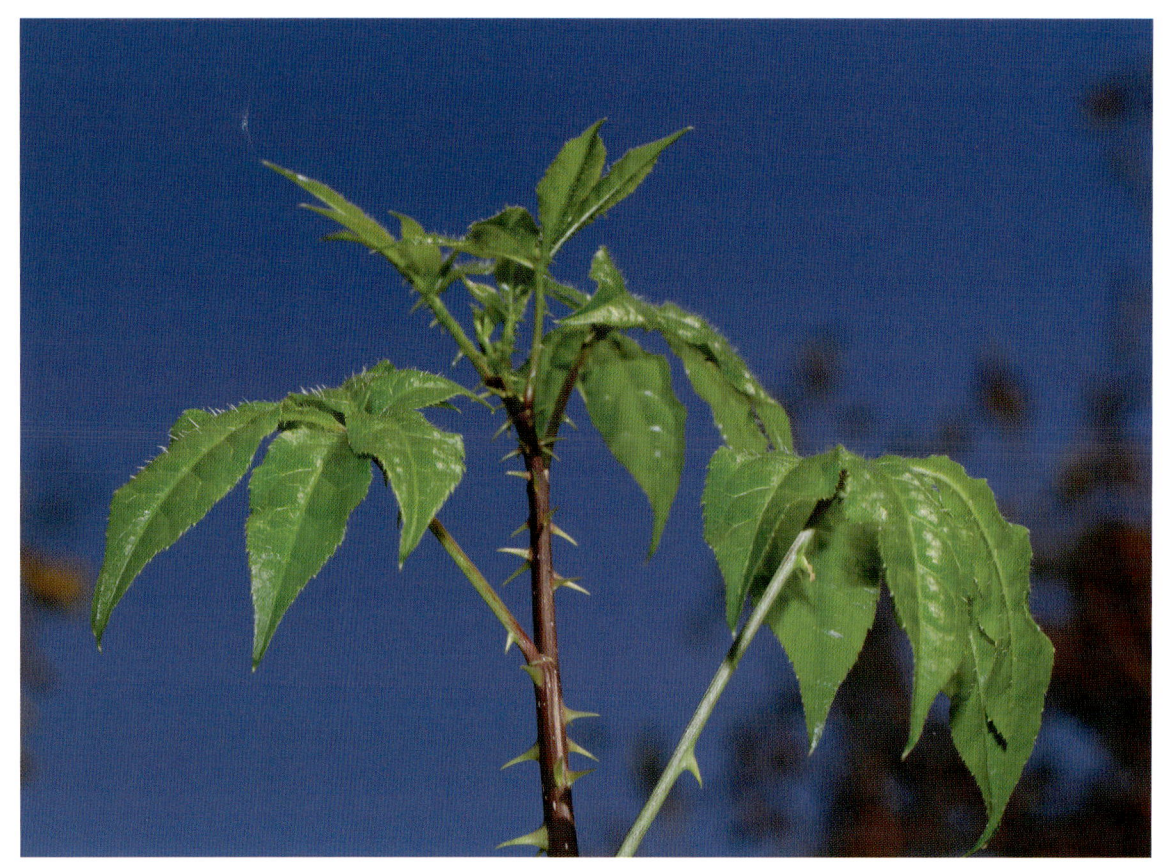

刺五加

识别特征

灌木，高 1 米多，小枝密生细刺或毛刺。掌状复叶，小叶 5 枚，椭圆状倒卵形或椭圆状披针形，有双重锐锯齿，上面散生毛，下面幼时沿叶脉有带褐色细毛。伞形花序球形，花紫黄色。果近球形，熟时黑色。花期 7 月，果期 10 月。

生境分布

生长于山地林下、林边。分布于华中、华东、华南及西南各省区。

采收加工

春、秋二季采收，洗净，干燥。

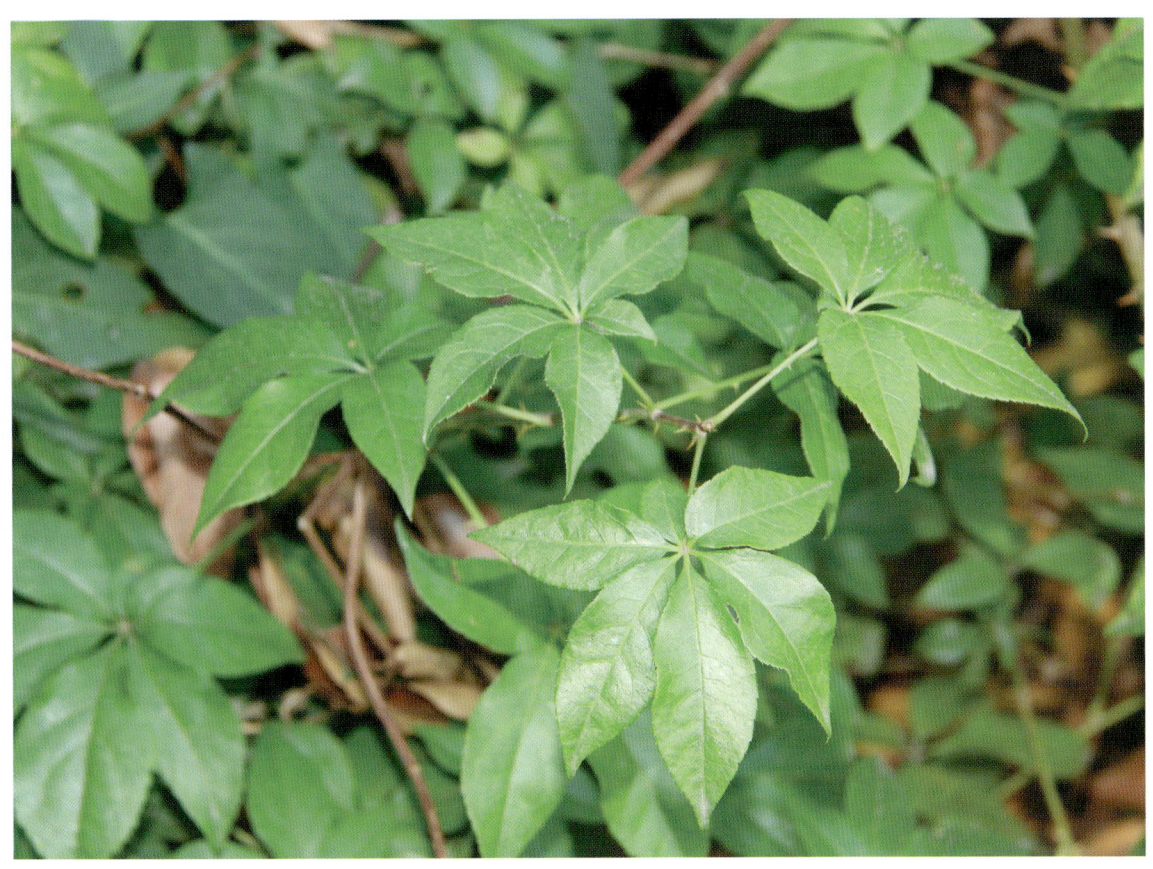

刺五加

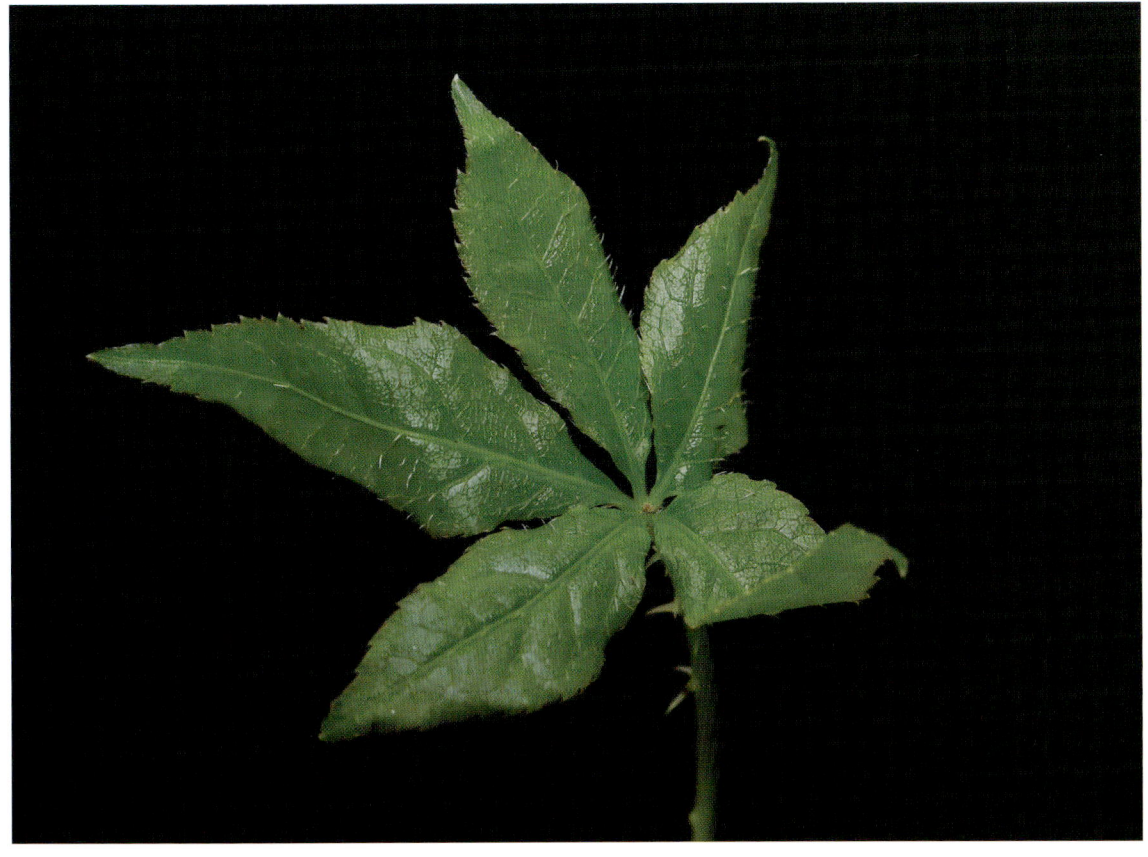

刺五加

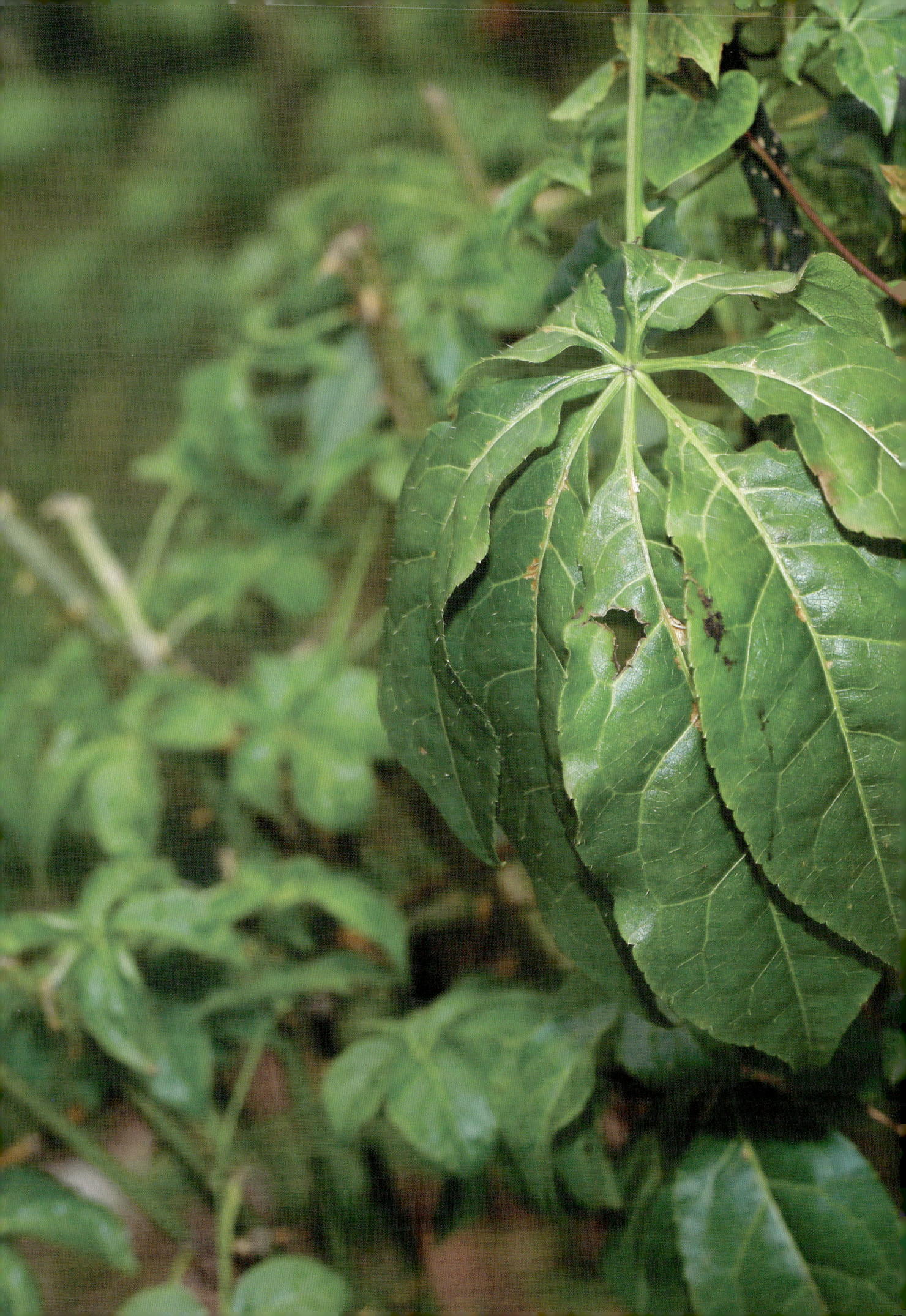

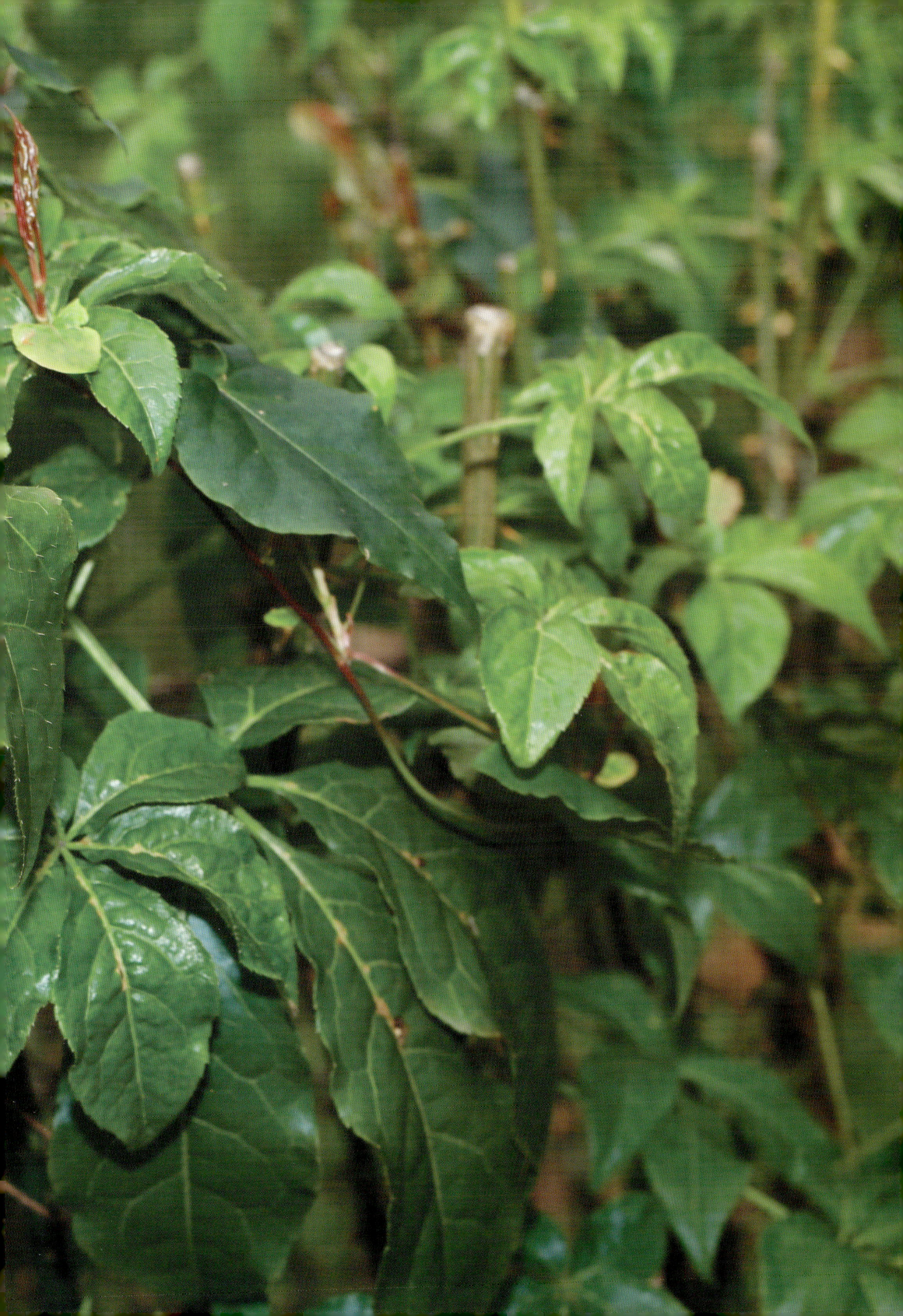

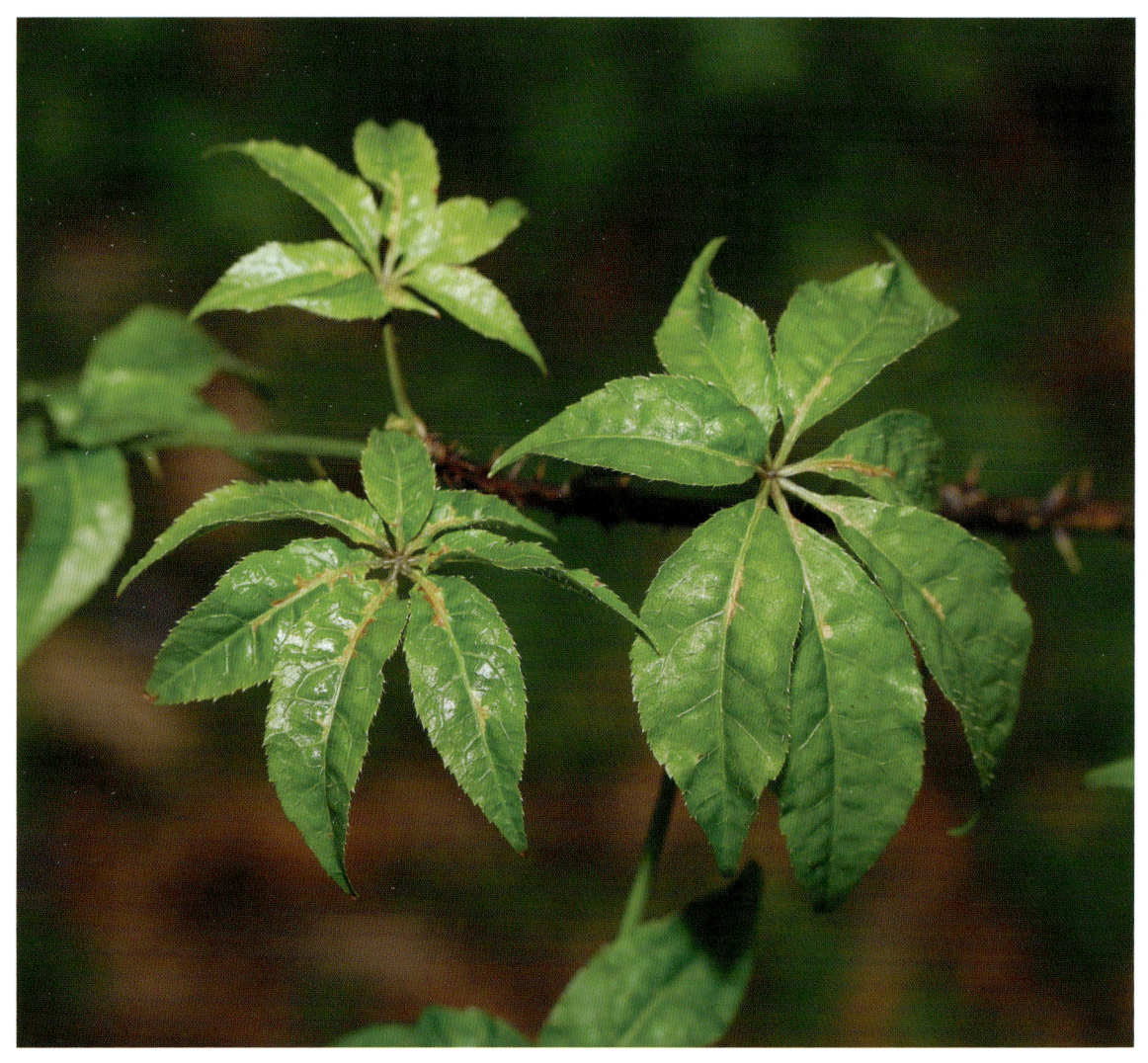

刺五加

药材鉴别

本品根皮呈不规则双卷或单卷筒状，有的呈块片状。长 4 ~ 15 cm，直径 0.5 ~ 1.5 cm，厚 1 ~ 4 mm。外表面灰棕色或灰褐色，有不规则裂纹或纵皱纹及横长皮孔；内表面黄白色或灰黄色，有细纵纹。体轻，质脆，断面不整齐，灰白色或灰黄色。气味香，味微辣而苦。以皮厚、气香、断面灰白色为佳。本品茎呈长圆柱形，多分枝，长短不一，直径 0.5 ~ 2 cm。表面浅灰色，老枝灰褐色，具纵裂沟，无刺；幼枝黄褐色，密生细刺。质坚硬，不易折断，断面皮部薄，黄白色，木部宽广，淡黄色，中心有髓。气微，味微辛。

功效主治

祛风湿，壮筋骨，活血止痛，去瘀。主治风寒湿痹，跌打损伤，腰腿疼痛，筋骨挛急，阳痿，脚弱。

▍用法用量

内服：9 ~ 27 g，煎汤；浸酒或入丸、散。

▍民族药方

1. 劳伤腰痛，骨质增生，坐骨神经痛 刺五加、岩马桑、杜仲各 100 g。泡酒（40°）1500 g，每晚服 25 mL。

2. 气痛 刺五加根 30 g。泡酒或水煎服。

3. 骨折 刺五加根、凌霄花根各适量。捣茸，炒酒包患处。

4. 风湿痹痛 刺五加根 30 g，铁筷子 15 g，见血飞、黑骨藤各 10 g。水煎服。

5. 风湿麻木，肢体痿软 刺五加皮、木瓜、淫羊藿、菟丝子、桑寄生各适量。水煎服。

▍使用注意

阴虚火旺者慎服。

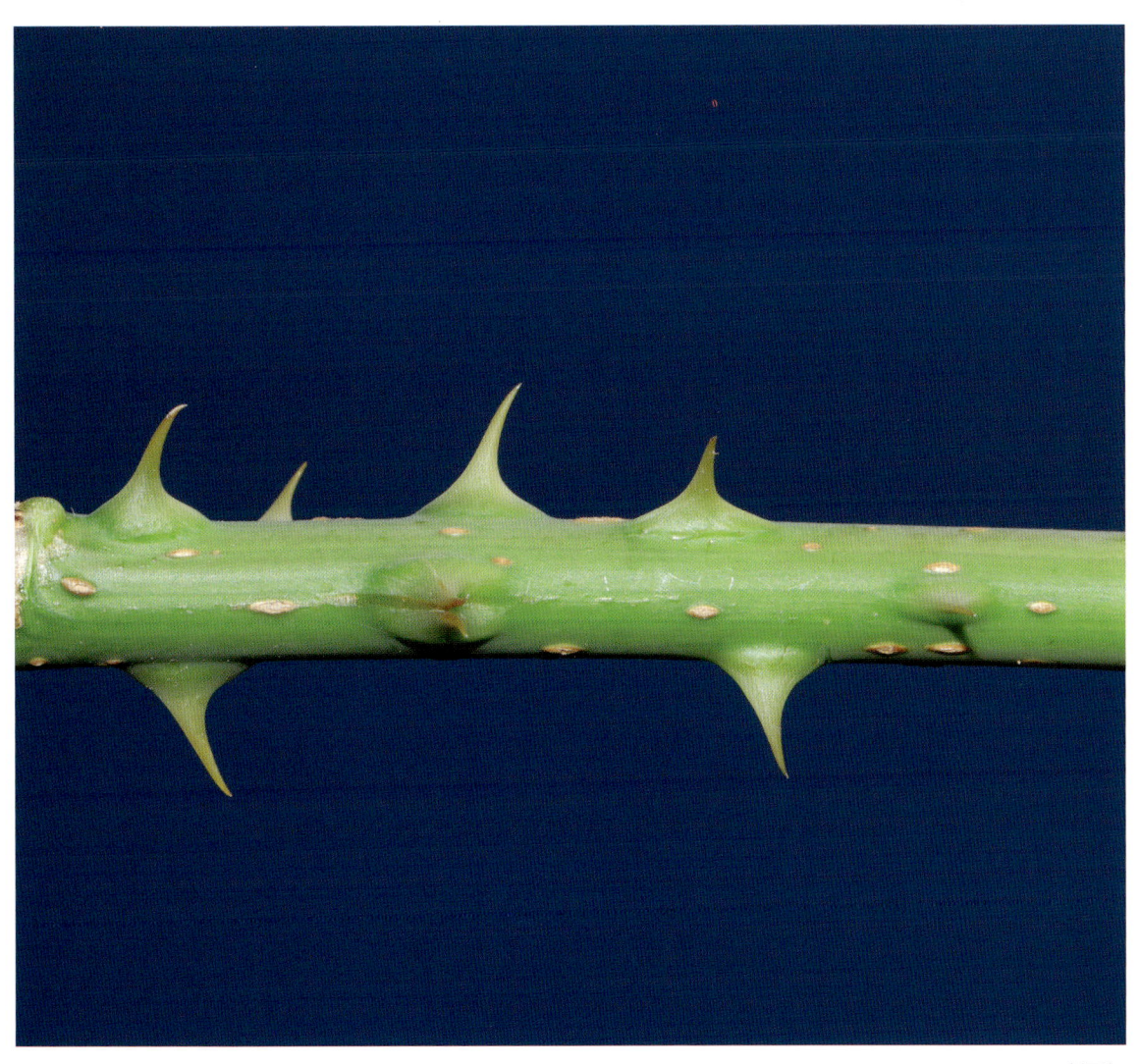

刺五加

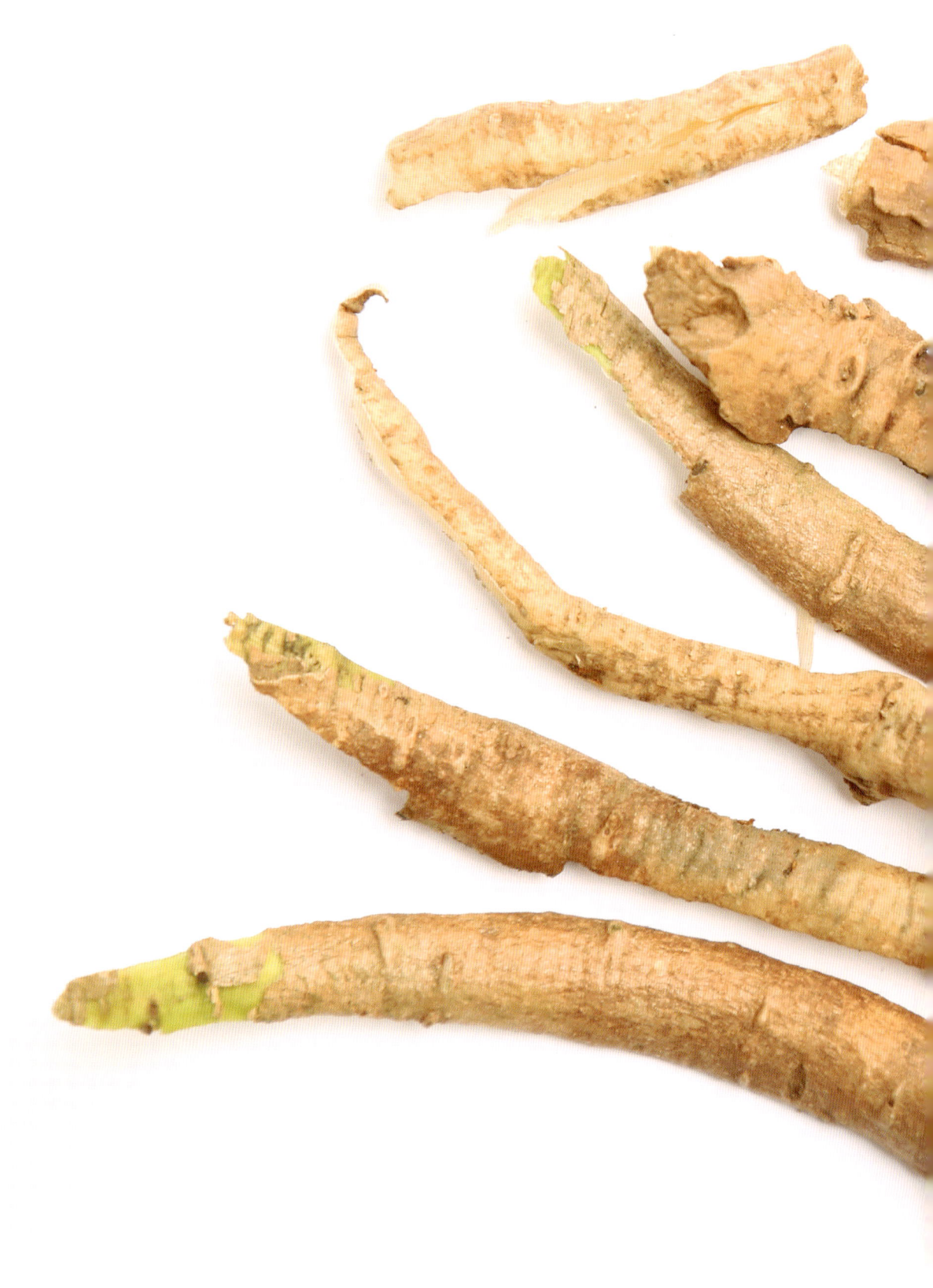

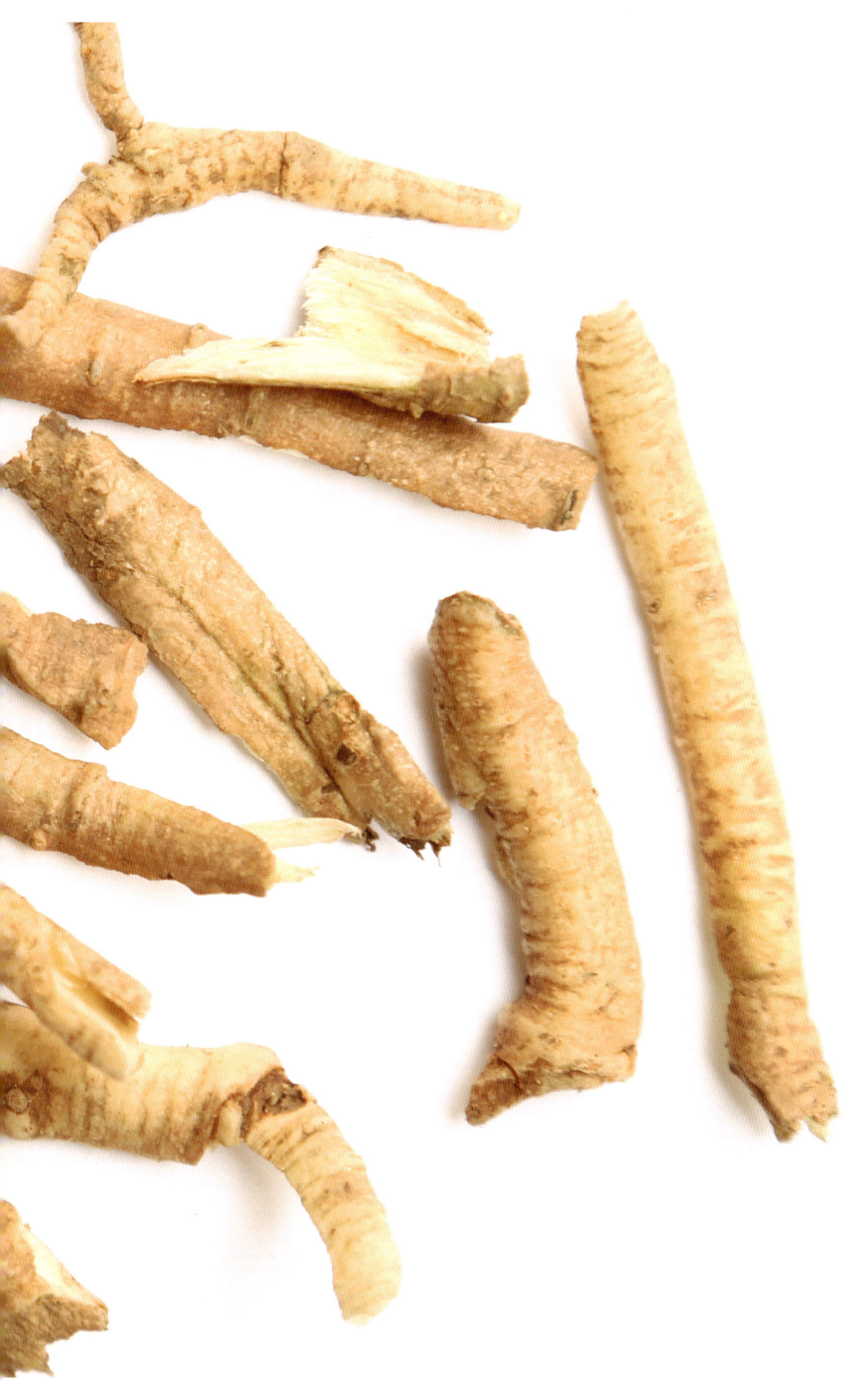

刺五加药材

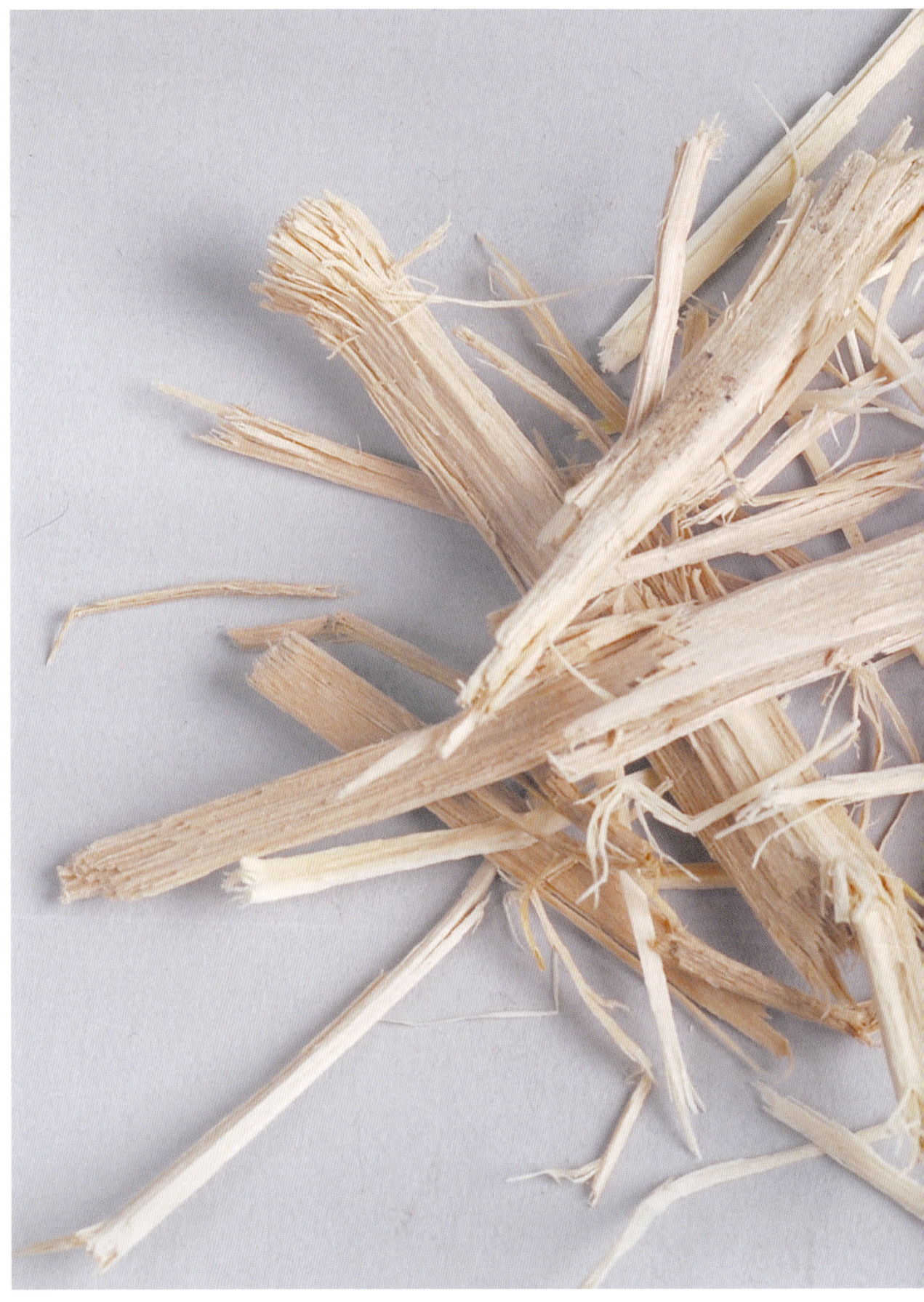

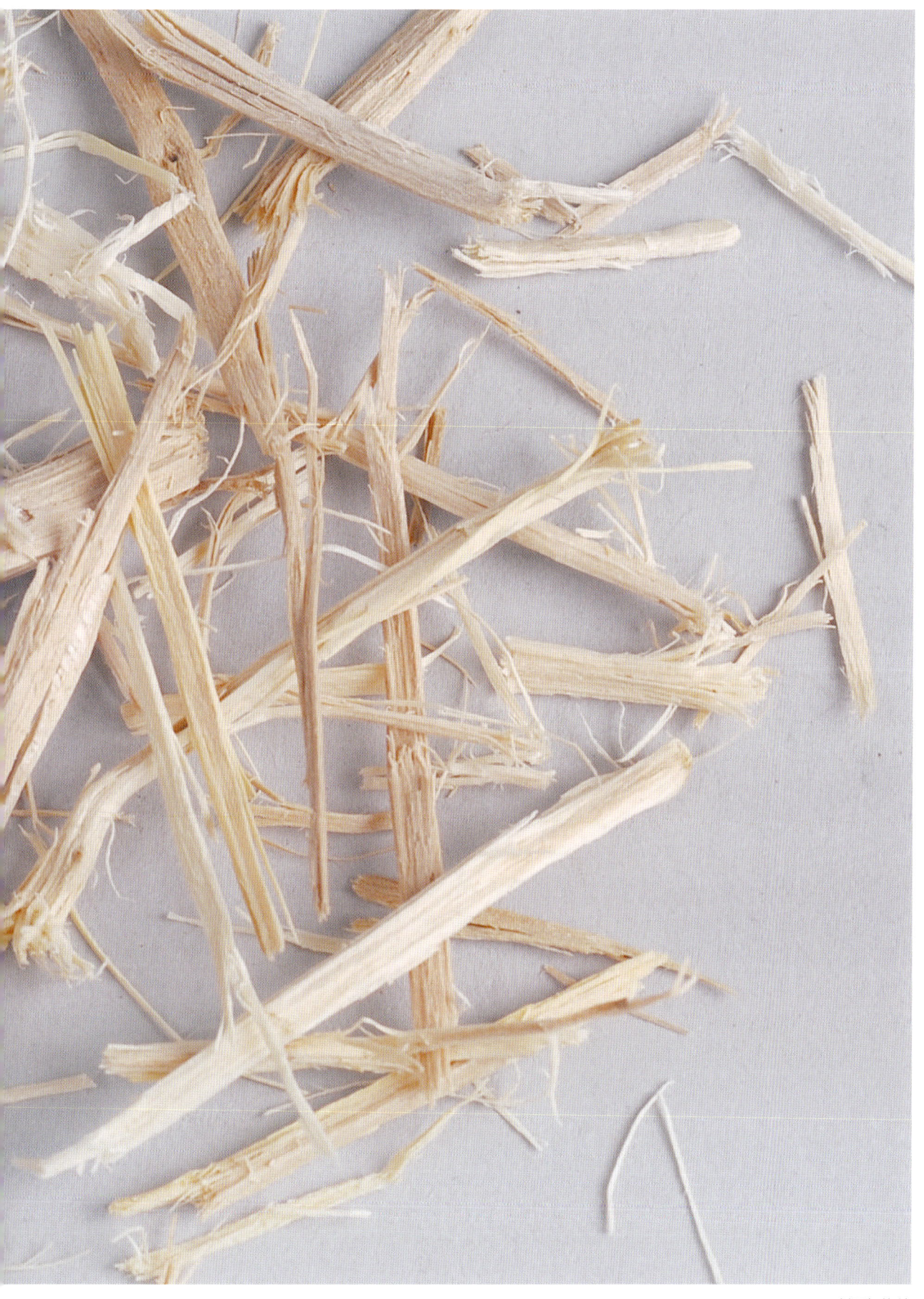

刺五加饮片

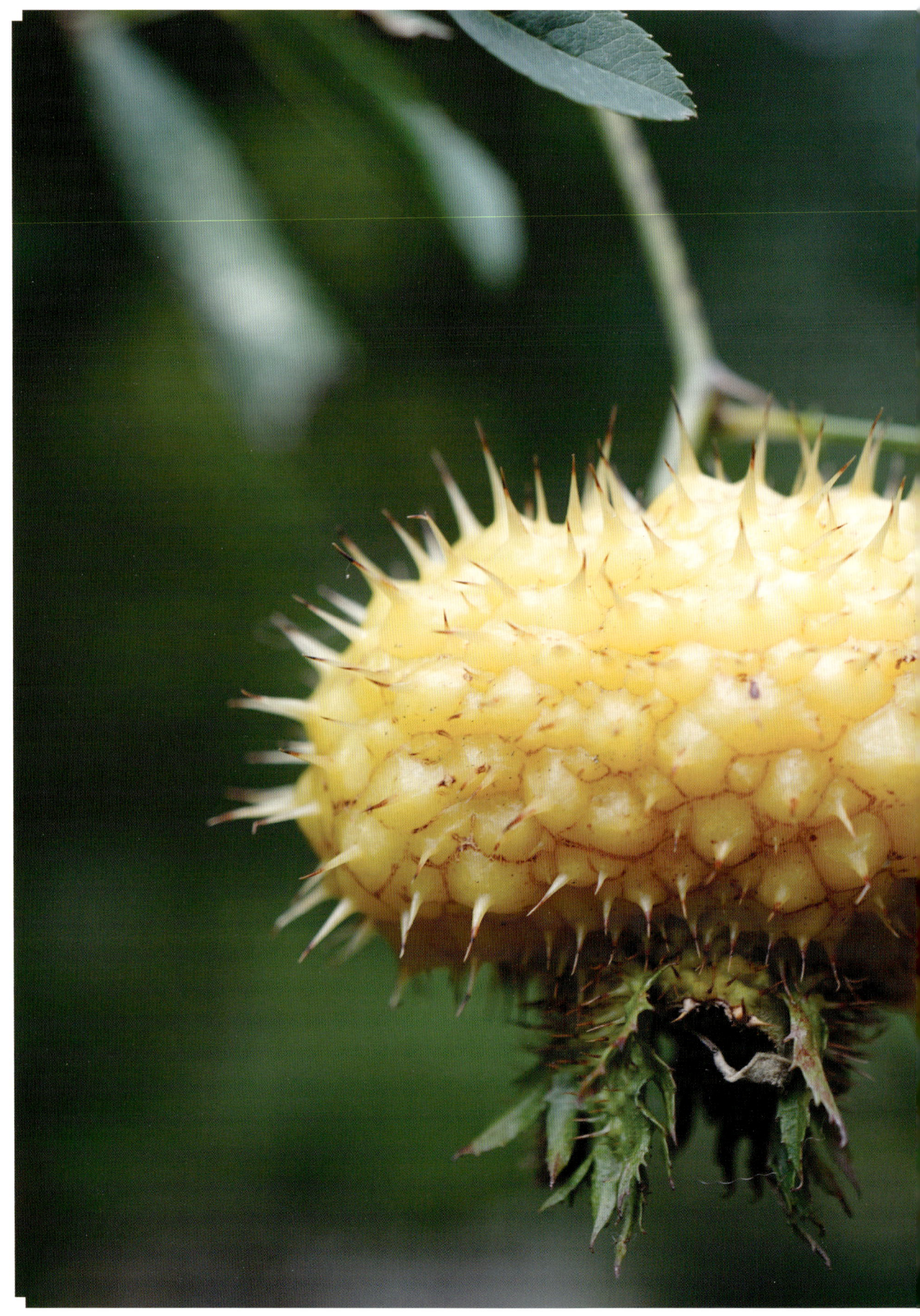

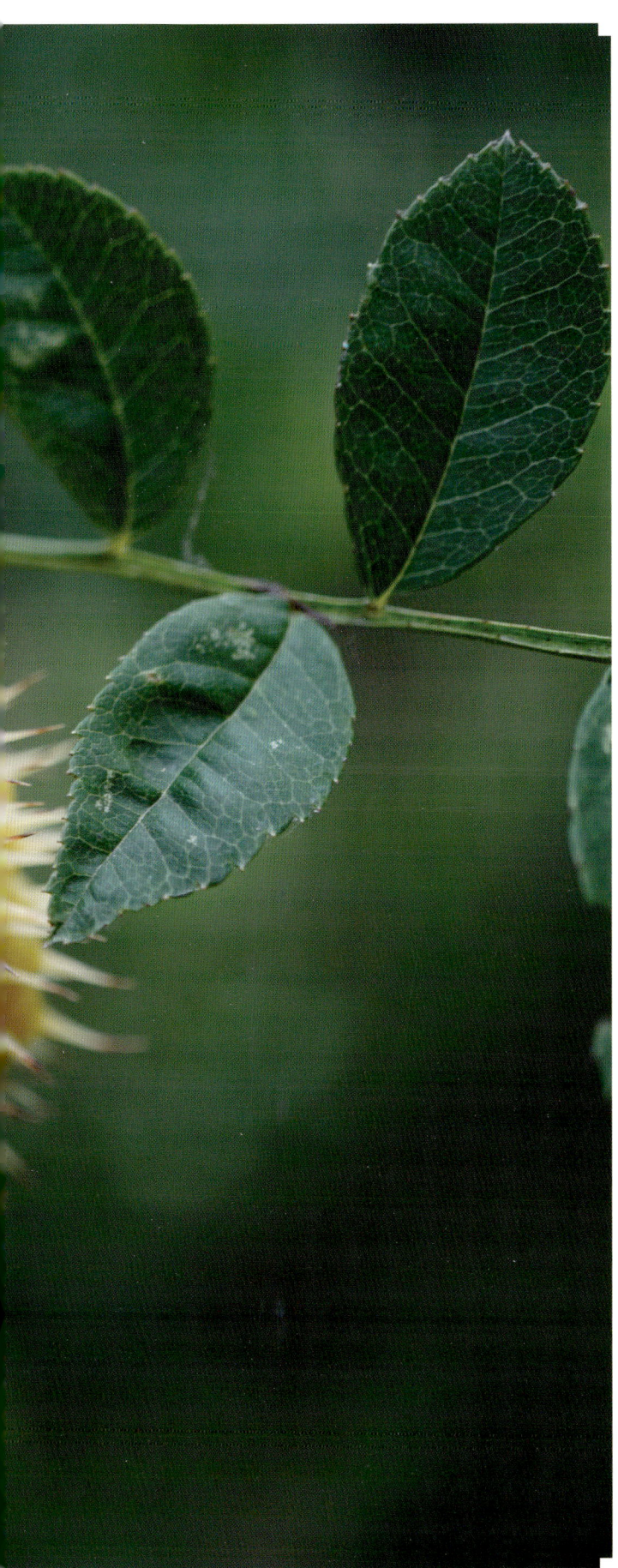

刺梨

【水 药 名】 兵卡。

【别　　名】 茨梨、文先果、送春归、缫丝花。

【来　　源】 本品为蔷薇科植物刺梨 *Rosa roxburghii* Tratt. f.normalisRehd. et Wils. 的果实和根。

【性味归经】 味甘、酸、涩，性凉。归脾、肾、胃经。

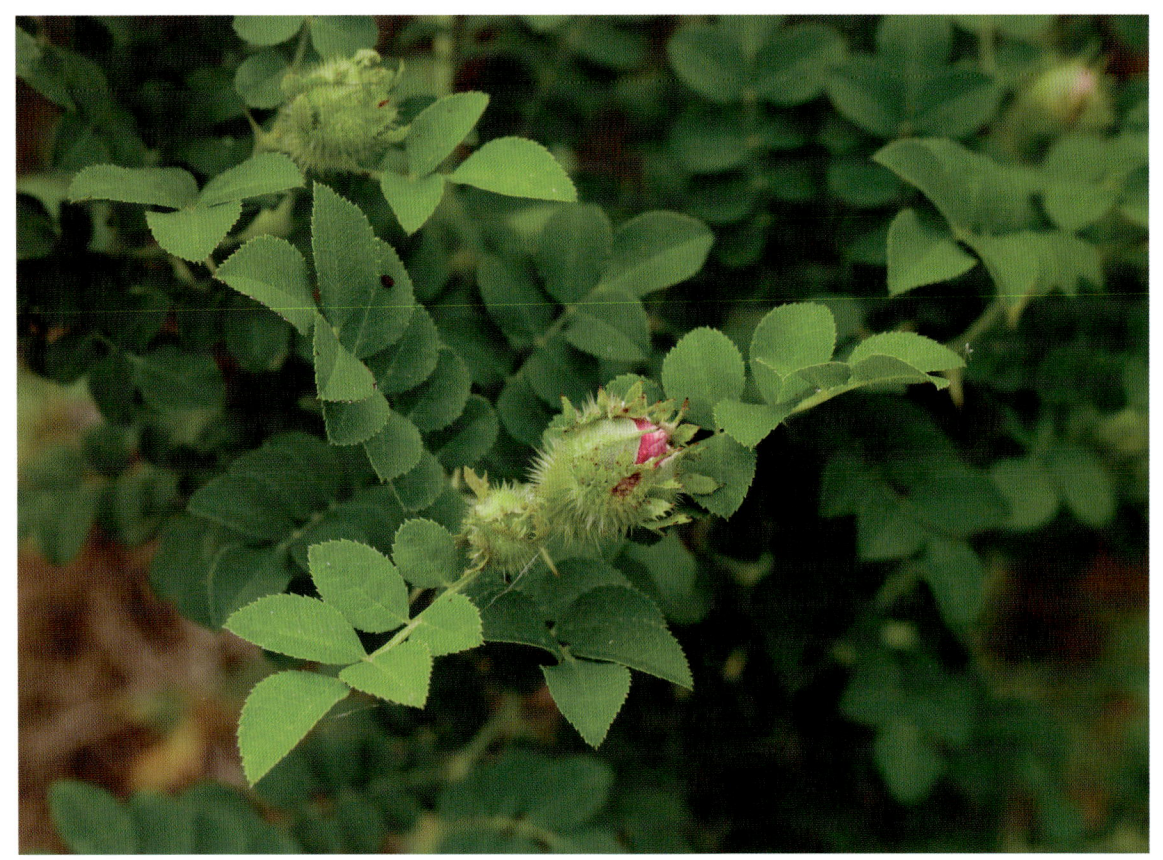

刺梨

识别特征

　　落叶灌木，高 1 ~ 2 m。叶互生，奇数羽状，小叶 7 ~ 13，小叶片椭圆形至长圆形，长 1.0 ~ 2.2 cm，宽 0.6 ~ 1.2 cm，先端急尖或圆钝，基部宽楔形，叶边有细锐锯齿，叶轴及叶柄有皮刺；托叶大部分与叶柄合生，离生部分开展，边缘有腺毛。花单生，稀 2 ~ 3 朵簇生，直径 5 ~ 6 cm，具 2 ~ 3 枚小苞片，卵形，边缘有腺毛；萼筒密被针刺；萼片宽卵形，外面密被针刺，内面密被茸毛，花瓣单瓣至重瓣，粉红色至深红色；雄蕊多数；心皮多数，花柱离生，被毛。蔷薇果扁平状或圆锥形，直径 2 ~ 4 cm，熟时黄色。花期 4—6 月，果期 8 月。

生境分布

　　生长于沟旁、路边或灌木林旁。分布于江苏、湖北、四川、贵州、云南、广东等省。

采收加工

　　果实：秋、冬二季采收，晒干。根：全年可采挖，洗净，切片，鲜用或晒干备用。

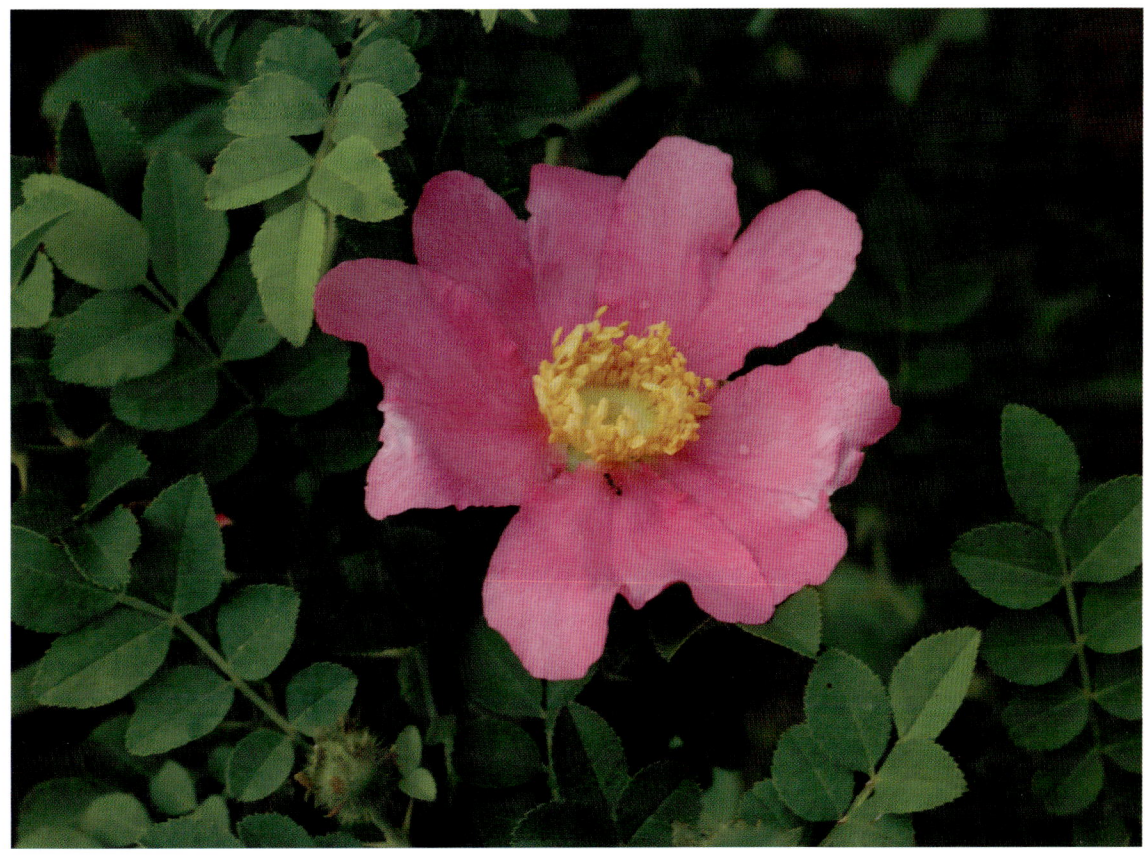

刺梨

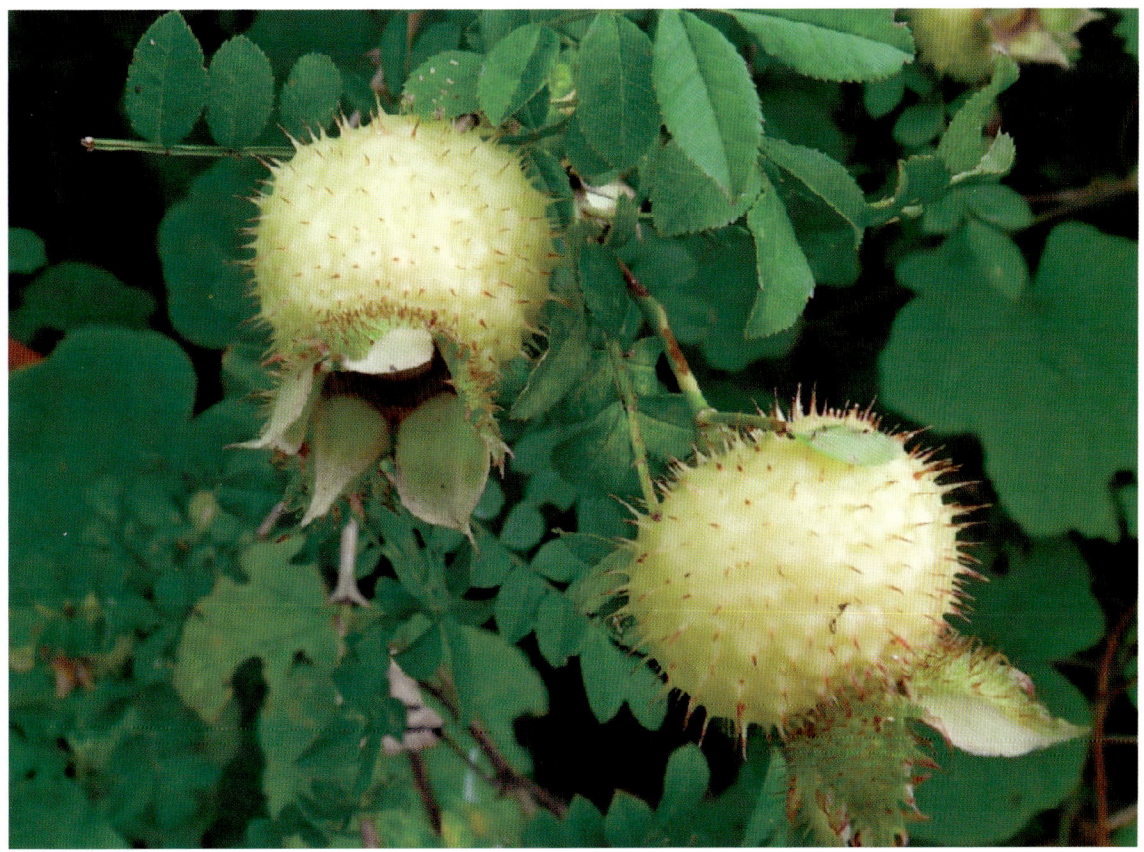

刺梨

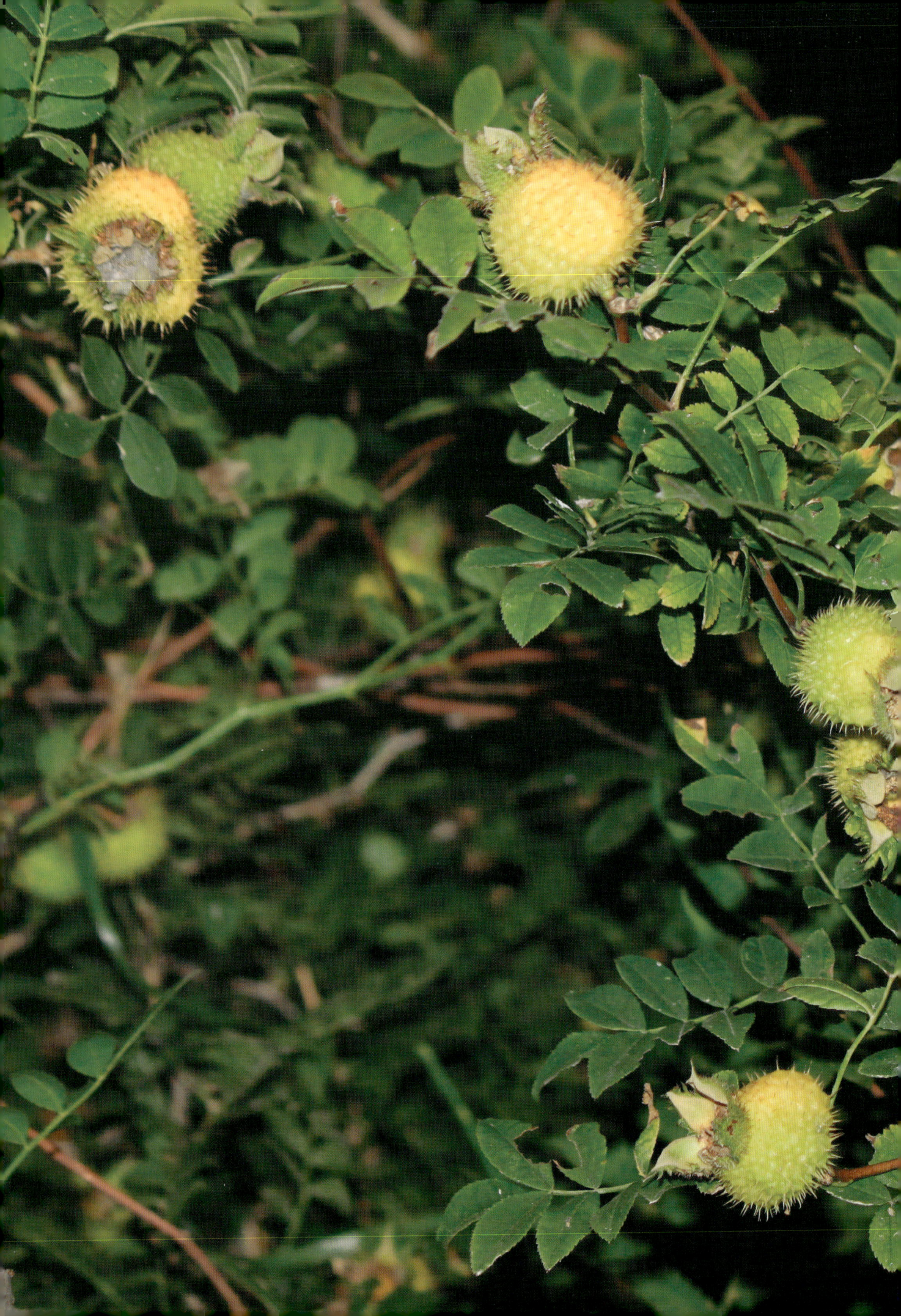

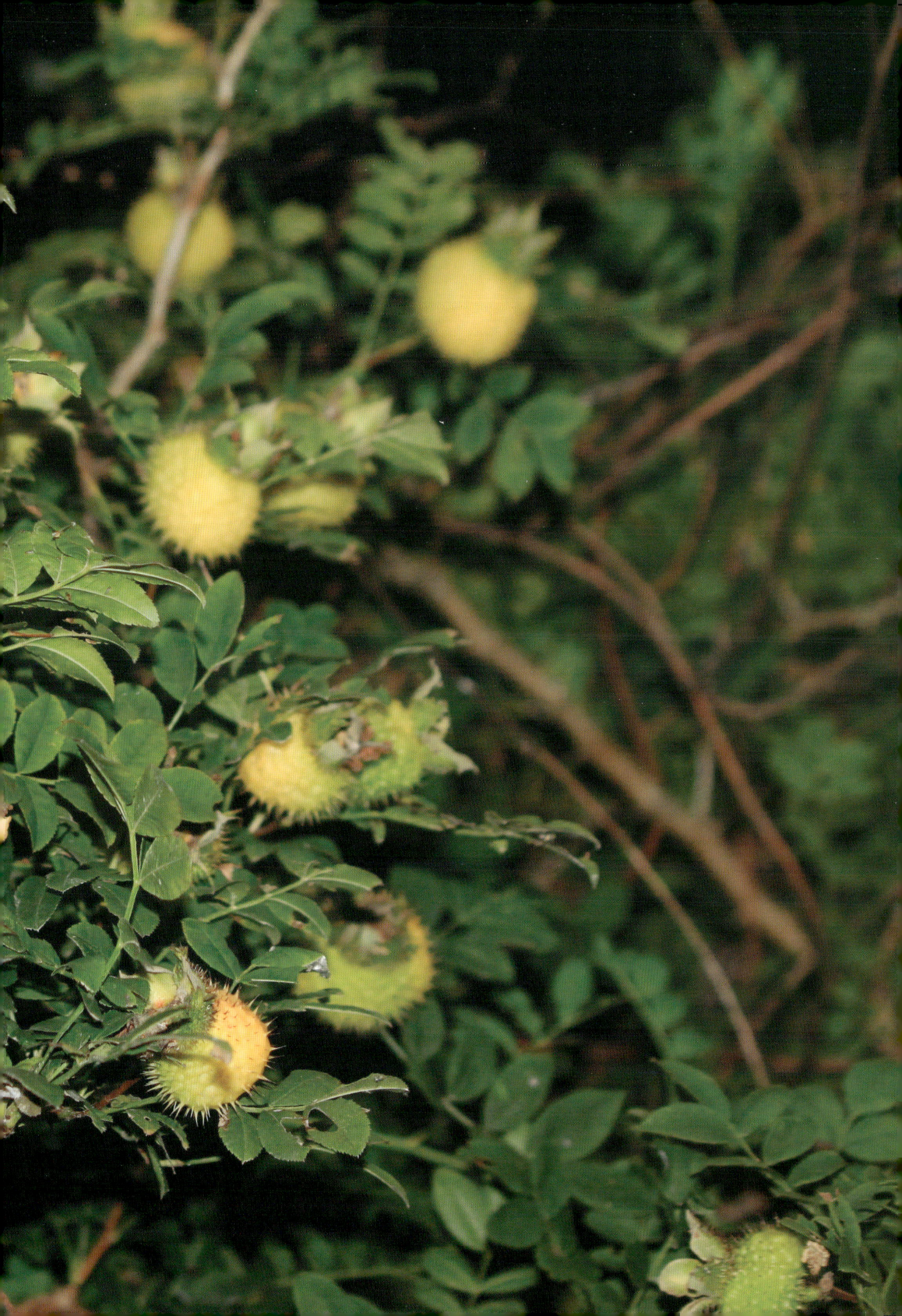

药材鉴别

1. 果实 呈扁球形或圆锥形，稀纺锤形，直径 2 ~ 4 cm。表面黄褐色，密被针刺，有的具褐色斑点；先端常有黄褐色宿存的花萼 5 瓣，亦被披针刺。纵剖面观：果肉黄白色；种子多数，着生于萼筒基部凸起的花托上，卵圆形，浅黄色，直径 1.5 ~ 3 mm，骨质。气微香，味酸、涩、微甜。

2. 根 根和根茎呈圆柱形，长 15 ~ 30 cm，直径 0.5 ~ 2.0 cm 或更粗。表面棕褐色，具细纵纹及侧根痕，少数有细须根残存。皮部薄，易剥离，皮脱落处表面呈棕红色。质坚硬，不易折断，断面纤维性，木部呈浅红棕色与黄白色相间的放射状纹理。气微，味涩。

功效主治

健脾消食，止咳，止痛，收涩，止泻。主治胃脘疼痛，牙痛，喉痛，消化不良，咳嗽，腹泻，遗精，带下，崩漏。

用法用量

内服：10 ~ 15 g，煎汤；或研末，每次 0.15 g。

民族药方

1. 暑热伤津，心烦口渴，小便短赤 鲜刺梨果实 100 g。榨汁随时饮用。

2. 饮食积滞，少食腹泻 刺梨果实 200 g，蕺菜 30 g。水煎服，每日 3 次。

3. 咽喉肿痛 醋渍刺梨 2 个。捣烂，榨取汁慢慢咽服。

4. 脾胃虚弱 刺梨 150 g。刮去芒刺，捣烂榨汁，粳米 100 g 煨煮成粥，调入刺梨汁，拌匀，早、晚 2 次温服。

5. 颜面黑斑 刺梨 1000 g。加水 1 500 mL，文火煎煮 1 小时，加蜂蜜 500 mL，浓缩成膏，温水送服，每次 20 mL，每日 3 次。

6. 高血脂 刺梨、萝卜各 100 g。水煎代茶饮。

7. 消渴病，口干，饮水不解 刺梨果肉、野梨果肉各适量。焙干研粉，甘草 10 g，麦冬 10 g，煎水送服，每次 5 ~ 10 g。

8. 红白痢疾 刺梨根 30 g，仙鹤草根 15 g。煎水，红痢兑白糖，白痢兑红糖服。

9. 慢性胃炎、胃痛 刺梨根 15 ~ 30 g。浓煎，代茶饮。

10. 胃中气滞胀痛 刺梨根、红糖各 30 g。水煎服。

11. 脾虚消化不良 刺梨根 45 g，何首乌、蓝布正各 30 g。水煎服，连服 2 剂。

12. 消化不良 刺梨根、杨梅树皮、蛇莲各等份。研细末，开水吞服。

13. 胃气痛、消化不良　刺梨根、穿心莲、茴香子、桔梗各 3 g，山楂仁炭 10 g，鸡矢藤 16 g，生姜 3 片。各药用纱布包好，置于仔鸡腹中，蒸熟，喝汤吃肉。

14. 赤白带下　刺梨根 250 g，金毛狗脊 120 g。泡酒，早、晚各服 1 酒杯。

15. 老年肺虚久咳　刺梨根 20 g，棕树根、麦冬、百部、白前各 10 g，淫羊藿 15 g。水煎服。

16. 腹泻　刺梨根、金樱子根、小龙胆草、马齿苋各 10 g。水煎服。

17. 急性肠炎　刺梨根、朝天罐、万年荞根、蜘蛛香各 10 g。共研细末，开水吞服。

18. 红白痢　刺梨根 30 g。水煎服。

19. 上吐下泻，红白痢　刺梨根 30 g，白矾 3 g。水煎服。

20. 湿热黄疸　刺梨根 15 g。煎水当茶饮，空腹饮有效。

使用注意

脾胃虚弱者慎用。

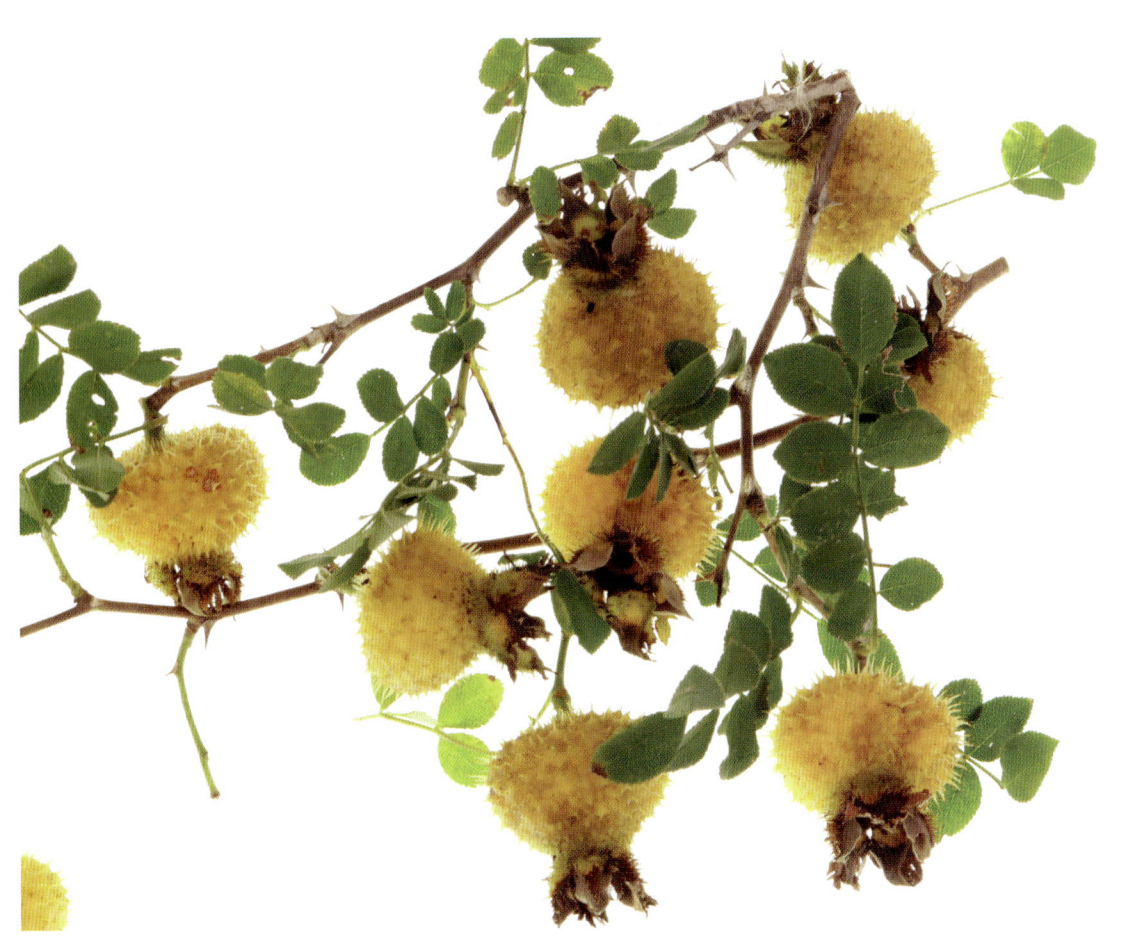

刺梨果实

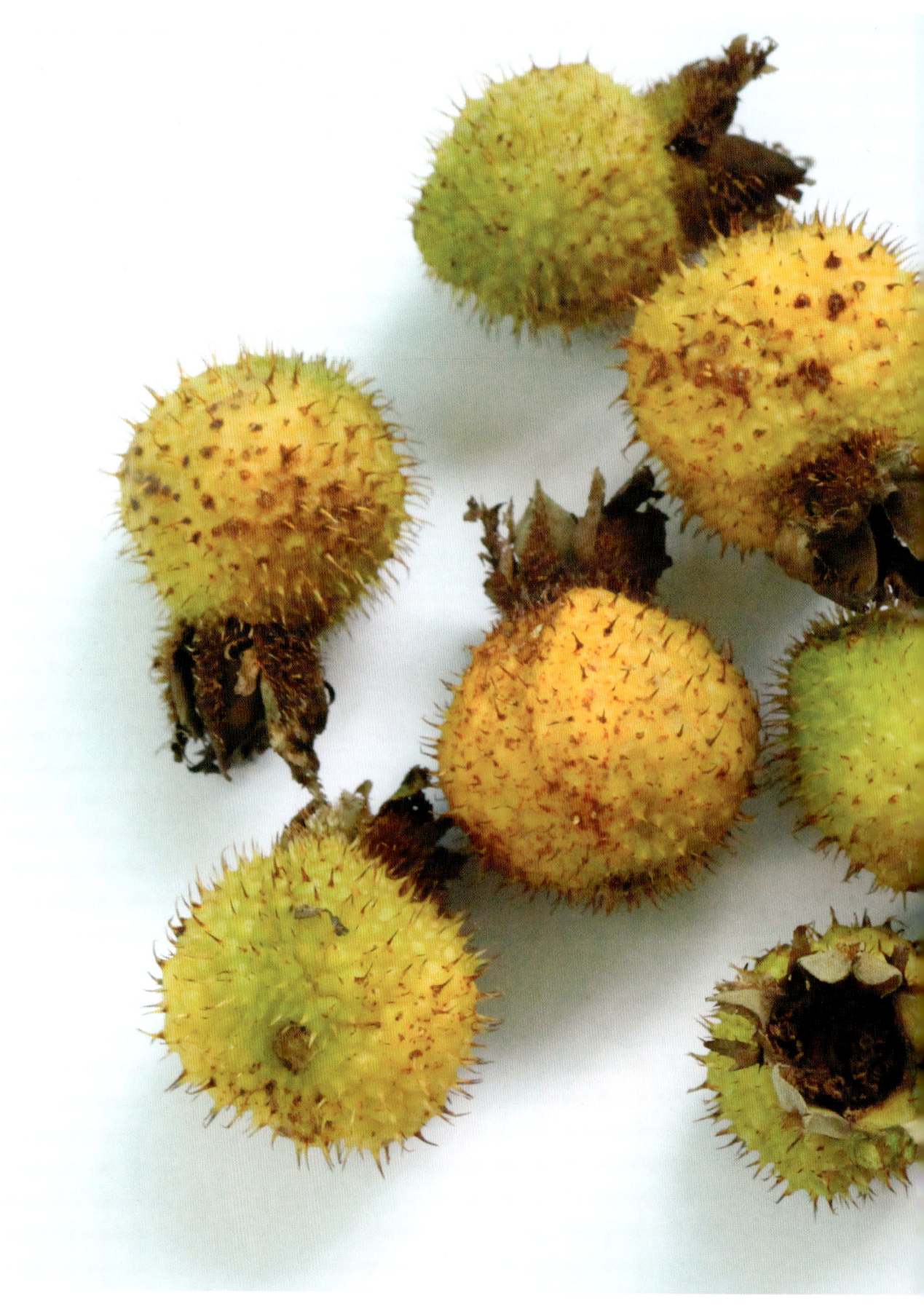

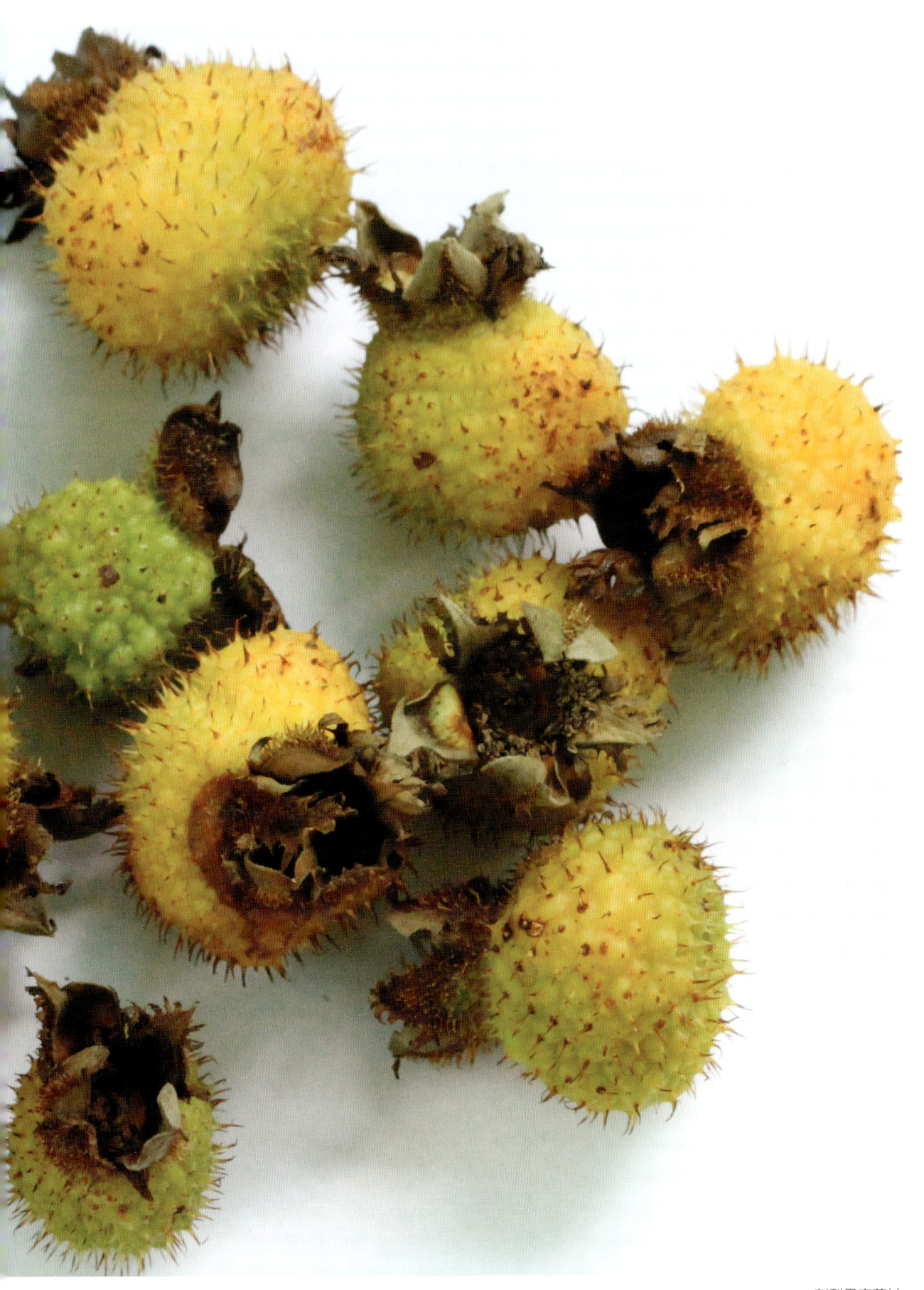

刺梨果实药材

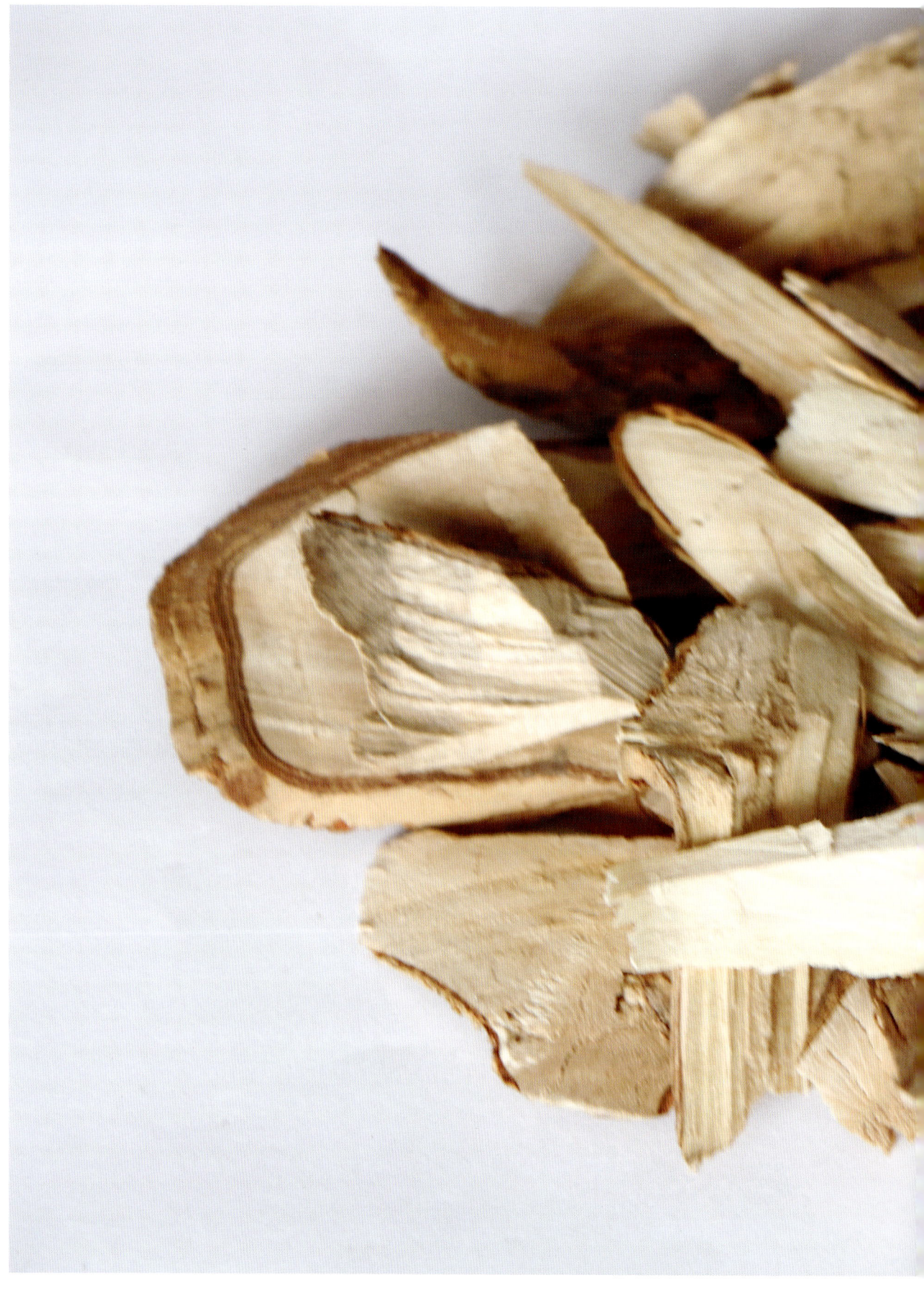

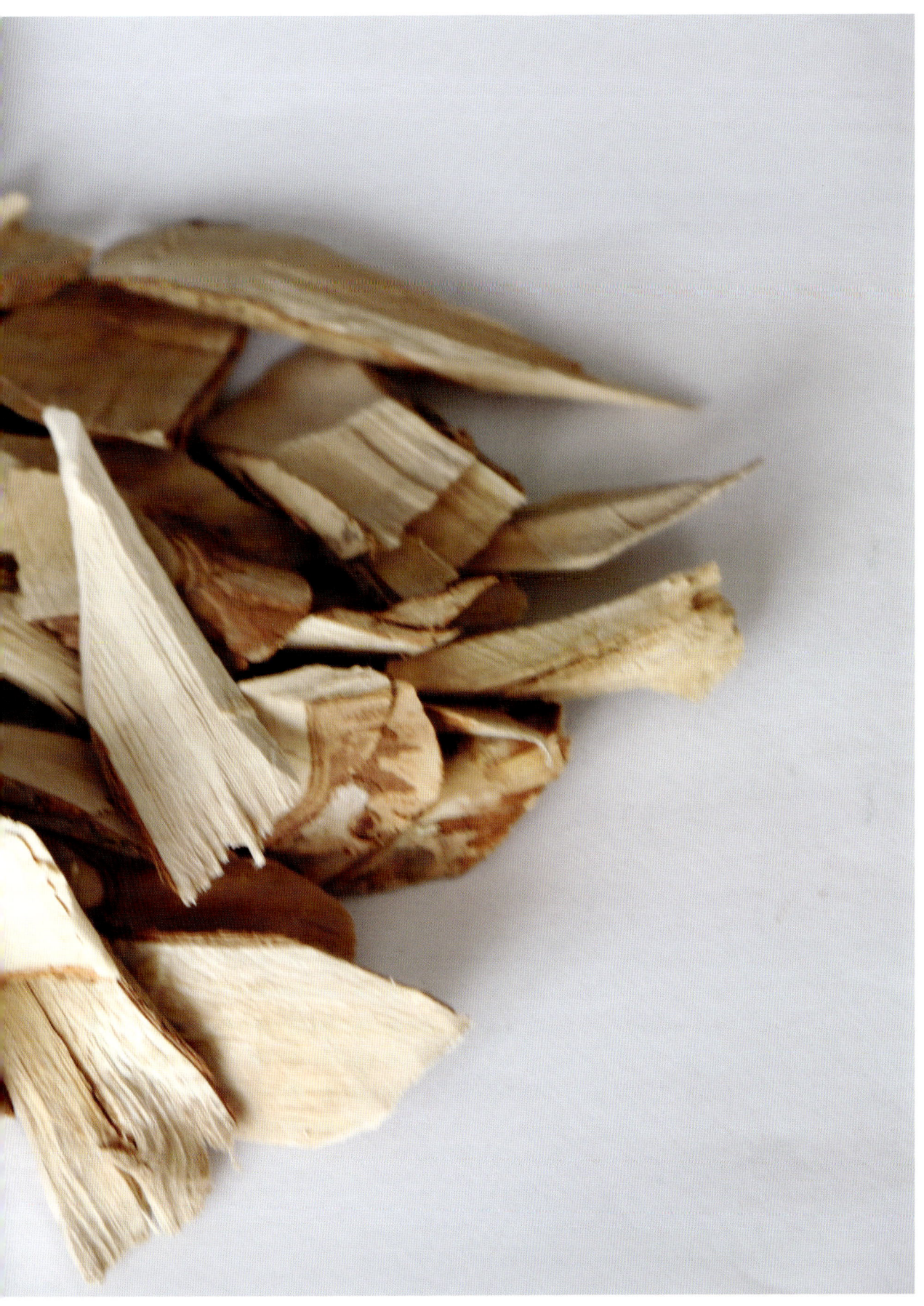

刺梨根饮片

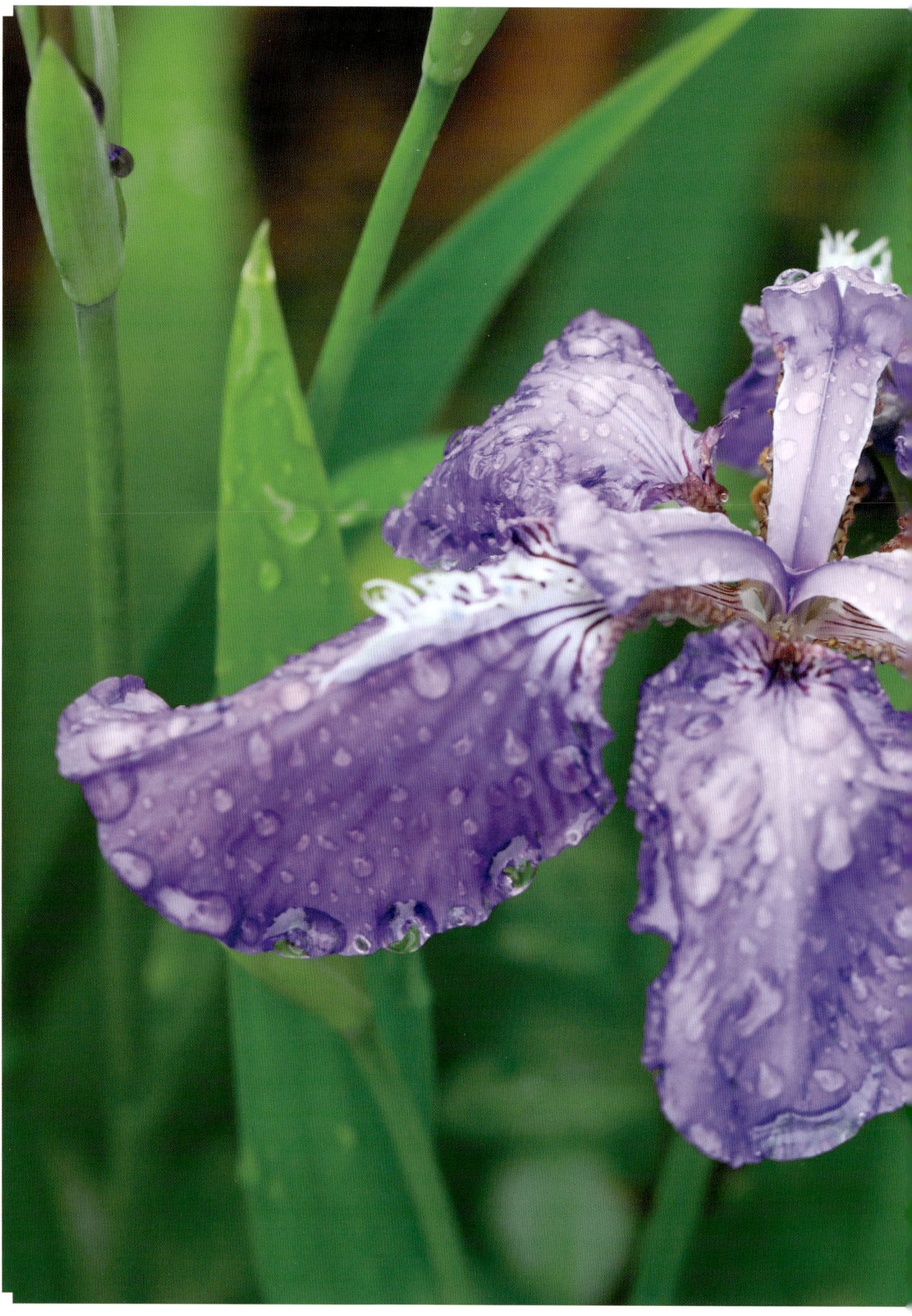

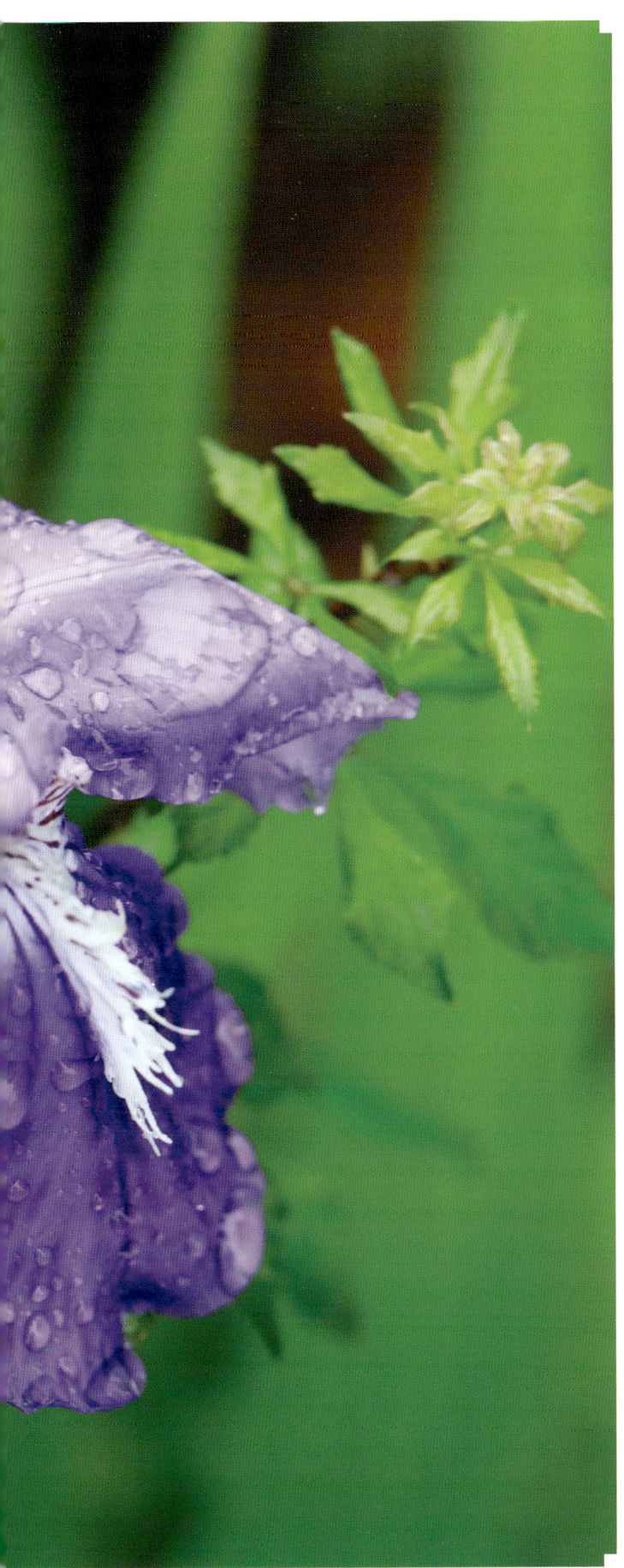

鸢尾

【水药名】杠很鸭。

【别　名】鸭屁股、蝴蝶花、搜山虎、蓝蝴蝶、土知母、扁竹根。

【来　源】本品为鸢尾科植物鸢尾 *Iris tectorum* Maxim. 的块茎和根。

【性味归经】味苦、辛，性寒，有小毒。归肺、肝、脾经。

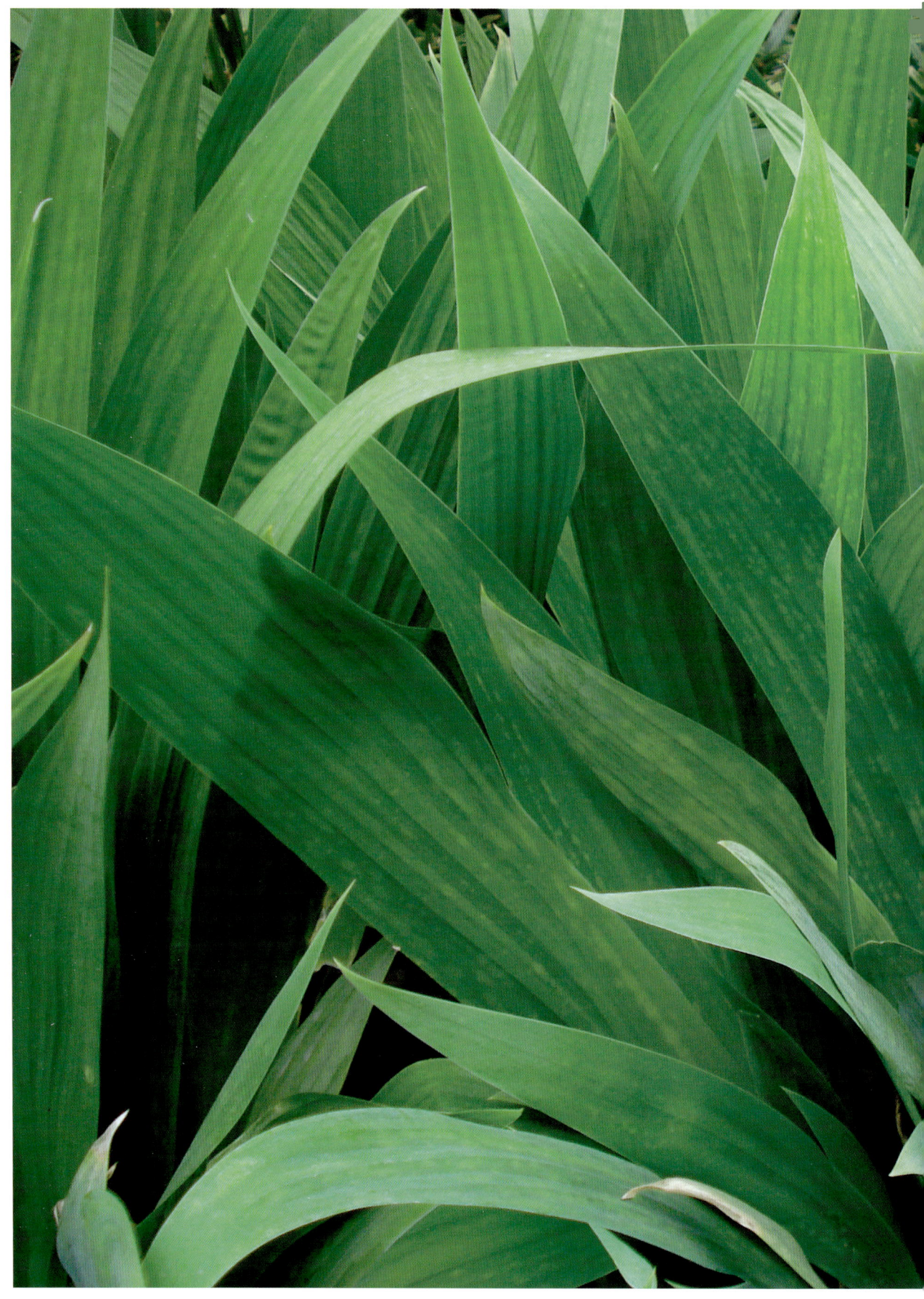

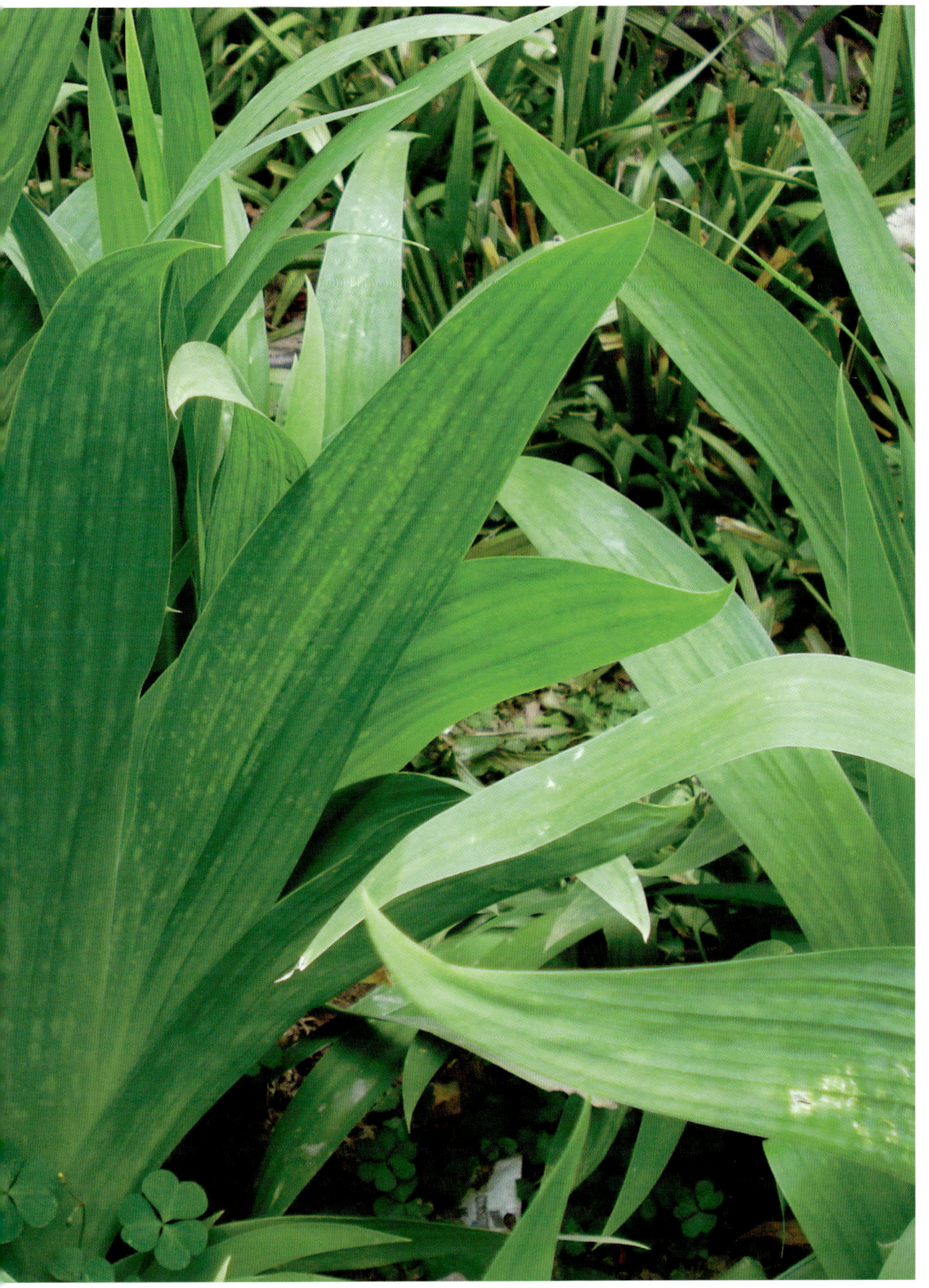

鸢尾

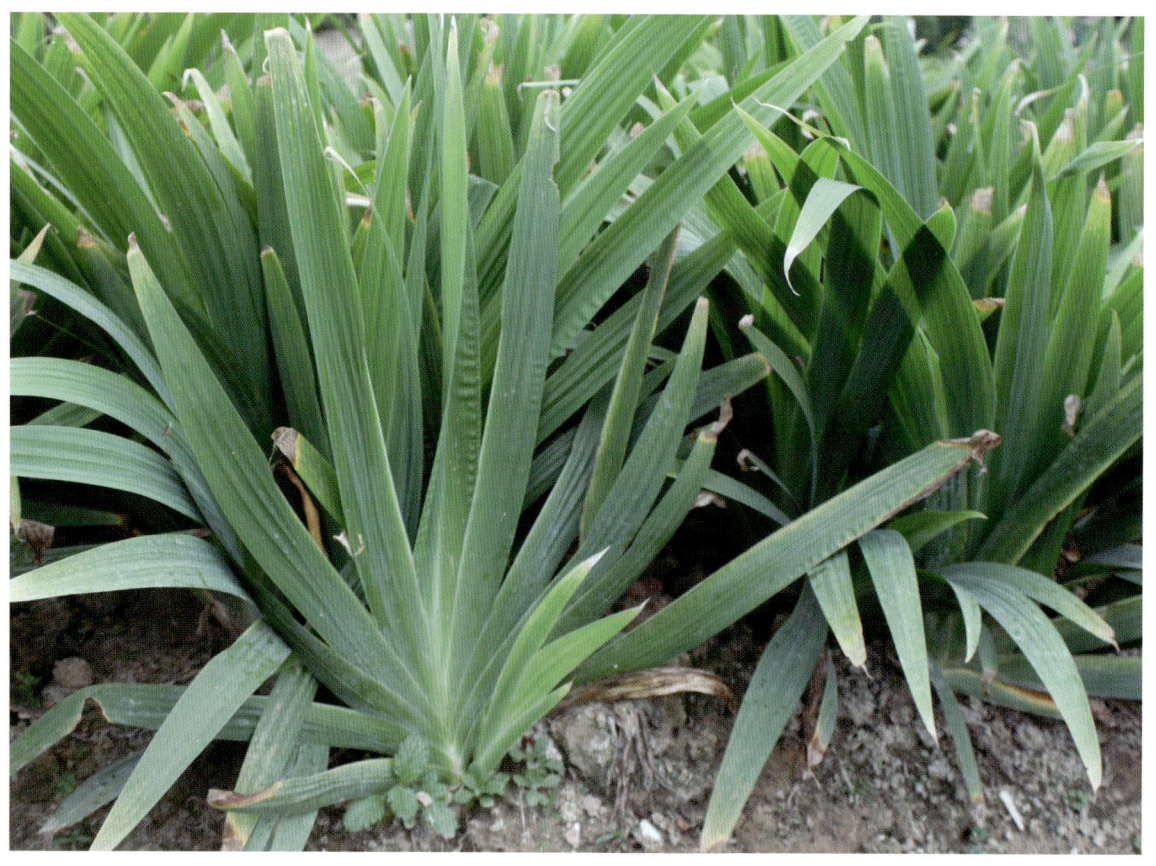

鸢尾

识别特征

多年生草本植物，高 35 ~ 80 cm。植株基部围有老叶残留的膜质叶鞘及纤维。根茎较短，肥厚粗壮，叶基生；叶片剑形，长 15 ~ 50 cm，宽 1.5 ~ 3.5 cm，先端渐尖，基部鞘状，套叠排成 2 列，有数条不明显的纵脉。花茎高 20 ~ 40 cm，与叶近等长，中下部有 1 ~ 2 片茎生叶，顶端有 1 ~ 2 个分枝；苞片 2 ~ 3；花梗长 1 ~ 2 cm；花蓝紫色，直径达 10 cm，花被裂片 6，2 轮排列，外轮裂片倒卵形或近圆形，外折，中脉具不整齐橘黄色的鸡冠状突起，内轮裂片较小，倒卵形，拱形直立，花被管长 3 ~ 4 cm；雄蕊 3，长 2.5 ~ 3 cm，花药黄色；子房下位，3 室，花柱分支 3，花瓣状，蓝色，覆盖着雄蕊，先端 2 裂，边缘流苏状。蒴果，椭圆状至倒卵状，长 4 ~ 6 cm，直径 2 ~ 2.5 cm，有 6 条明显的肋；种子梨形，黑褐色，种皮皱。花期 4—5 月，果期 6—7 月。

生境分布

生长于林缘、水边湿地及向阳坡地。分布于西南及山西、陕西、甘肃、江苏、安徽、浙江、江西、福建、湖北、湖南、广西、贵州等省区。

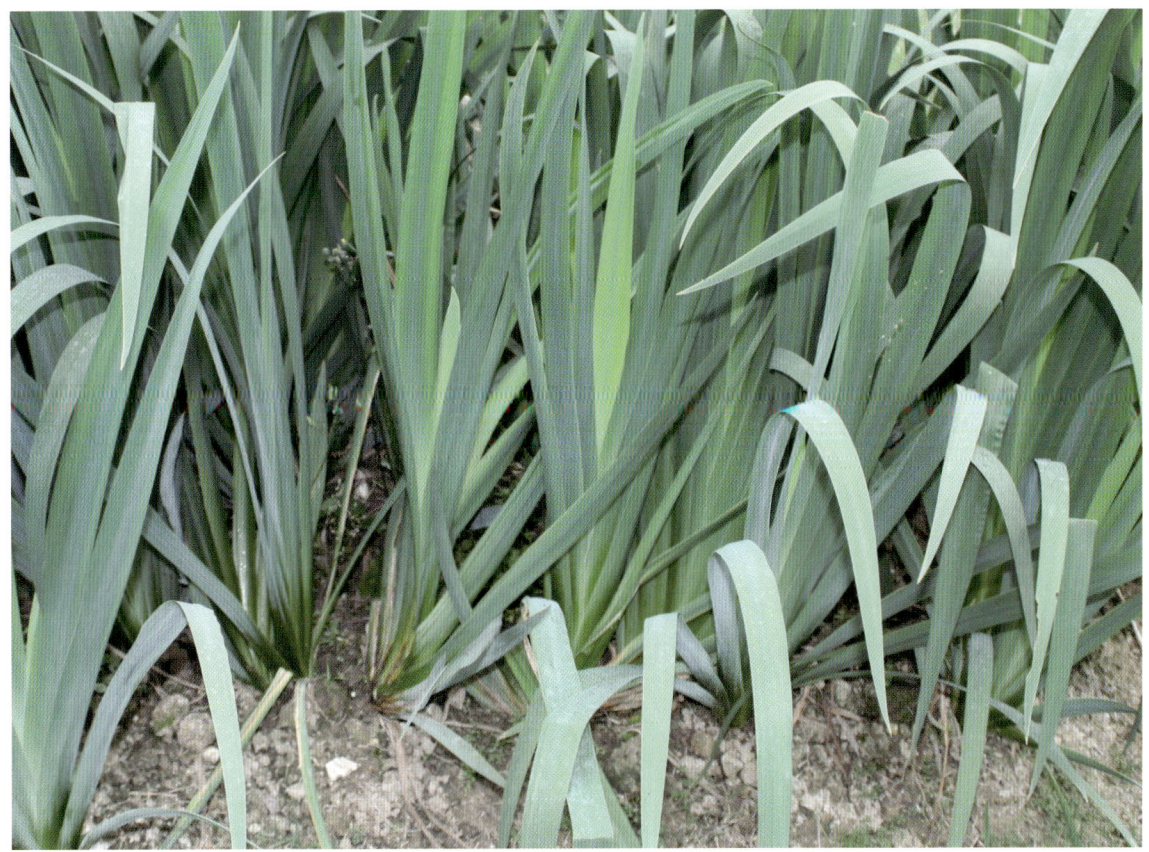

鸢尾

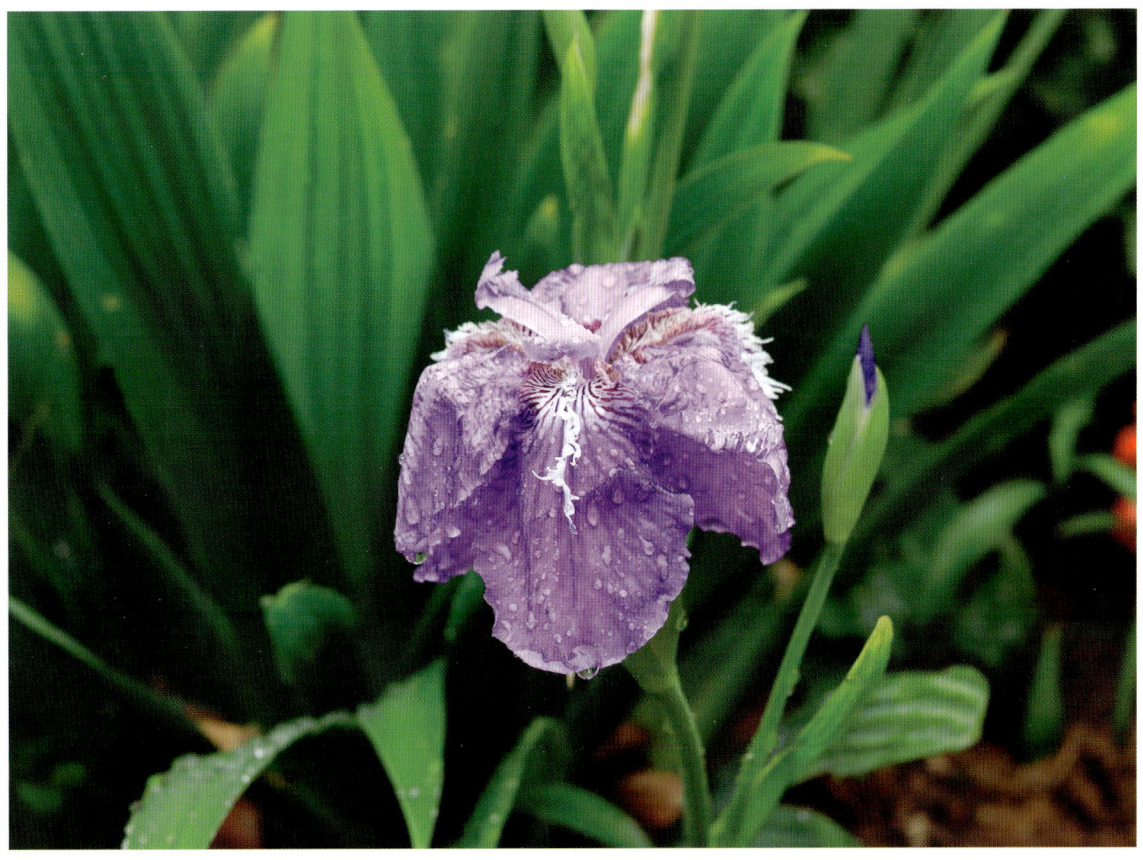

鸢尾

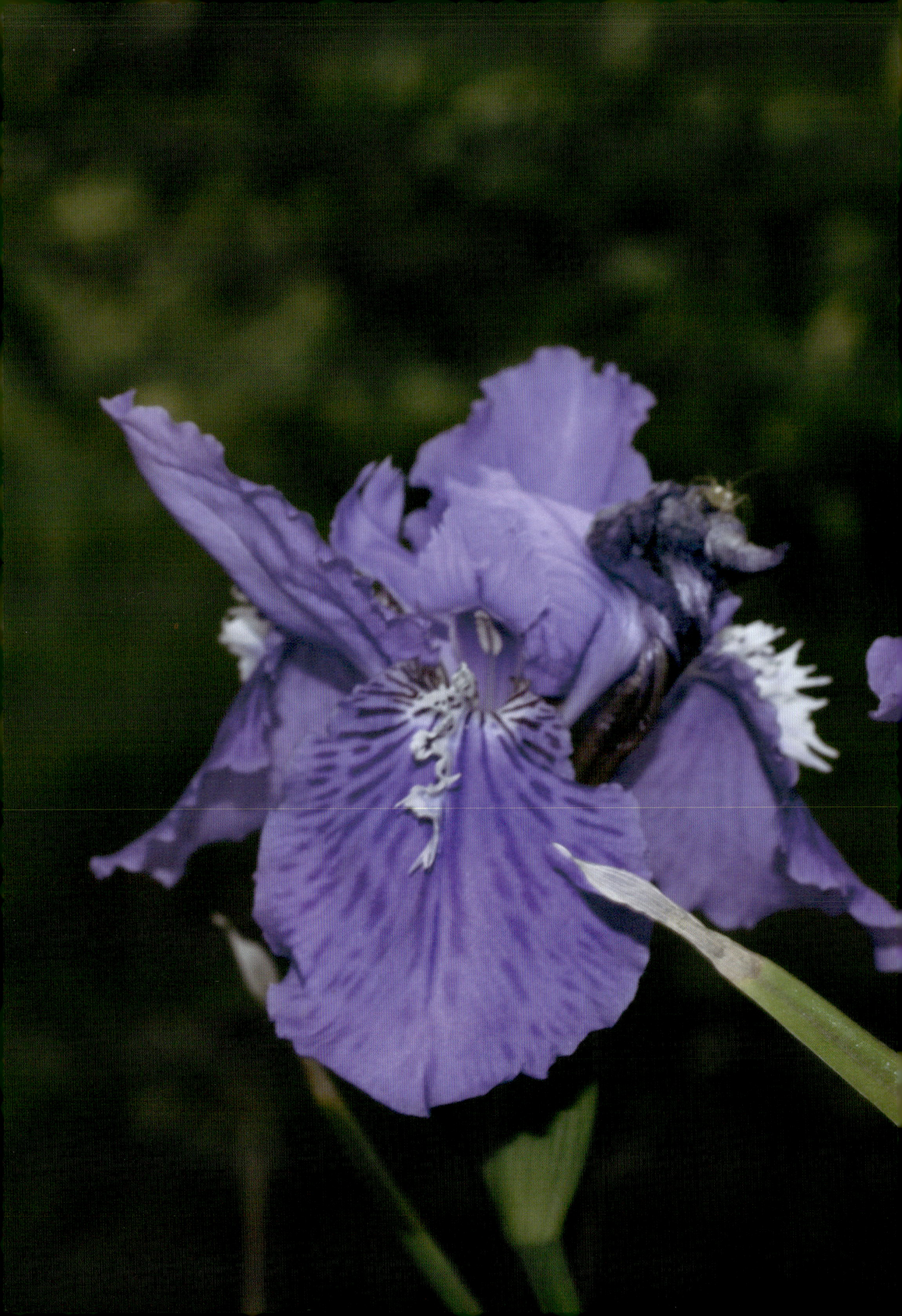

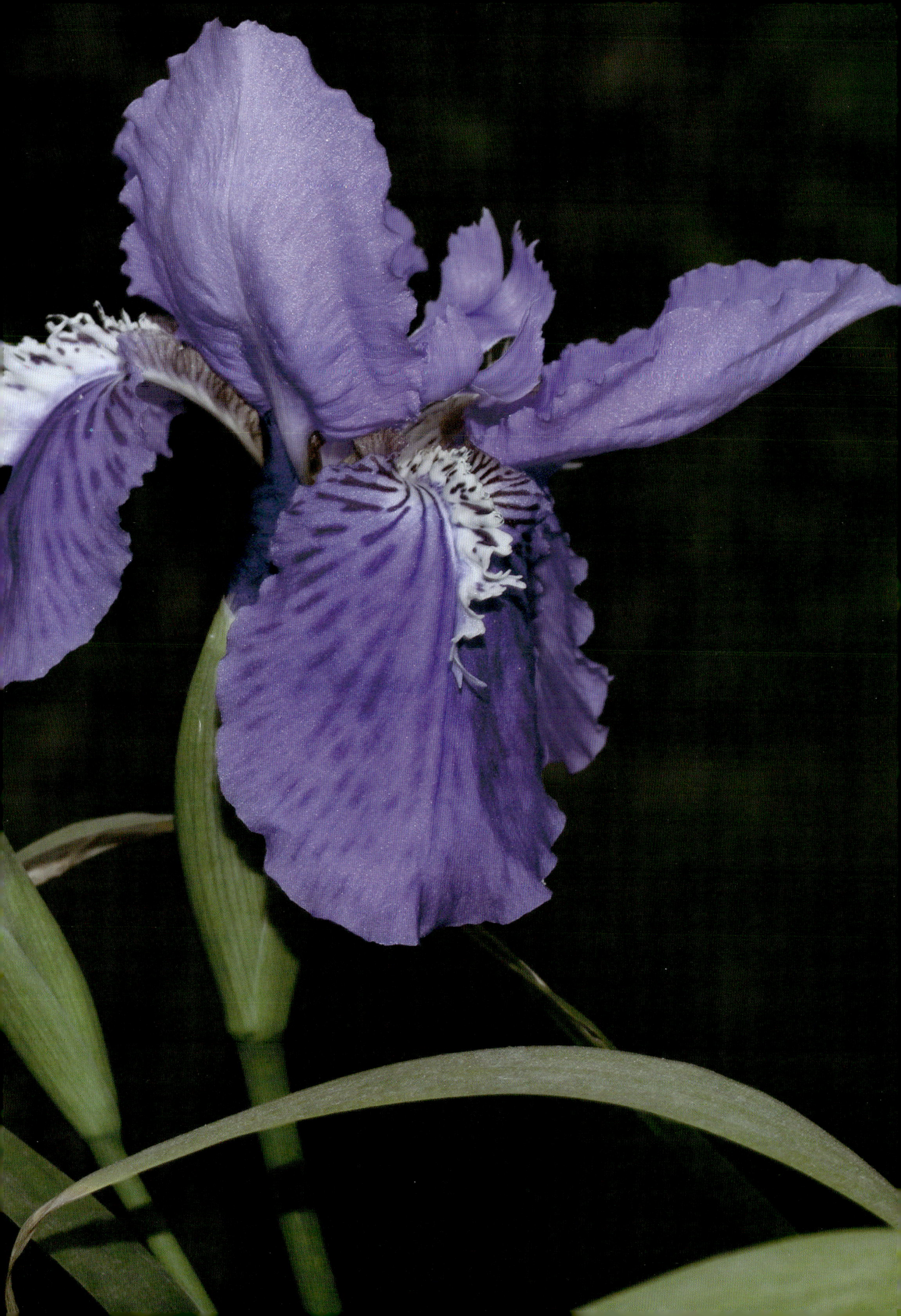

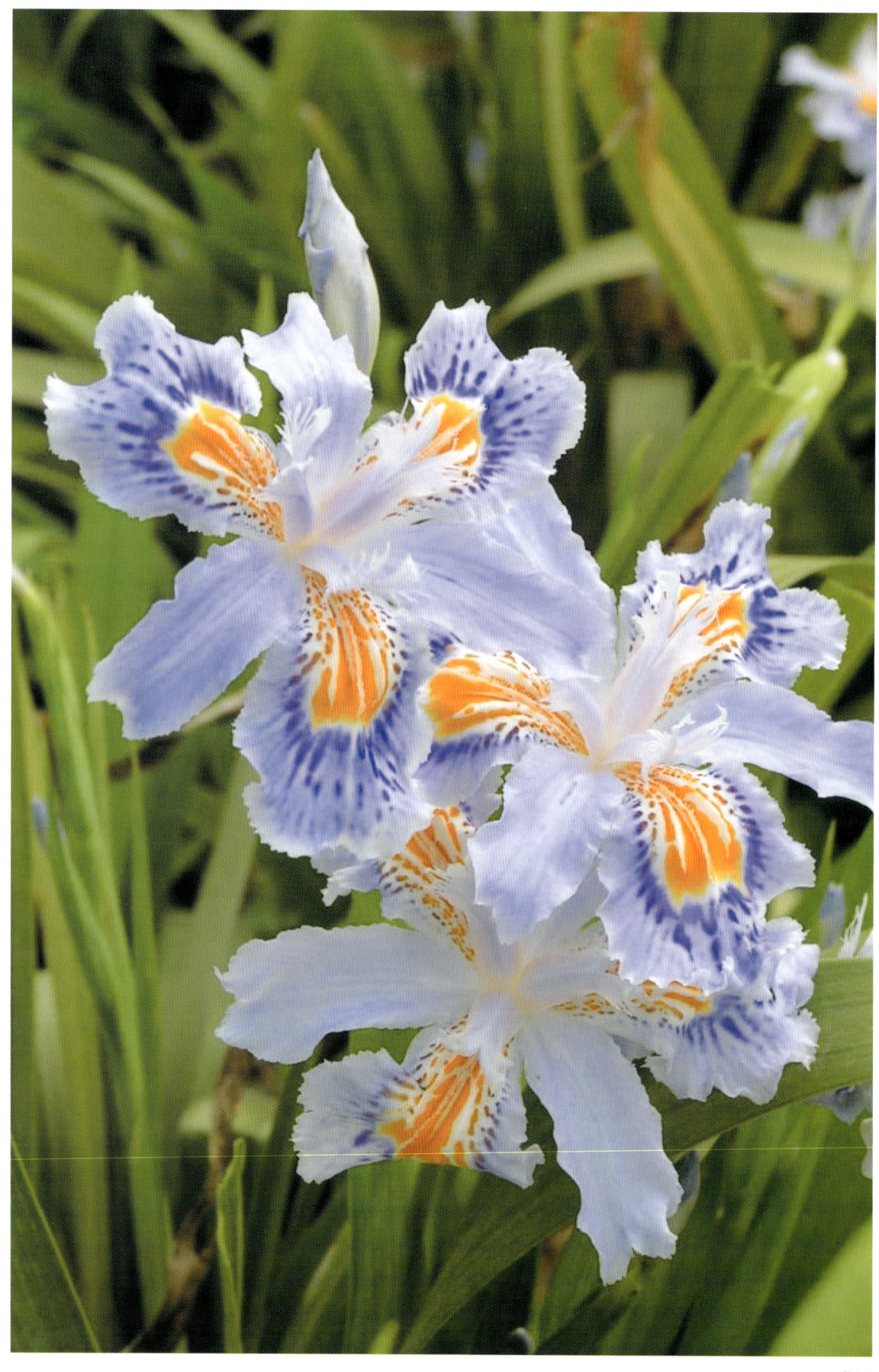

鸢尾

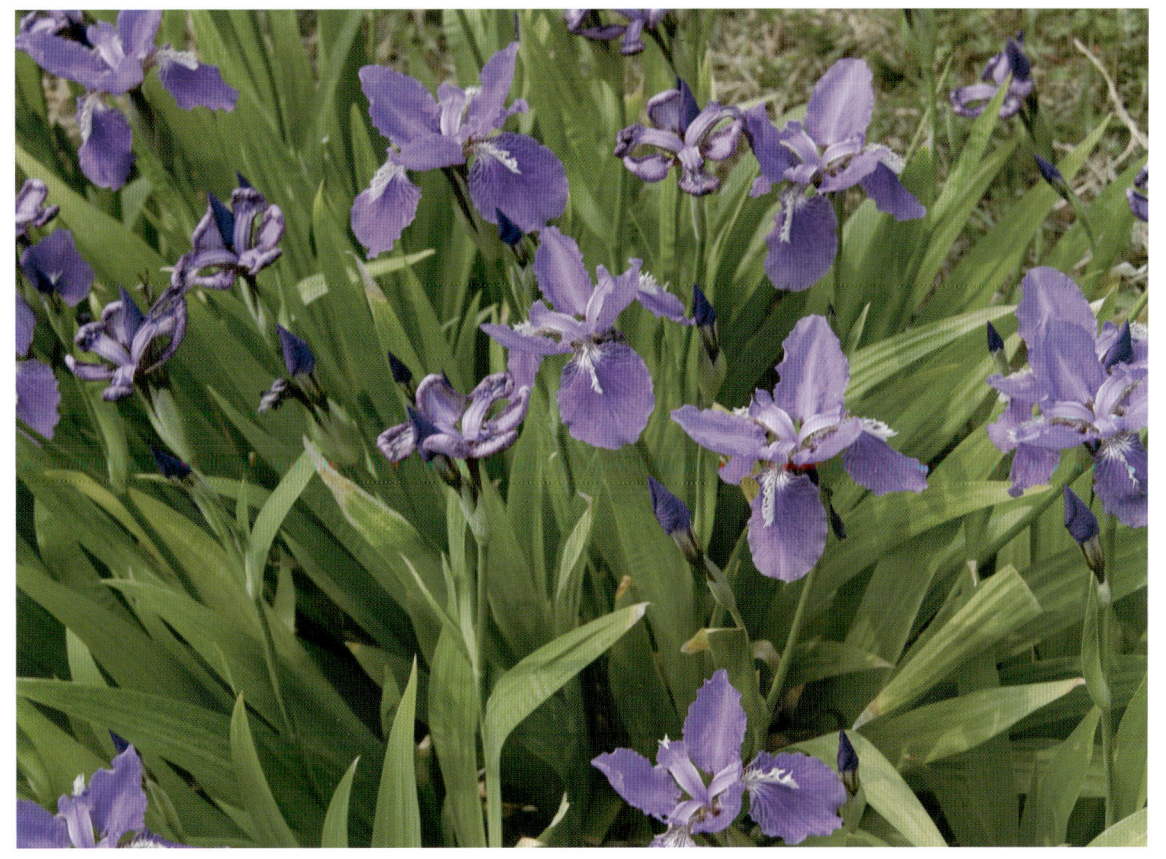

鸢尾

采收加工

秋、冬二季采挖，除去茎叶及须根，洗净，鲜用或晒干。

药材鉴别

本品干燥根茎呈不规则节结状，有分枝，一端膨胀，另一端渐细，外被膜质叶片。表面棕黄色，粗皱，近根头部上侧有横向环纹，下侧有细根痕，呈圆点下陷。质坚、脆，易折断，断面略平坦，可见散在的小点（维管束）。气香，味微苦。

功效主治

活血祛瘀，祛风利湿，消积，泻下。主治跌打损伤，风湿疼痛，腹胀食积，大便不通。

用法用量

内服：3～6 g，煎汤。外用：研末，每次服 1～2 g。

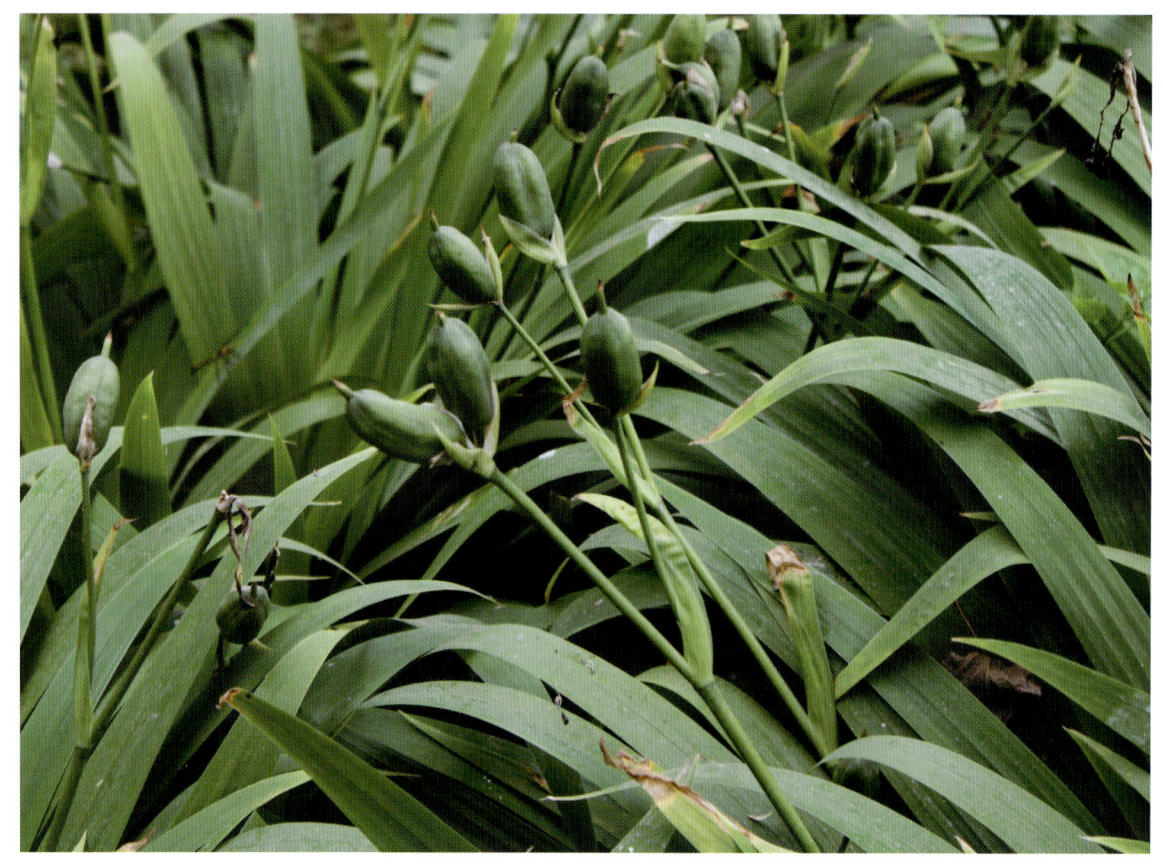

鸢尾

民族药方

1. **实水臌，腹胀** 鸢尾根 5 g，大腹皮、茯苓皮各 30 g。水煎服。

2. **食积，气积，血积** 鸢尾根茎、刘寄奴各 9 g，薏苡仁根 15 g。水煎，以酒为引服；或研末，以酒调服。

3. **胃口臭** 鸢尾根茎、栀子各 9 g，鱼腥草 12 g。水煎服。

4. **痞块** 鸢尾（去皮，酒浸透，晒干）研末。第 1 次用 9 g，合猪油煎鸡蛋吃；第 2 次用土知母、隔山消各 9 g，煎鸡蛋吃；第 3 次用土知母 9 g，隔山消、巴岩姜末各 6 g。煎鸡蛋吃。

5. **肝硬化腹水** 鸢尾根茎 3 g。生用切片，煎鸡蛋吃。吃后 1 小时可泻。

6. **咳嗽** 土知母 3 g，大山羊 9 g。煎水，每日 3 次分服。

7. **痈疮疔肿** 鸢尾根茎适量。研粉，凉开水调敷。

8. **跌打损伤** 鸢尾根 3 ~ 10 g。研末或磨汁，冷水送服。

9. **痈疖肿毒，外伤出血** 鲜鸢尾根状茎适量。捣烂外敷；或干品研末，敷患处。

使用注意

体虚便溏及孕妇禁服。

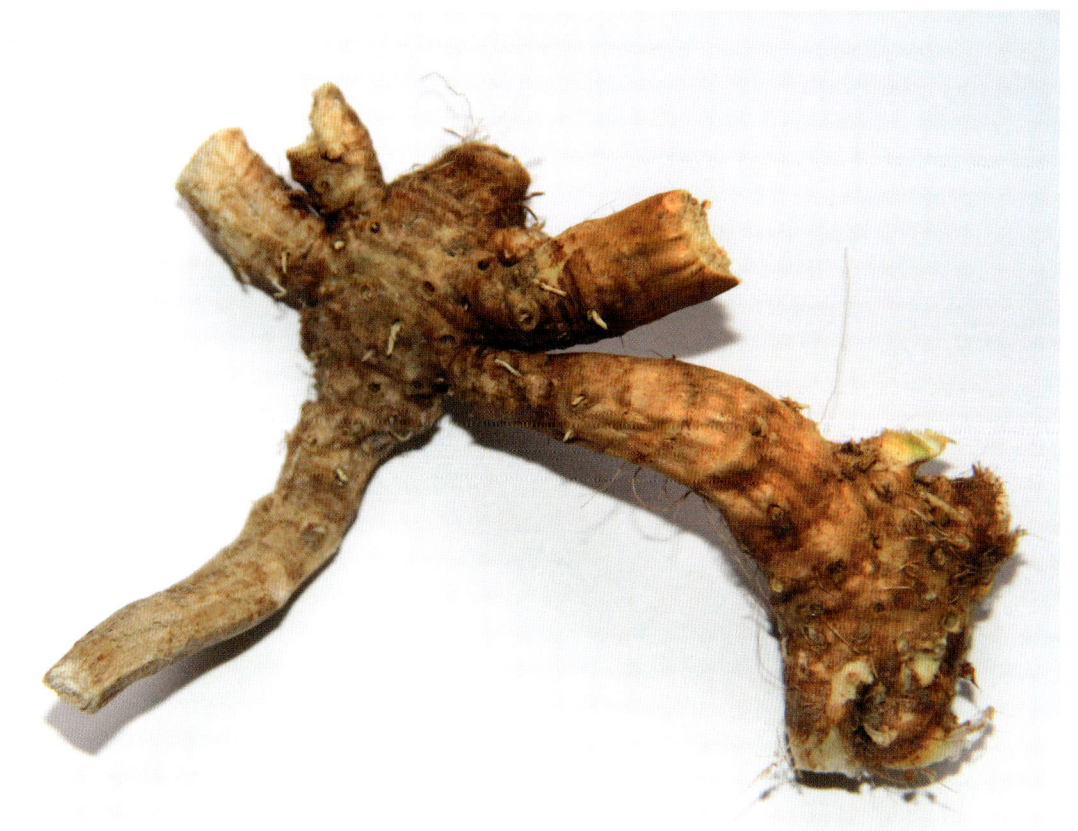

鸢尾药材

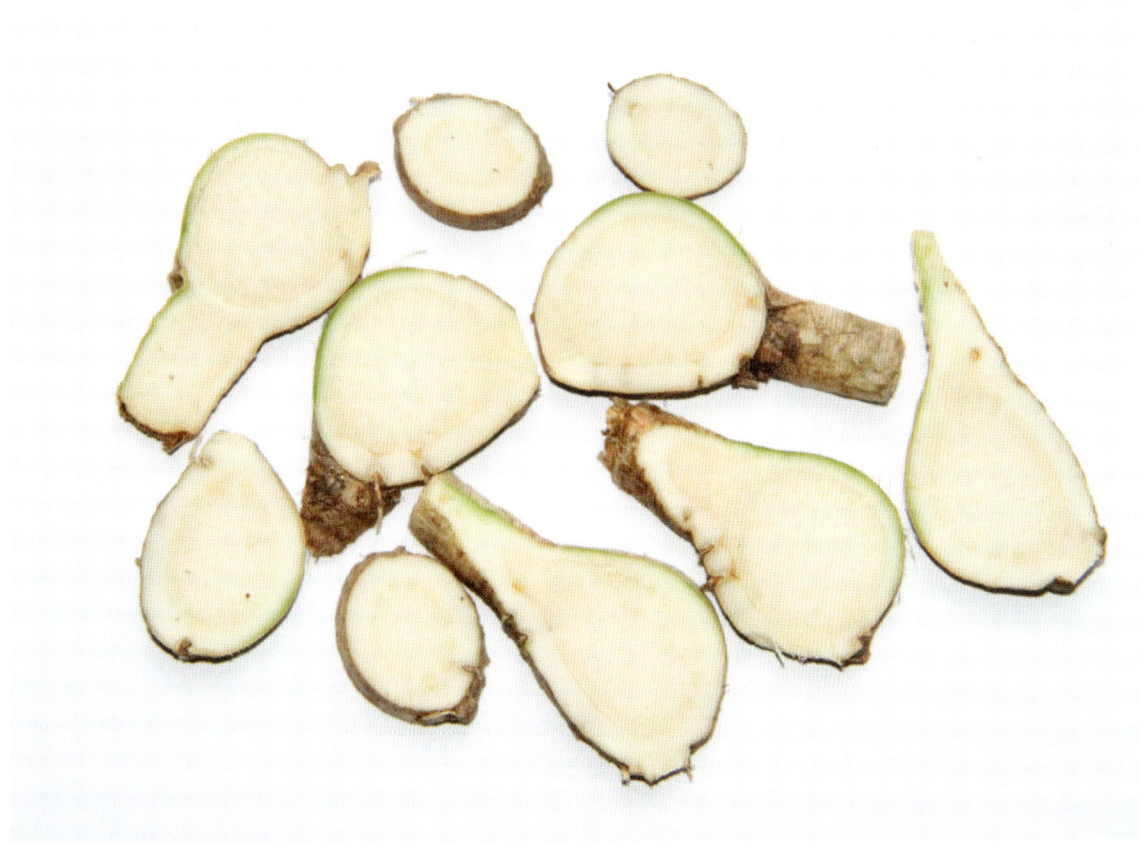

鸢尾药材

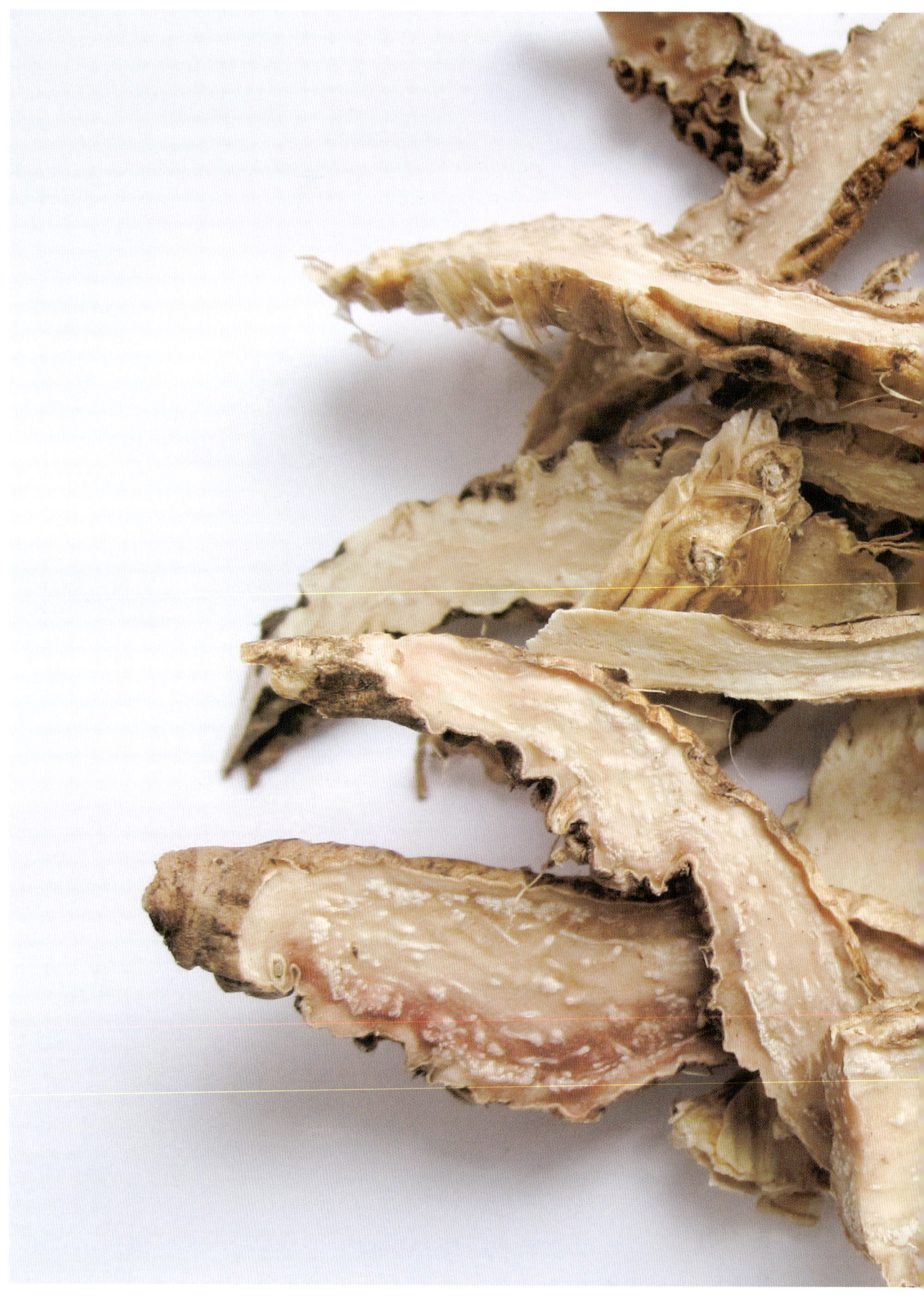

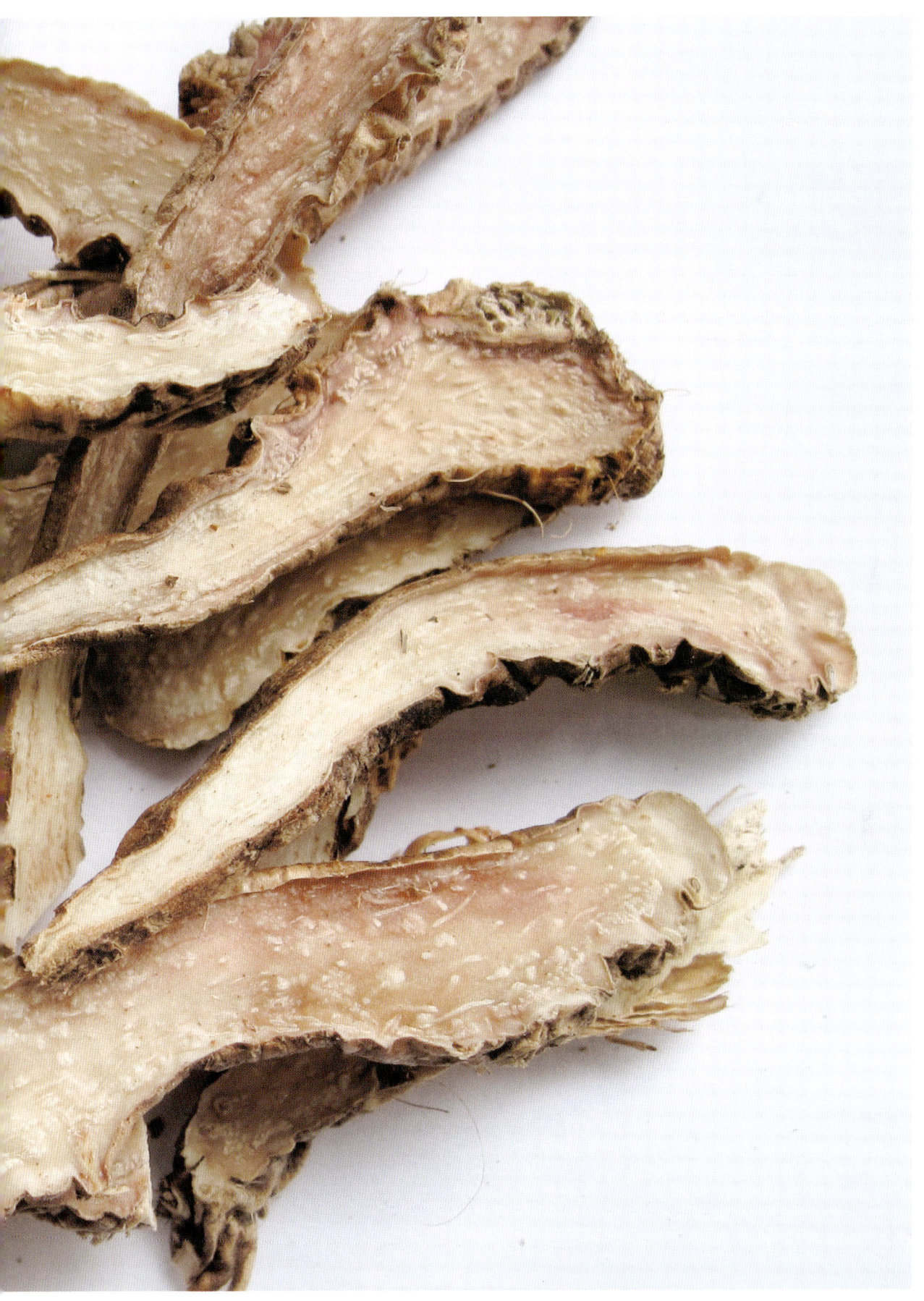

鸢尾饮片

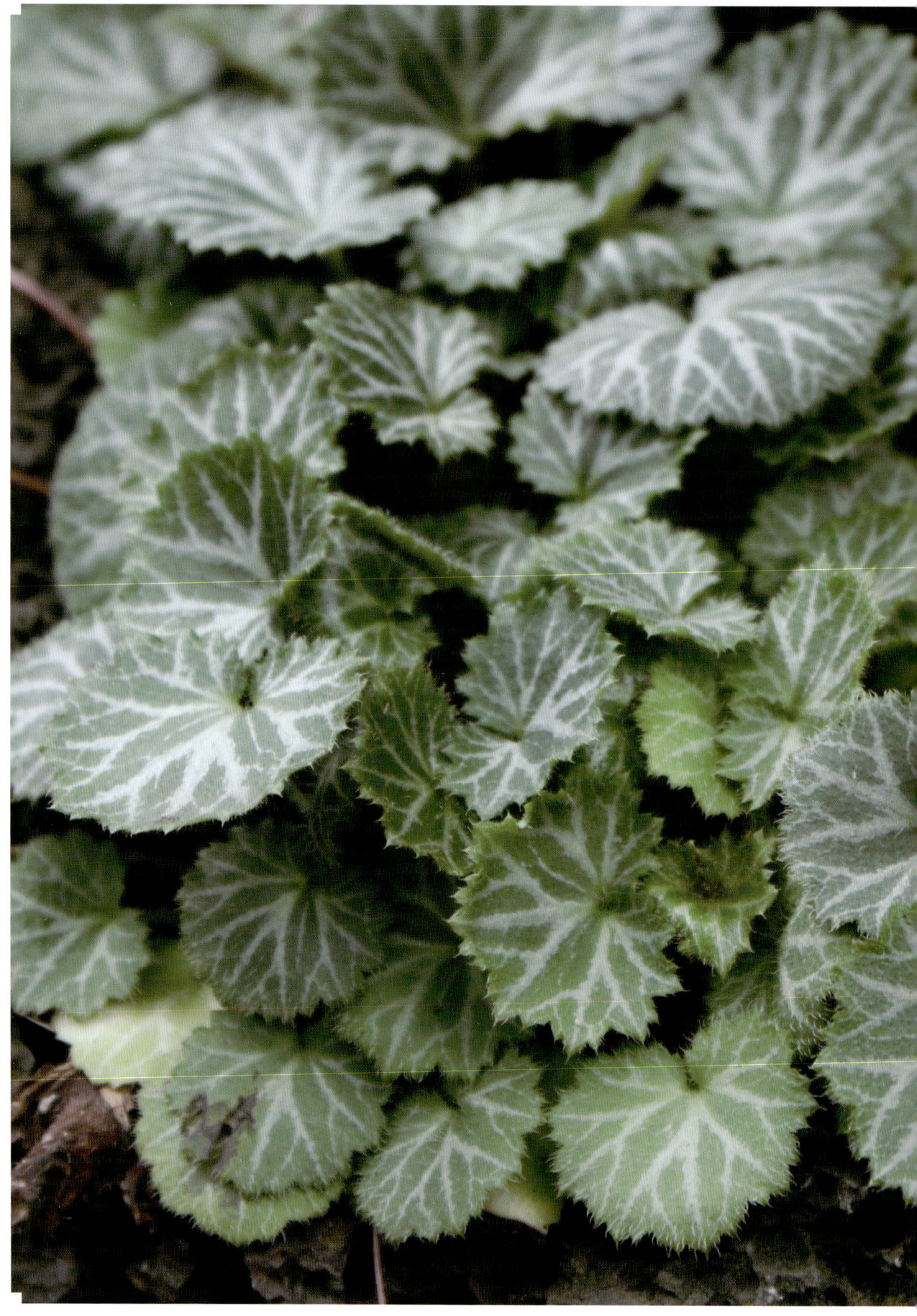

虎耳草

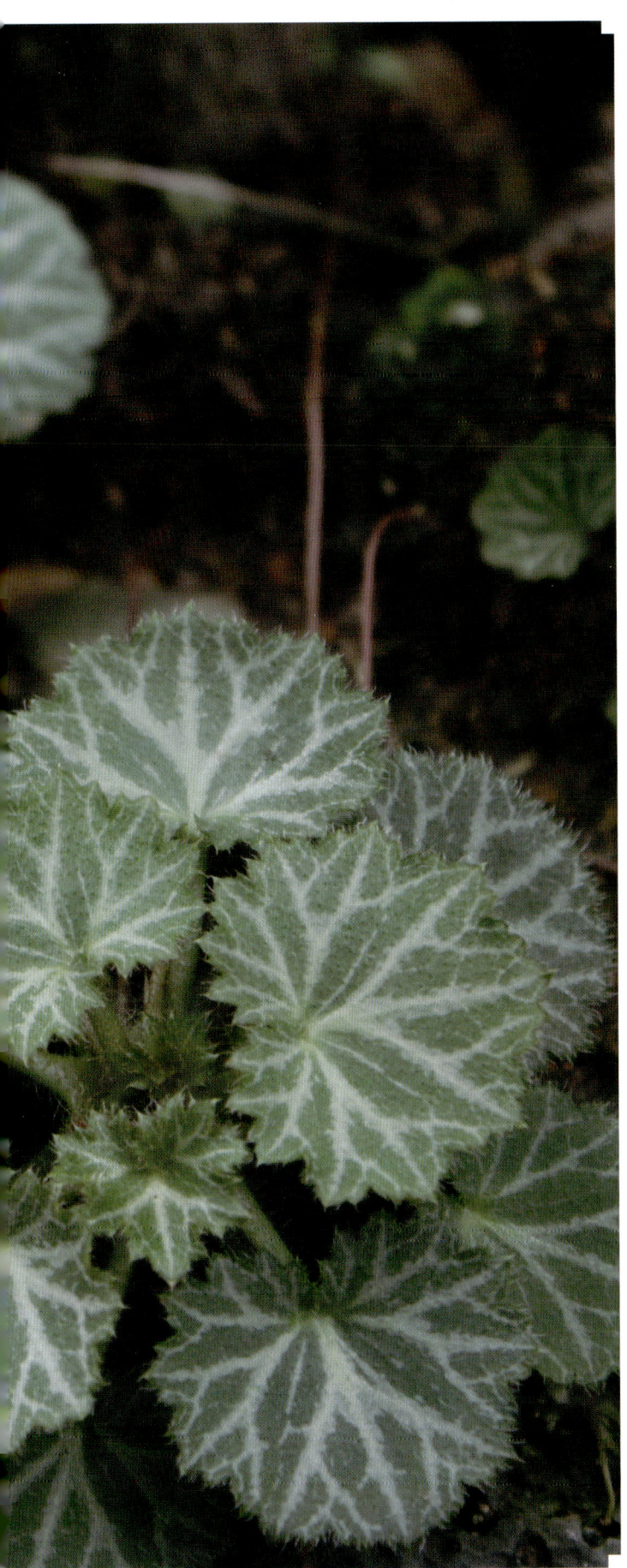

【水药名】骂军缕歹。

【别　名】老虎耳、石荷叶、金笑梅、灌耳心药。

【来　源】本品为虎耳草科植物虎耳草 Saxifraga stolonifera Curt. 的全草。

【性味归经】味苦，辛，性寒。归肺、脾、大肠经。

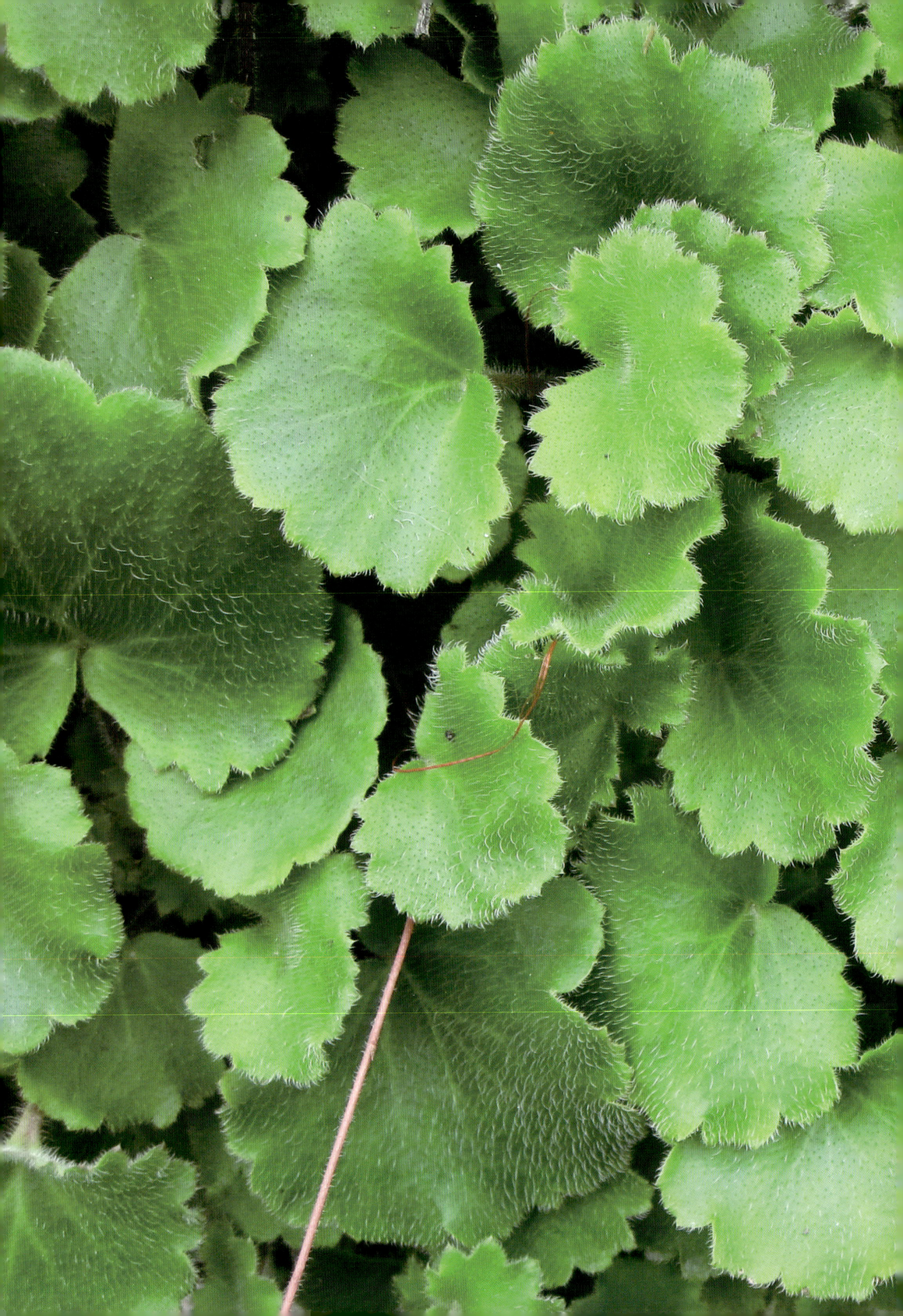

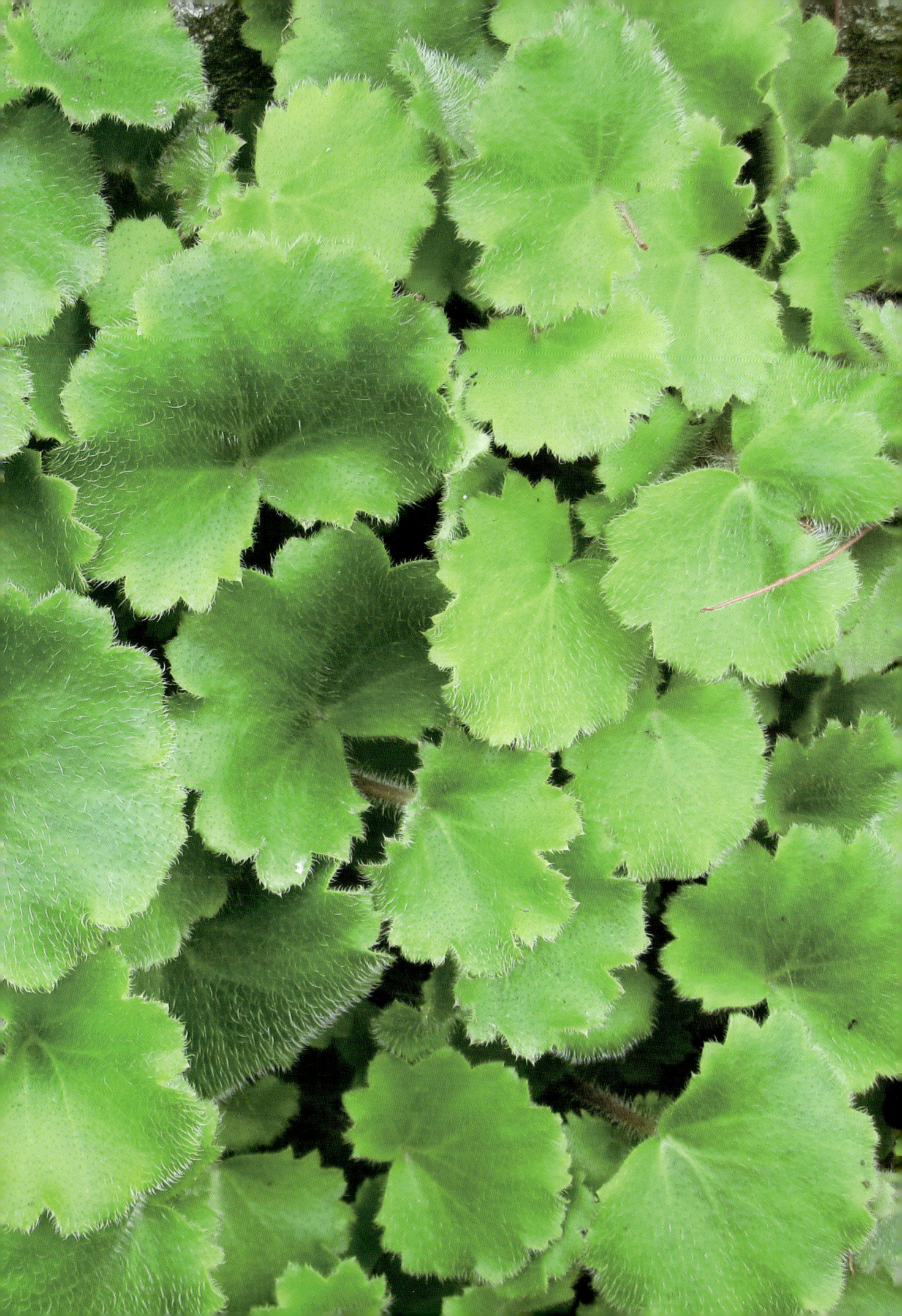

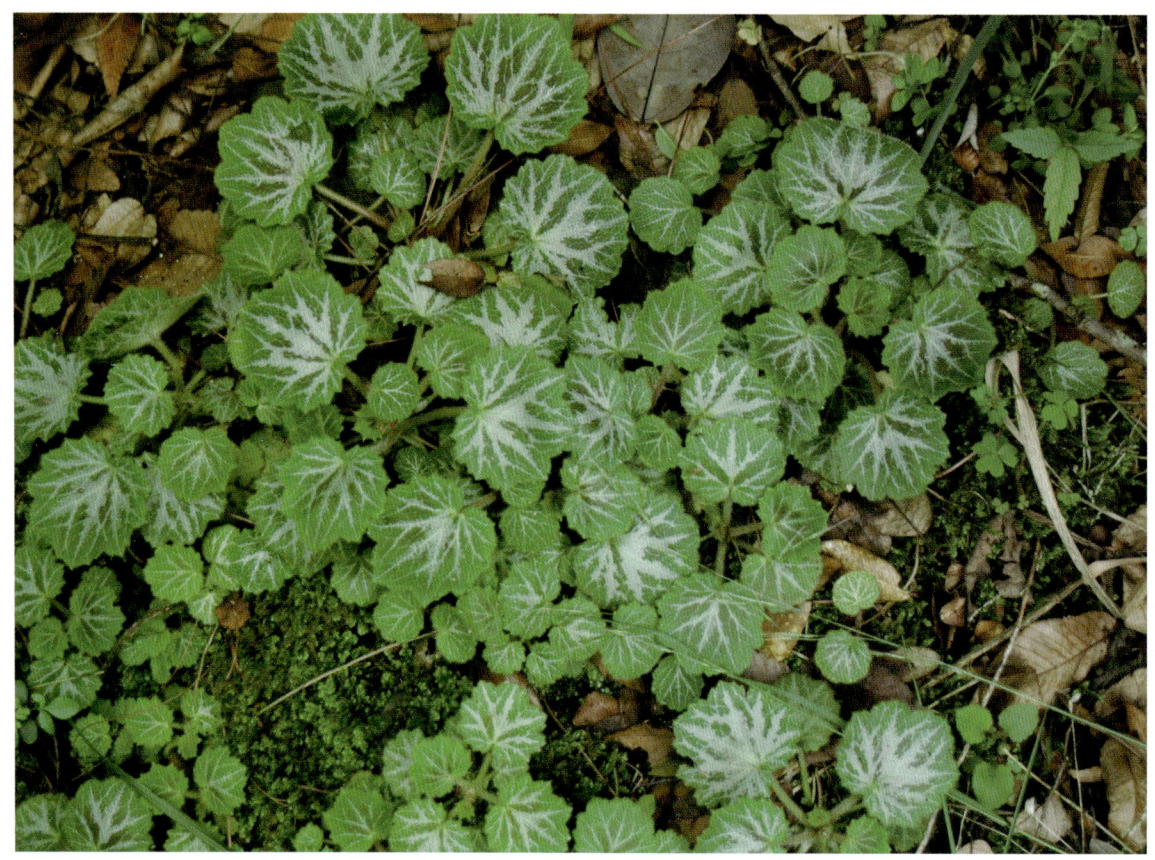

虎耳草

识别特征

多年生常绿草本植物，高达 45 cm。匍匐茎细长，红紫色，有时生出叶与不定根。单叶，基部丛生，叶柄长 2 ~ 10 cm，柄上密生长柔毛；稍扭曲，有纵皱纹，基部鞘状；叶片肉质，圆形或肾形，长 2 ~ 6 cm，宽 3 ~ 7 cm，边缘有浅裂片和不规则细锯齿。叶两面有长伏毛，上面绿色，常有白色斑纹，下面紫红色。花茎高达 25 cm，直立或稍倾斜，有分枝；圆锥状花序稀疏，花梗有短腺毛及茸毛；苞片披针形，被柔毛；萼片卵形，先端尖，向外伸展；花瓣 5，白色或粉红色，其中下方 2 瓣较大，披针形，倒垂，形似虎耳，长 1.5 ~ 1.8 cm，宽 2 ~ 3 mm，上方 3 瓣较小，卵形，基部有黄色斑点；雄蕊 10，不等长；雌蕊 1，子房球形，上位，花柱 2 歧，柱头细小。蒴果卵圆形，先端 2 深裂，呈喙状。花期 5—8 月，果期 7—11 月。

生境分布

生长于海拔 400 ~ 4500 m 的林下、灌木丛中、草甸的阴湿处、溪边或阴湿岩石旁。分布于华南、西南及陕西、河南等地。

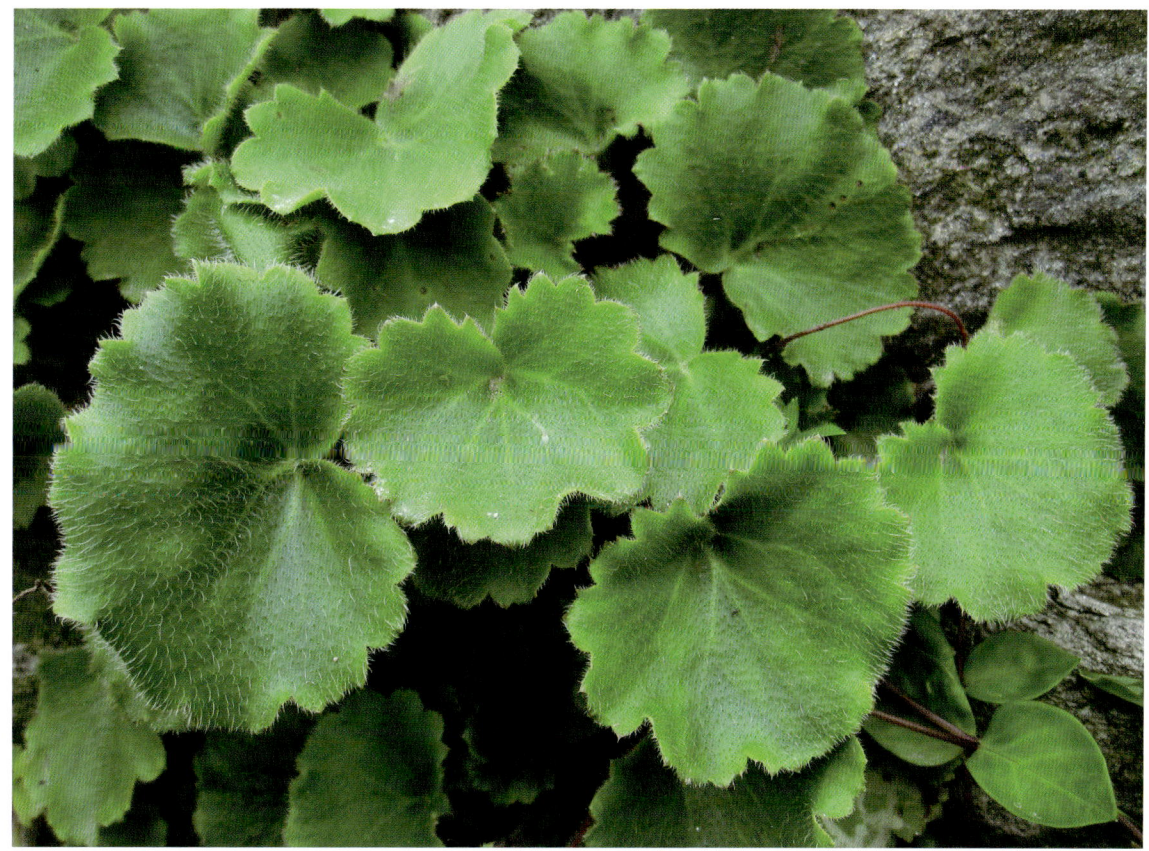

虎耳草

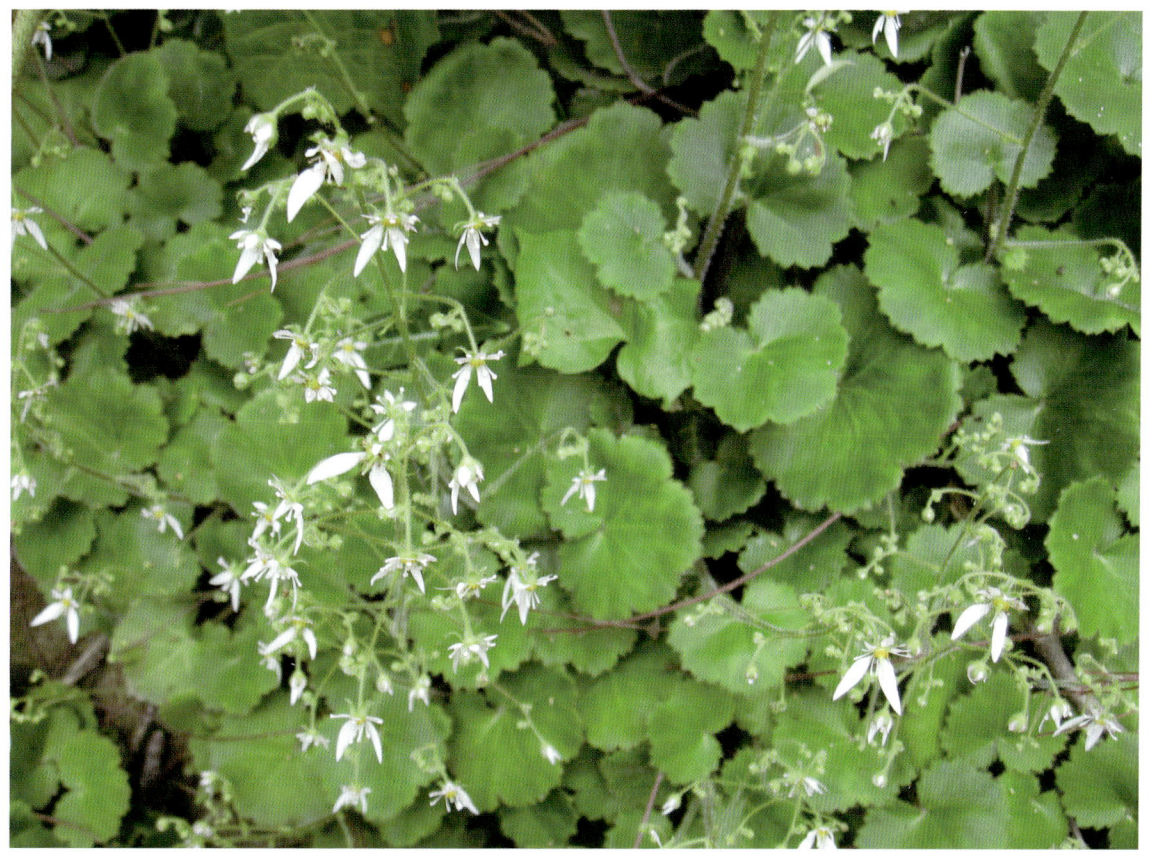

虎耳草

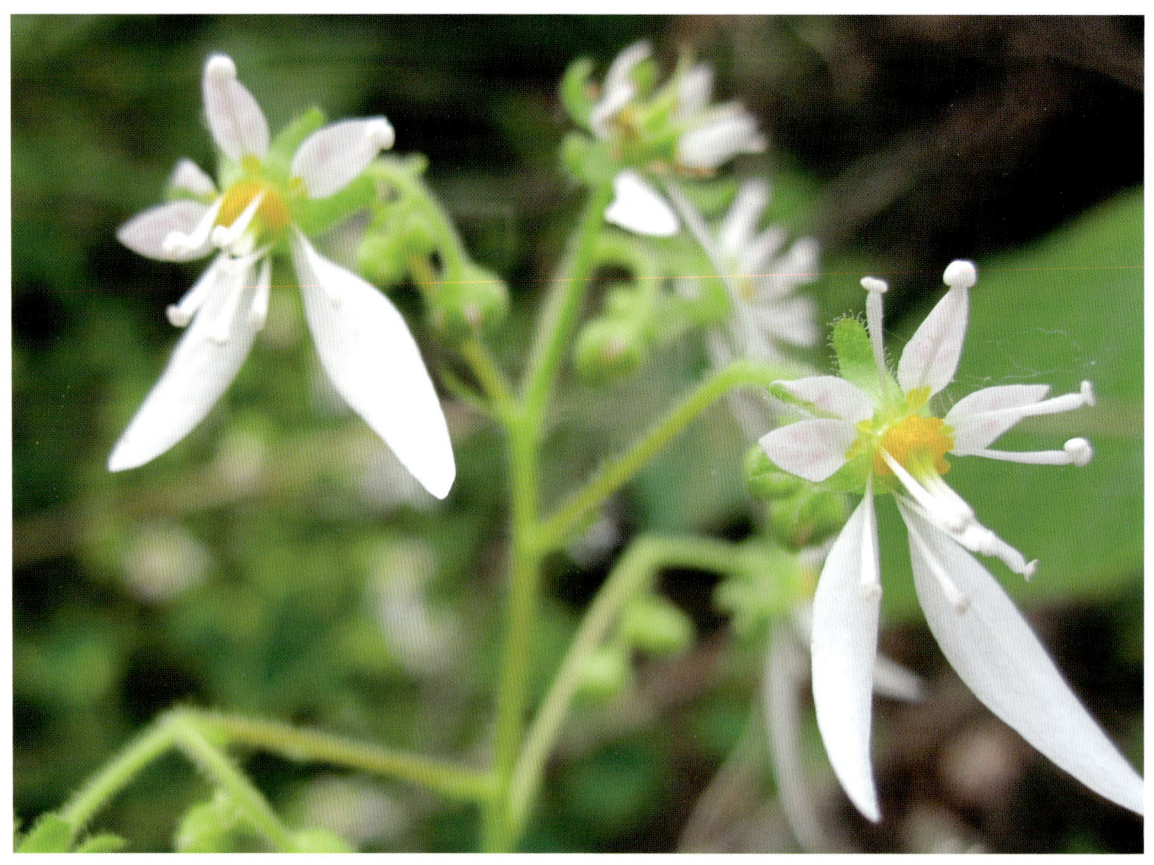

虎耳草

采收加工

四季均可采收，以花后采为好。将全草拔出，洗净，鲜用或晾干备用。

药材鉴别

本品多蜷缩成团状，全体被毛。根茎短，丛生细短须状根，灰褐色；匍匐枝线状。基生叶数片，密被黄棕色茸毛；叶柄长 2 ~ 10 cm，稍扭曲，有纵皱纹，基部鞘状；叶片稍厚，展平后呈圆形或肾形，红棕色或棕褐色，长 2 ~ 6 cm，宽 3 ~ 7 cm，边缘具不规则齿。狭圆锥花序顶生，花有梗，花瓣 5 片，其中 2 片较大。无臭，味微苦。以叶厚、花红棕色者为佳。

功效主治

清热，凉血，解毒。主治肺痈，肺热咳嗽，肺结核，痔疮，风火牙痛，中耳炎。

用法用量

内服：10 ~ 15 g，煎汤。外用：鲜品捣敷。

民族药方

1. 中耳炎　鲜虎耳草适量。捣烂，绞汁滴耳。

2. 肺热，肺结核咳嗽　虎耳草、铁包金、夏枯草、大金发藓、百部、岩茶各 15 g，甘草 10 g，天冬 30 g。水煎服。

3. 下肢慢性溃疡　虎耳草 12 g，九节茶 8 g。研成细粉，调茶籽油，取适量外敷。

4. 急惊风　虎耳草鲜叶 15 g。捣烂，冲淘米水 1 小杯服。

5. 白口疮　虎耳草、五匹风、雀不站、枯矾各等量。研末敷患处。

6. 带下症，外阴瘙痒　虎耳草 50 g，连钱草 20 g。煎水内服。

7. 皮肤风疹　虎耳草、苍耳子、紫草、芦根各 15 g。水煎，每日早、中、晚分 3 次服。

8. 风丹热毒　鲜虎耳草 30 g。煮甜酒吃。

使用注意

本品有毒、勿过量。

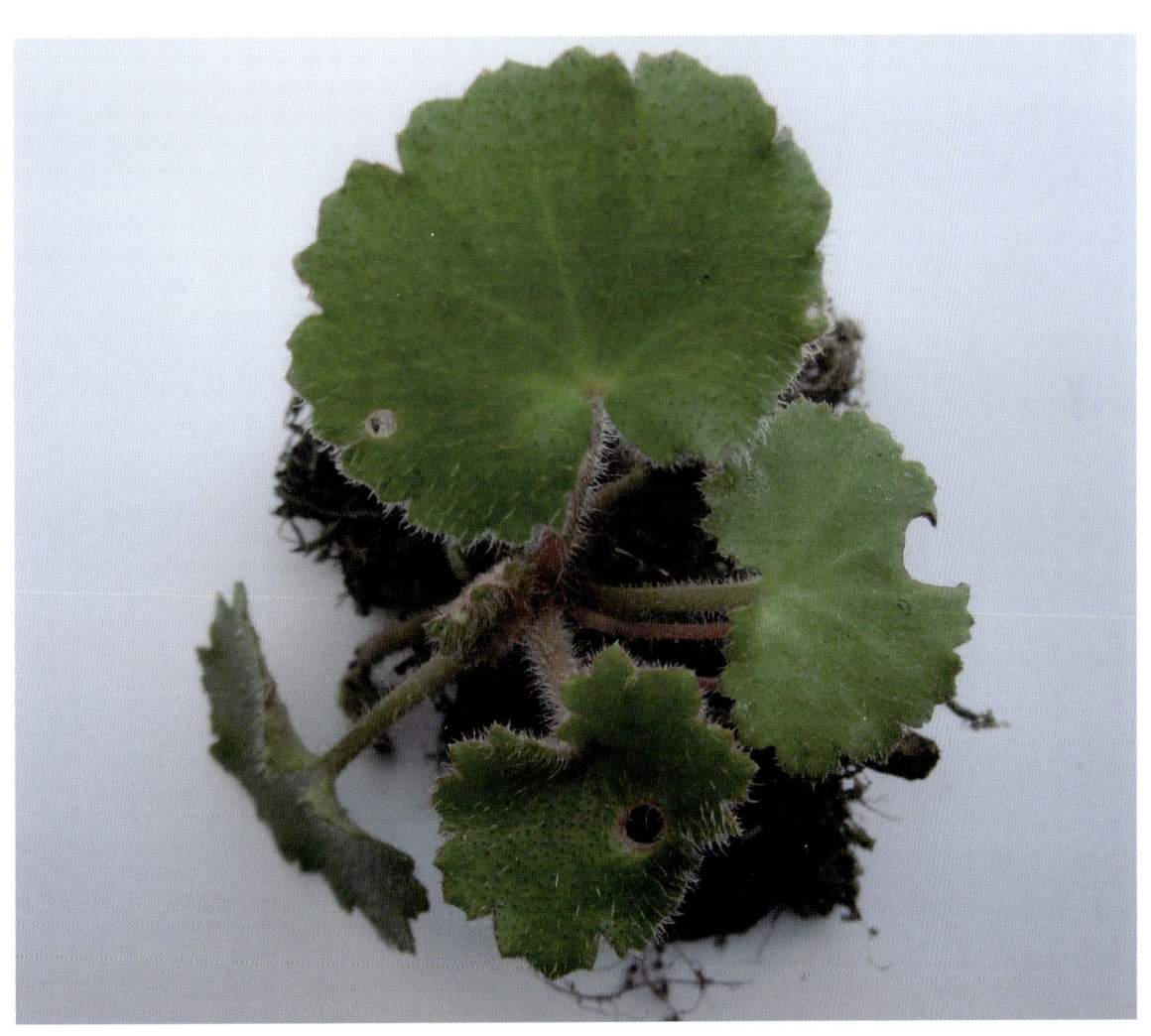

虎耳草

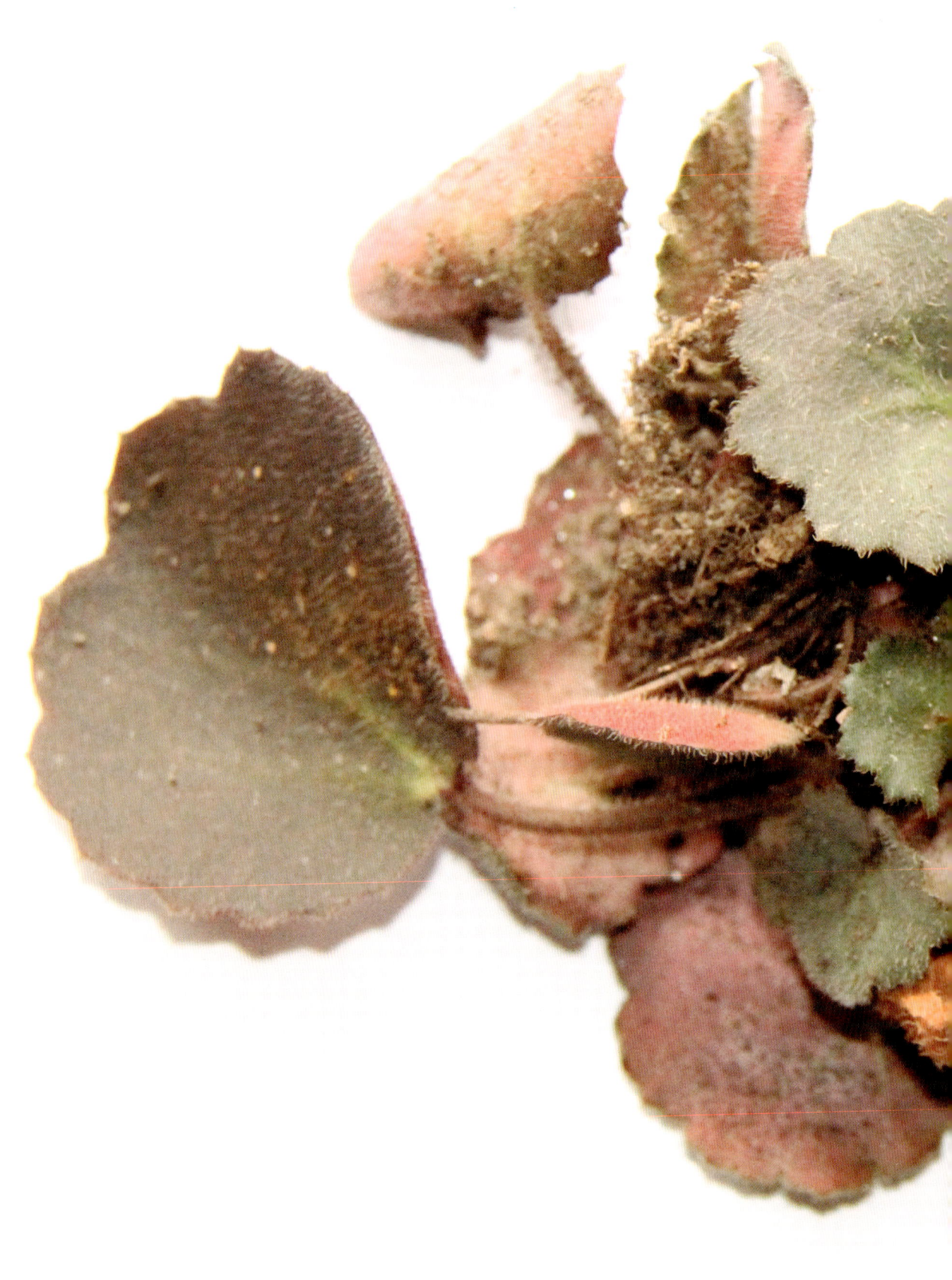

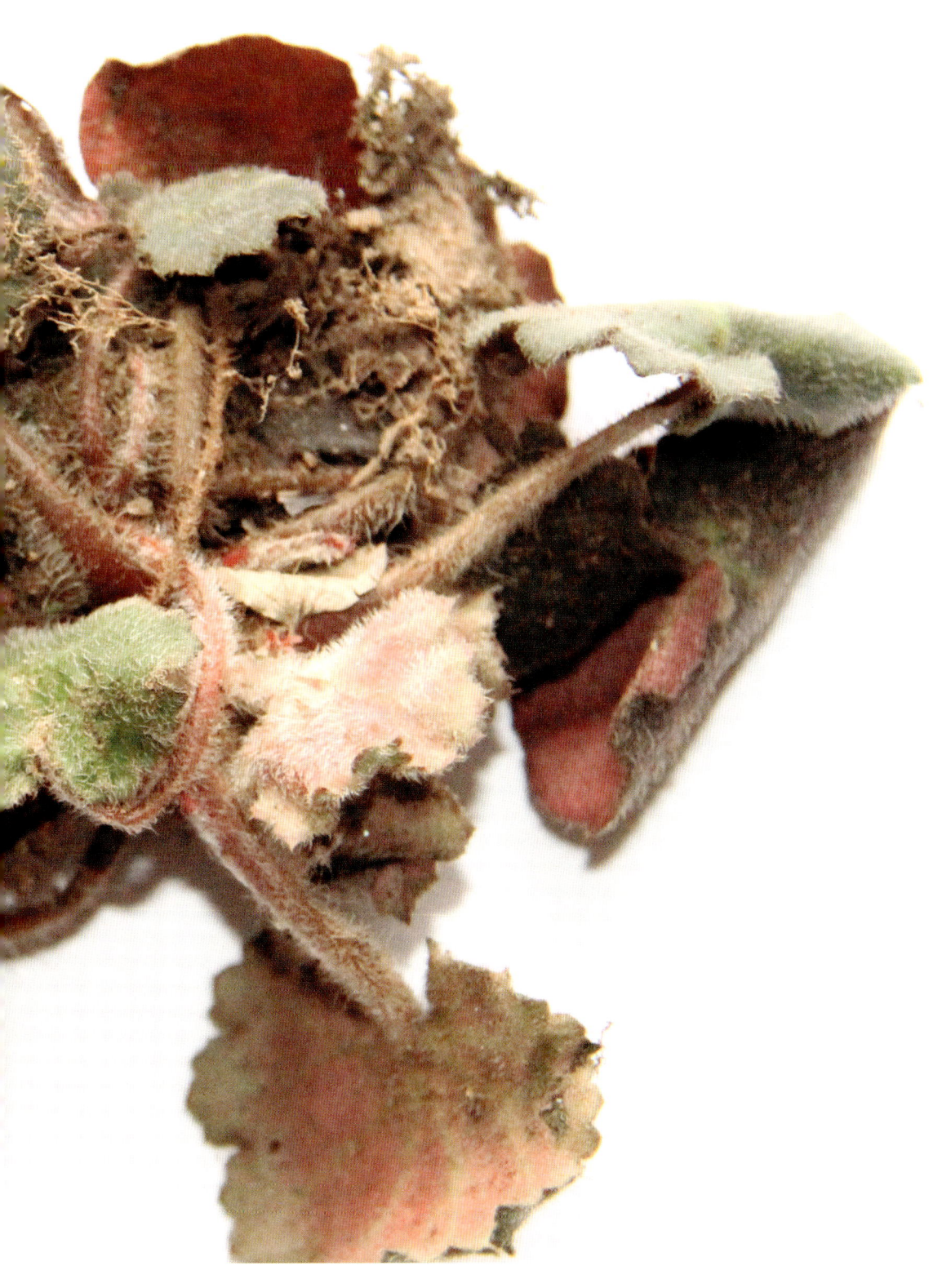

虎耳草药材

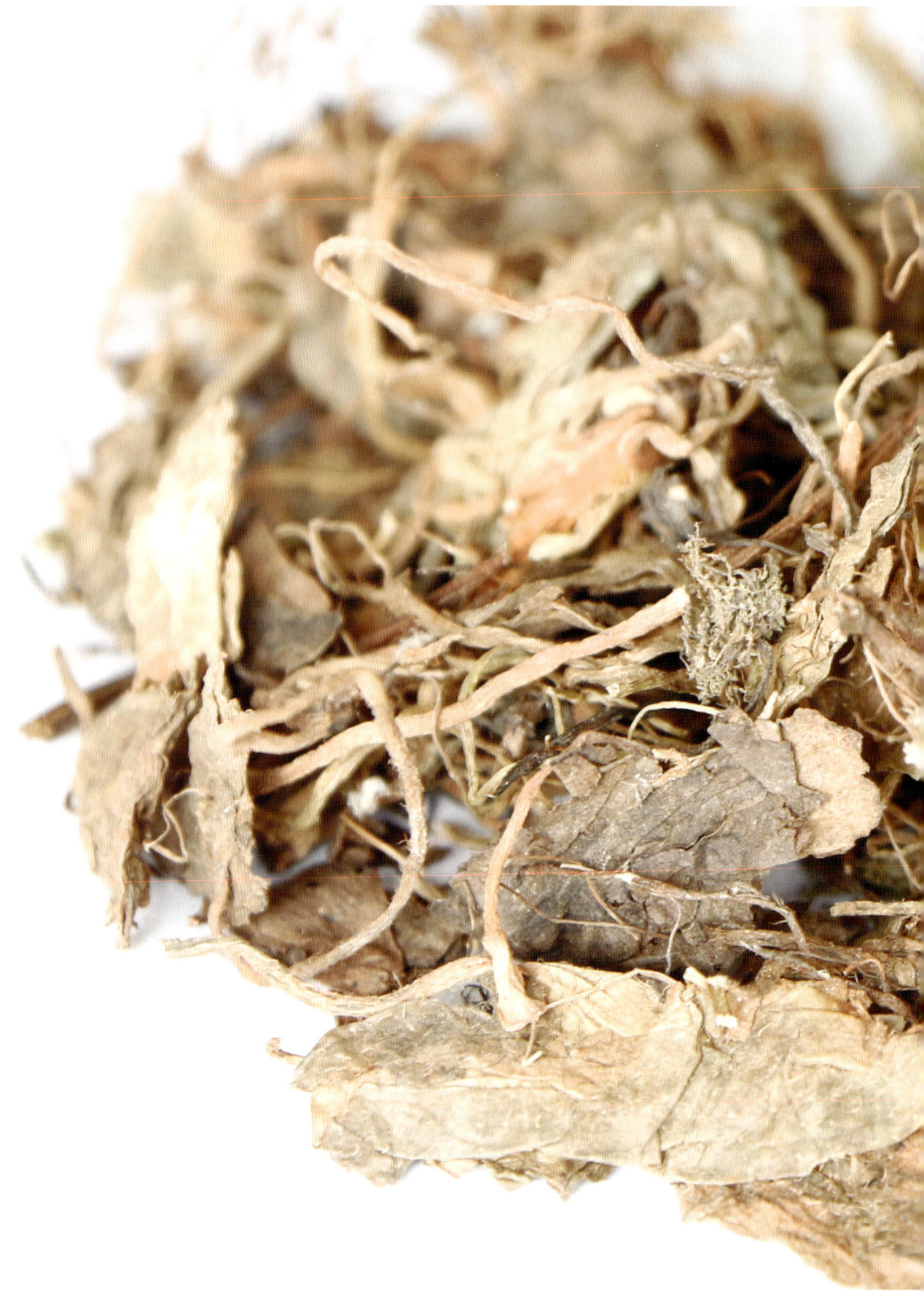

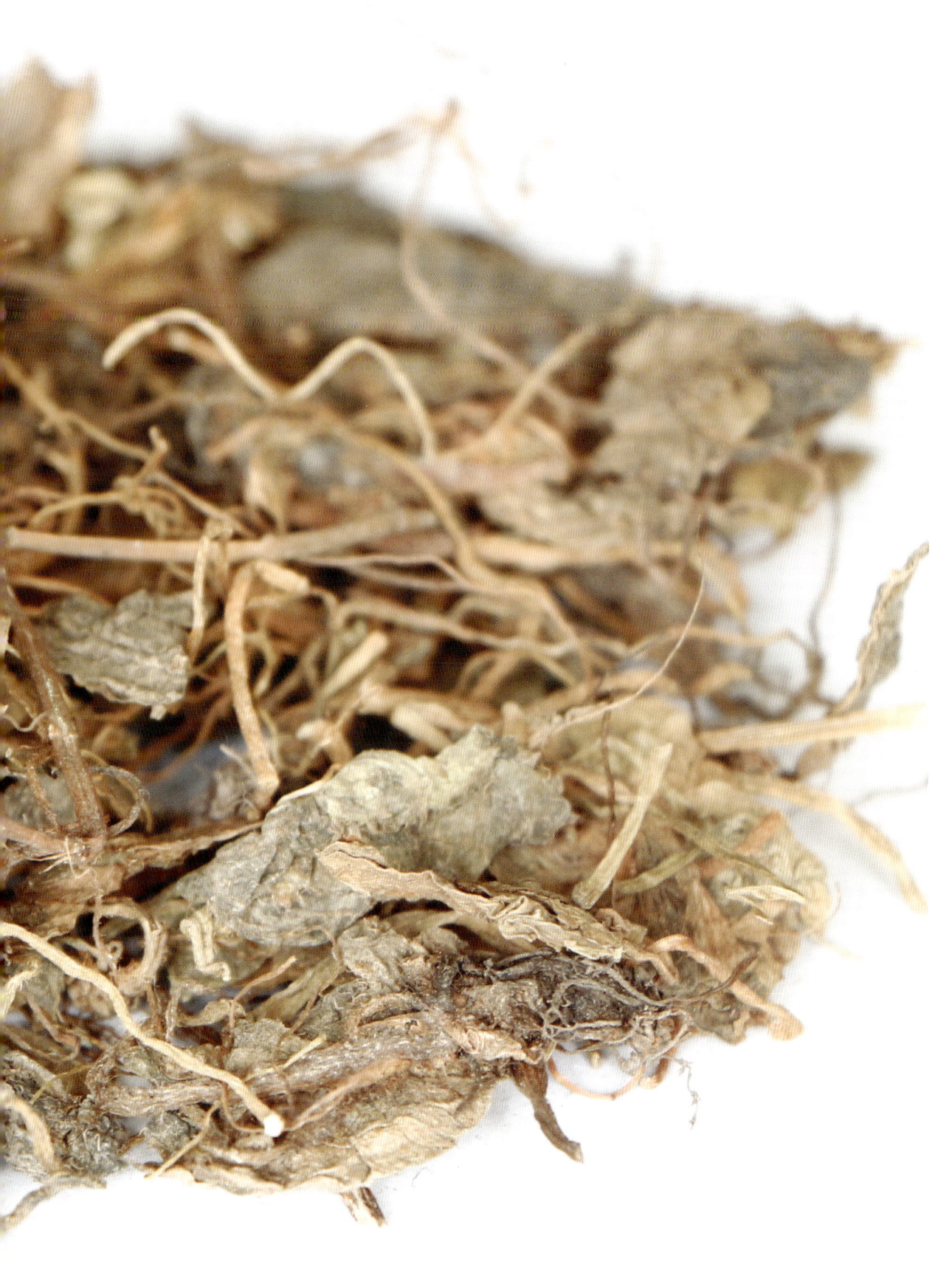

虎耳草饮片

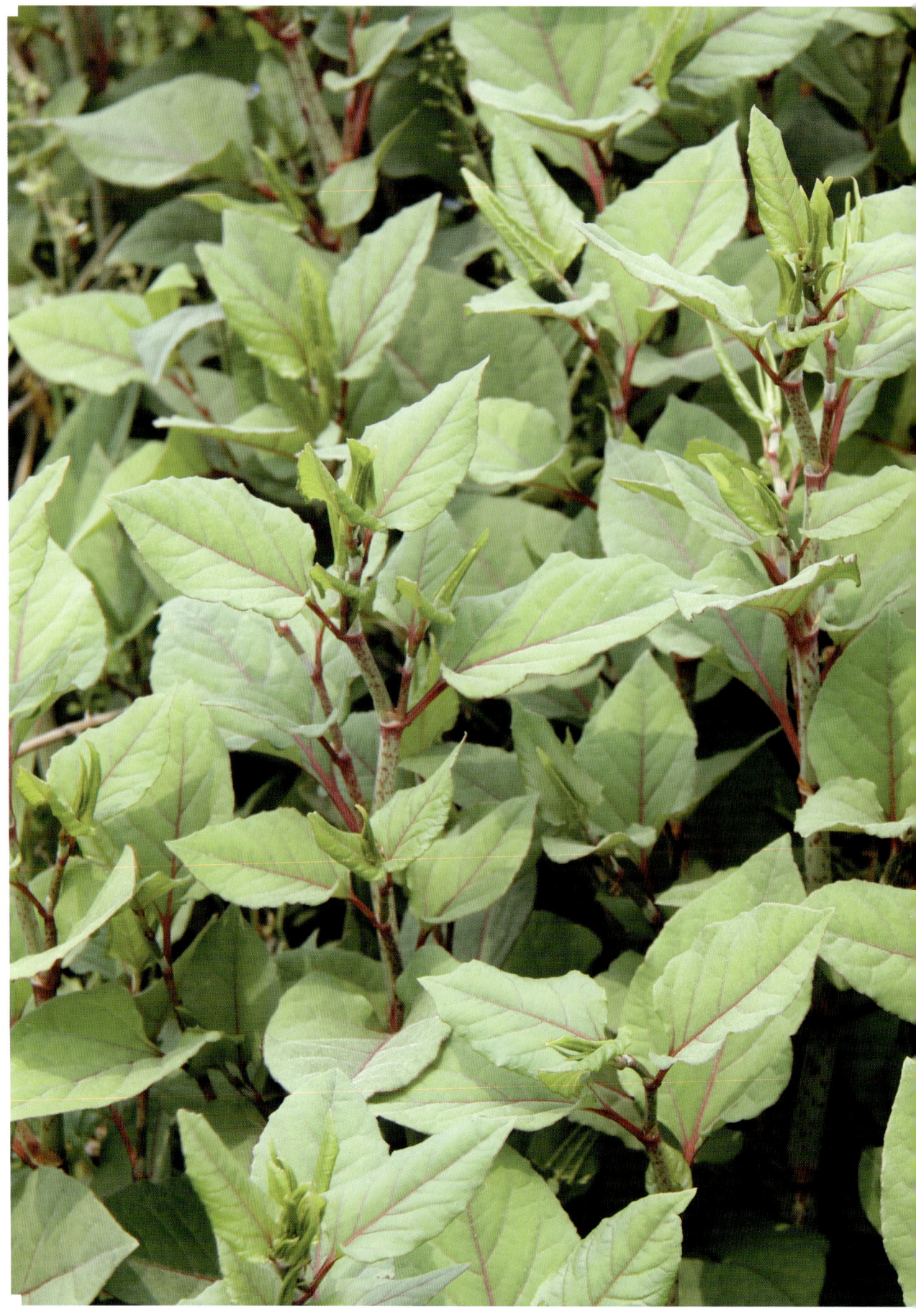

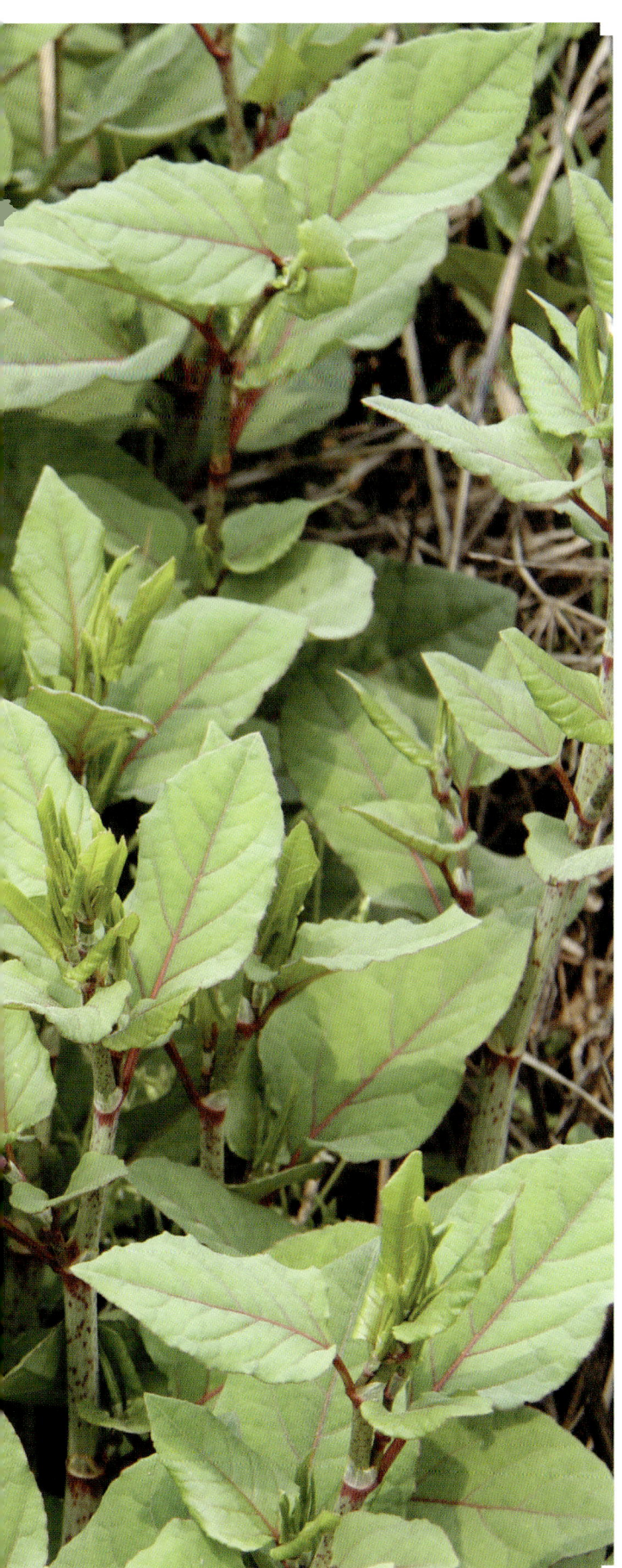

虎杖

【水 药 名】项过。

【别　　名】酸汤杆、大虫杖、苦杖、酸杖、黄地榆。

【来　　源】本品为蓼科植物虎杖 *Polygonum cuspidatum* Sieb.et Zucc. 的干燥根茎和根。

【性味归经】味苦，性凉。归肝、胆、肺经。

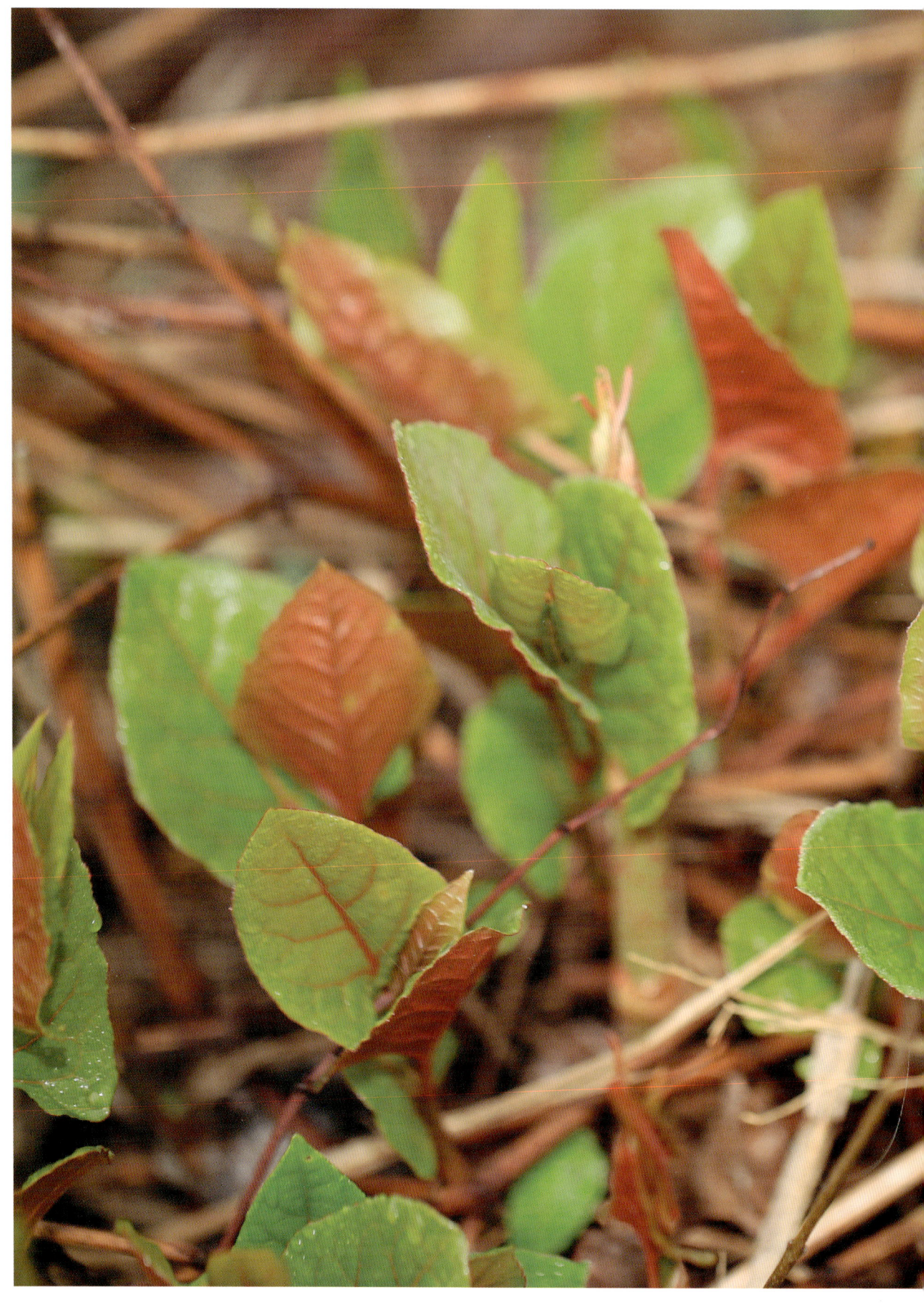

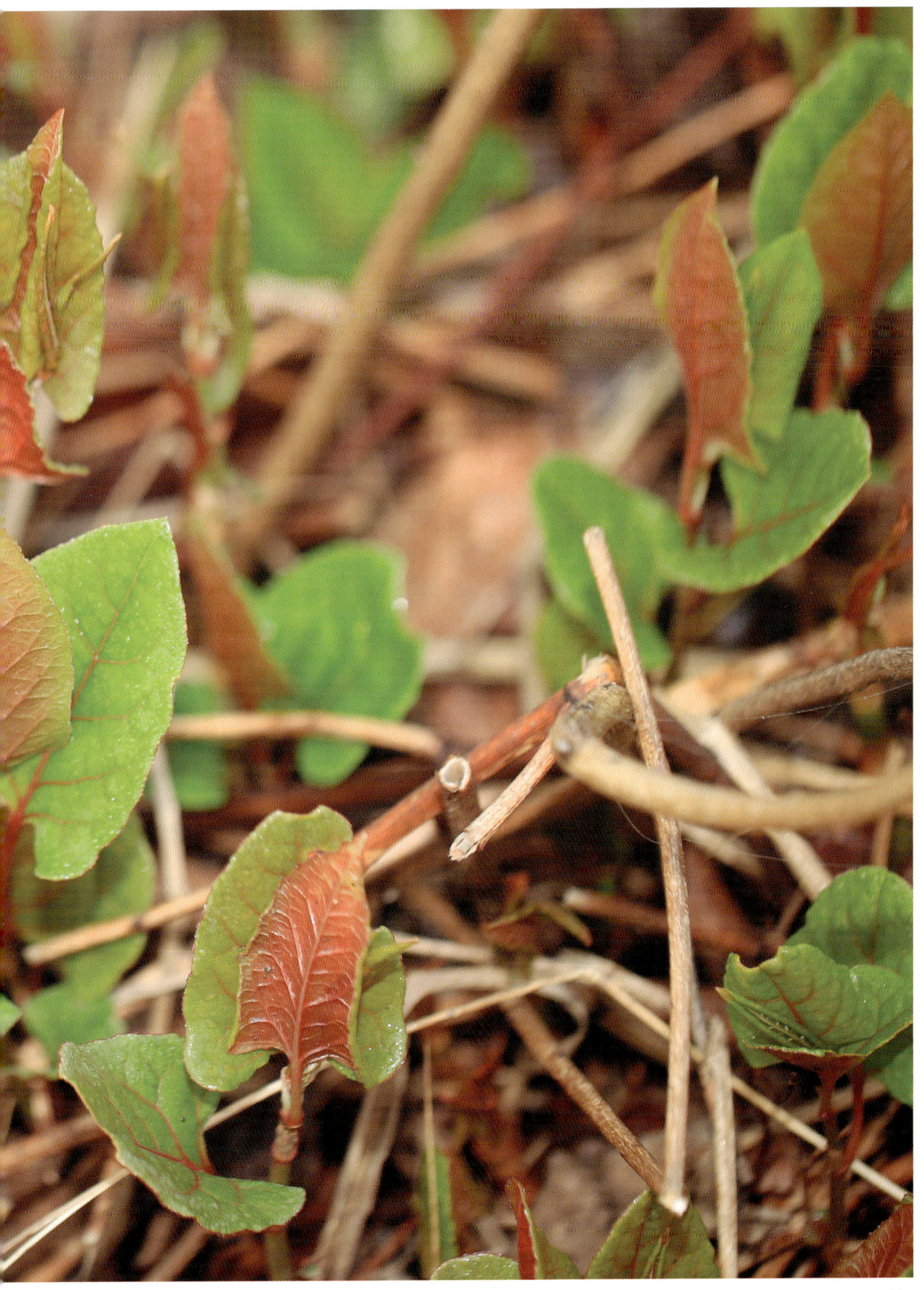

虎杖

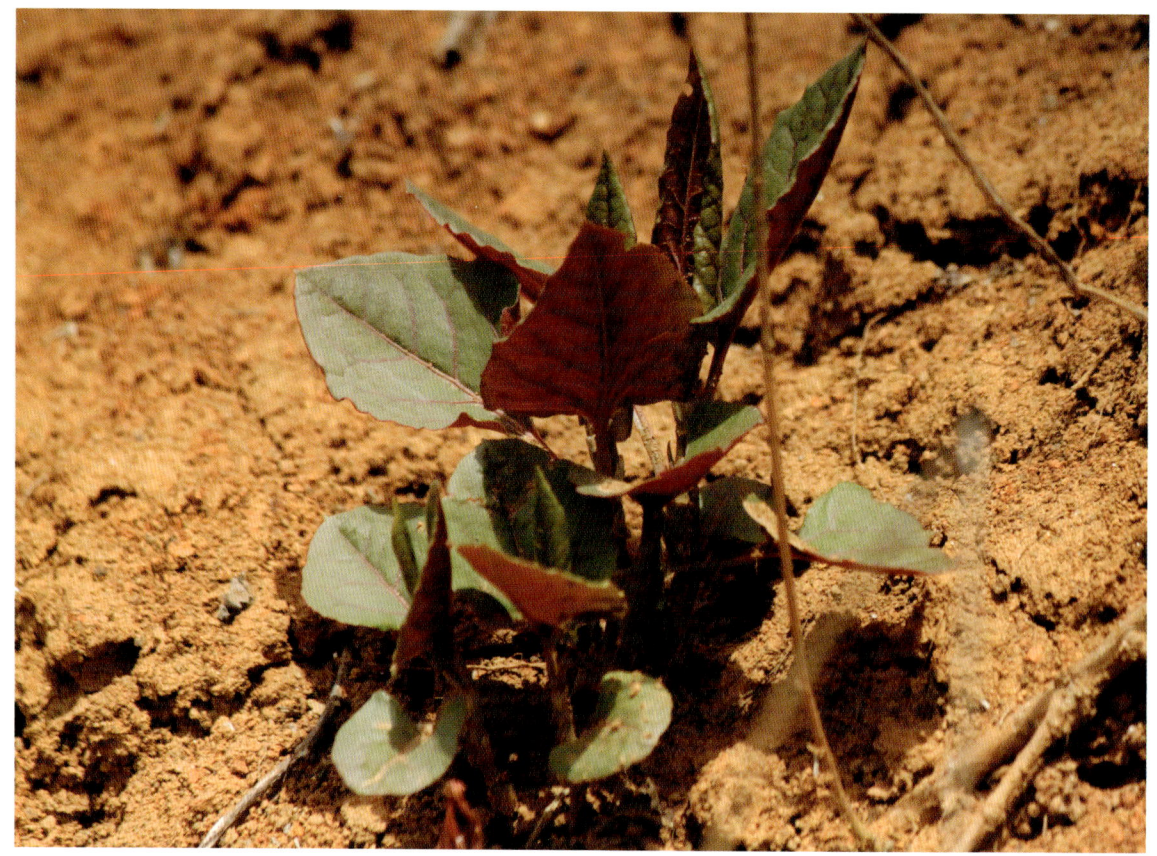

虎杖

识别特征

多年生灌木状草本植物，高达 1.3 m。根茎横卧地下，粗大，带木质节明显，外皮棕色，断面黄色。茎直立，丛生，中空，无毛，基部木质化，散生红色或紫红色斑点。叶互生，具短柄，托叶鞘膜质，褐色，早落，叶中宽卵形或卵状椭圆形，长 6 ~ 12 cm，宽 5 ~ 9 cm，先端短骤尖，基部圆形或楔形，全缘，无毛，花单性，雌雄异株，呈腋生密集的圆锥花序；花梗细长，中部有关节，上部有翅；花被 5 深裂，白色或淡绿白色，2 轮排列，外轮 3 片在果期增大，背部生翅；雄花的雄蕊 8，具退化雌蕊；雌蕊具退化雄蕊，子房上位，花柱 3，分离，柱头扩展，呈鸡冠状。瘦果卵形，长 34 mm，黑褐色，光亮，包于宿存的翅状花被内，翅倒心状卵形，长 6 ~ 10 mm，基部圆形，下延至果梗。花期 6—8 月，果期 9—10 月。

生境分布

生长于湿润而深厚的土壤中，常见于山坡山麓及溪谷两岸的灌木丛边、沟边草丛及田野路旁，常成片生长。分布于华东、中南及河北、陕西、甘肃、贵州等地。

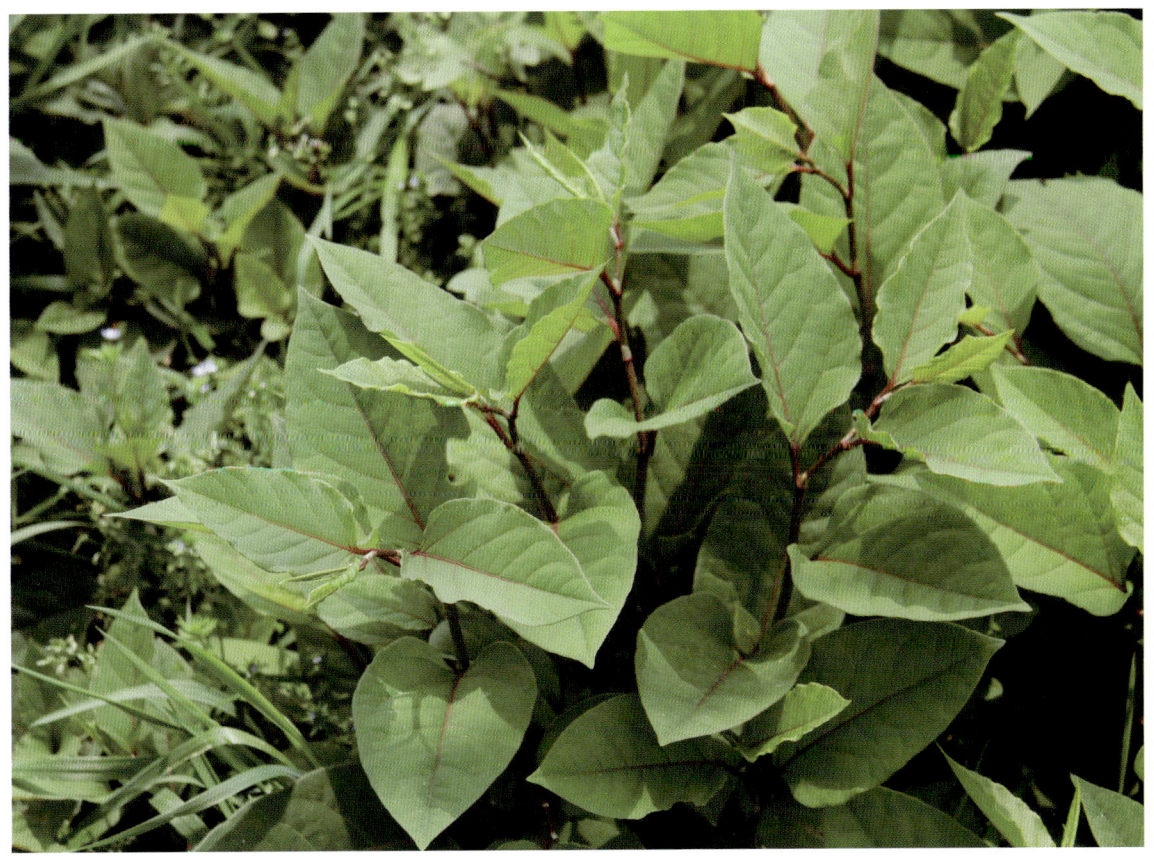

虎杖

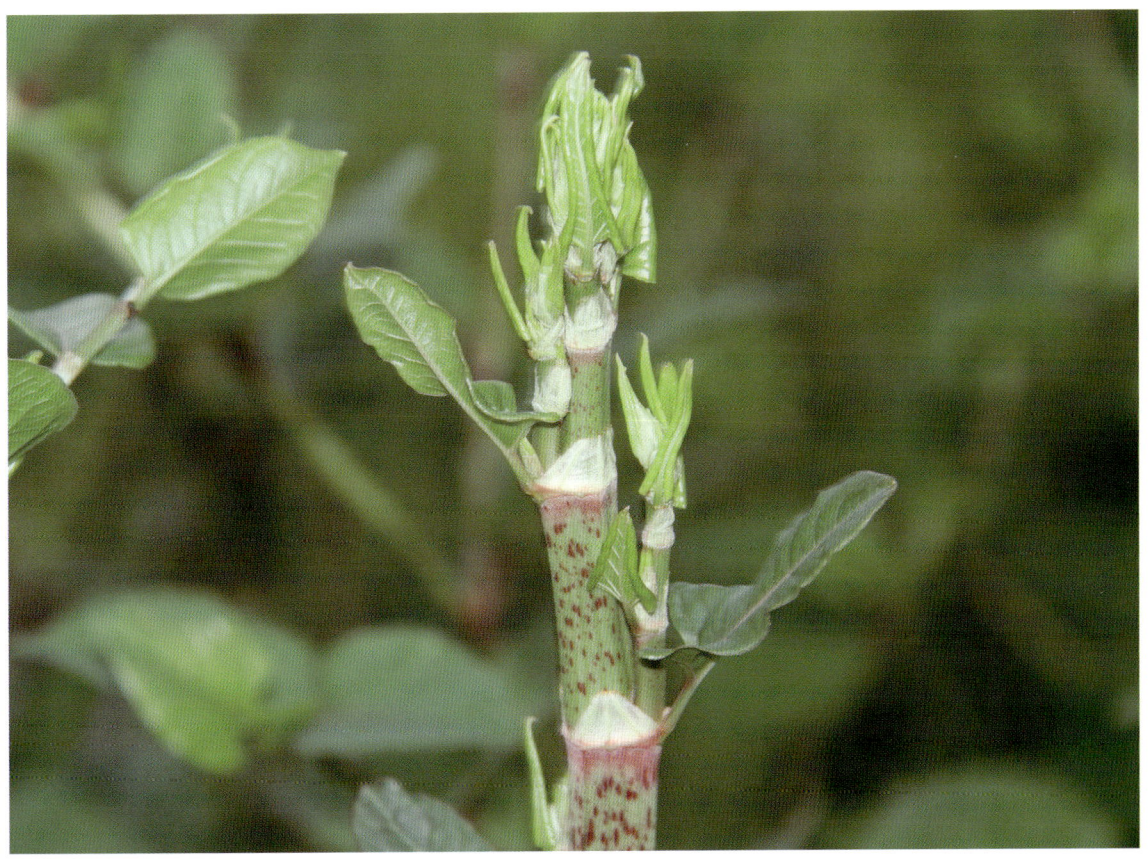

虎杖

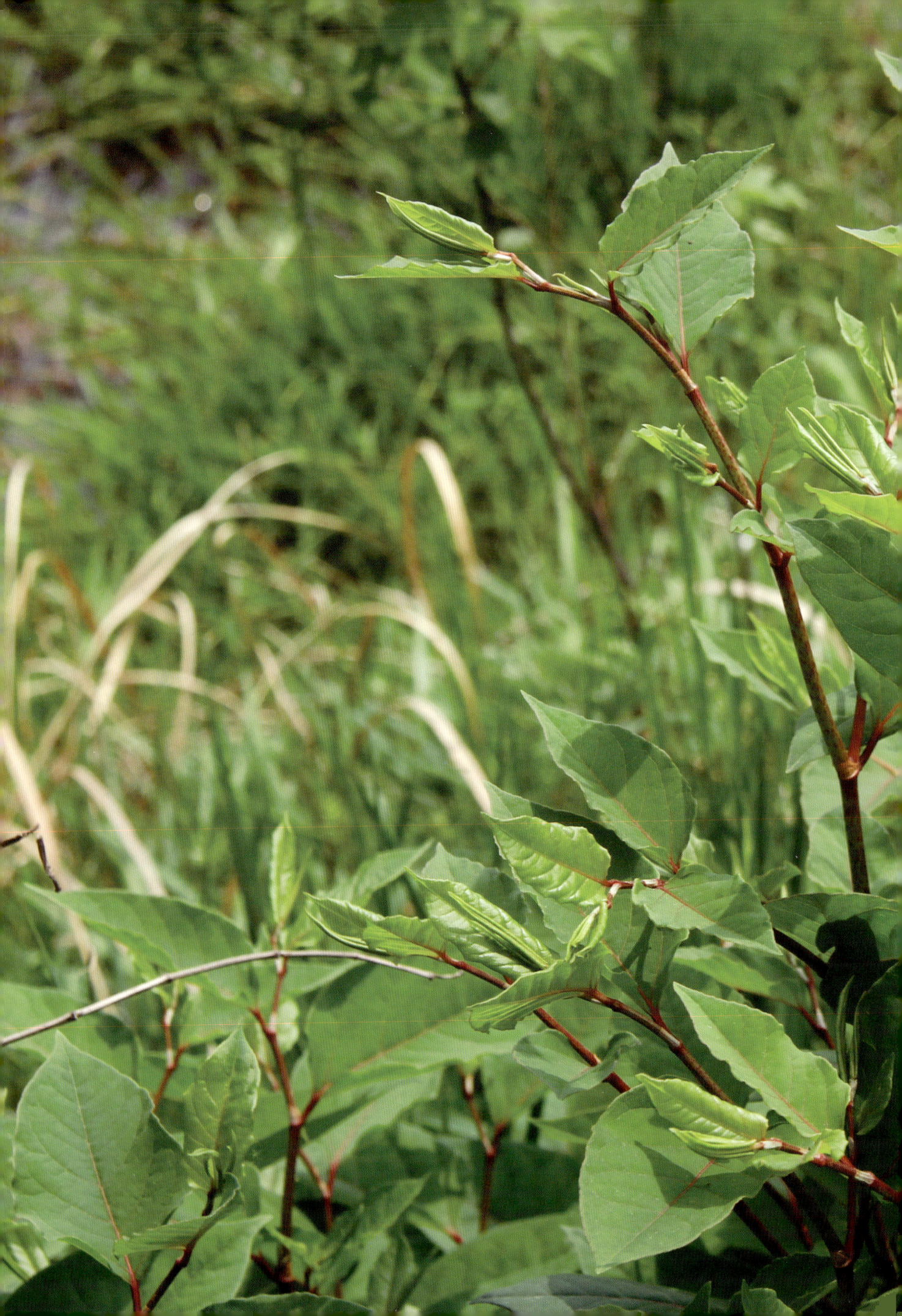

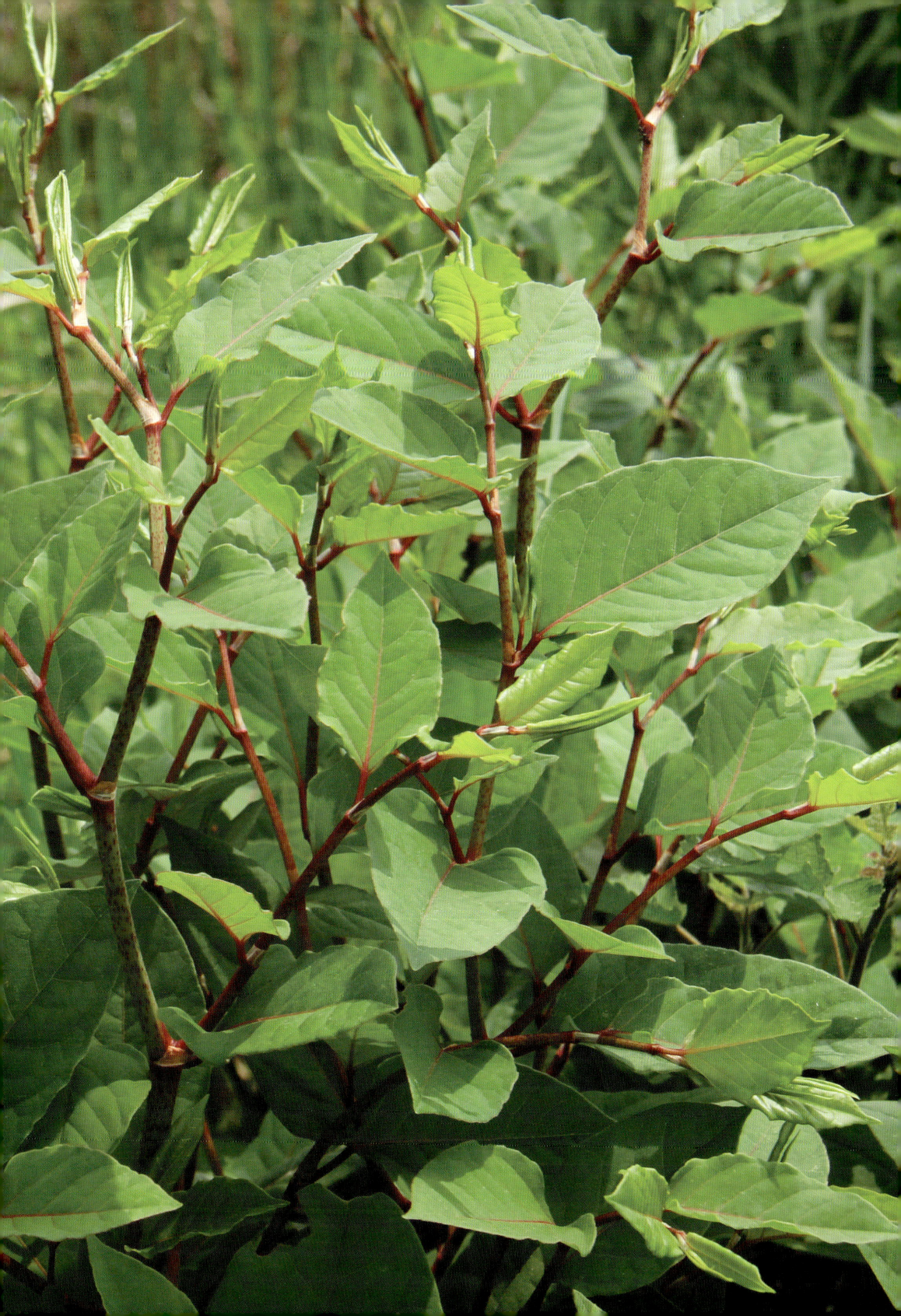

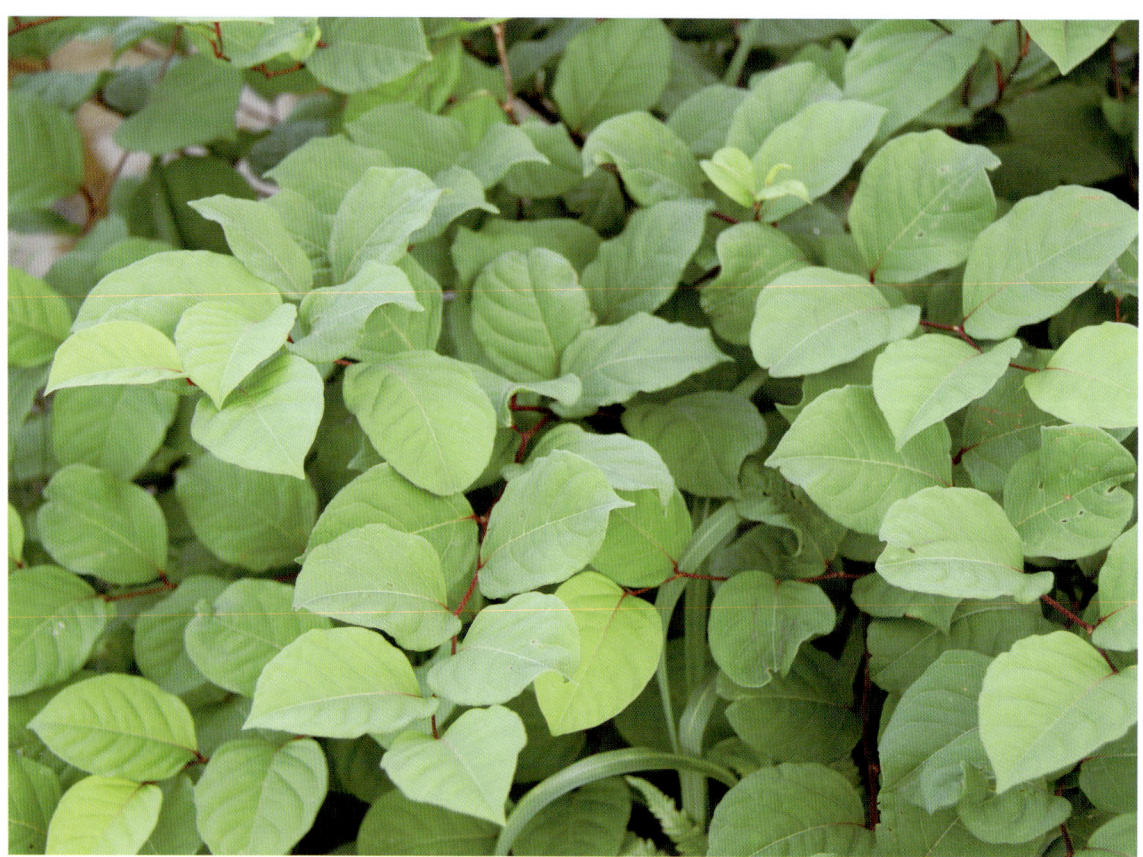

虎杖

虎杖

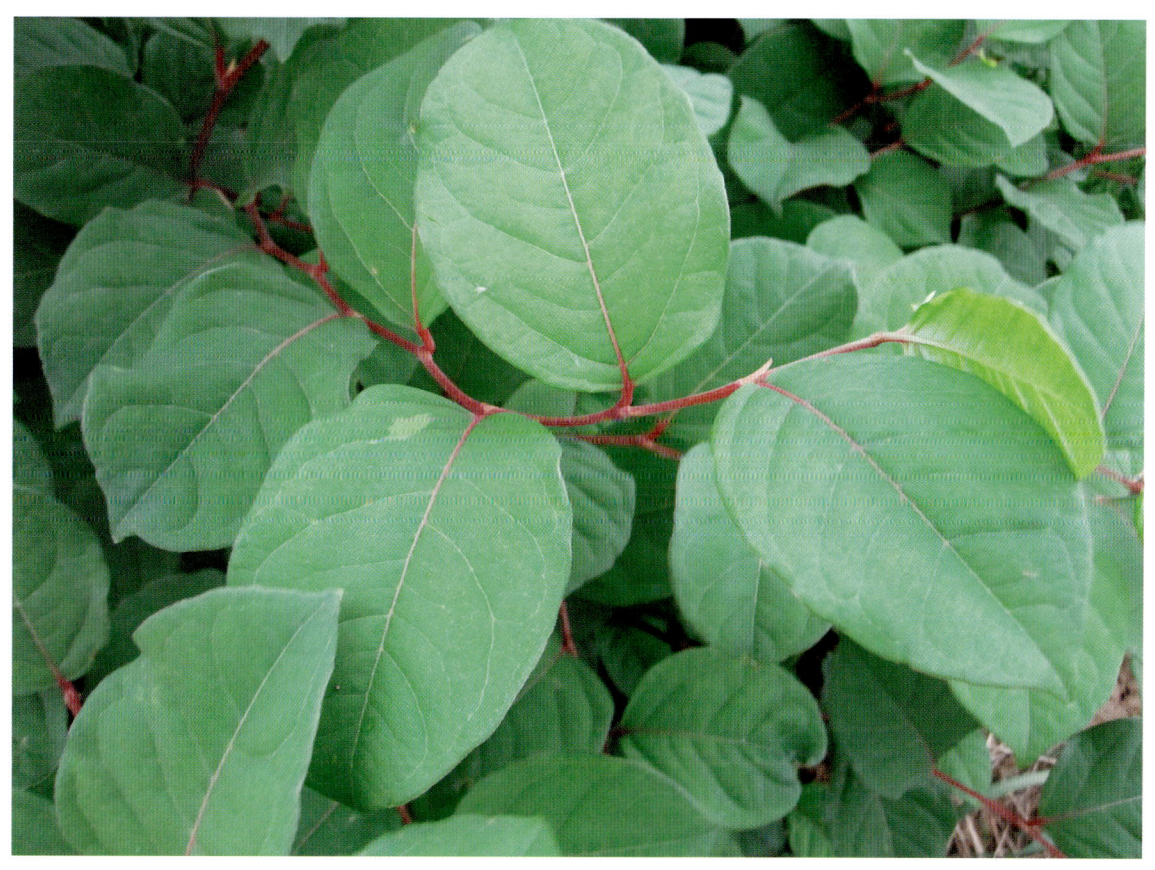

虎杖

采收加工

分根繁殖第 2 年或播种第 3 年，春、秋二季将根挖出，除去须根，洗净，晒干。鲜根可随采随用。

药材鉴别

本品根茎圆柱形，有分枝，长短不一，有时可长达 30 cm，直径 0.5 ~ 2.5 cm，节部略膨大。表面棕褐色至灰棕色，有明显的纵皱纹，须根和点状须根痕，分枝顶端及节上有芽痕及鞘状鳞片。节间 2 ~ 3 cm。质坚硬，不易折断，折断面棕黄色，纤维性，皮部与木部易分离，皮部较薄，木部占大部分，呈放射状，中央有髓或呈空洞状，纵剖面具横隔。气微，味微苦涩。以粗壮、坚实、断面色黄者为佳。

功效主治

祛风，利湿，破瘀，通经。主治风湿筋骨疼痛，湿热黄疸，淋浊带下，妇女经闭，烧烫伤，恶疮癣疾。

用法用量

内服：10 ~ 30 g，煎汤，酒浸或入丸散。外用：研末，熬膏、煎水洗。

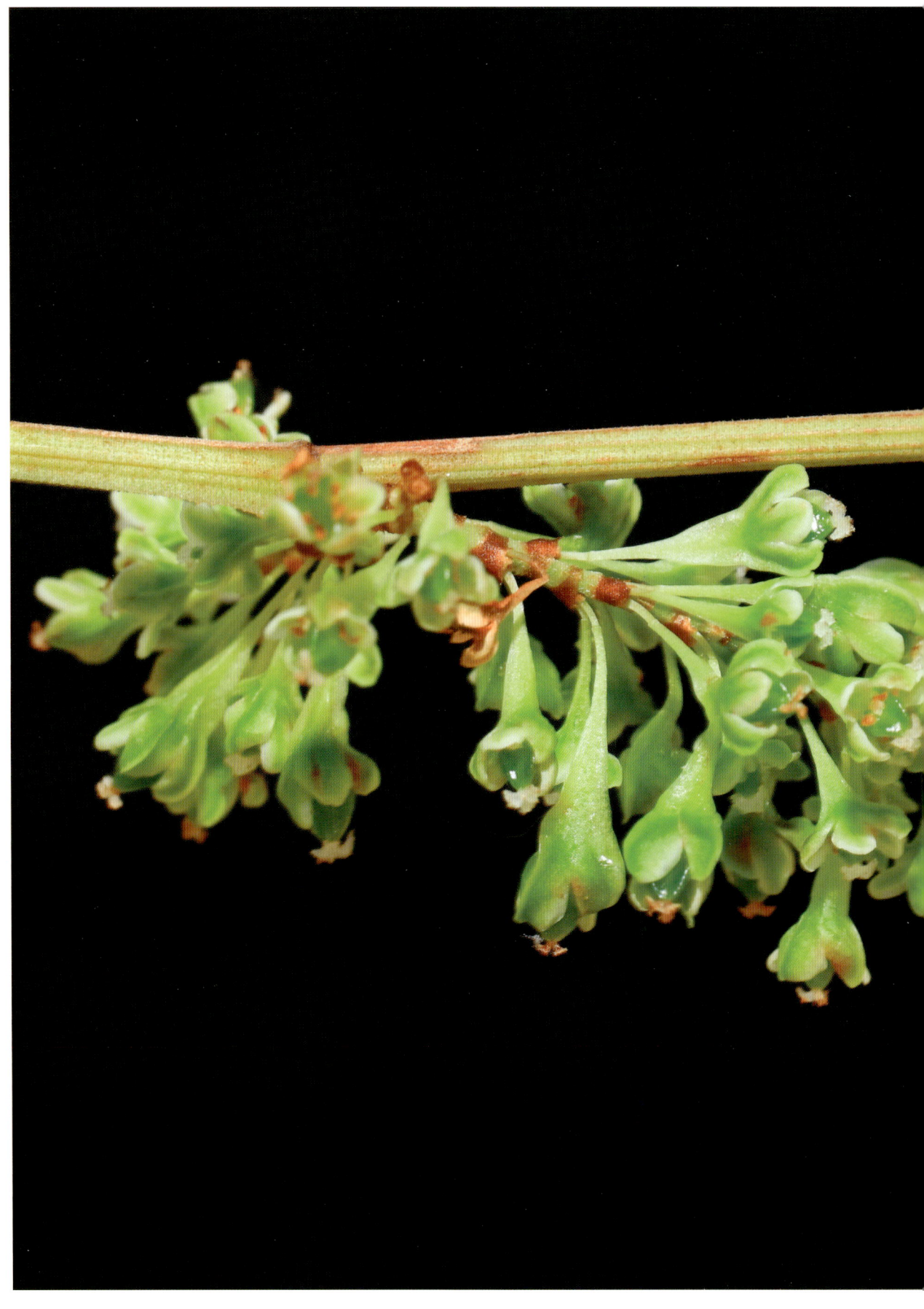

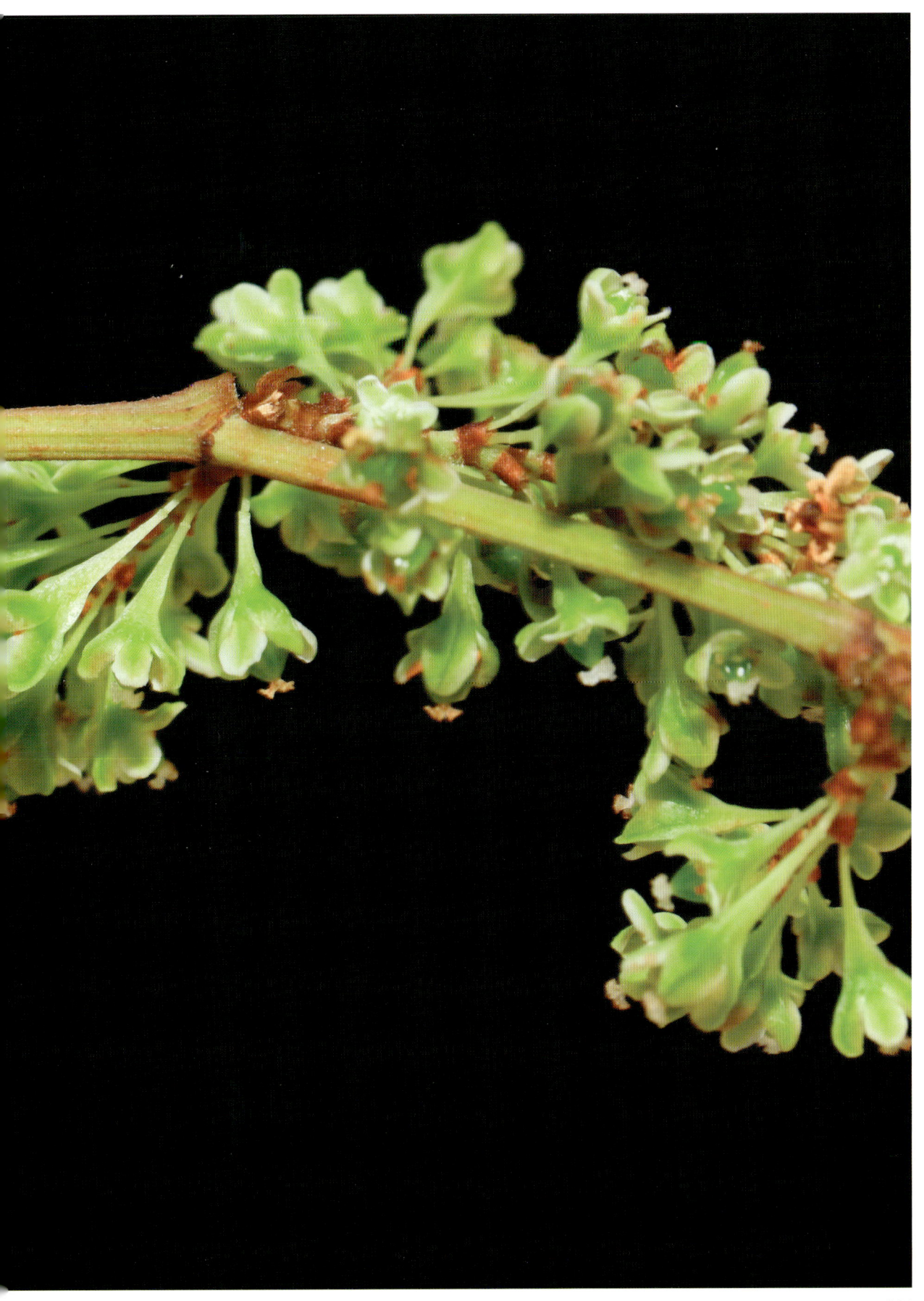

虎杖

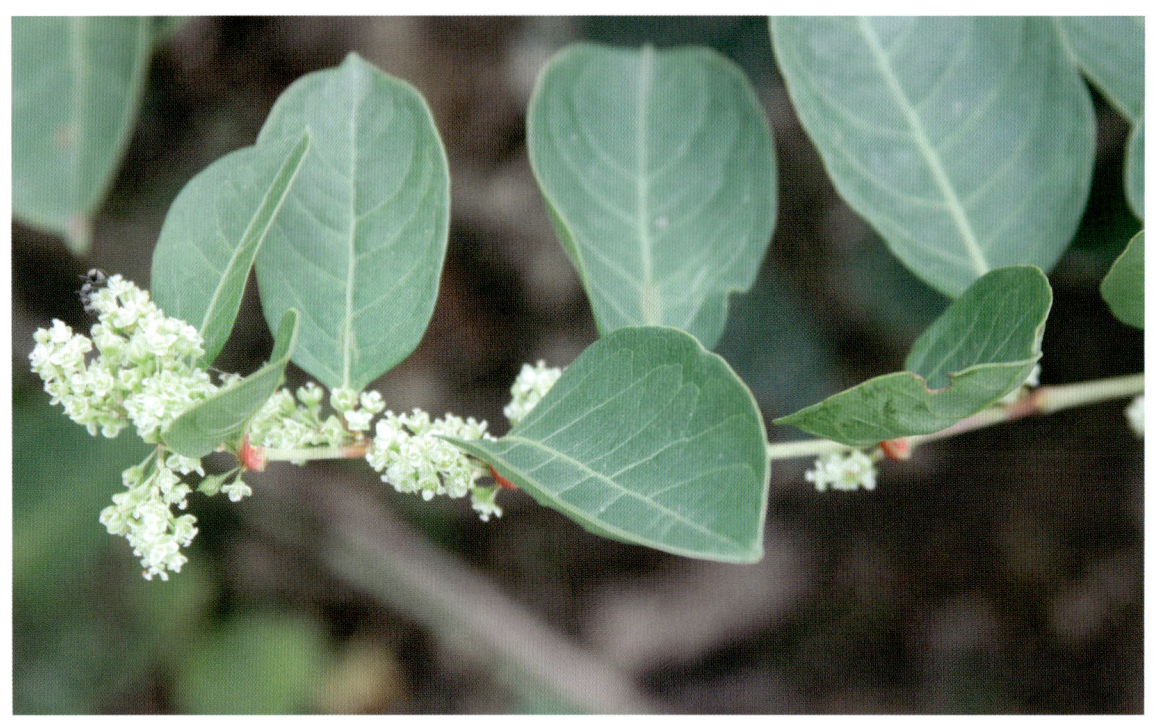

虎杖

民族药方

1. 黄疸型肝炎 虎杖、田基黄、积雪草、母草各 15 g，苦草、甘草各 10 g，雪胆 5 g。水煎服。

2. 水火烫伤 虎杖 300 g，酒精 200 mL，菜油或茶油 500 mL。先用酒精泡虎杖 3 日，再入菜油或茶油搅匀，铁锅熬炼至无烟，去渣取油，每遇烫伤，取油外涂；或用敷料浸油贴敷，每日 1 换。

3. 筋骨痰火，手足麻木，颤摇，痿软 虎杖根 30 g，川牛膝、川茄皮、防风、肉桂皮各 15 g，木瓜 9 g，烧酒 1500 mL。泡服。

4. 红白痢 虎杖、红茶花、何首乌各 9 g，天青地白 6 g。煎水兑红糖吃。

5. 慢性肝炎 虎杖、齐头蒿各 15 g。水煎服。

6. 痈肿疼痛 虎杖、土大黄各适量。研为细末，调浓茶外敷。

7. 烧伤 虎杖 100 g。加水 5 L 煎煮 2 小时，过滤去渣，浓缩至 500 mL，加苯甲酸、尼泊金等防腐剂备用。患者局部用 0.1% 苯丙溴铵溶液洗净后外涂虎杖液，不用敷料，一般不做水疱刺破排液。

8. 真菌性阴道炎 虎杖根 100 g。加水 1 500 mL，煎取 1 000 mL，过滤，待温，坐浴 10 ~ 15 分钟，每日 1 次，7 日为 1 个疗程。

使用注意

孕妇慎用。

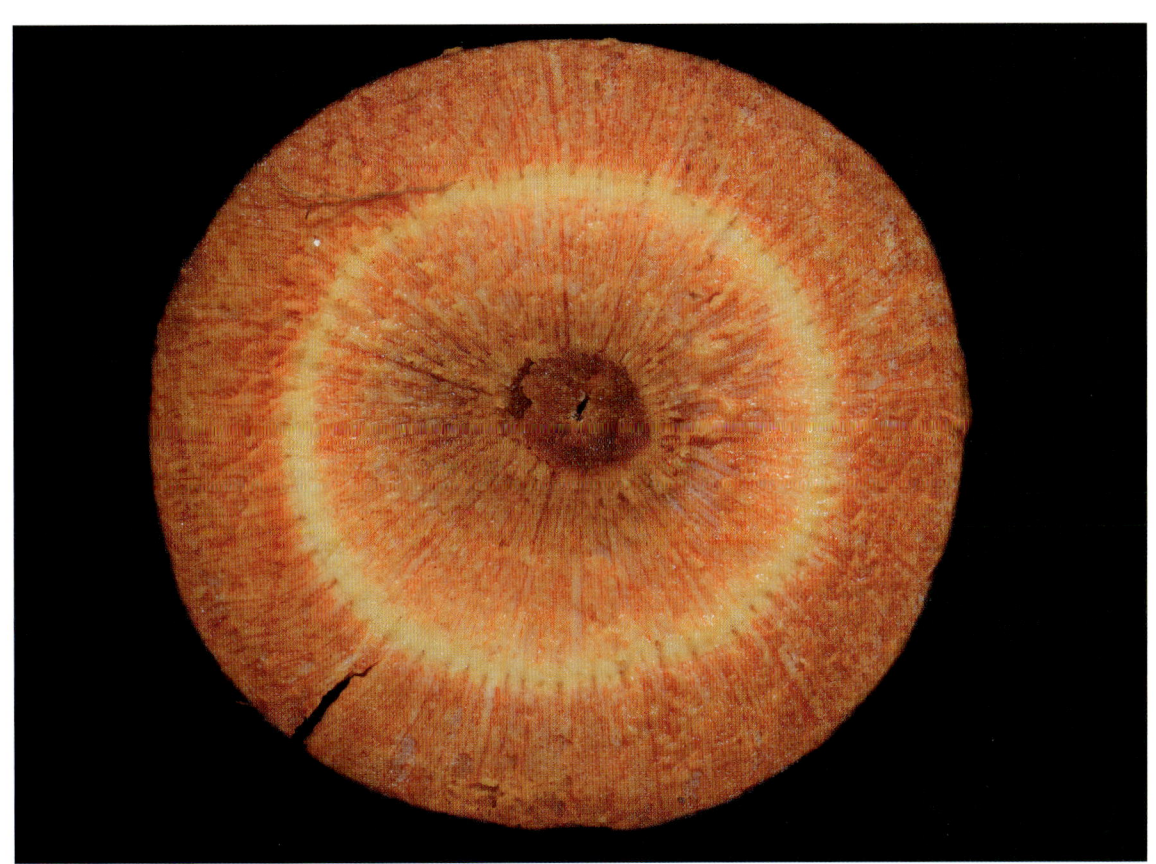

虎杖

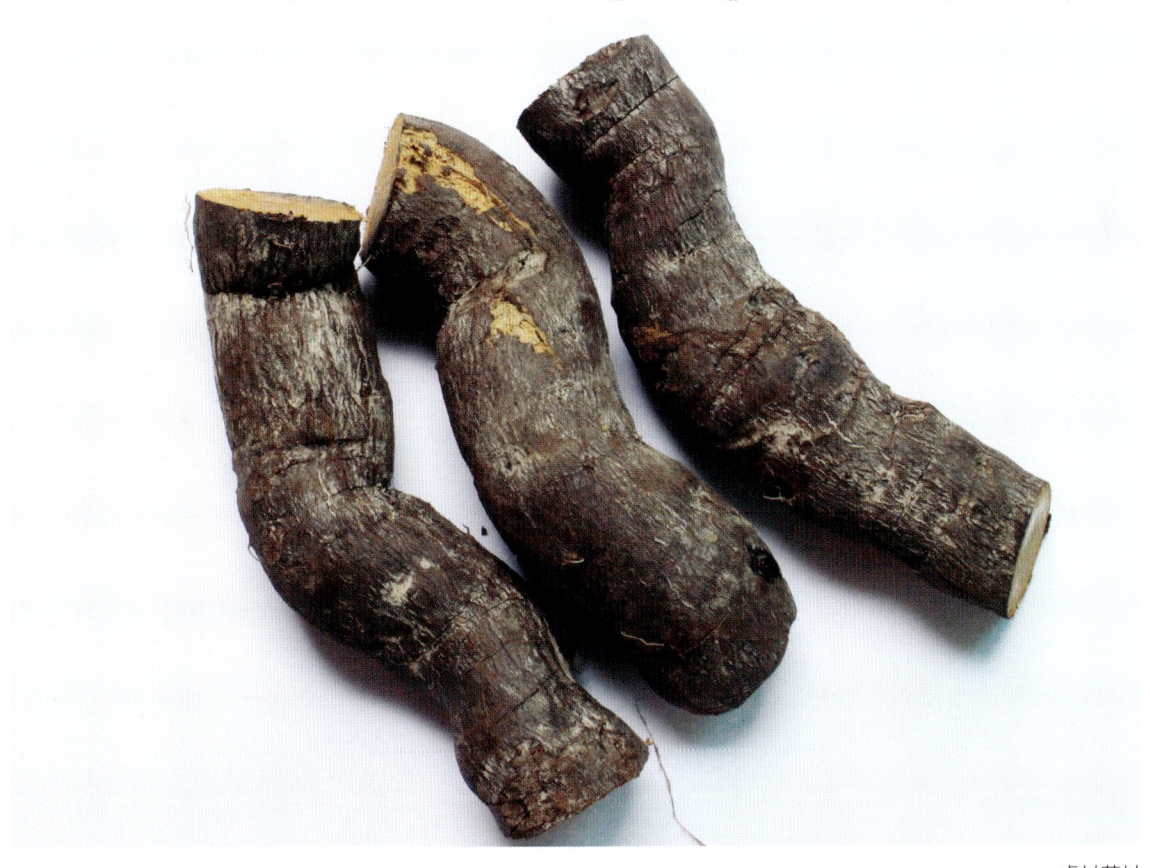

虎杖药材

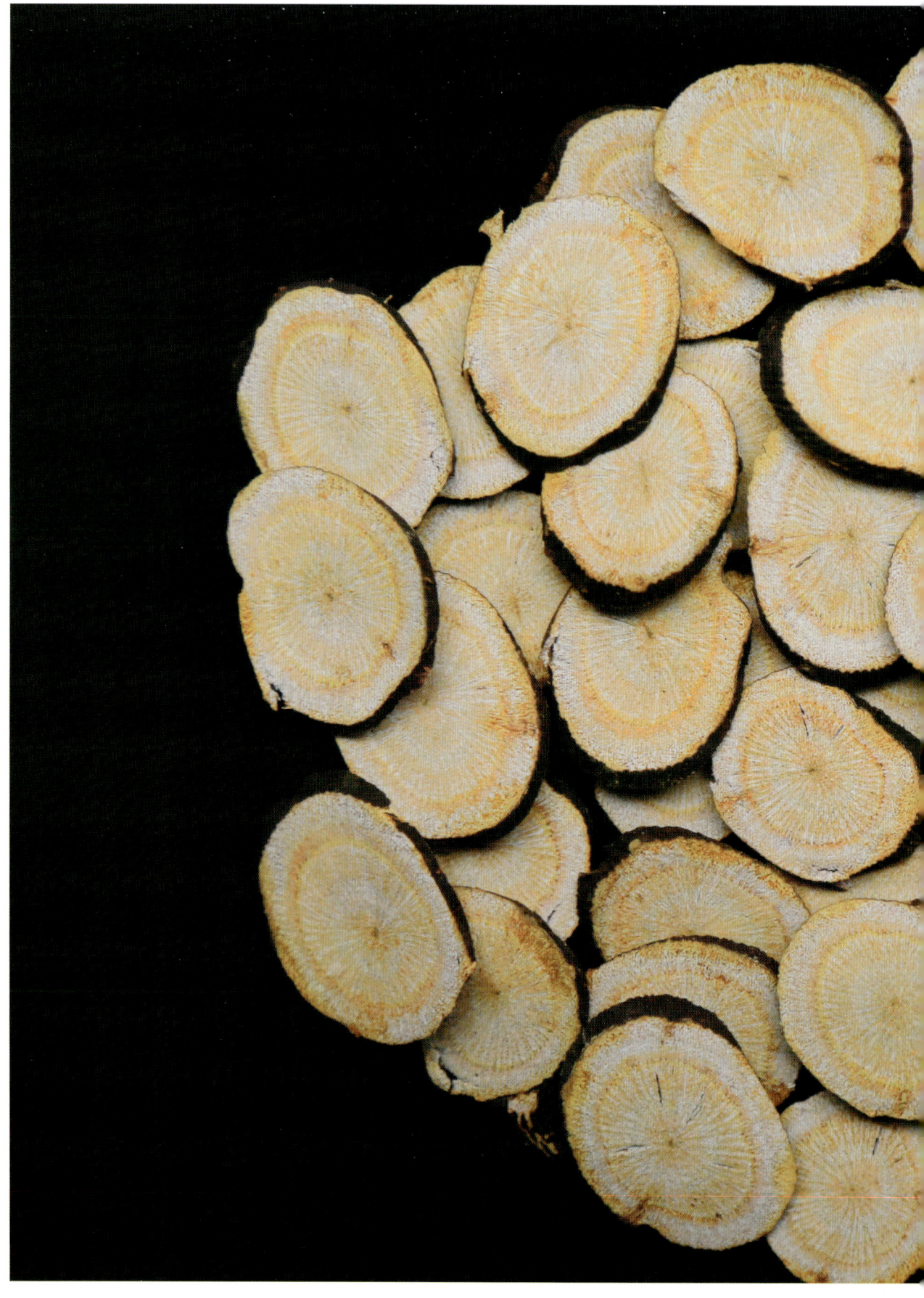

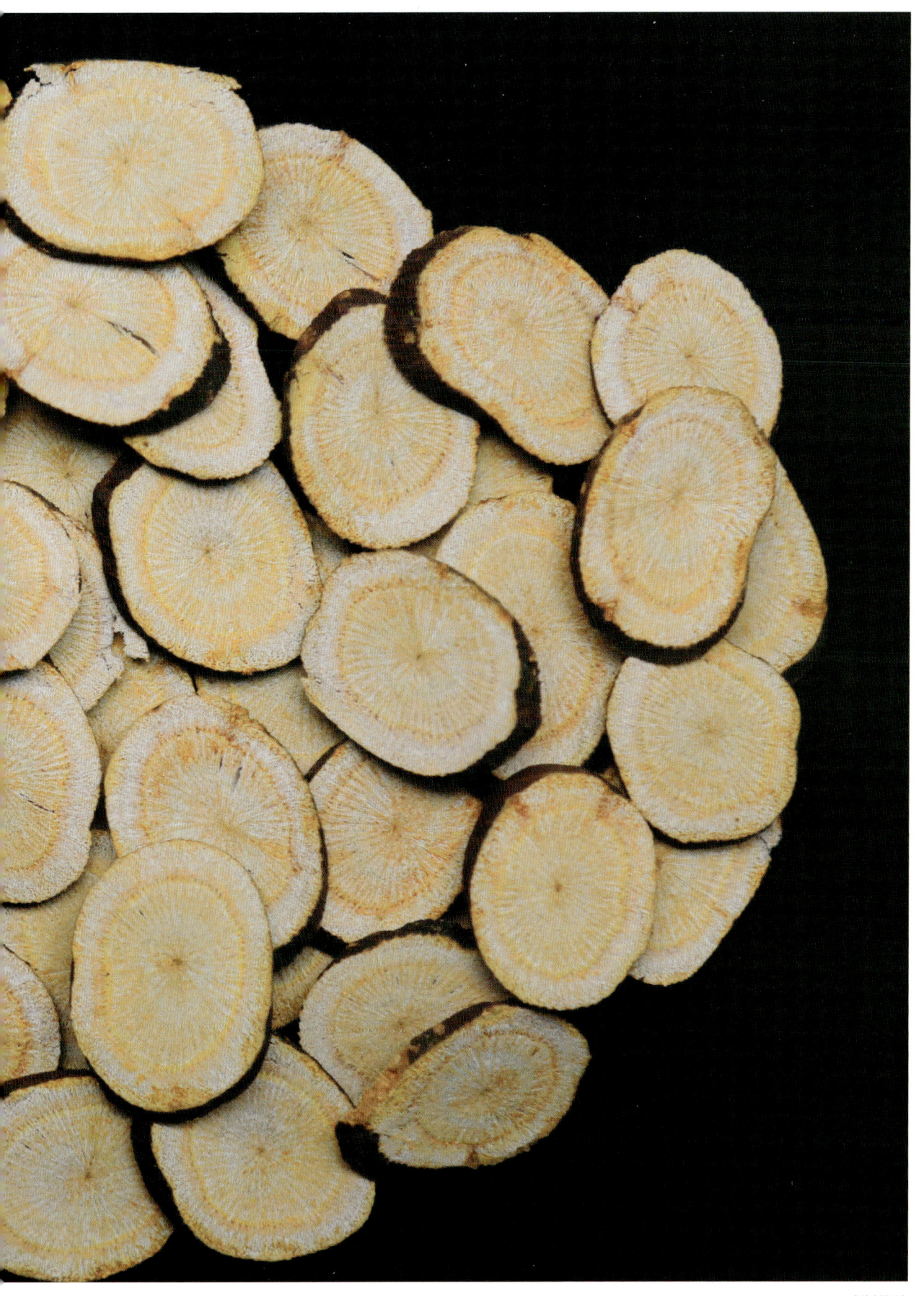

虎杖饮片

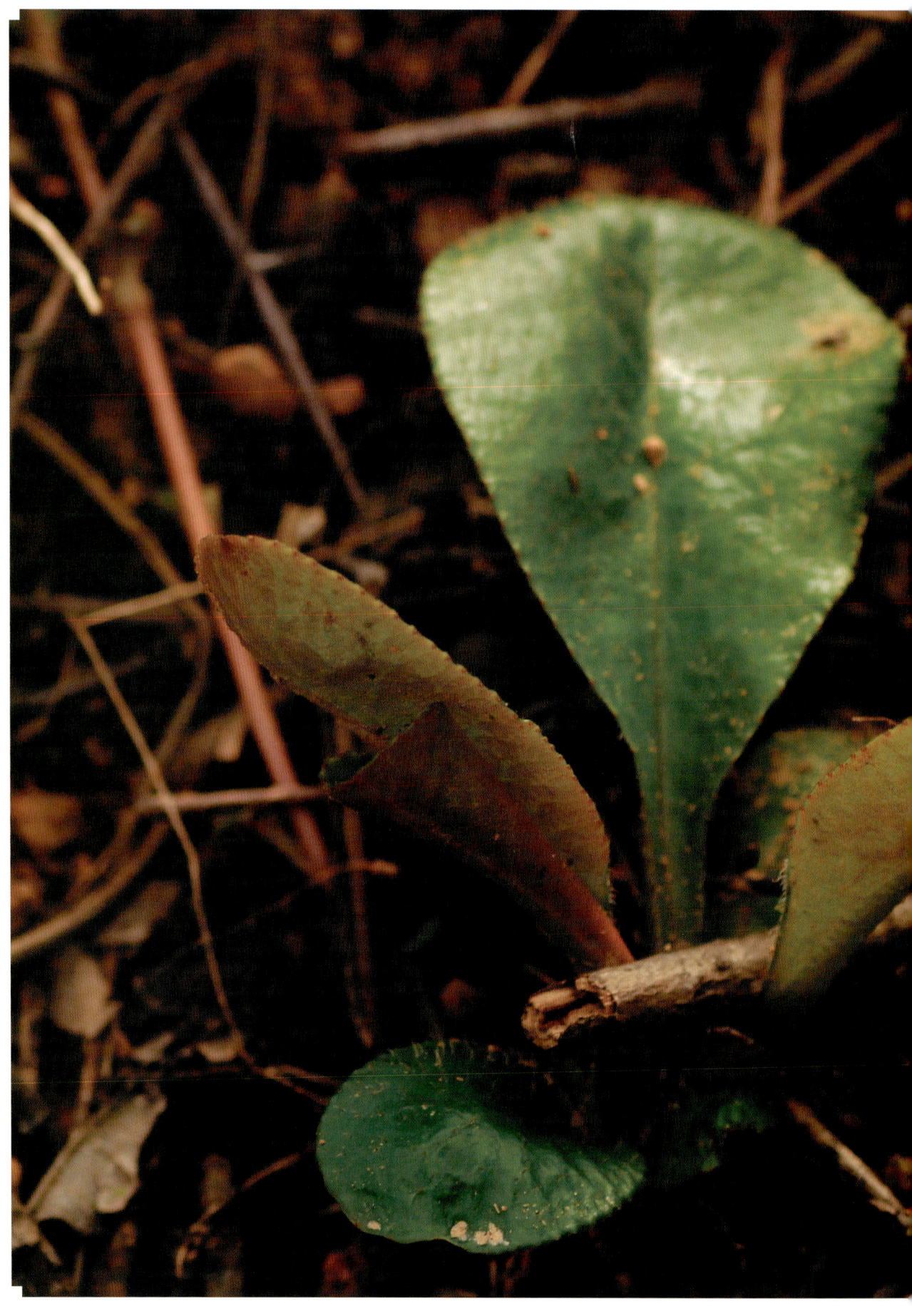

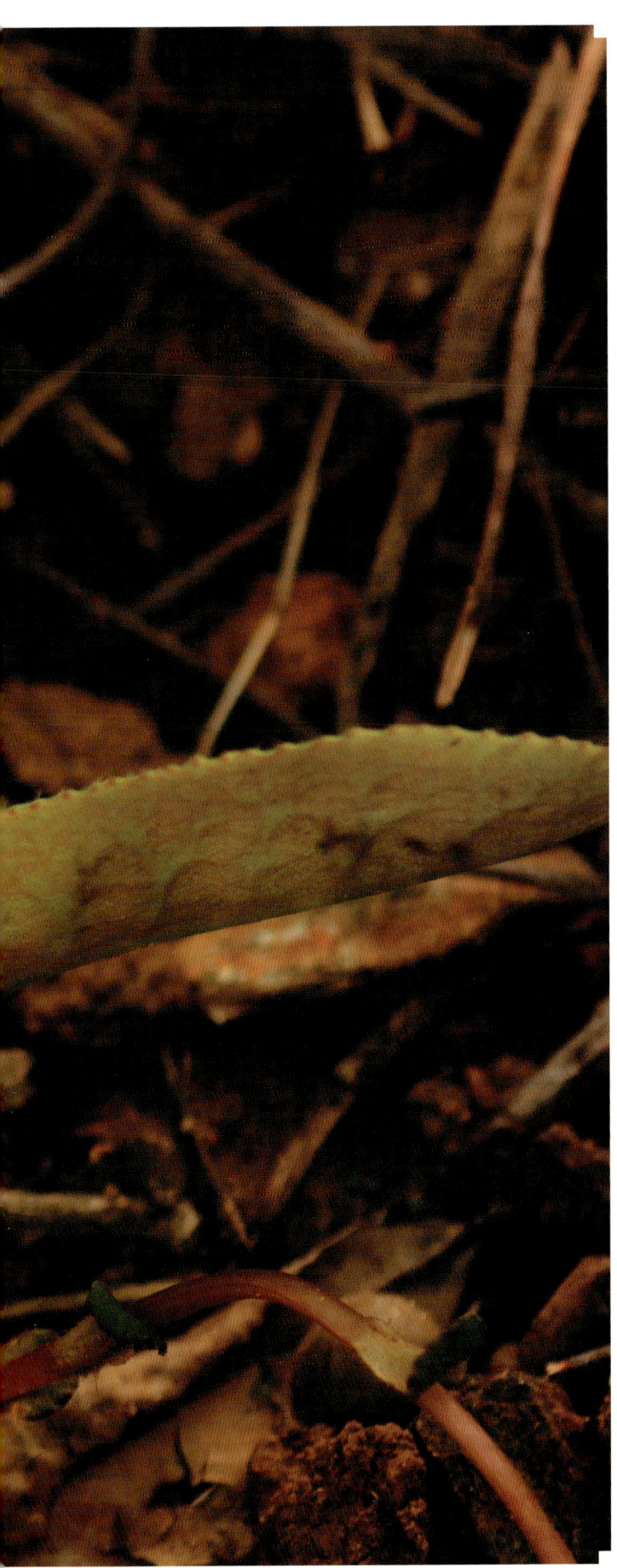

岩白菜

【水药名】骂八丁。

【别　名】矮白菜、岩壁菜、呆白菜。

【来　源】本品为虎耳草科植物岩白菜 *Bergenia purpurascens* (Hook.f.et Thoms.) Engl. 的干燥根茎。

【性味归经】味苦、涩，性平。归肺、肝、脾经。

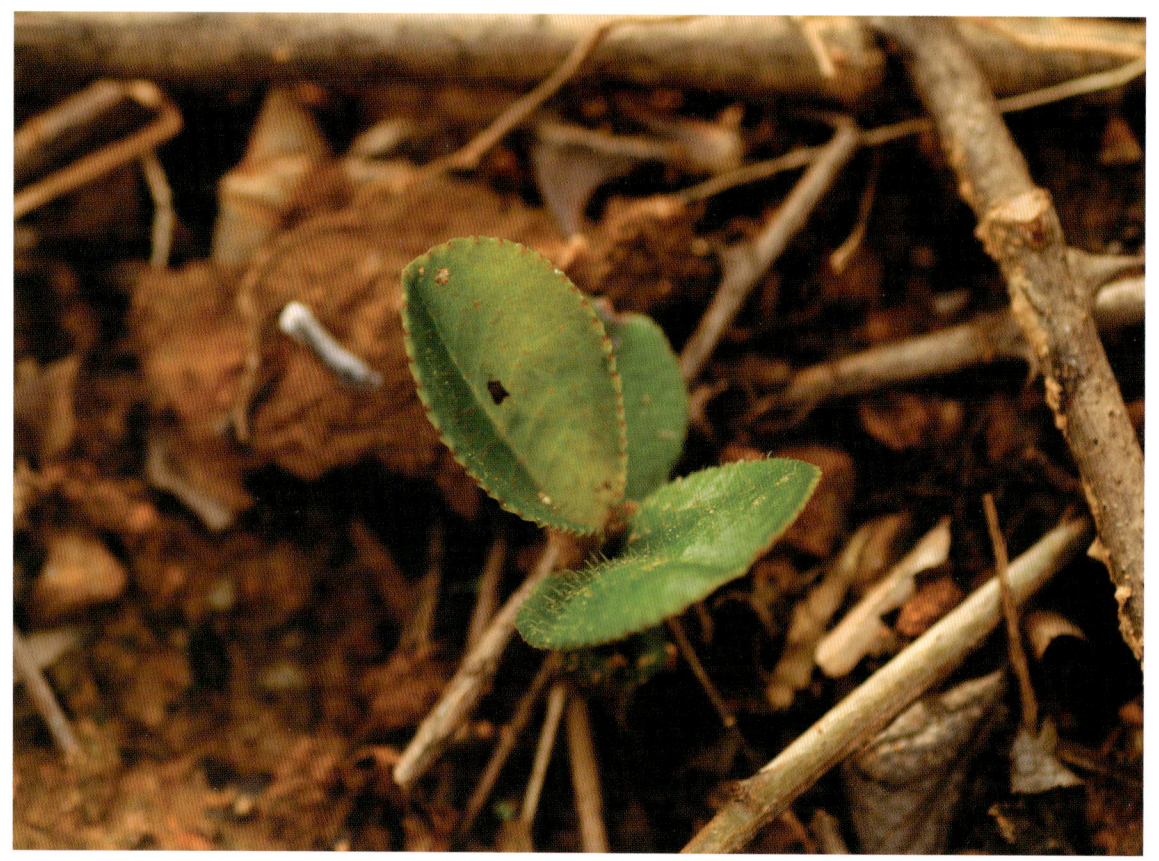

岩白菜

识别特征

多年生常绿草本，高达 30 cm。根茎粗而长，紫红色，节间短。叶基生，肉质而厚，倒卵形或长椭圆形，长 7.5 ~ 16 cm，宽 3.5 ~ 10 cm，先端钝圆，基部楔形，全缘或有细齿，上面红绿色有光泽，下面淡绿色；叶柄长 2 ~ 8 cm，基部扩大成鞘状。花茎长 25 cm 左右，带红色，蝎尾状聚伞花序；花梗有褐色绵毛；花萼钟状，先端 5 裂；裂片长椭圆形，花瓣 5，白色，宽阔卵形；雄蕊 10；雌蕊由 2 心皮组成，离生，花柱长，柱头头状，2 浅裂。蒴果，种子多数。花期 3—4 月，果期 5 月。

生境分布

生长于海拔 3800 ~ 4000 m 的林下、灌丛、亚高山草甸或石隙中。分布于西藏、四川、云南、贵州等省区。

采收加工

9—10 月挖根，就近以流水洗去污泥，除去粗皮，切片，晾干即成。

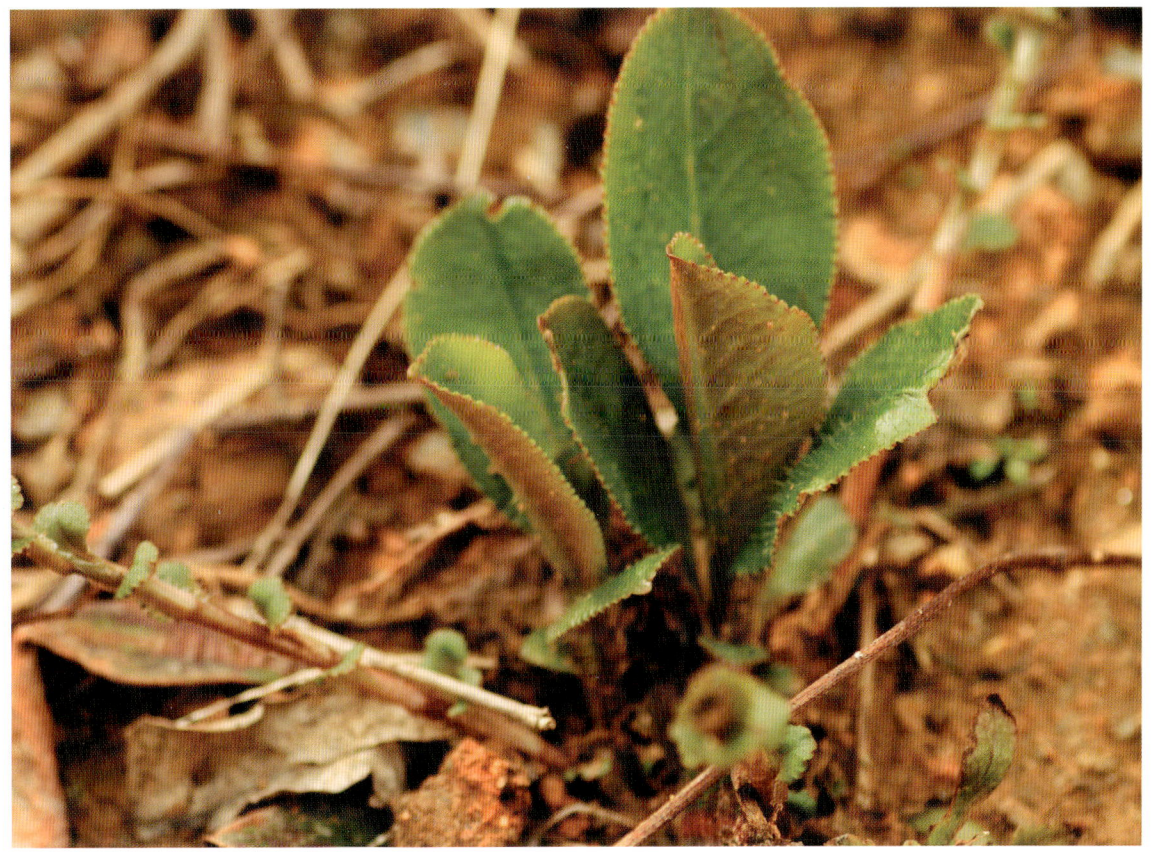

岩白菜

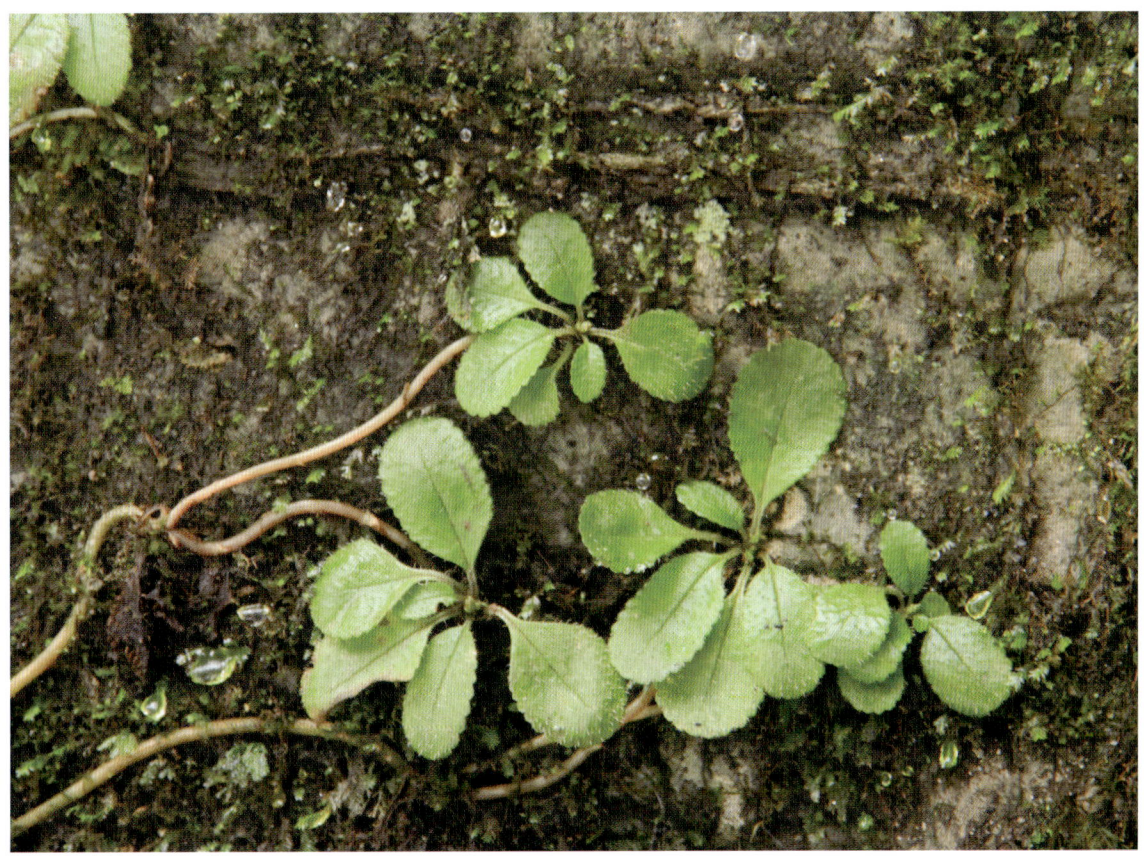

岩白菜

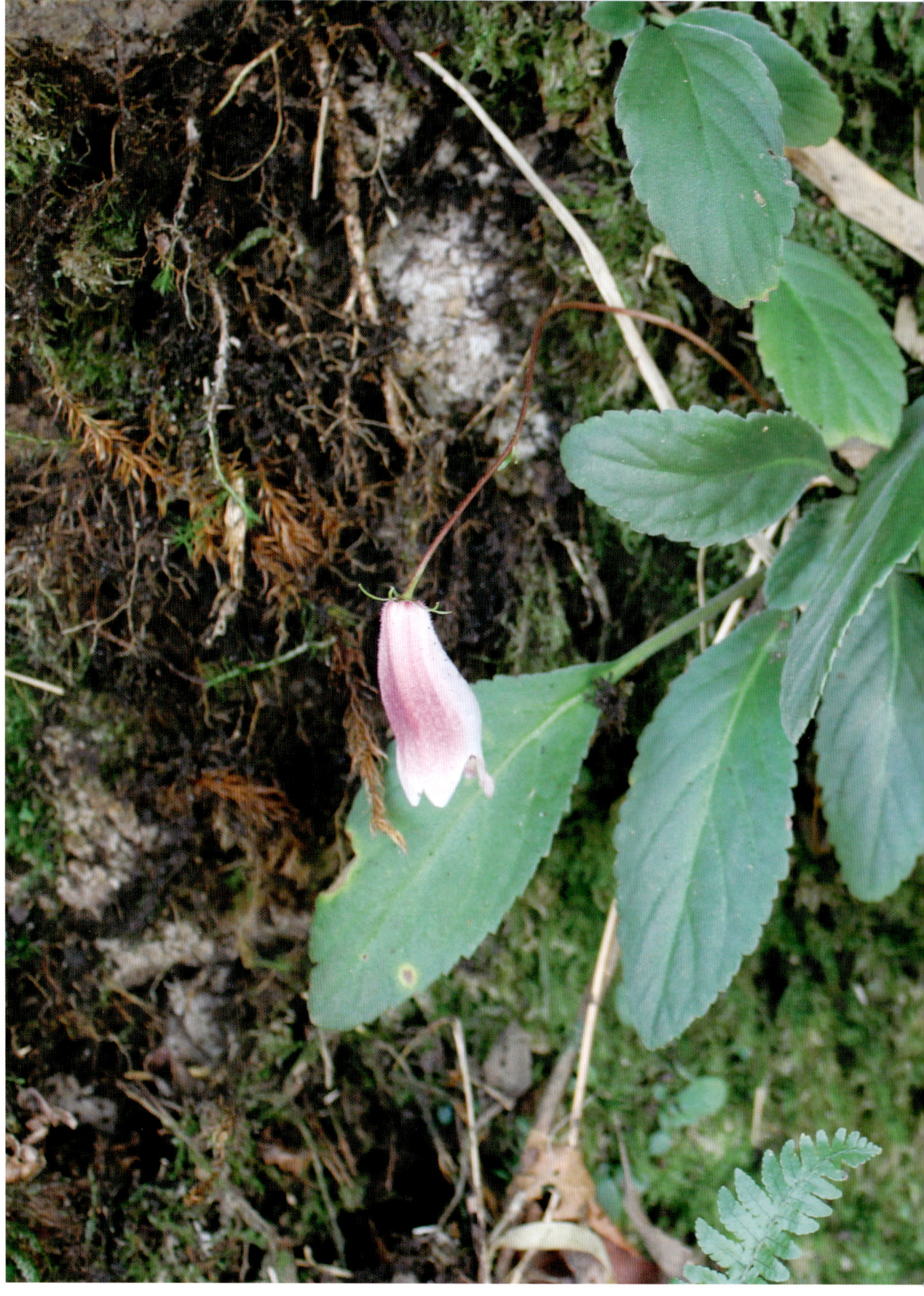

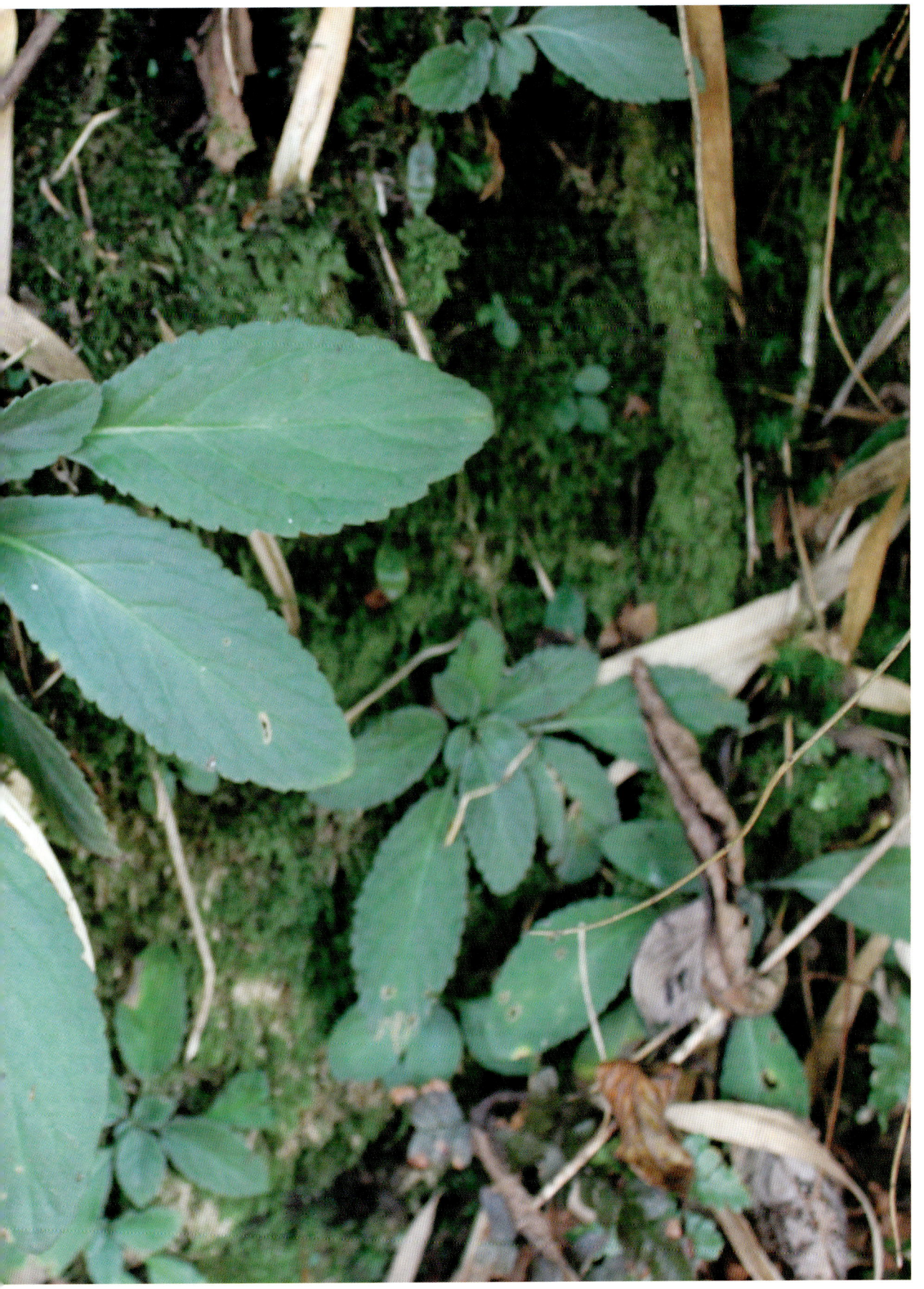

岩白菜

药材鉴别

本品根茎呈类圆柱形，略弯曲。长 10～30 cm，直径 0.6～2 cm。表面棕灰色至黑褐色，具密集或微疏而稍隆起的环节，节间长 6～11 mm，节上有棕黑色鳞片残存，并有皱缩条纹及凹点状或突起的根痕。质坚实而脆，易折断。断面显粉质，类白色或棕黄色，近边缘有一环维管束小点，一侧点稍大，另一侧点稍小。以粗壮、质坚、断面白色者为佳；色深者质次，黑色枯朽者不可用。气微，味苦涩。

功效主治

滋补强壮，化痰止咳，润肺降火，止血。主治虚弱头晕，劳伤咳嗽，吐血，咯血，淋浊，白带，肿毒。

用法用量

内服：15～30 g，煎汤；或研末，作丸、散服。外用：捣敷。

民族药方

1. 气管炎，咳嗽痰多 岩白菜、胡颓叶各 15 g，岩茶、陈皮、麻黄、甘草、桔梗各 10 g，杏仁 5 g。水煎服。

2. 肺热咳嗽吐血 岩白菜、葛菌、肺筋草、鹿衔草、白茅根、狗地芽根、猪肉各适量。同炖服，每日 1 剂。

3. 病后体虚遗尿 岩白菜、百尾笋、苋菜各 30 g，猪肉适量。同炖服，每日 1 剂。

4. 热咳 岩白菜、岩豇豆、青鱼胆草各 15 g。水煎服。

5. 哮喘 岩白菜、大肺筋草各 15 g，冰糖适量。水煎服。

6. 肺结核咳嗽吐血 岩白菜、金边莲、藕节、百部，白及各等份。水煎服。

7. 虚痨咳嗽 鲜岩白菜 60 g，四块瓦 10 g，八角枫 0.6 g，鸡蛋 3 个。同煮服。

8. 肺结核咳嗽 岩白菜、百部、百合、沙参、紫苏根、麦冬、天冬各 6～9 g。炖猪心、肺服。

10. 吐血 岩白菜 9g，猪瘦肉适量。同炖服，每日 1 剂；或配墨旱莲、白茅根各适量。水煎服。

使用注意

虚弱有外感发热者慎用。

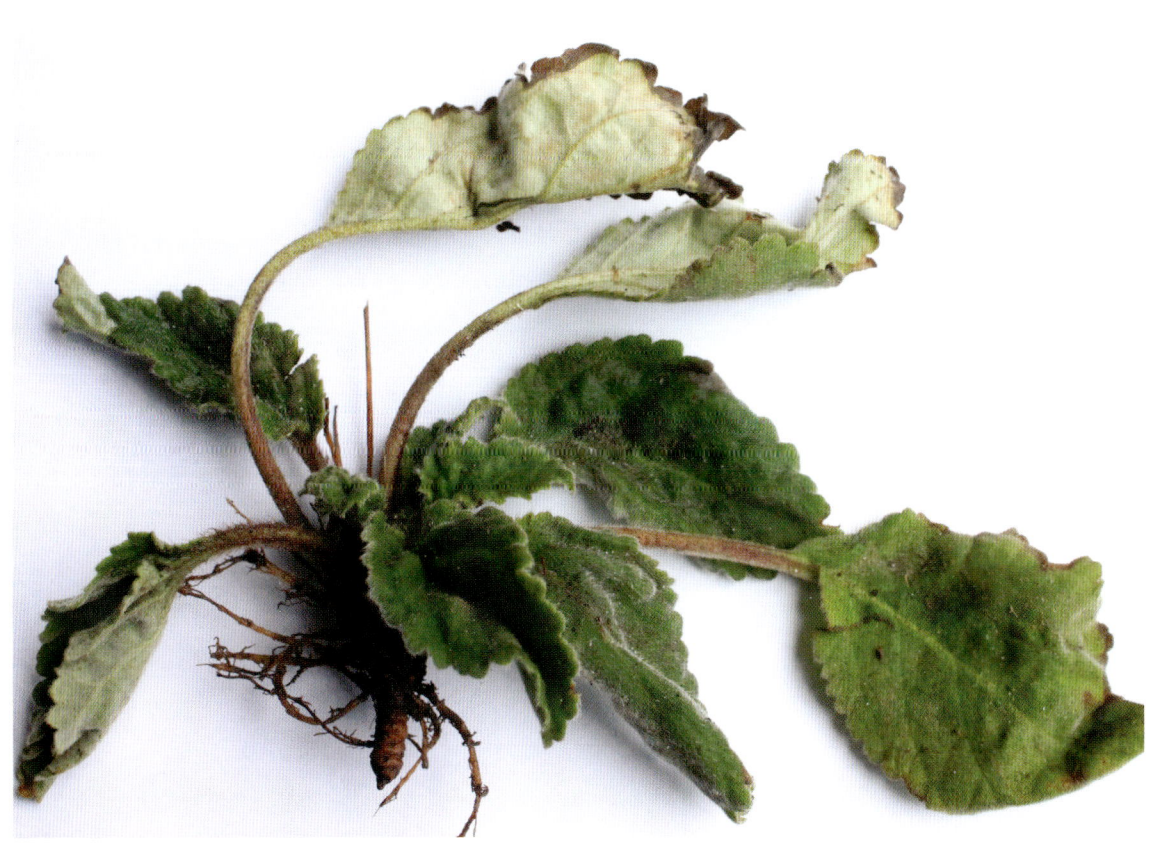

岩白菜药材

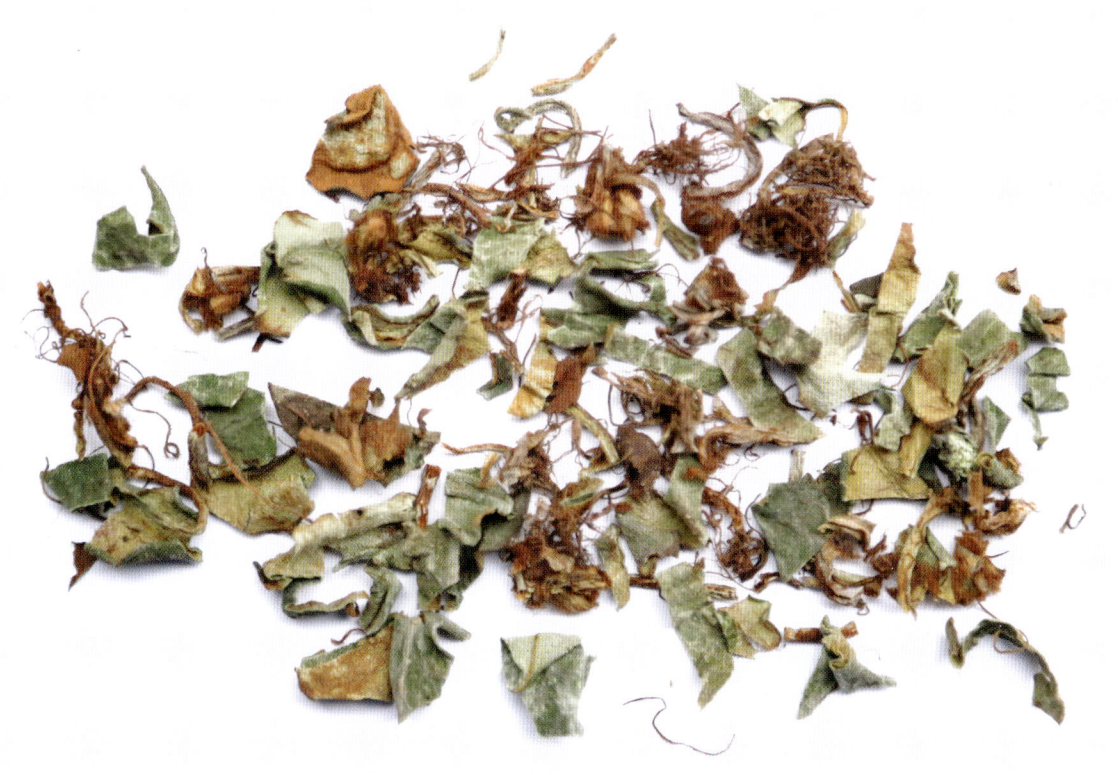

岩白菜饮片

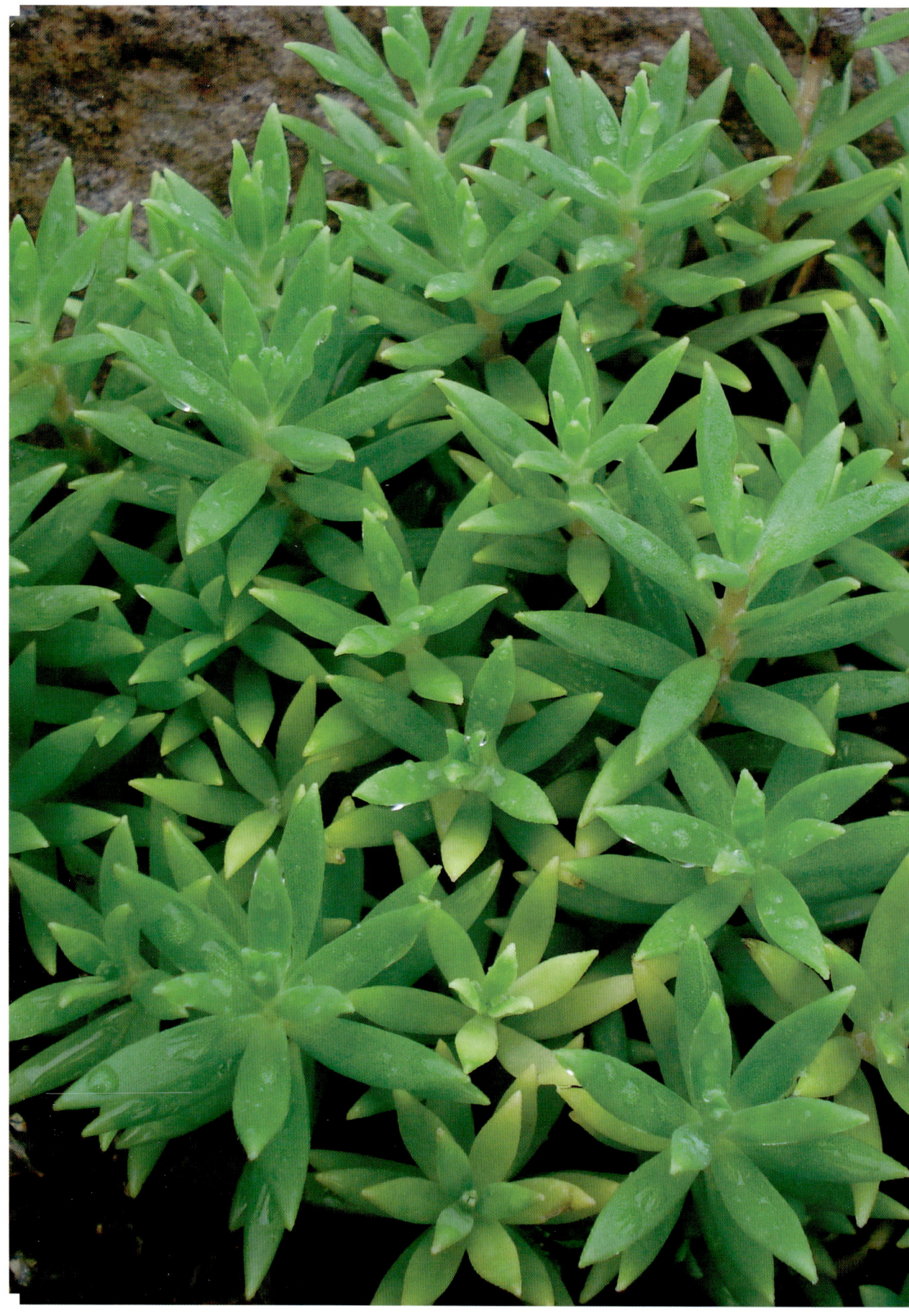

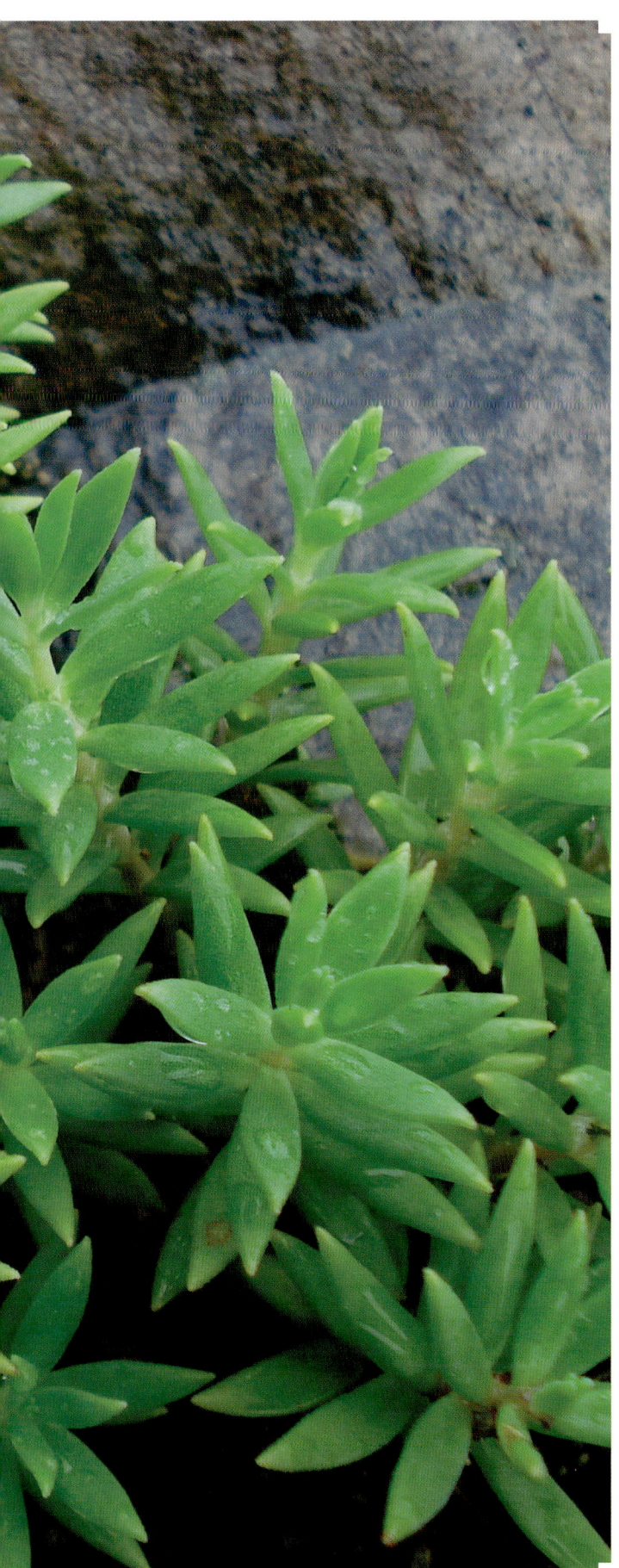

垂盆草

【水药名】骂女不。

【别　名】狗牙瓣、石指甲、狗牙草、瓜子草、佛指甲。

【来　源】本品为景天科植物垂盆草 *Sedum sarmentosum* Bunge 的干燥全草。

【性味归经】味甘、淡，性凉。归肝、胆、小肠经。

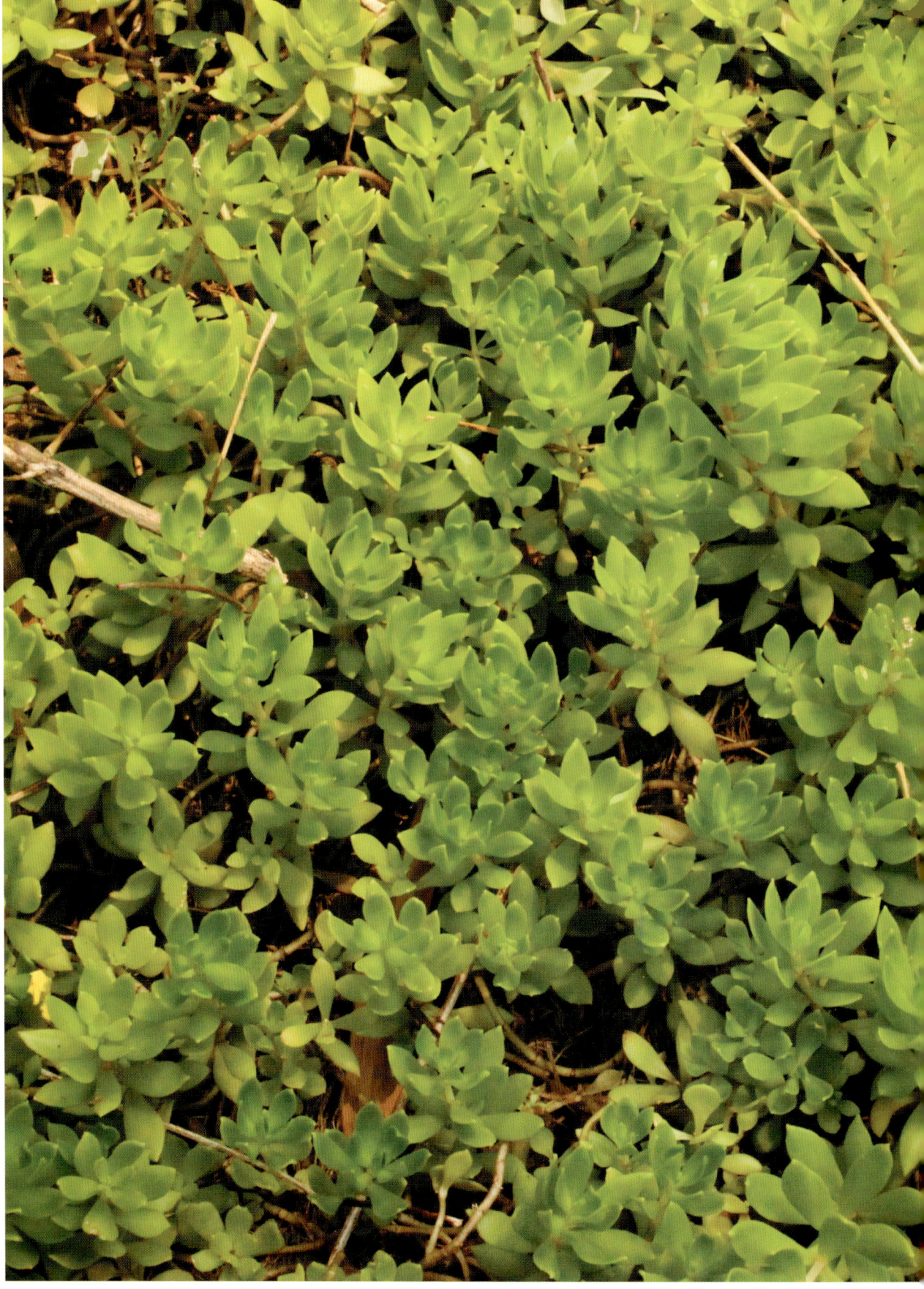

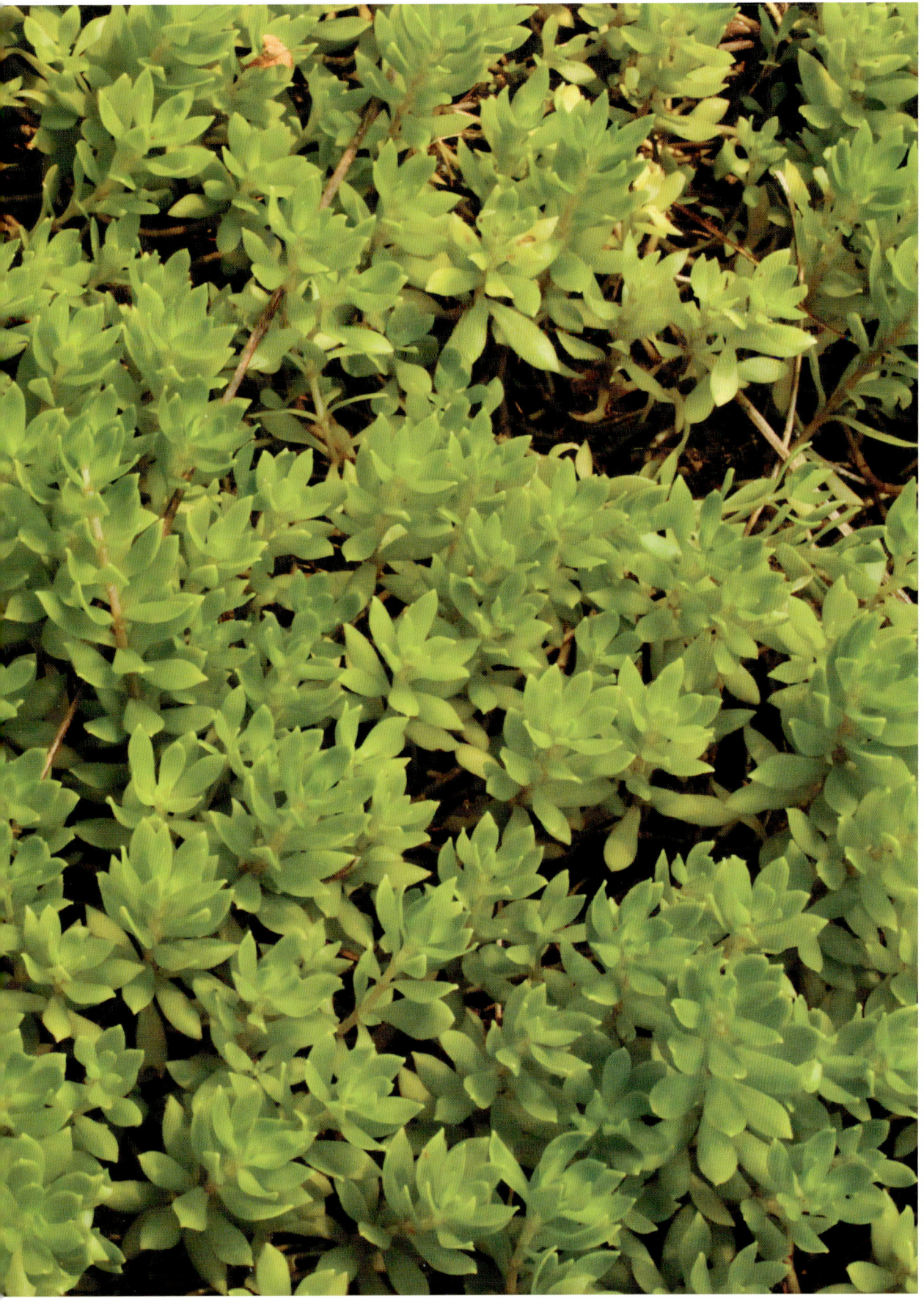

垂盆草

垂盆草

识别特征

多年生肉质草本，高 10 ~ 20 cm。茎淡红色，枝纤细，倾斜，匍匐，接近花序处亦易生根。叶 3 枚轮生，倒披针形至长圆形，长 1.5 ~ 2.5 cm，宽 0.1 ~ 0.2 cm，先端尖，基部楔形，沿茎下延为半圆形的耳状片，全缘。花呈平展的 2 歧聚伞花序；萼片 5，宽披针形至长圆形；花瓣 5，黄色，披针形至长圆形，先端有较长突出的尖头；蓇葖果。种子细小，卵圆形，无翅而有细乳头状凸起。花期 5—7 月，果期 7—8 月。

生境分布

生长于海拔 1600 m 以下的向阳山坡、石隙、沟边及路旁湿润处。分布于吉林、辽宁、河北、山西、陕西、甘肃、山东、江苏、安徽、浙江、江西、福建、河南、湖北、湖南、四川、贵州等省。

采收加工

夏、秋二季采收，除去杂质，晒干或鲜用。

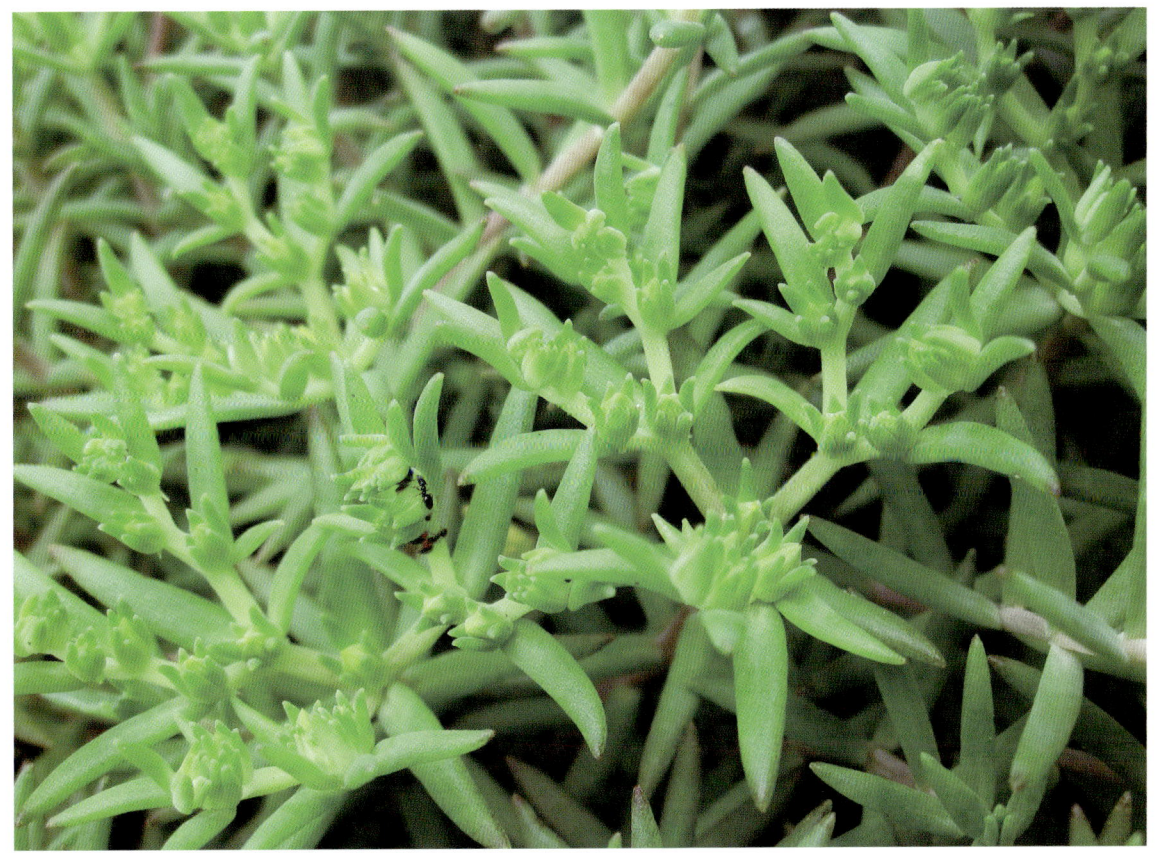

垂盆草

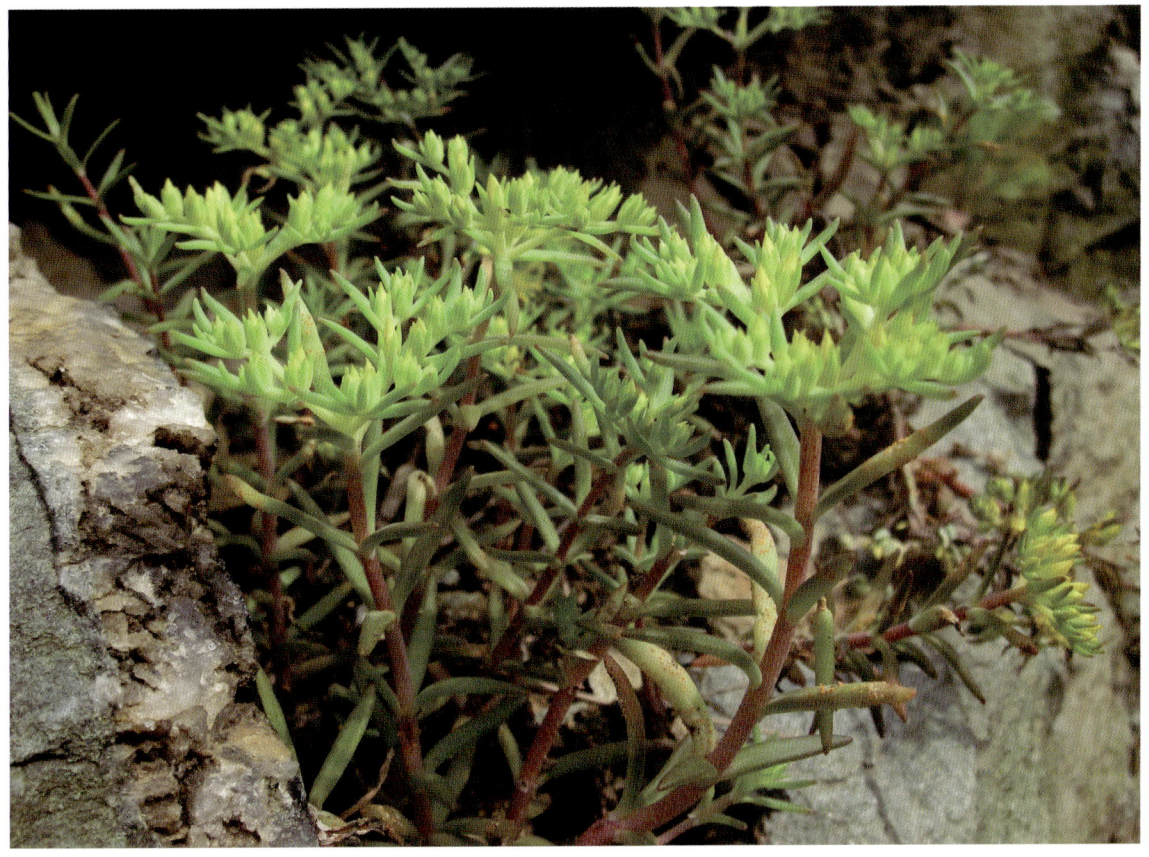

垂盆草

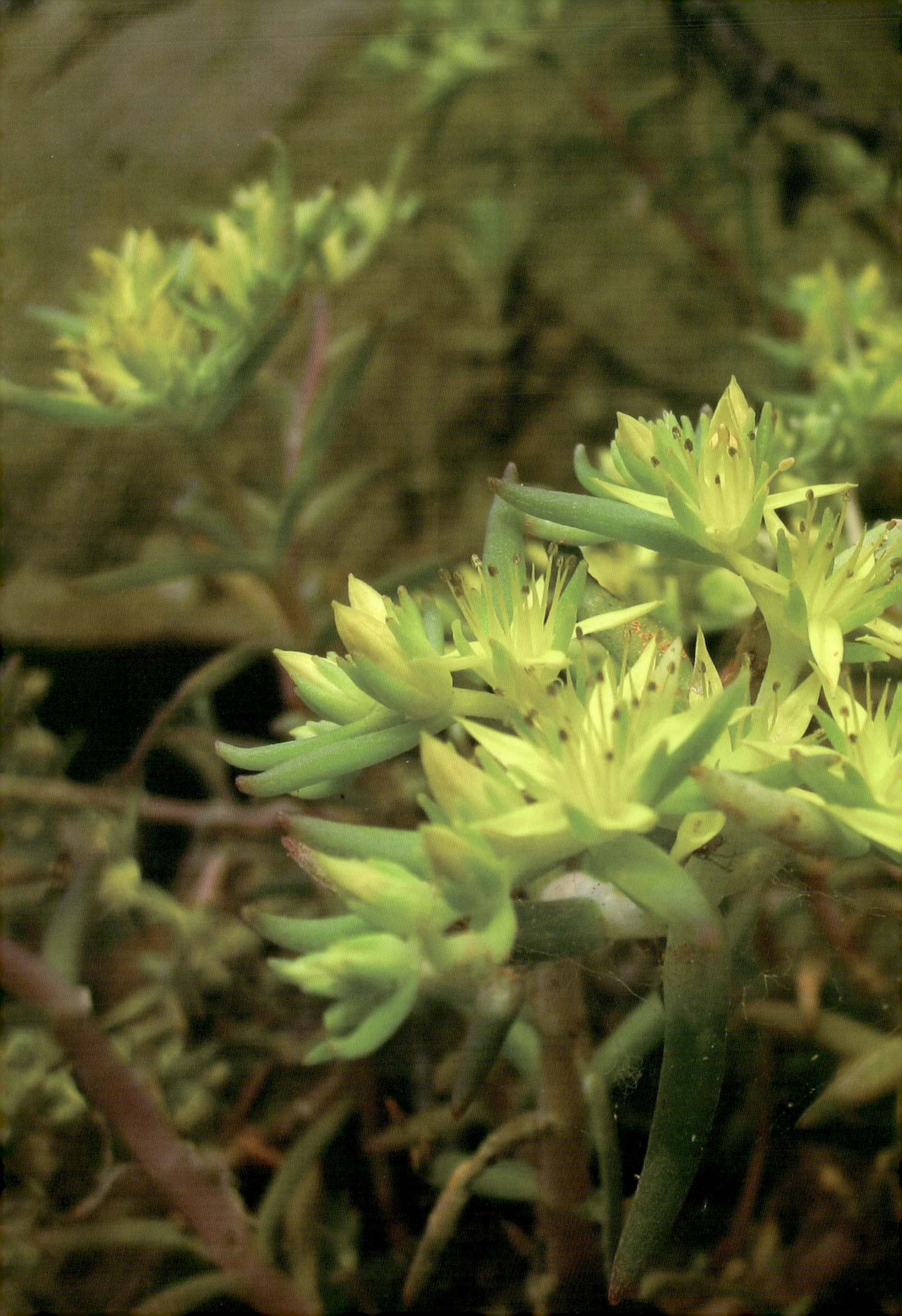

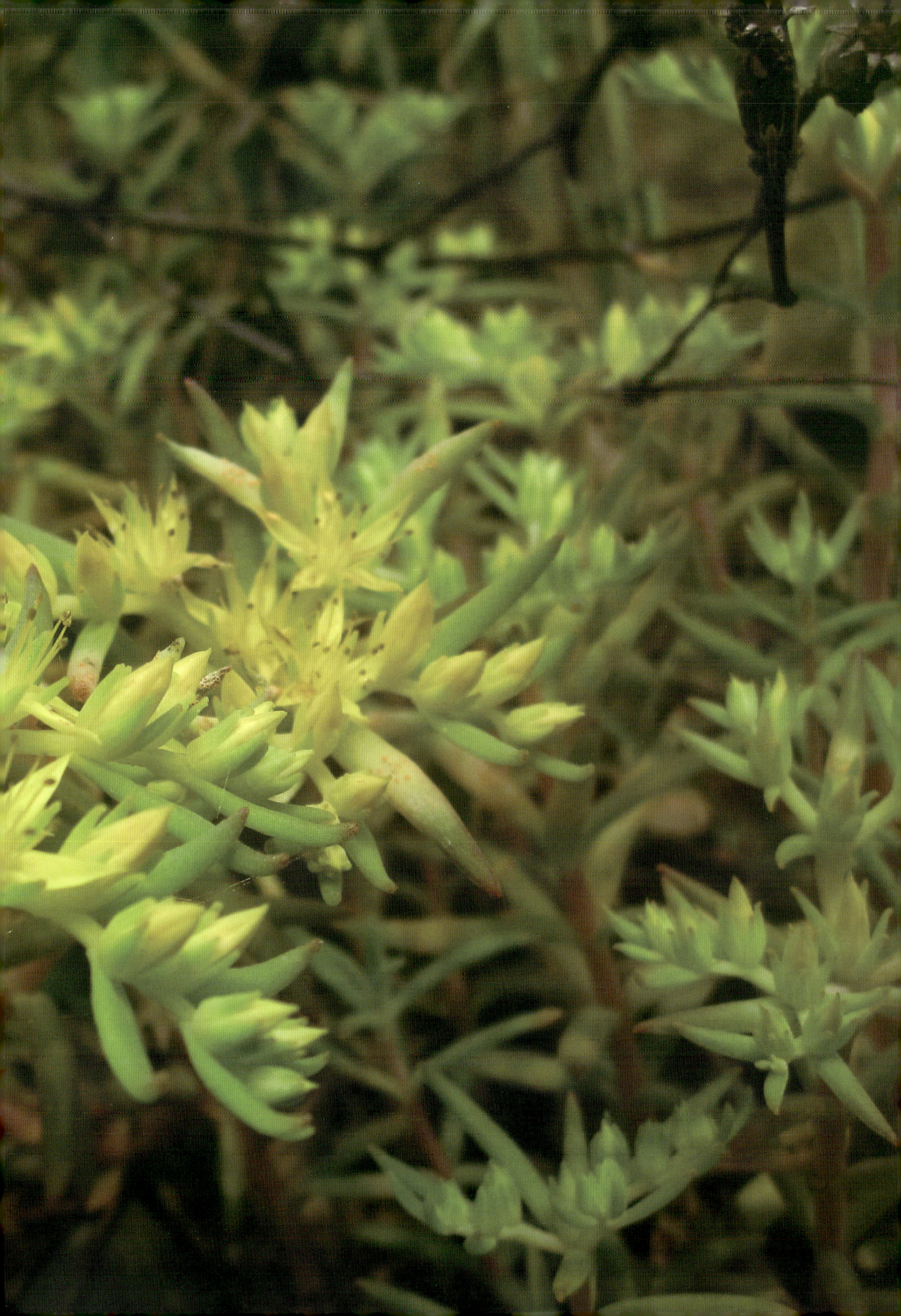

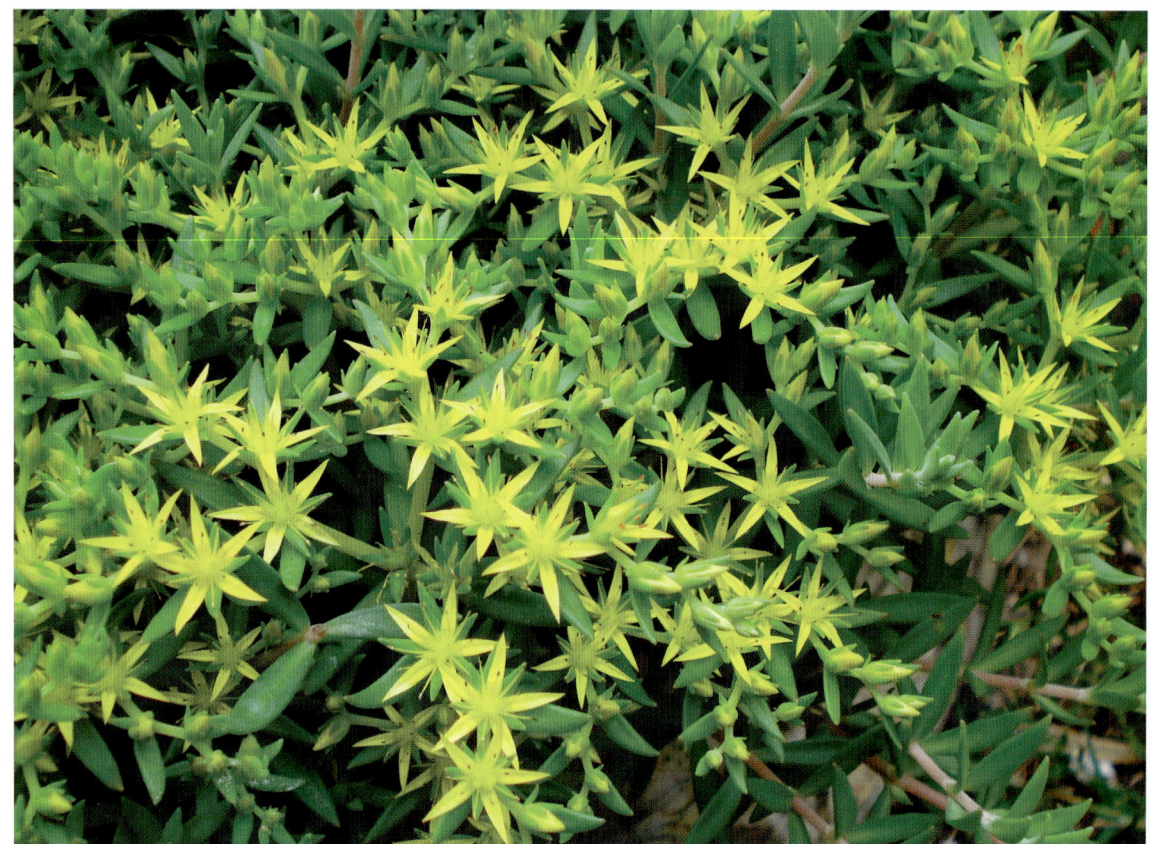

垂盆草

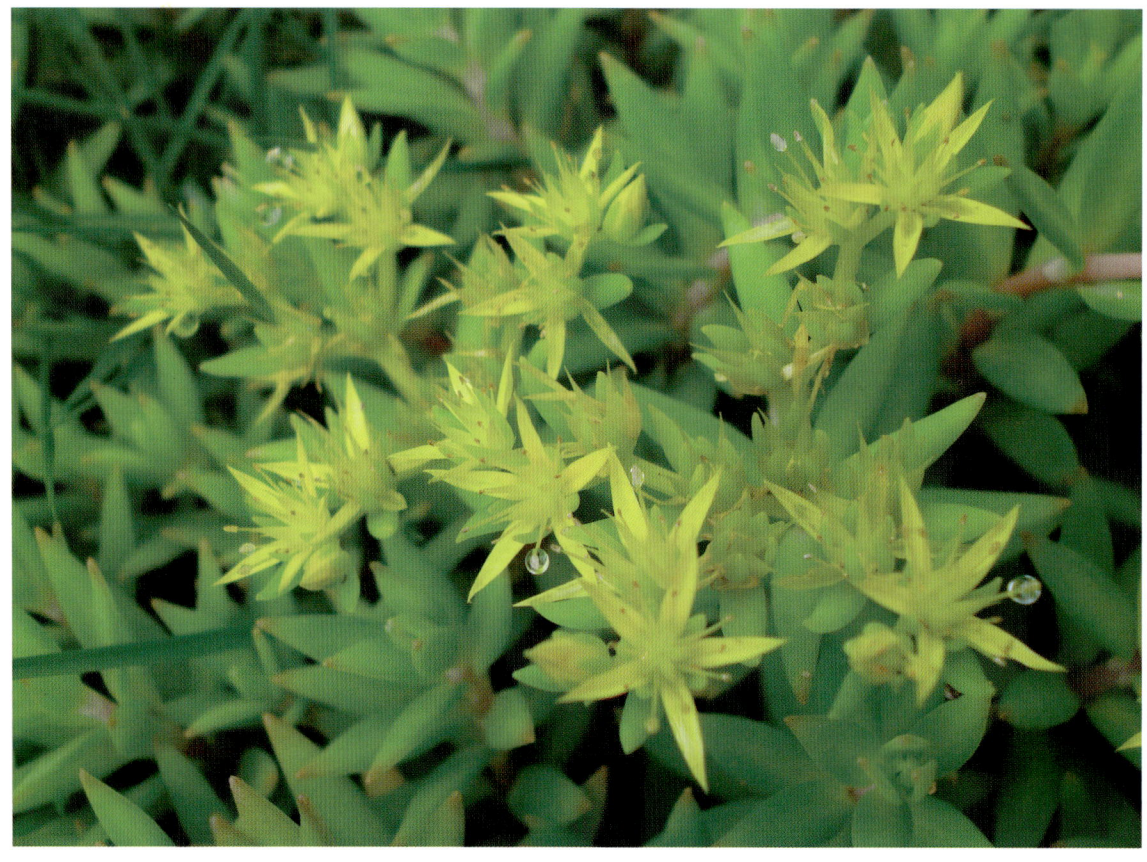

垂盆草

药材鉴别

本品茎纤细，长可达 20 cm 以上，部分节上可见纤细的不定根。3 叶轮生，叶片倒披针形至矩圆形，绿色，肉质，长 1.5 ~ 2.8 cm，宽 0.3 ~ 0.7 cm，先端近急尖，基部急狭，有距。气微，味微苦。

功效主治

清热，消肿，解毒。主治咽喉肿痛，肝炎，热淋，痈肿，水火烫伤，蛇、虫咬伤。

用法用量

内服：15 ~ 30 g，煎汤。外用：捣敷。

民族药方

1. 咽喉红肿疼痛　鲜垂盆草、鲜薄荷苗各 100 g。共捣烂，绞汁，再入硼砂 1.5 g 调匀，加水适量，慢慢咽服。

2. 湿毒疮　生垂盆草 100 g，紫花地丁、黄柏各 30 g，薏苡仁 50 g。水煎，待冷外擦，每日 1 次，连用 1 周。

3. 急慢性肠炎　干垂盆草 15 g，白头翁、秦皮、白芍各 10 g。水煎服，每日 1 剂，饭后温服。

4. 急慢性副鼻窦炎　干垂盆草、野菊花各 20 g，薏苡仁 50 g。水煎服或泡水服，每日 1 次，饭后温服。

5. 带状疱疹　生垂盆草 100 g。捣烂滤汁，少许涂擦疱疹；或晒干垂盆草 20 g。研细末，用少许点在疱疹周围；或干垂盆草 15 g。水煎服，每日 1 次。

6. 急性尿道炎　干垂盆草 15 g，萹蓄 10 g，瞿麦 12 g。水煎服，每日 1 次，温服。

7. 口腔溃疡　生垂盆草 10 g。口中慢慢嚼烂，使垂盆草汁浸润溃疡处，每日 1 ~ 2 次；或干垂盆草 20 g，浙贝母 10 g。共研细末，适量含化，每日 2 ~ 3 次。

8. 蚊虫叮咬　生垂盆草适量。捣烂滤汁，涂擦蚊虫叮咬处；或干垂盆草 50 g，黄柏、千里光各 30 g。水煎待冷，少许涂擦蚊虫叮咬处。

使用注意

脾胃虚寒者慎服。

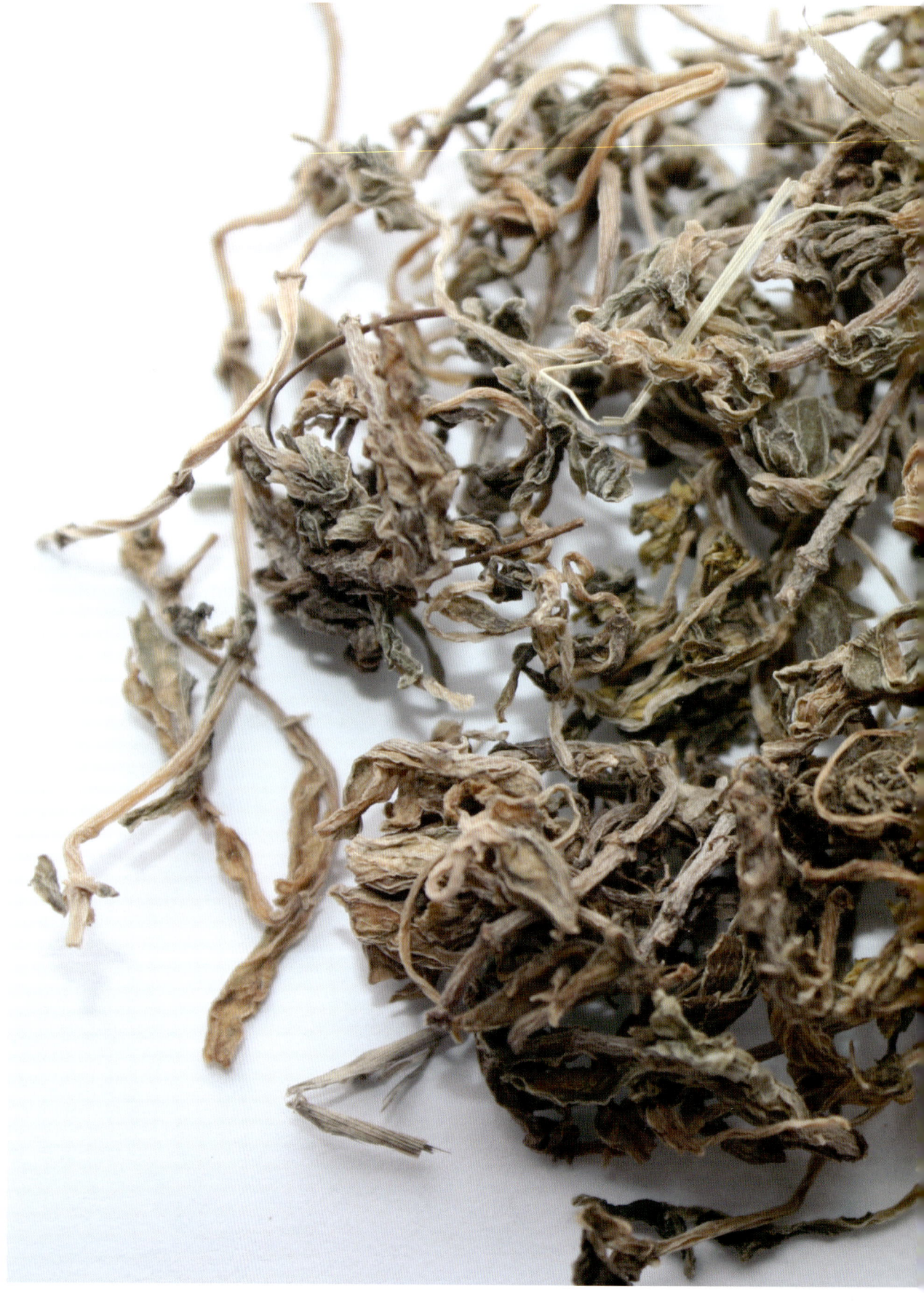

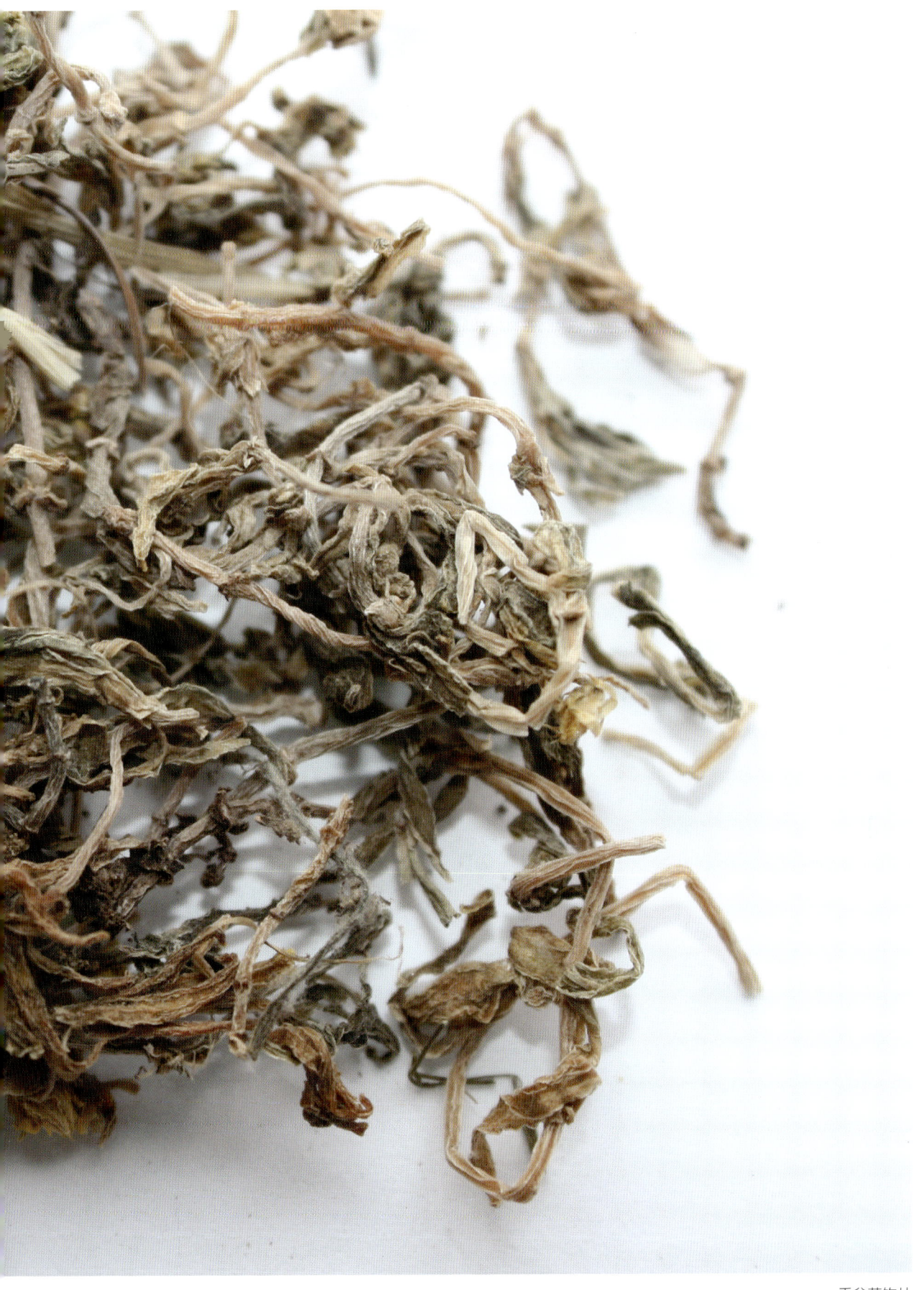

垂盆草饮片

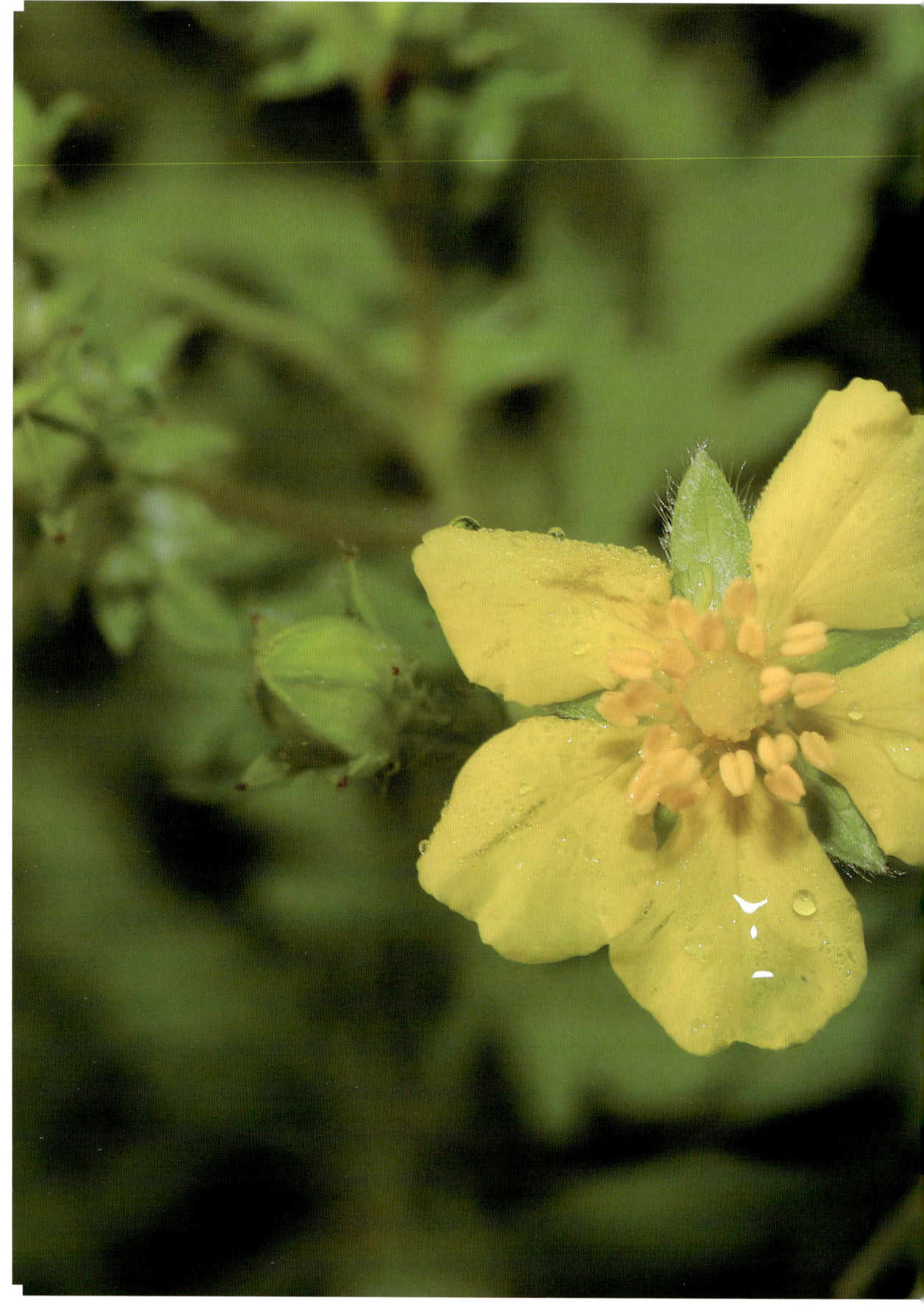

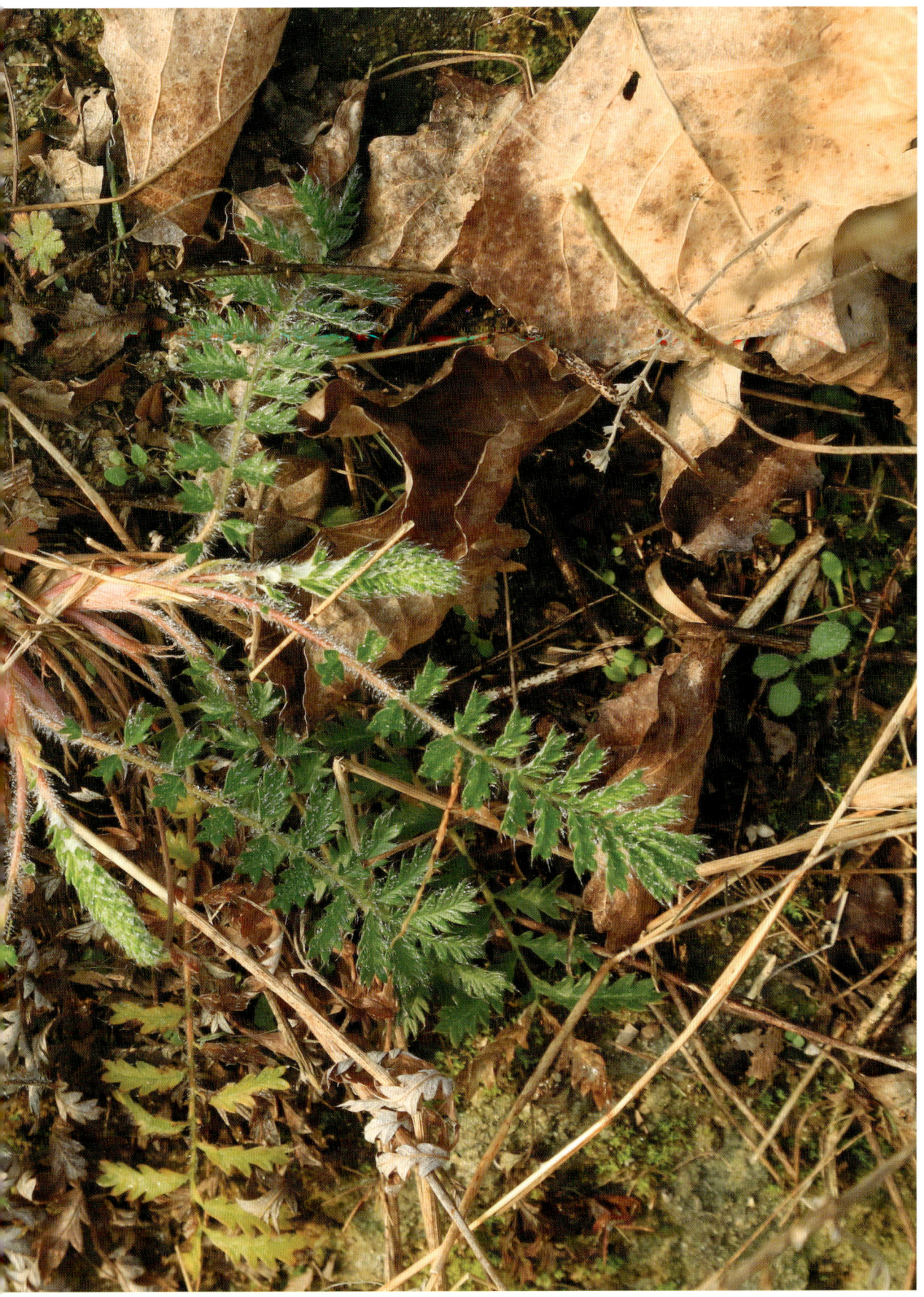

委陵菜

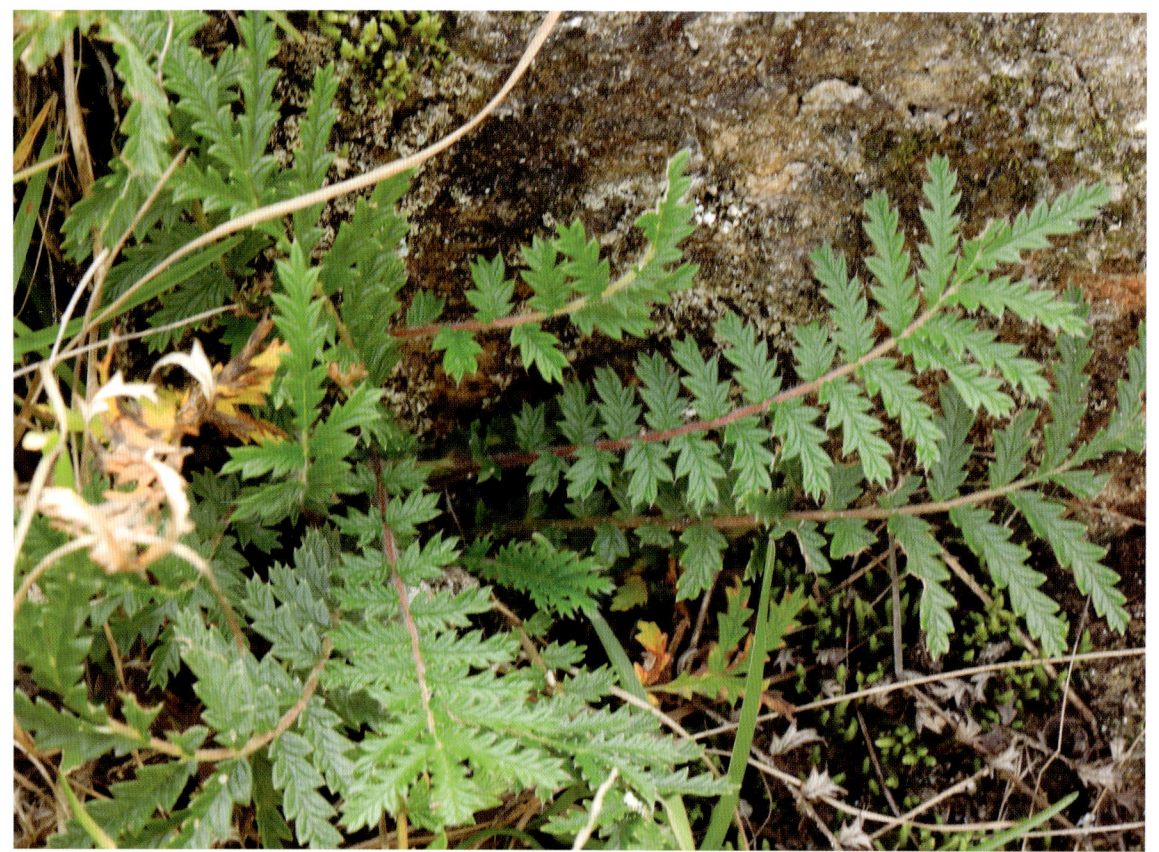

委陵菜

识别特征

多年生草本，根肥大，圆锥状。茎直立，密生灰白色绵毛。单数羽状复叶。小叶狭长椭圆形，边缘羽状深裂，裂片三角状披针形，上面被短柔毛，下面密生白绵毛。花多数，顶生，呈伞房状聚伞花序，花黄色。瘦果卵圆形，褐色。花期6—8月，果期8—10月。

生境分布

生长于山坡、路边、田埂、山林草丛中。全国大部分地区有分布。主要分布于山东、辽宁、安徽、贵州等省。此外，河北、河南、内蒙古、湖北、江苏、广西、福建等地亦有分布。

采收加工

春季未抽茎时采挖，除去泥沙，晒干。

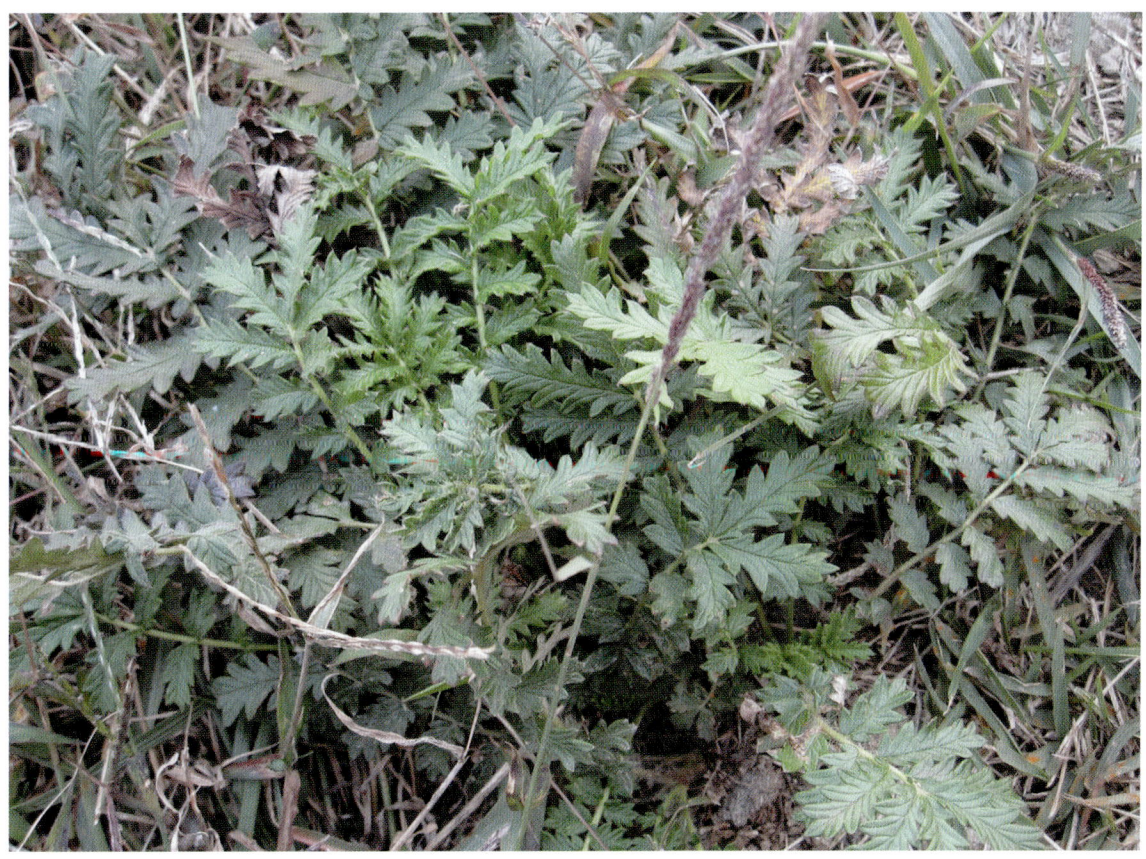

委陵菜

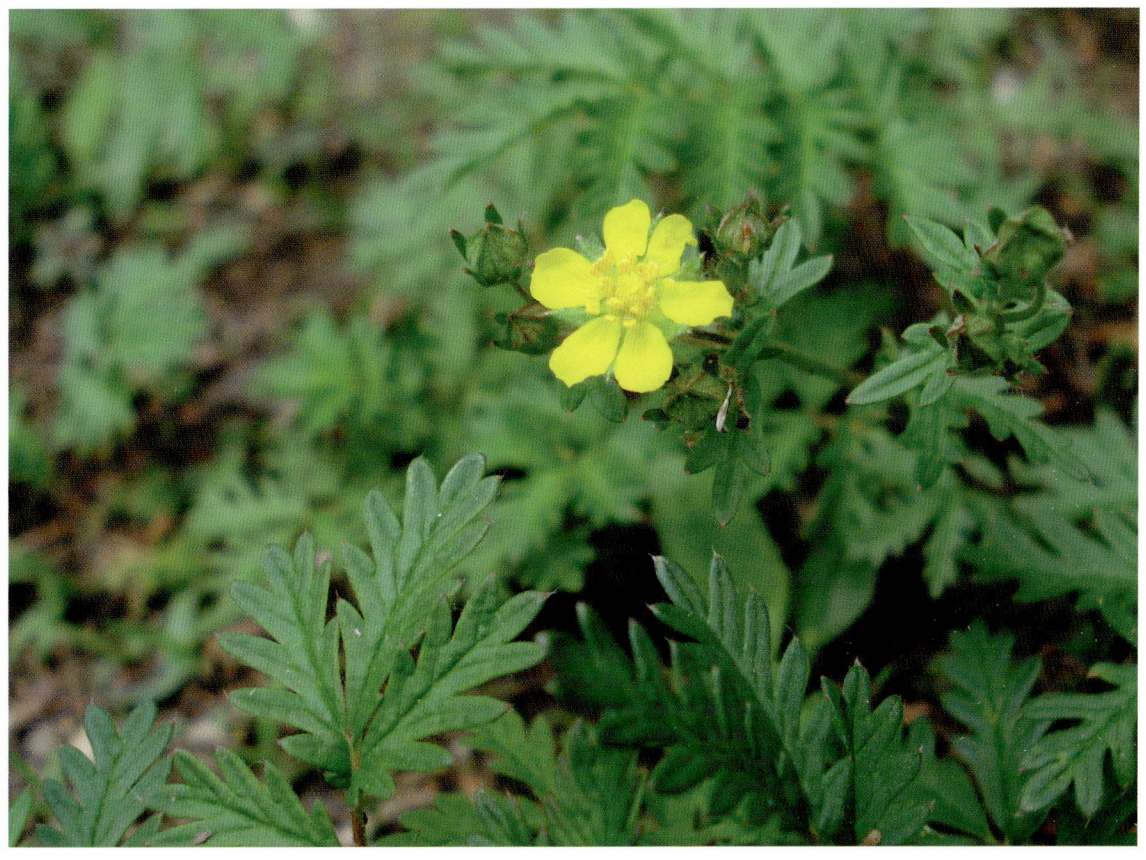

委陵菜

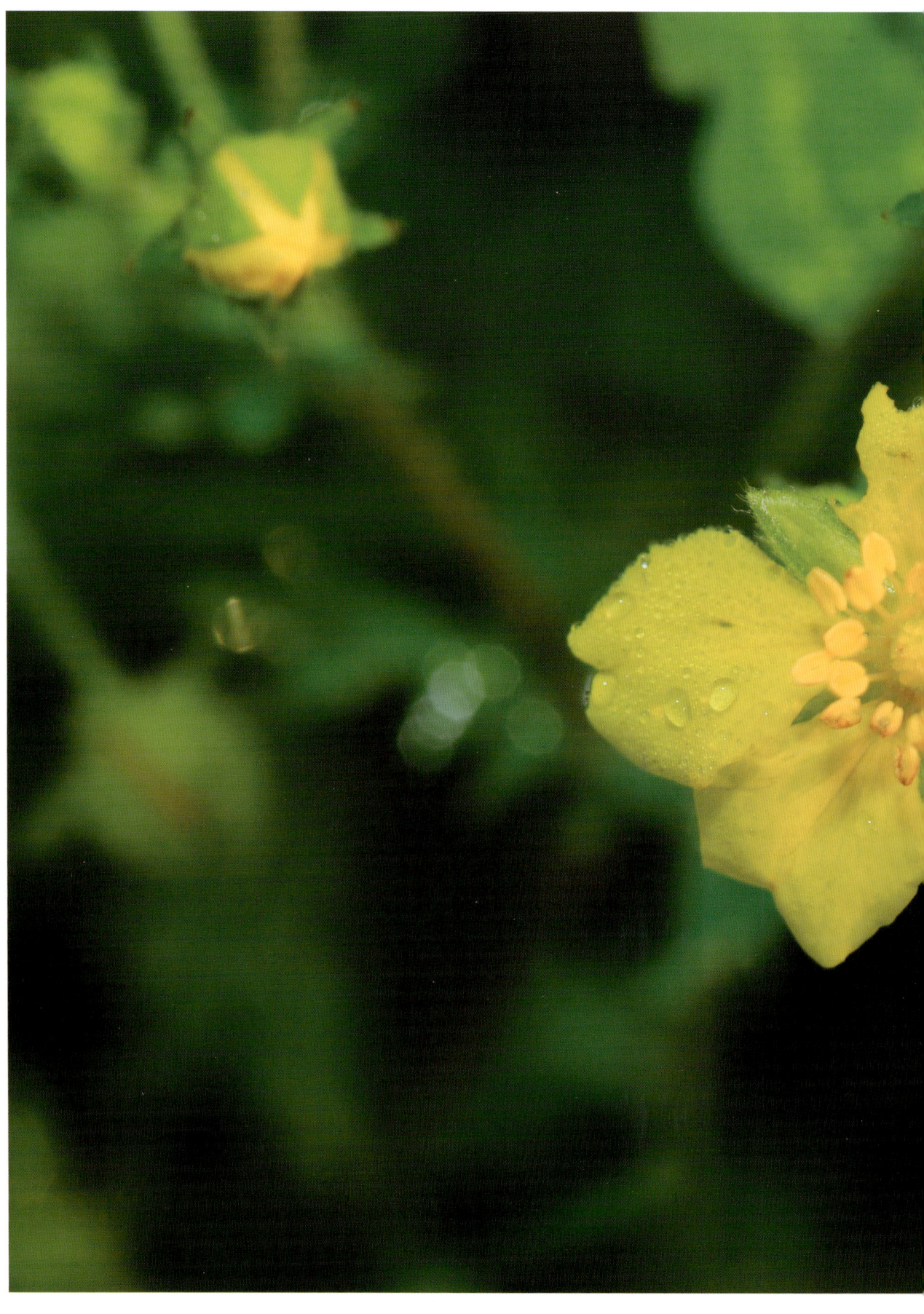

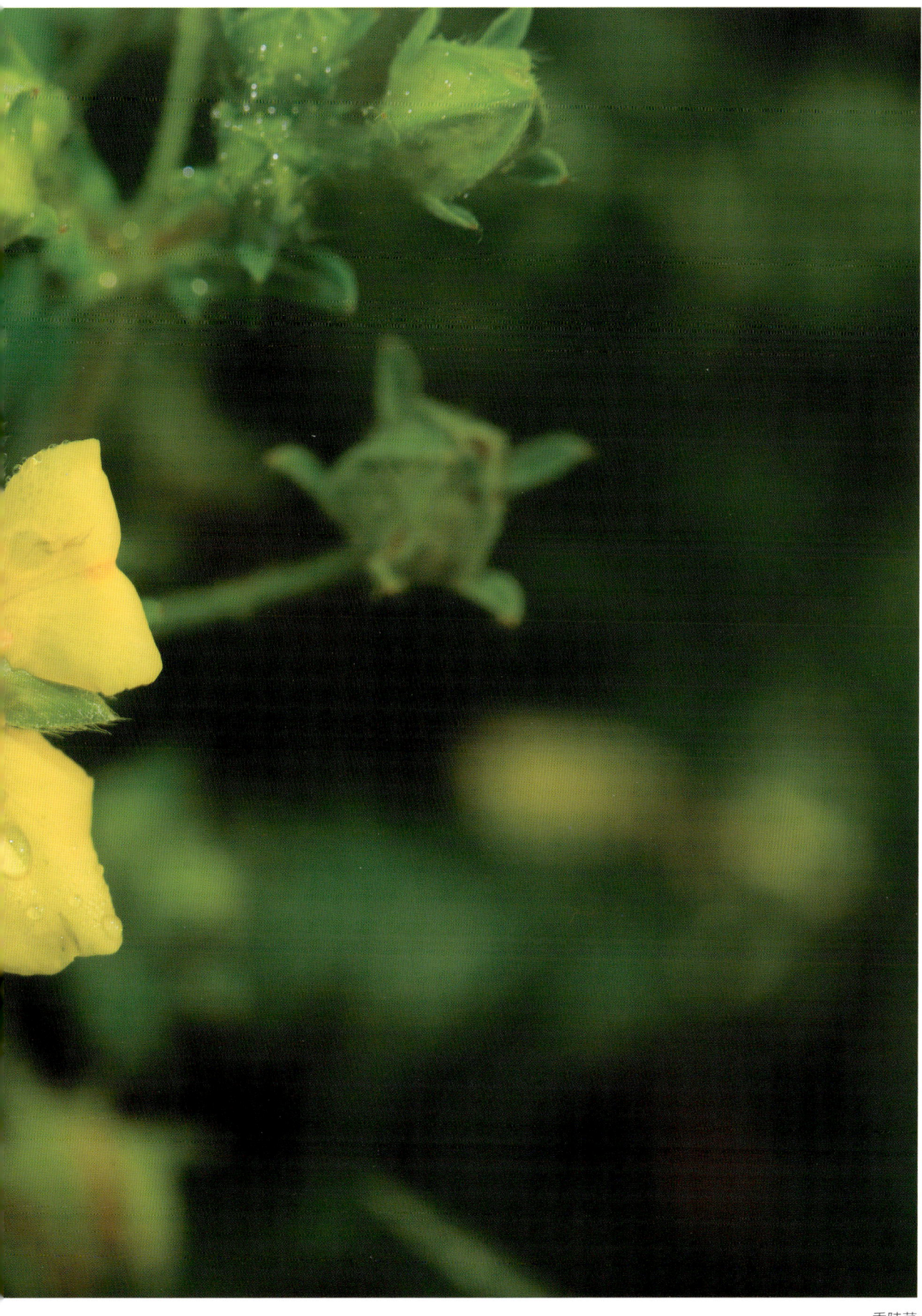

委陵菜

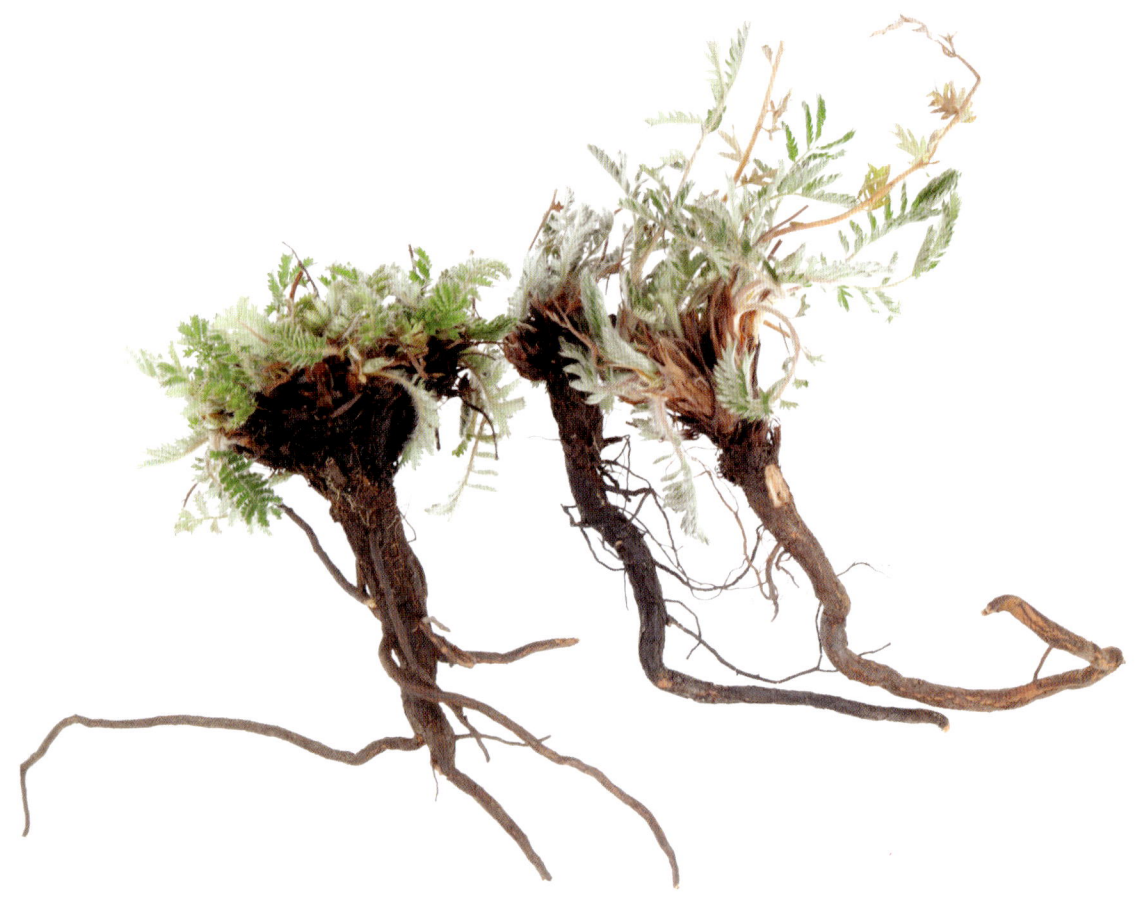

委陵菜

药材鉴别

本品为干燥的根或带根的全草，根圆柱形，偶有弯曲，长短不一，直径 0.5～1 cm，外表红棕色或暗棕色，具有不规则的纵裂纹，栓皮多呈片状剥落；质坚硬，折断面不平坦，皮部与木部极易分离，皮部淡红棕色，木部棕白色。根头部较粗大，并丛生多数黄棕色的叶基部分；羽状复叶，皱缩，小叶多向内对折，边缘向外反卷，背面的绵毛密而长。气微弱，味微苦而涩。以干燥、无花茎，无杂质者为佳。

功效主治

祛风湿，解毒。主治痢疾，风湿筋骨疼痛，瘫痪，癫痫，疮疥。

用法用量

内服：15～30 g，煎汤；研末或浸酒。外用：煎水洗。

民族药方

1. 饮食不洁，腹泻，拉肚子　委陵菜 15 g，独角连 10 g。水煎服。

2. 胃溃疡　委陵菜、刺梨根各 15 g，蒲公英根、青木香、白术、甘草各 10 g。水煎服。

3. 赤白痢疾　委陵菜、马齿苋各 15 g，茶叶 6 g。水煎服，每日 2 次。

4. 阿米巴痢疾　委陵菜 30 g，炒槐花 12 g。水煎服。

5. 久痢不止　委陵菜、白木槿花各 15 g。水煎服。

6. 疮疖痈肿　委陵菜、蒲公英各 15 g。水煎服。

7. 便血　委陵菜 15 g，小蓟炭 12 g，侧柏炭 9 g。水煎服。

8. 消化道溃疡　委陵菜 60 g，鸡 1 只（约 500 g）。水炖服。

9. 百日咳　委陵菜 15 g，海金沙 9 g。水煎服。

使用注意

孕妇忌服、慢性腹泻伴体虚者慎用。

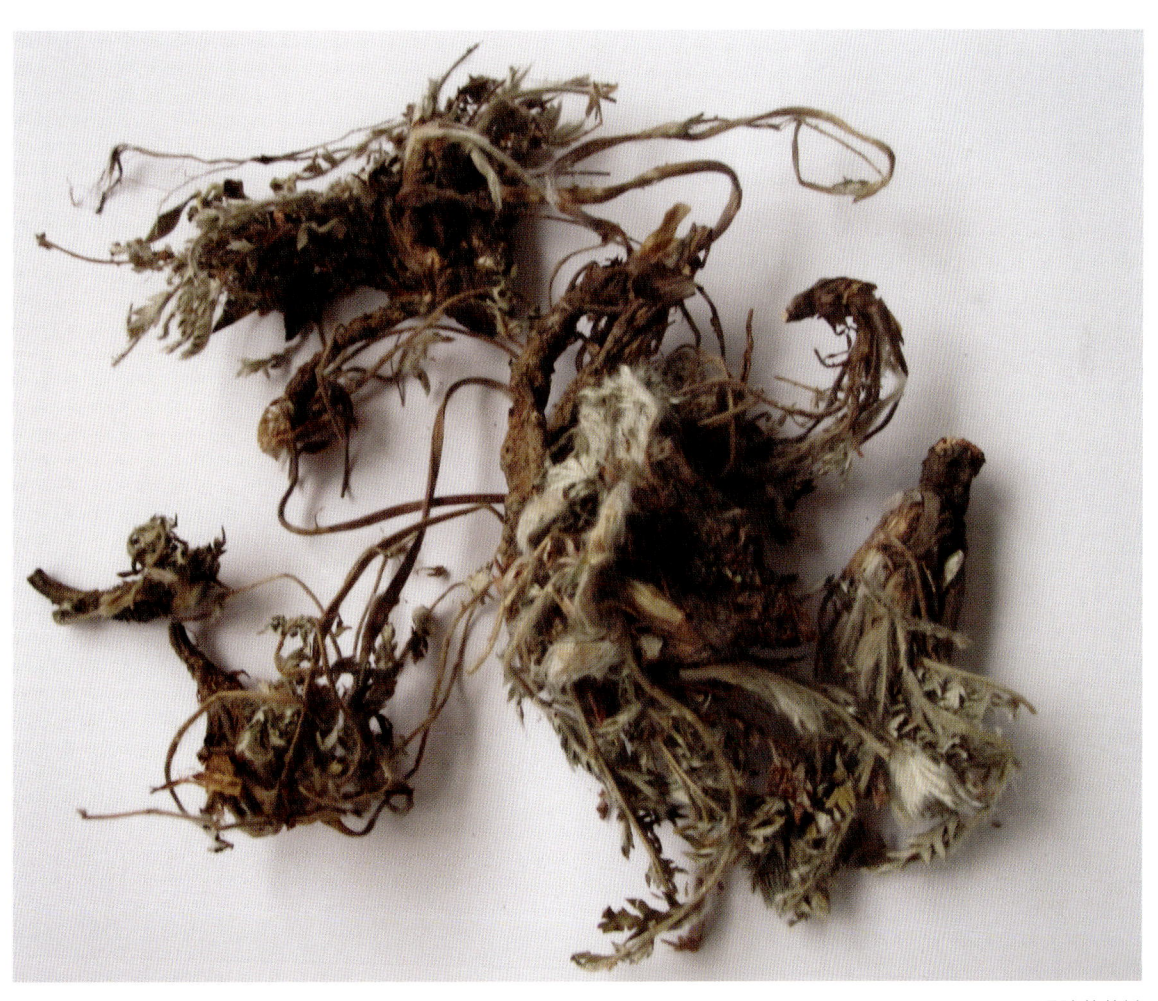

委陵菜药材

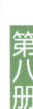

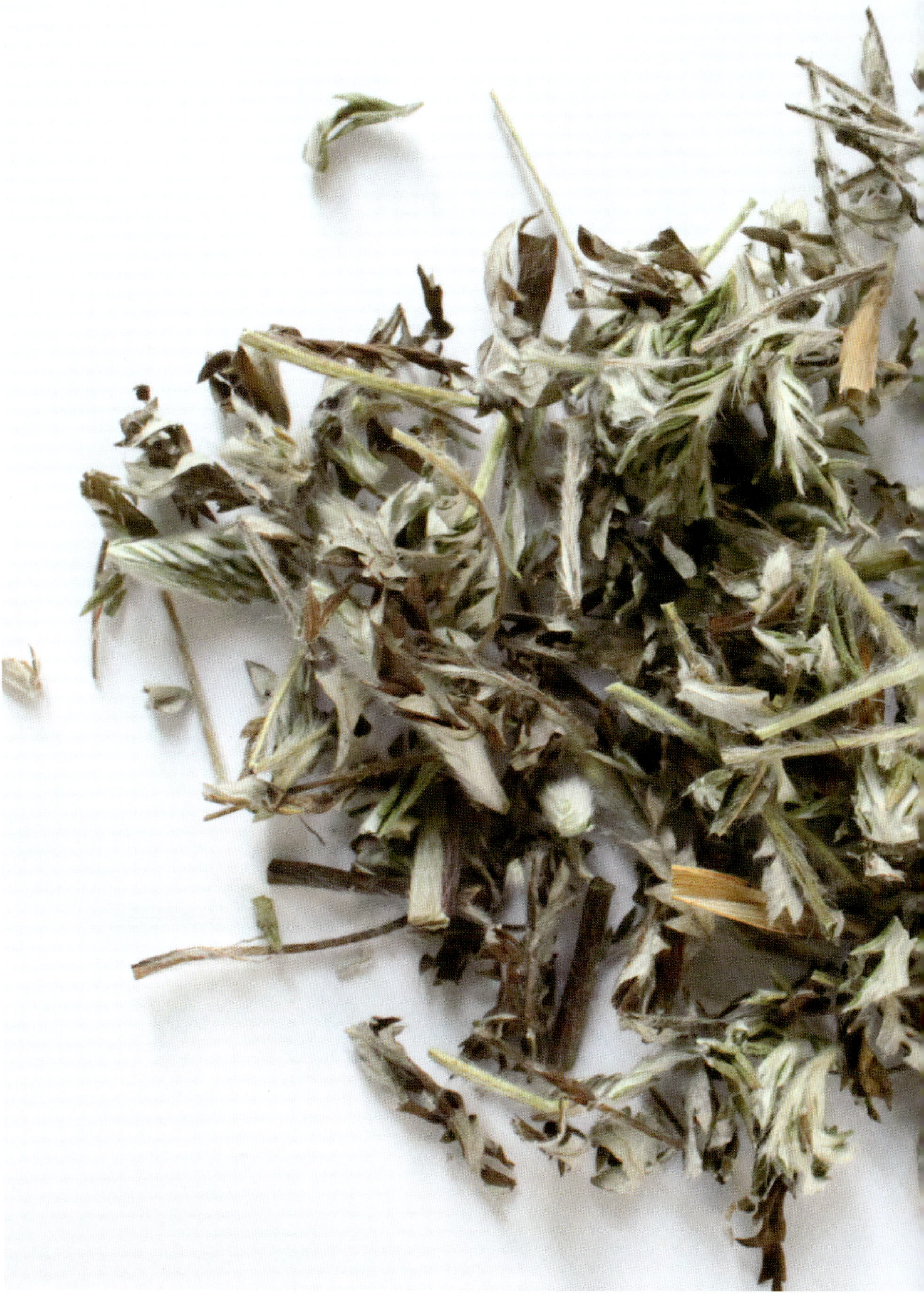

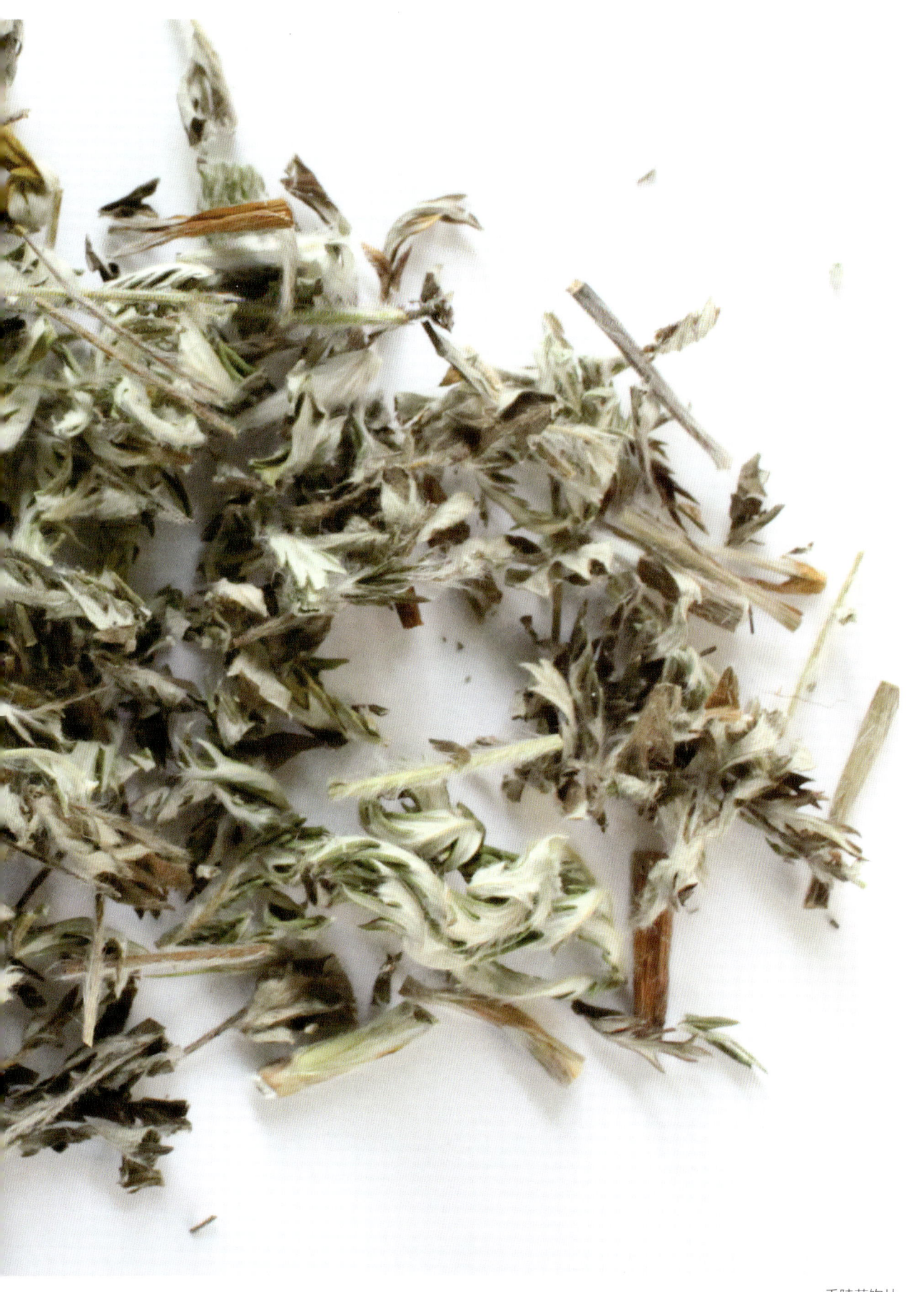

委陵菜饮片

委陵菜饮片

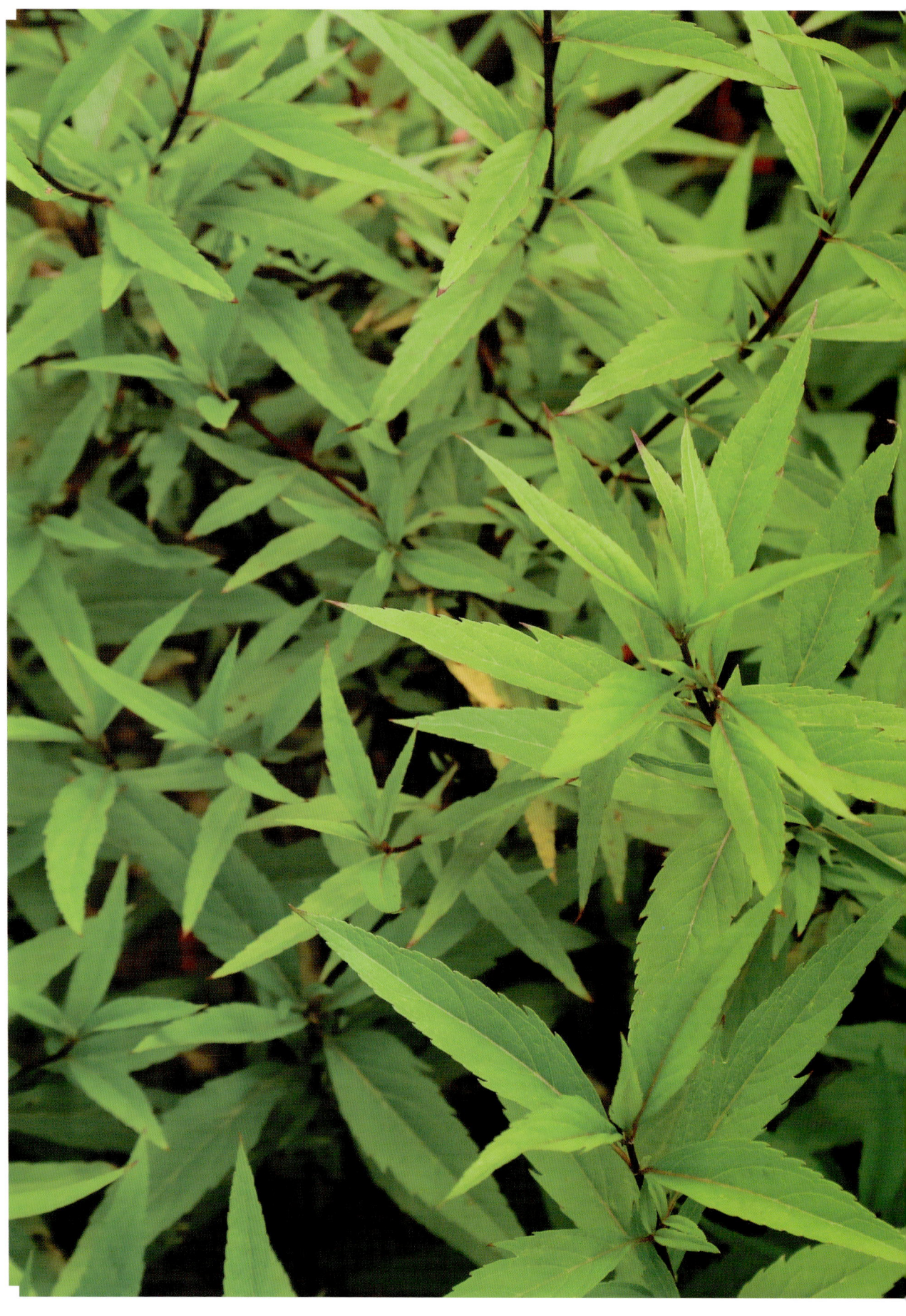

佩兰

【水药名】骂嘎电。

【别　名】兰草、大泽兰、燕尾香、孩儿菊、千金草、女兰。

【来　源】本品为菊科植物佩兰 *Eupatorium fortunei* Turcz. 的干燥地上部分。

【性味归经】味辛，微温，性平。归脾、胃、肺经。

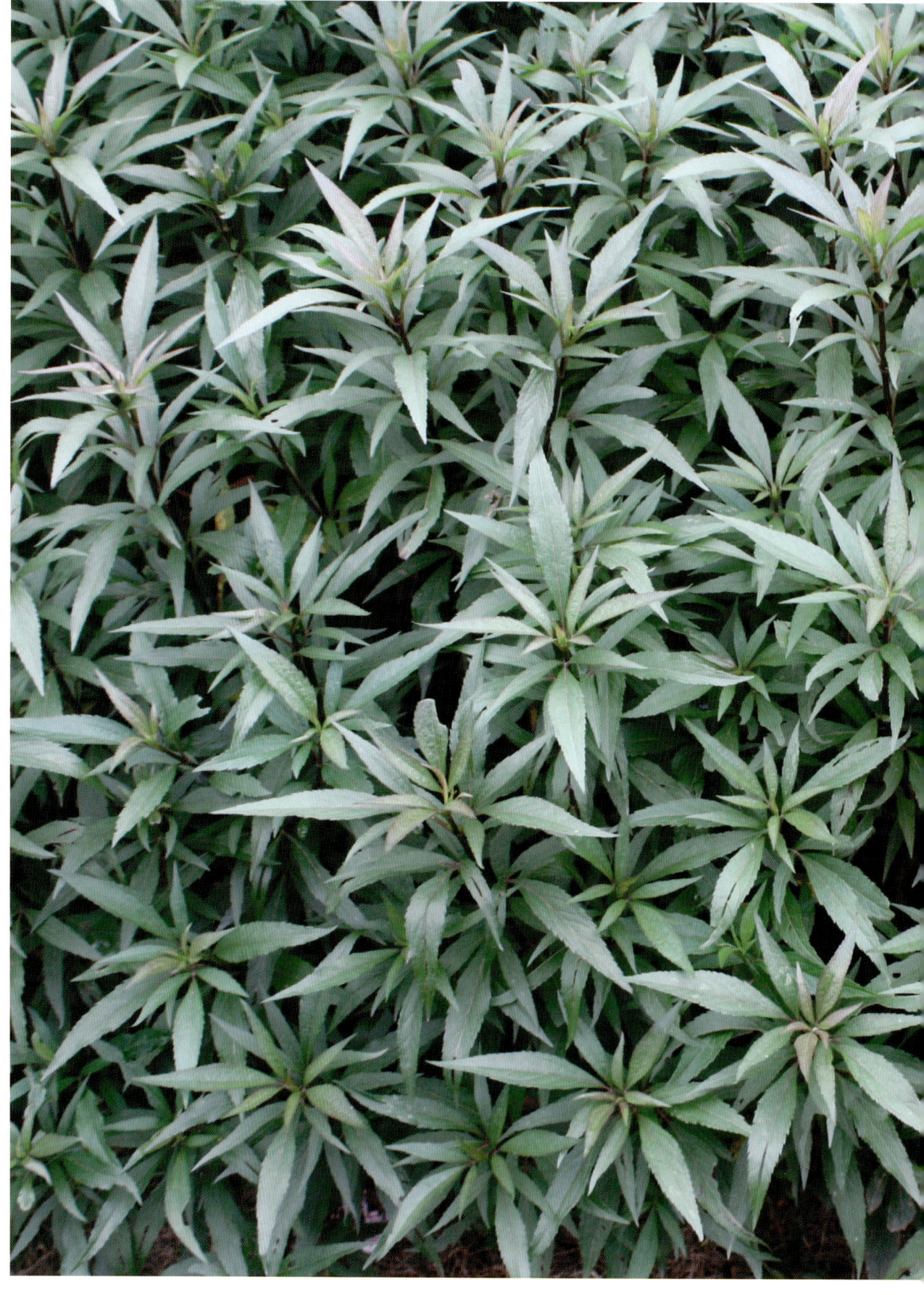

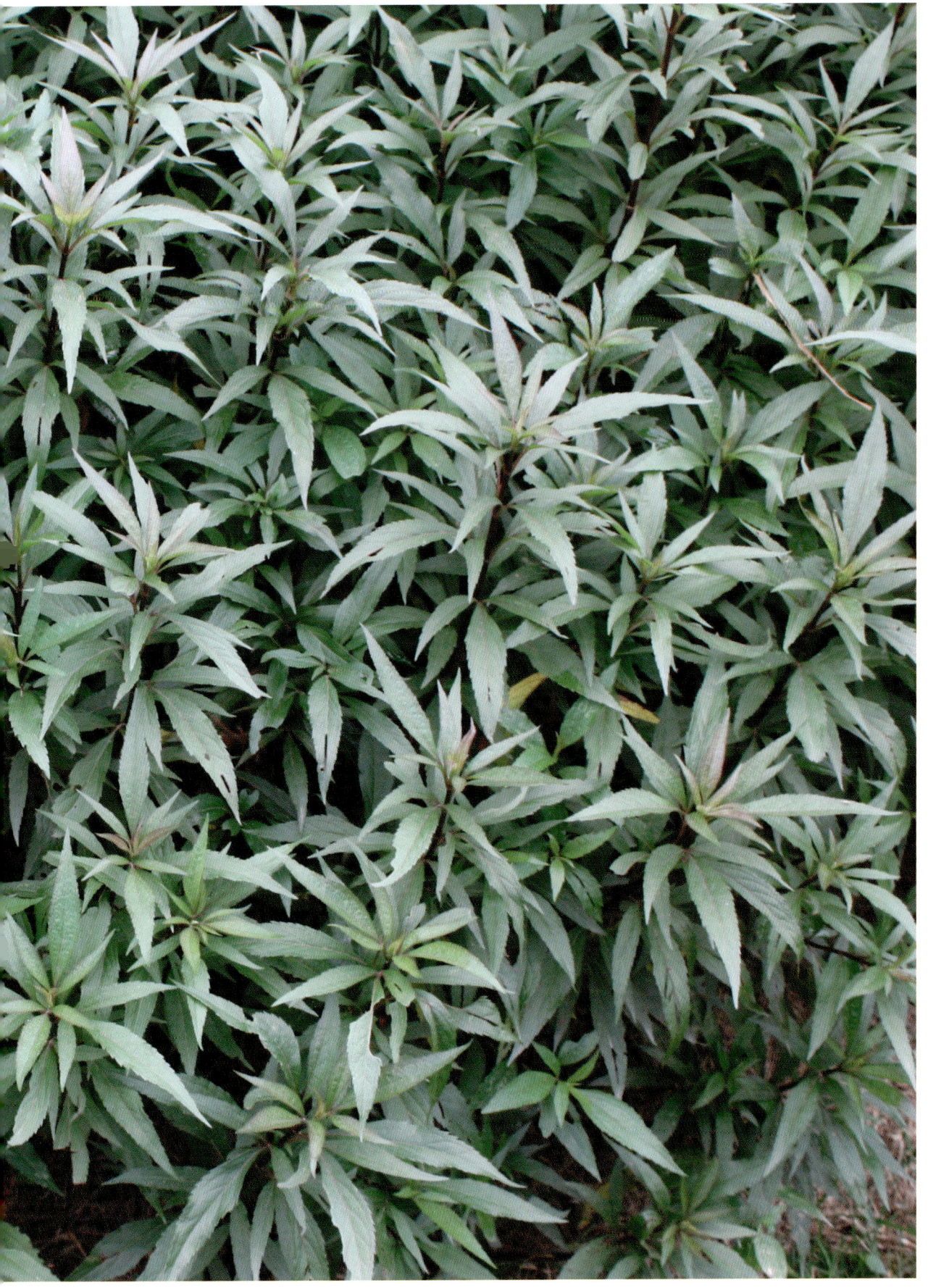

佩兰

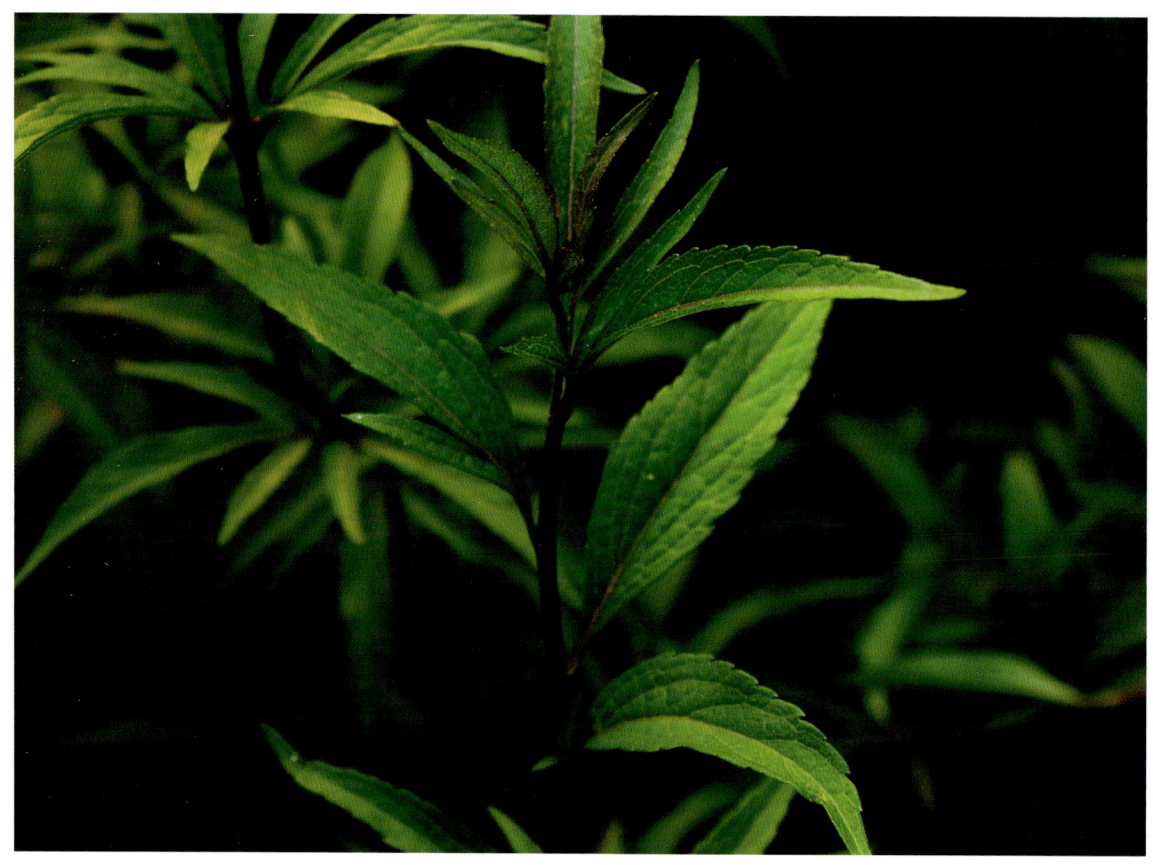

佩兰

▌识别特征

多年生草本植物，高 40 ～ 100 cm。根茎横走。茎直立，绿色或红紫色，下部光滑无毛。叶对生，在下部的叶常枯萎；中部的叶有短柄，叶片较大，通常 3 全裂或 3 深裂，中裂片较大，长椭圆形或长椭圆状披针形，长 5 ～ 10 cm，宽 1.5 ～ 2.5 cm；上部的叶较小，常不分裂，或全部茎叶不分裂，先端渐尖，边缘有粗齿或不规则细齿，两面光滑或沿脉疏被柔毛，无腺点。头状花序多数在茎顶及枝端排成复伞房花序，花序径 3 ～ 6 cm；总苞钟状，长 6 ～ 7 mm；总苞片 2 ～ 3 层，覆瓦状排列，外层短，卵状披针形，中、内层苞片渐长，全部苞片紫红色，外面无毛、无腺点，先端钝；每个头状花序具花 4 ～ 6 朵，花白色或带微红色，全部为管状花，两性，花冠外而无腺点，先端 5 齿裂；雄蕊 5，聚药；雌蕊 1，子房下位，柱头 2 裂，伸出花冠外。瘦果圆柱形，熟时黑褐色，5棱，长 3 ～ 4 mm，无毛、无腺点；冠毛白色，长约 5 mm。花、果期 7—11 月。

▌生境分布

生长于路边灌木丛中或溪边。野生或栽培。分布于河北、陕西、山东、江苏、安徽、浙江、江西、湖北、湖南、广东、广西、四川、云南、贵州等省区。

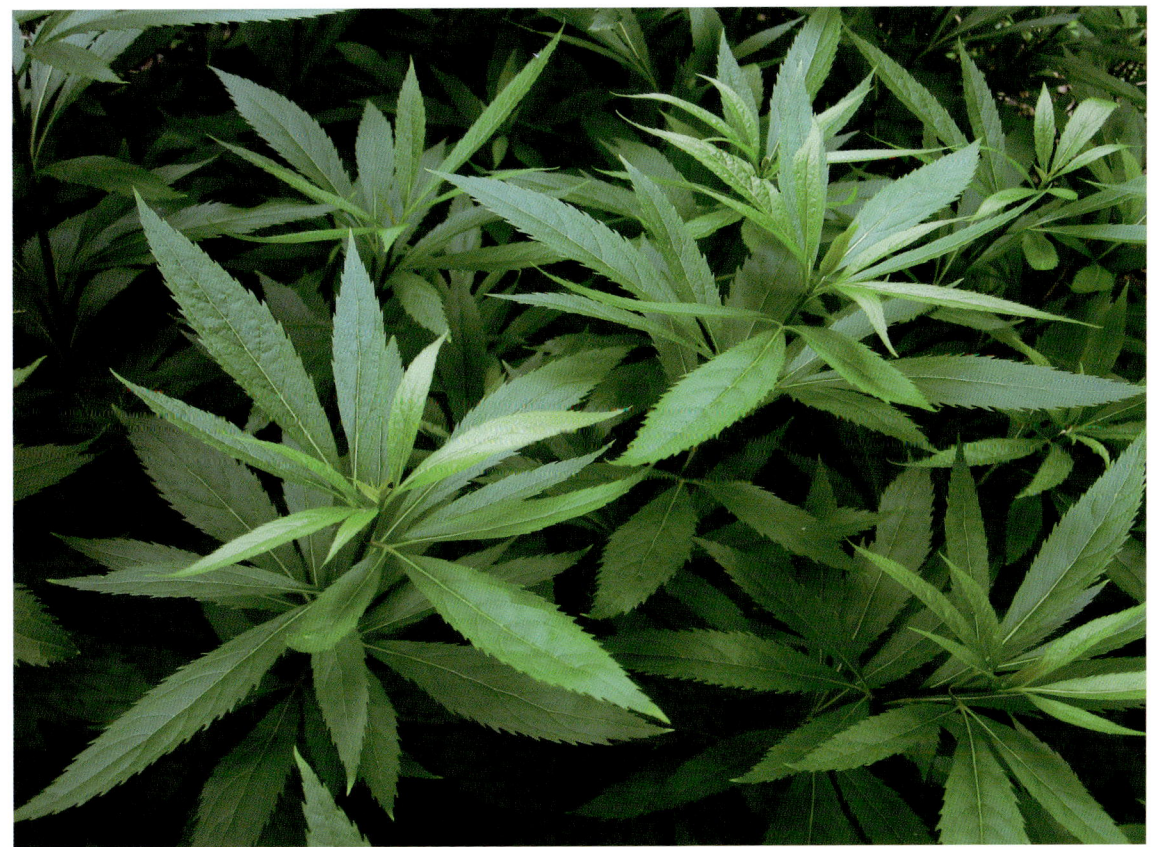

佩兰

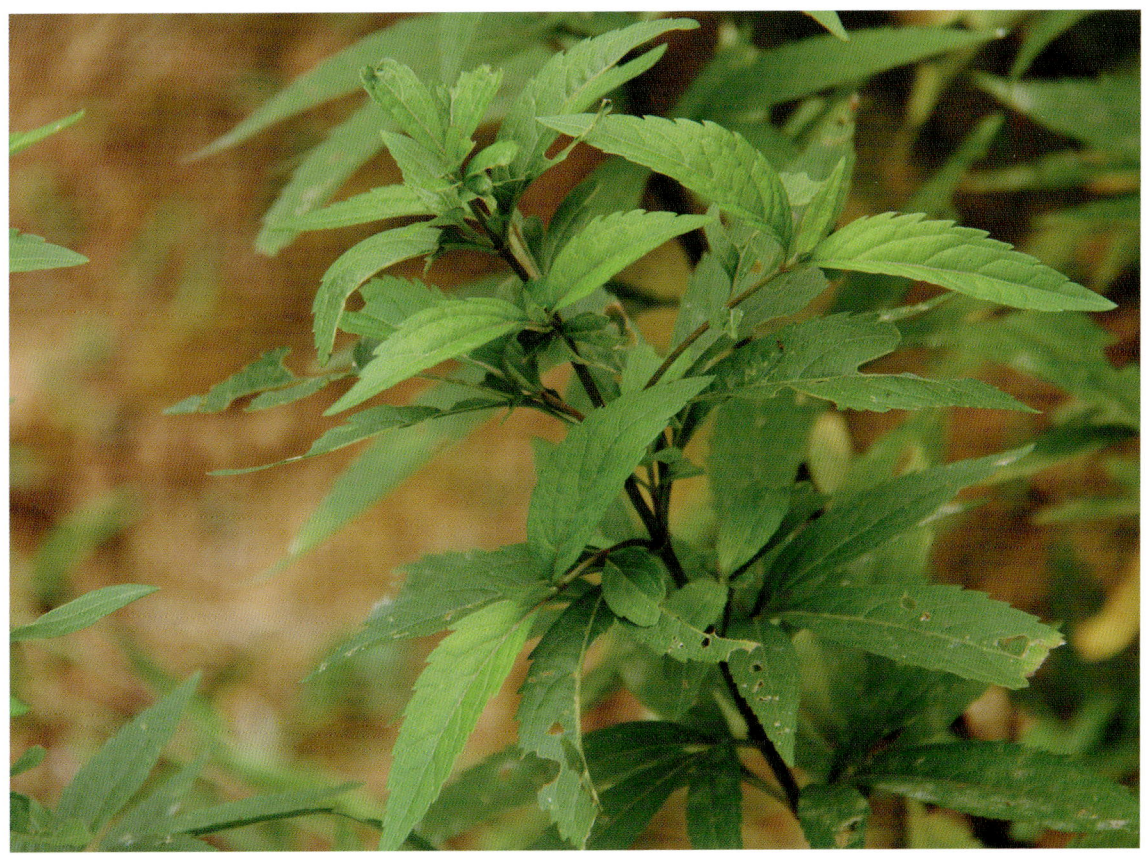

佩兰

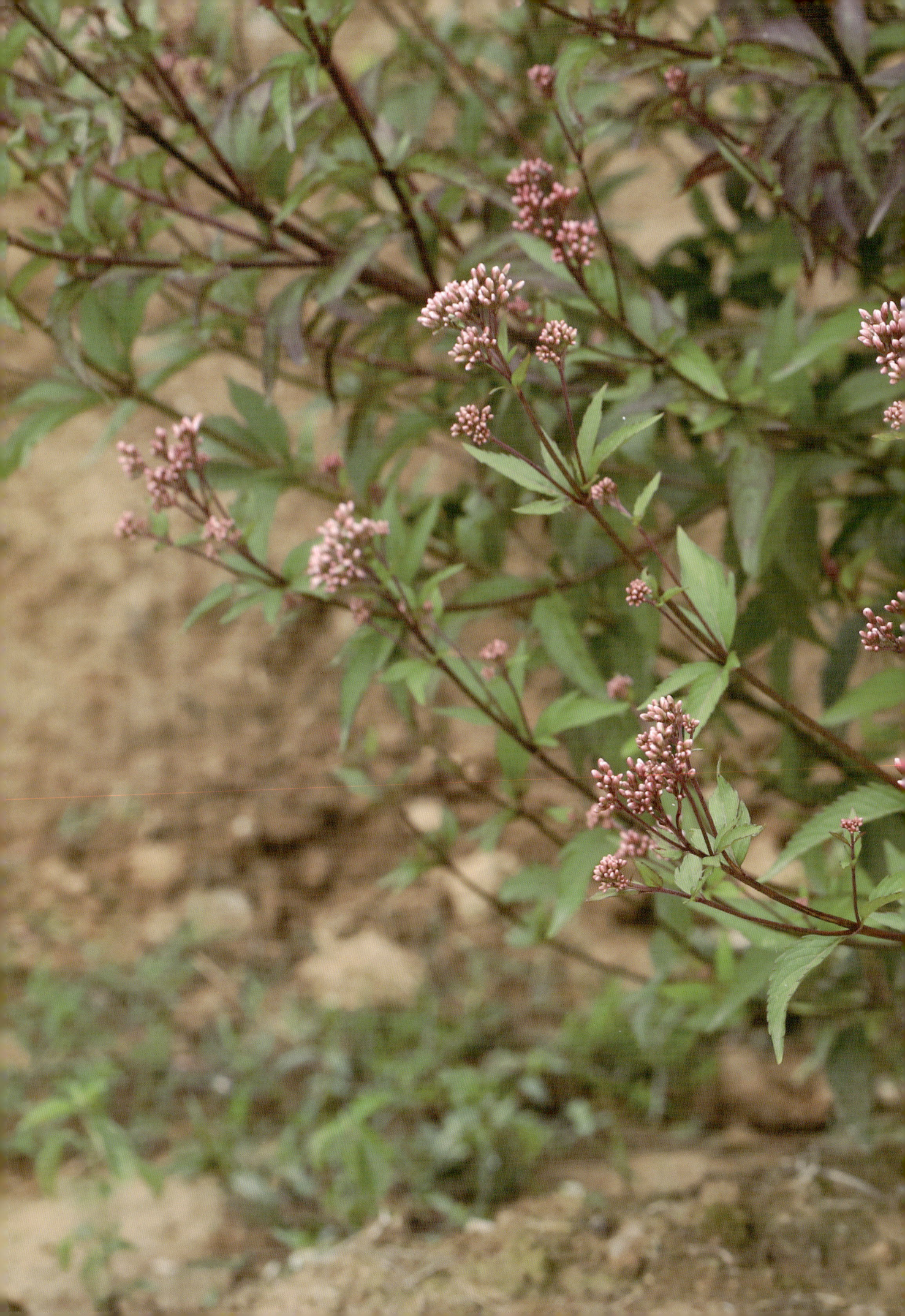

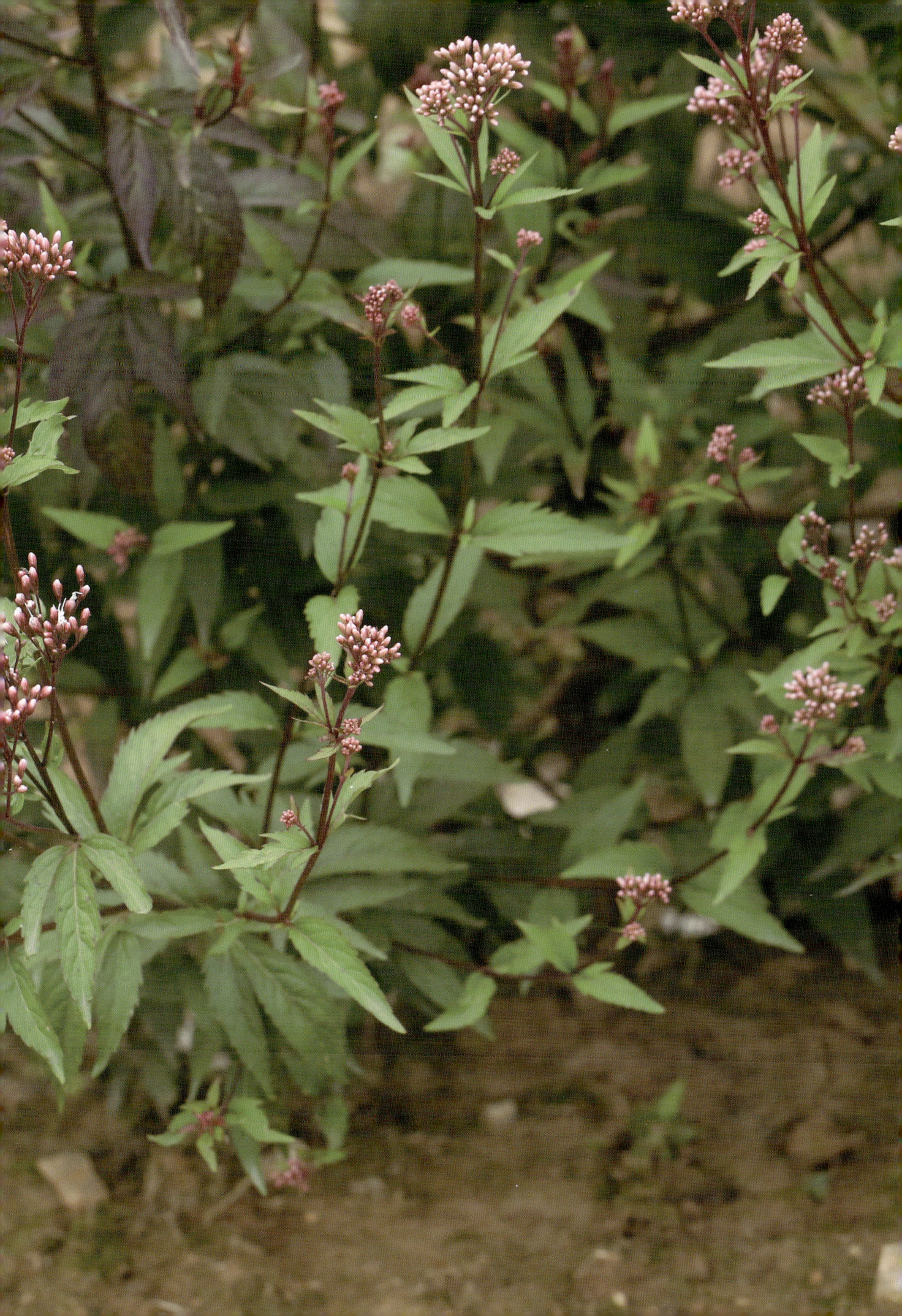

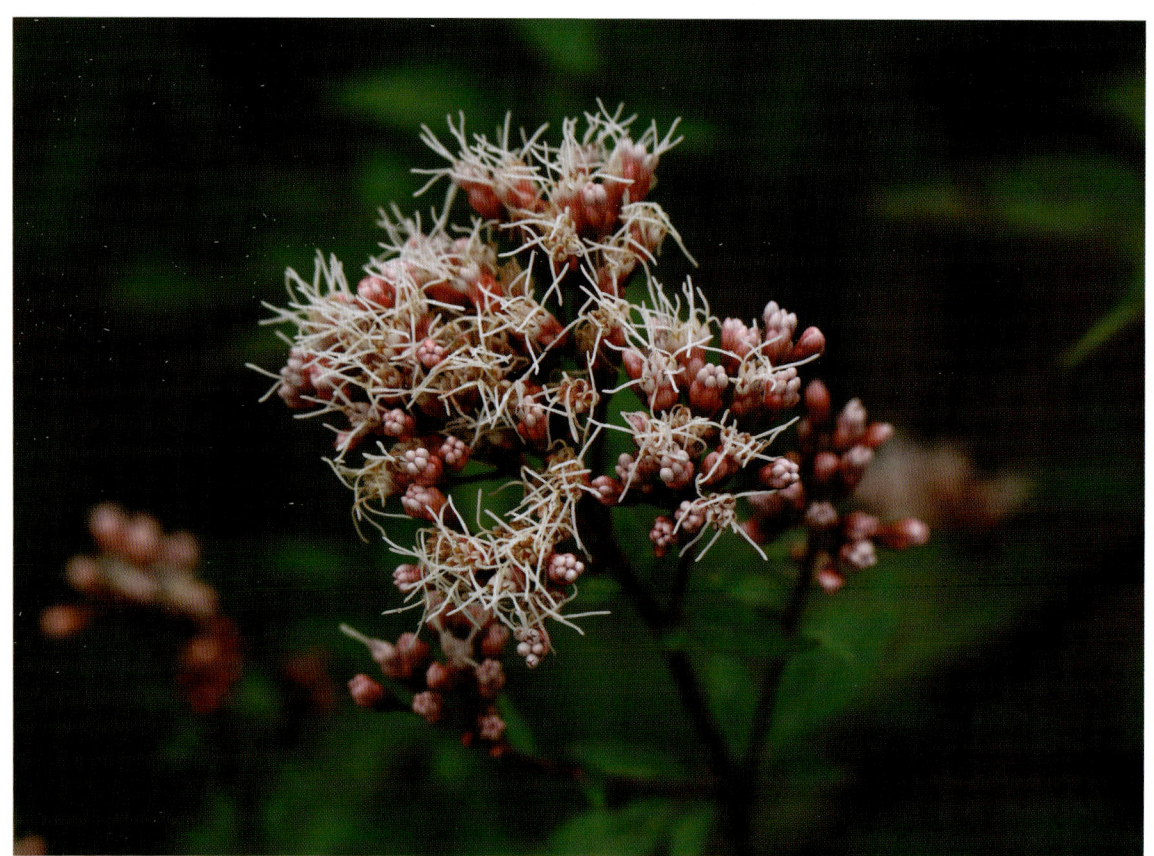

佩兰

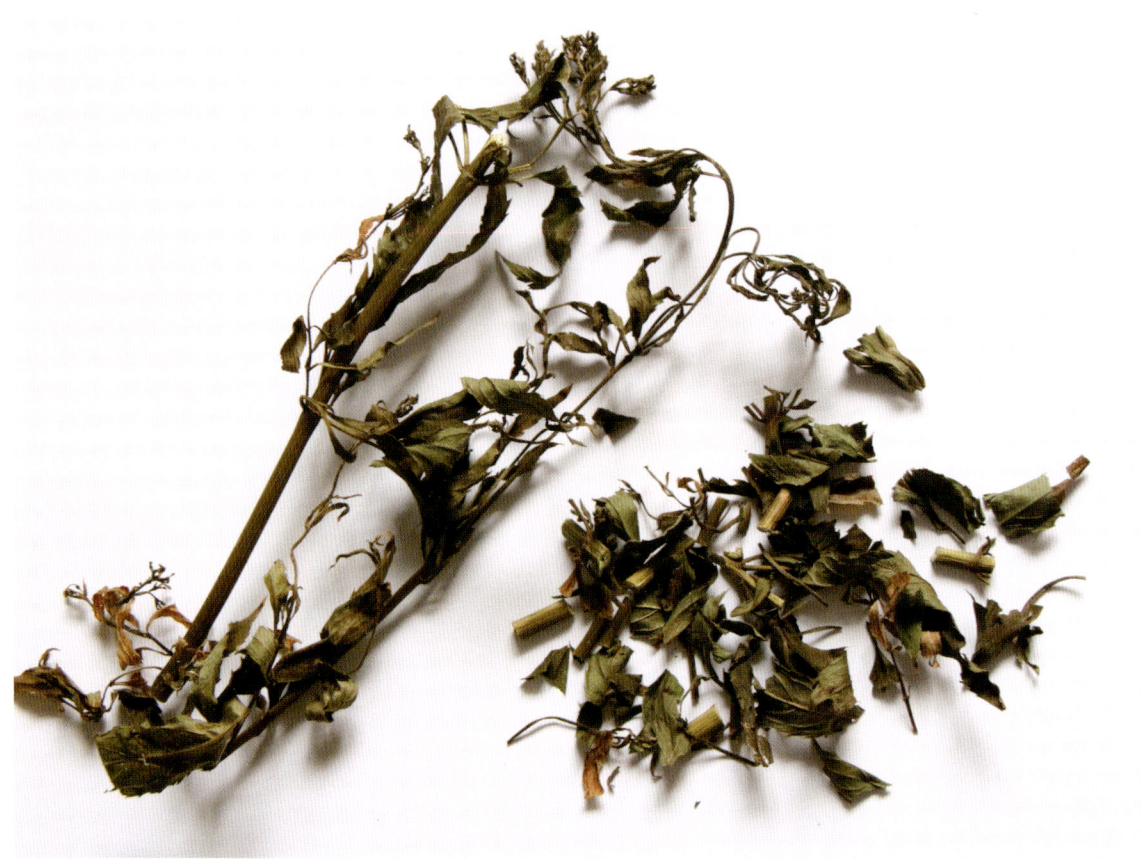

佩兰药材

采收加工

每年可收割地上部分 2 ~ 3 次，在 7、9 月各收割 1 次，有些地区秋后还可收割 1 次。连续收割 3 ~ 4 年。选晴天中午收割，此时植株内含挥发油量最高，收回后立即摊晒至半干，扎成束，放回室内回潮，再晒至全干。亦可晒 12 小时后，切成 10 cm 长小段，晒至全干。

药材鉴别

茎圆柱形，长 30 ~ 100 cm，直径 2 ~ 5 mm。表面黄棕色或黄绿色，有明显的节及纵棱线，节间长 3 ~ 7 cm；质脆，断面髓部白色或中空。叶对生，多皱缩破碎，完整叶展平后，通常 3 裂，裂片长圆形或长圆状披针形，边缘有锯齿，表面绿褐色或暗绿色。气芳香，味微苦。以质嫩、叶多、色绿、香气浓郁者为佳。

功效主治

清暑，辟秽，化湿，调经。主治感受暑湿，寒热头痛，湿邪内蕴，脘痞不饥，口干苔腻，月经不调。

用法用量

内服：6 ~ 10 g，煎汤；鲜品 15 ~ 30 g。

民族药方

1. 跌打损伤 佩兰、续断、四瓦块各 8 g，大血藤、杜仲各 10 g，香附 6 g。泡白酒内服。

2. 暑湿感冒 佩兰注射液（每 1 mL 含生药 1 g）。肌内注射，每日 2 次，每次 2 ~ 4 mL，小孩酌减。

3. 蛇咬伤 鲜佩兰 100 g。先用 0.1% 高锰酸钾溶液或 1% 煤酚皂溶液冲洗浸泡伤口，再顺牙痕方向切开 1 cm，用拔火罐的方式吸出毒汁，并反复冲洗干净，擦净创面。将洗净捣烂的佩兰叶铺平，敷在创面上，盖敷料后固定，每日 2 ~ 3 次，每次换药前均需清洗伤口，至肿消神清即停。

使用注意

阴虚血燥、气虚者慎用。

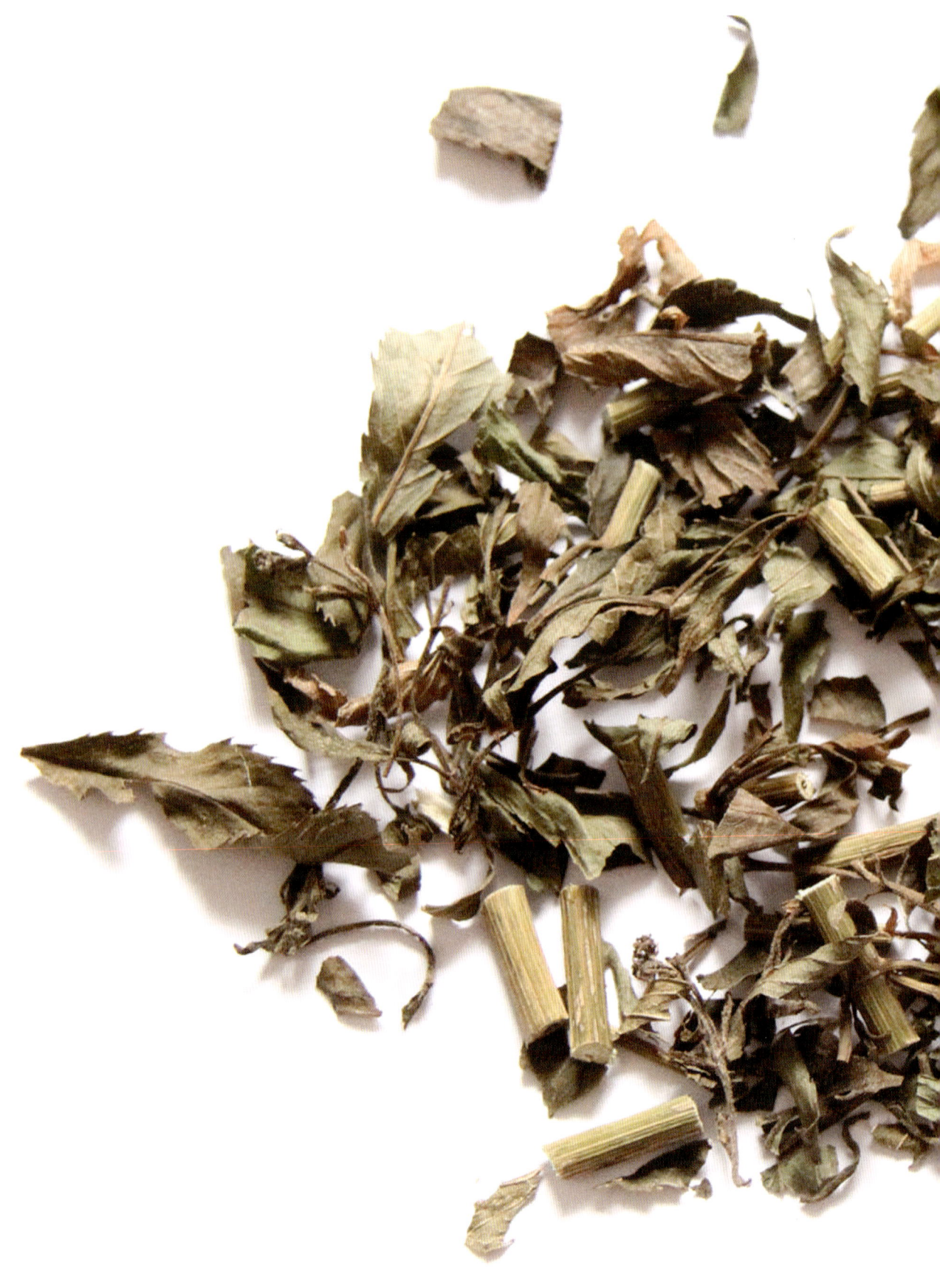

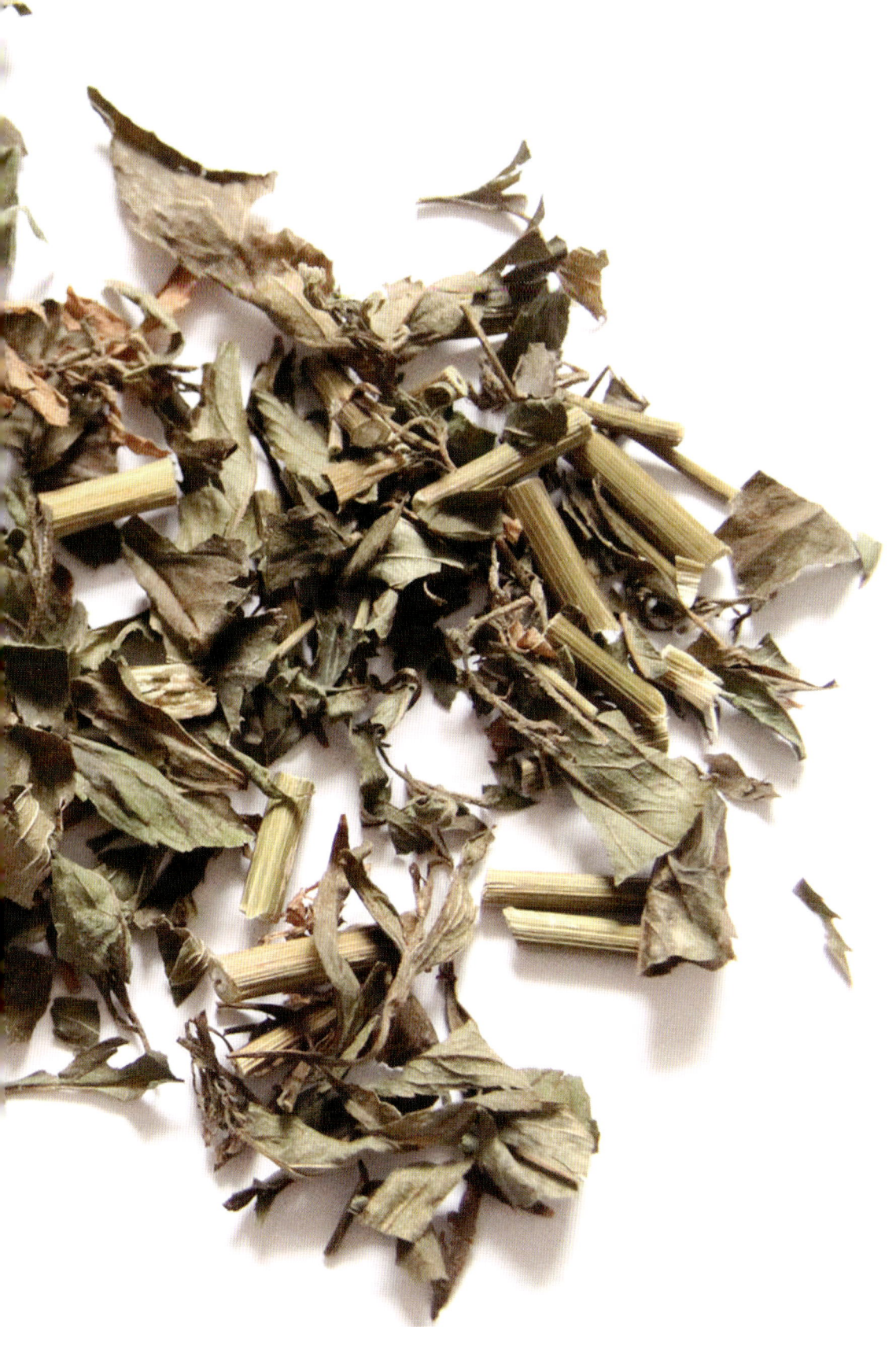

佩兰饮片

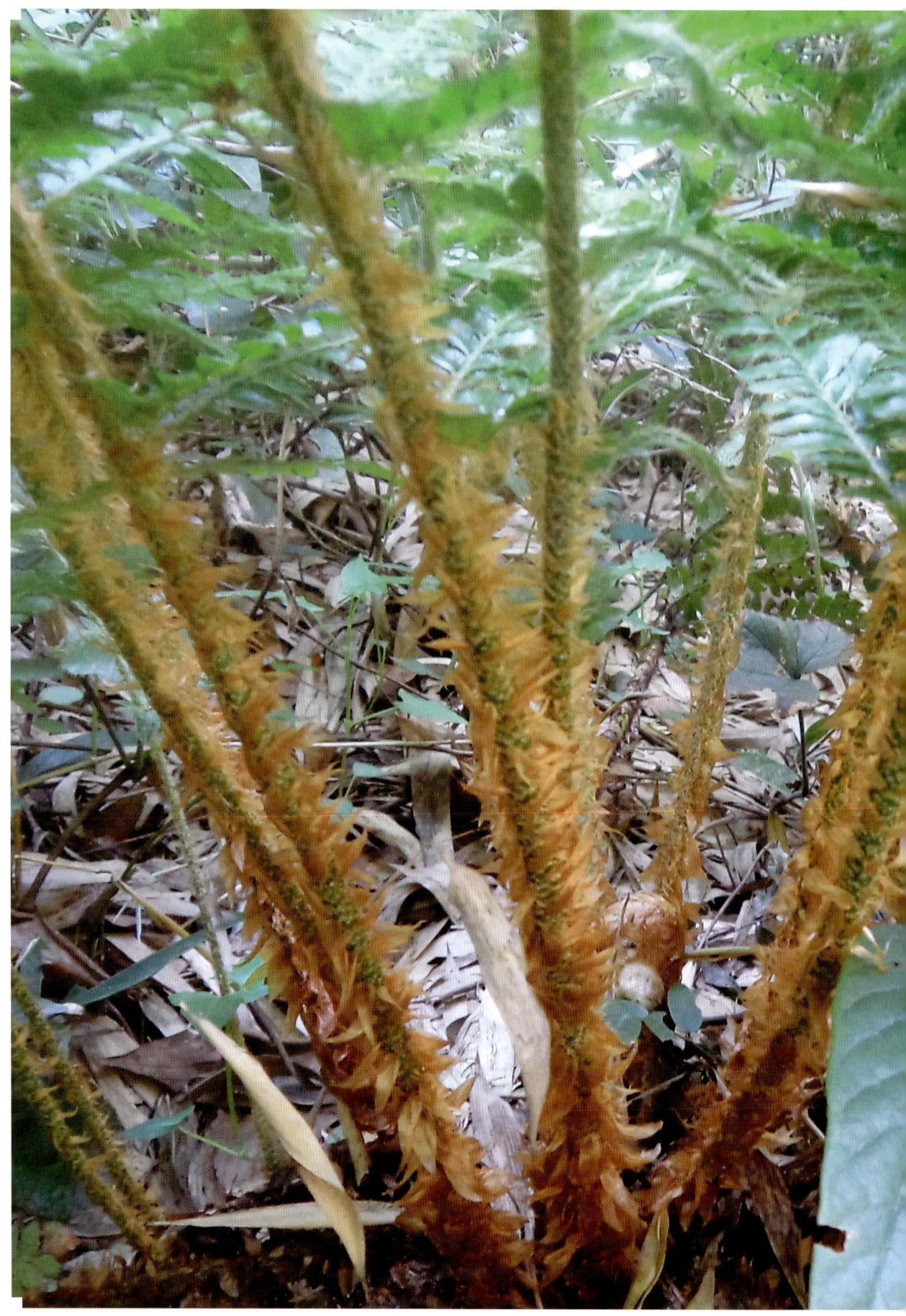

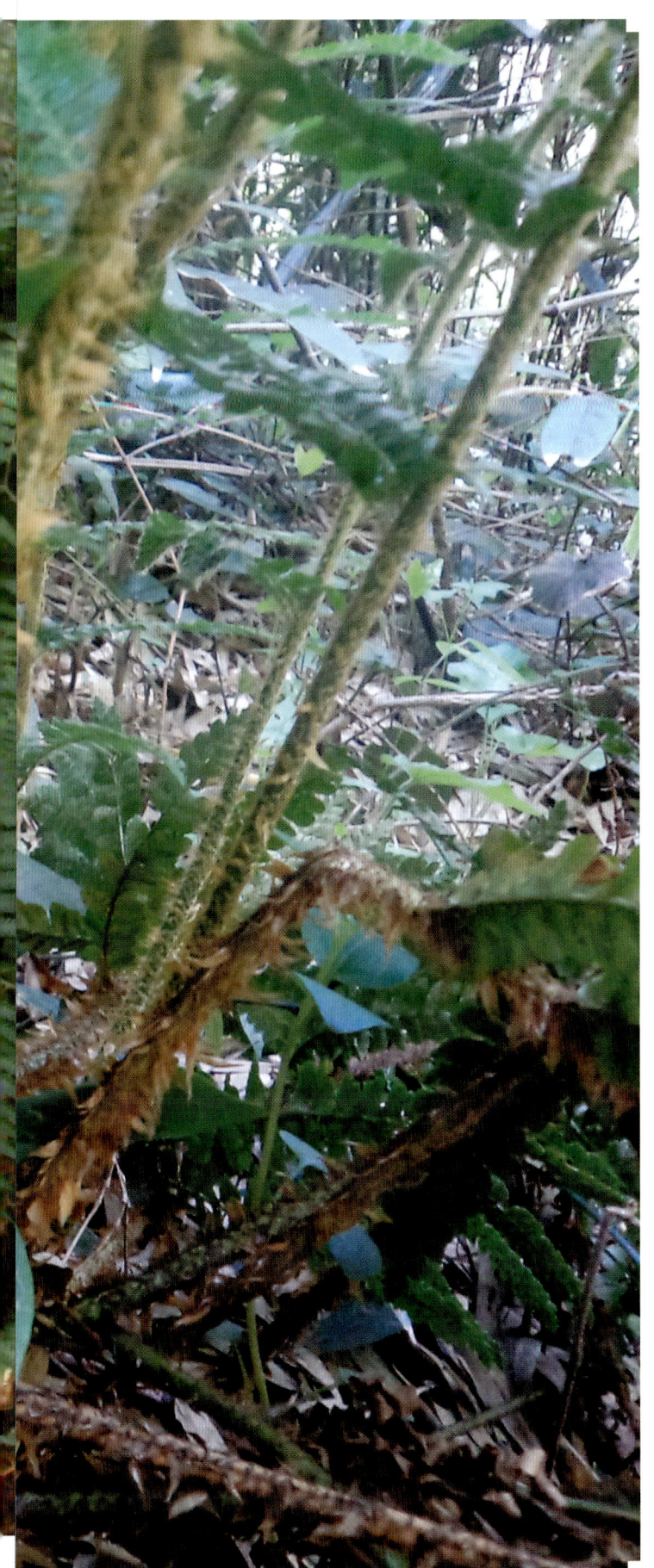

狗脊

【水药名】要各满。

【别　名】狗脊、金毛狗脊、金丝毛、金毛猴、百枝。

【来　源】本品为蚌壳蕨科植物金毛狗脊 *Cibotium barometz* (L.) J. Sm. 的干燥根茎。

【性味归经】味苦，微咸，性温。归肝、肾经。

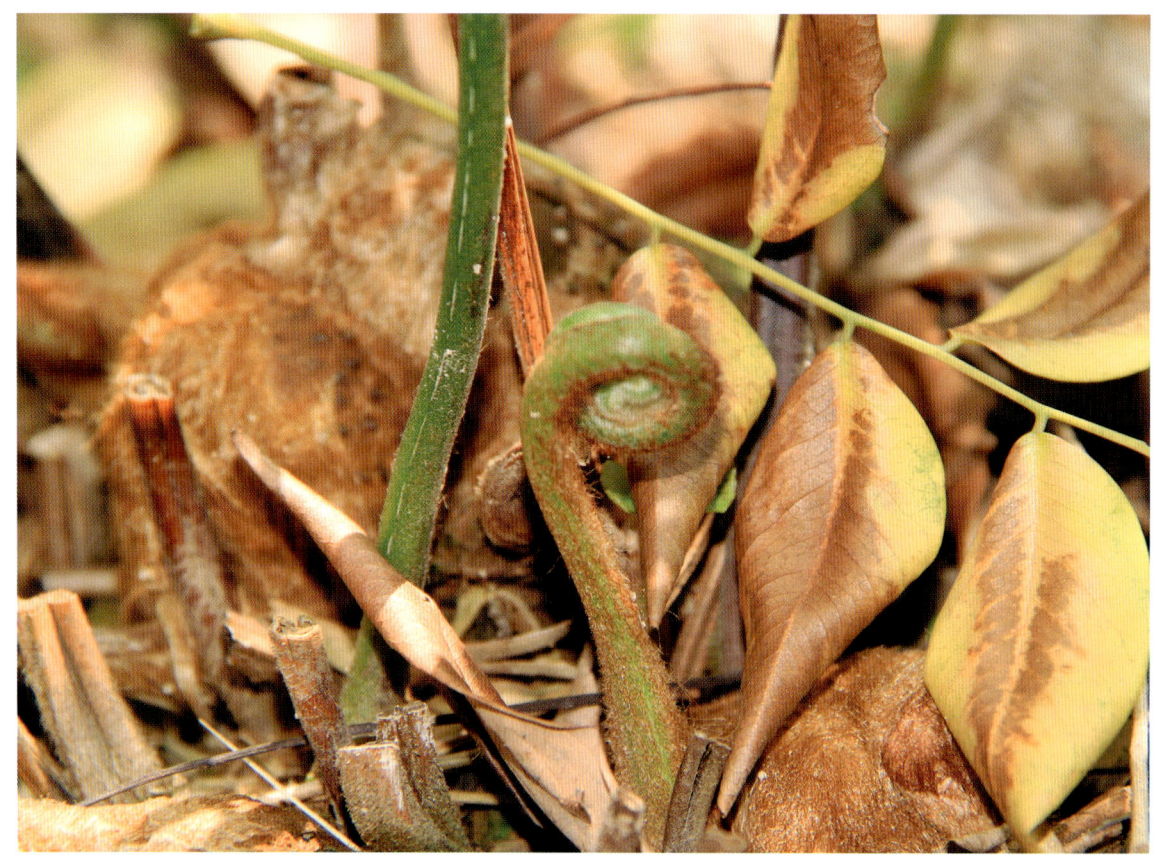

金毛狗脊

识别特征

多年生树蕨，高达 2.5 ~ 3 m。根茎平卧，有时转为直立，短而粗壮，带木质，密被棕黄色带有金色光泽的长柔毛。叶多数，丛生成冠状，大形；叶柄粗壮，褐色，基部密被金黄色长柔毛和黄色狭长披针形鳞片；叶片卵圆形，长可达 2 m，三回羽状分裂；下部羽片卵状披针形，长 30 ~ 60 cm，宽 15 ~ 30 cm，上部羽片逐渐短小，至顶部呈狭羽尾状；小羽片线状披针形，渐尖，羽状深裂至全裂，裂片密接，狭矩圆形或近于镰刀形，长0.5 ~ 1 cm，宽 2 ~ 4 mm；亚革质，上面暗绿色，下面粉灰色，叶脉开放，不分枝。孢子囊群着生长于边缘的侧脉顶上，略呈矩圆形，每裂片上 2 ~ 12 枚，囊群盖侧裂呈双唇状，棕褐色。

生境分布

生长于山脚沟边，或林下阴处酸性土壤。分布于我国西南、南部、东南及河南、湖北等地。

采收加工

秋末冬初地上部分枯萎时采挖，除去泥沙，晒干，或削去细根、叶柄及黄色柔毛后，切片晒干者为生狗脊；如经蒸煮后，晒至六七成干时，再切片晒干者为熟狗脊。

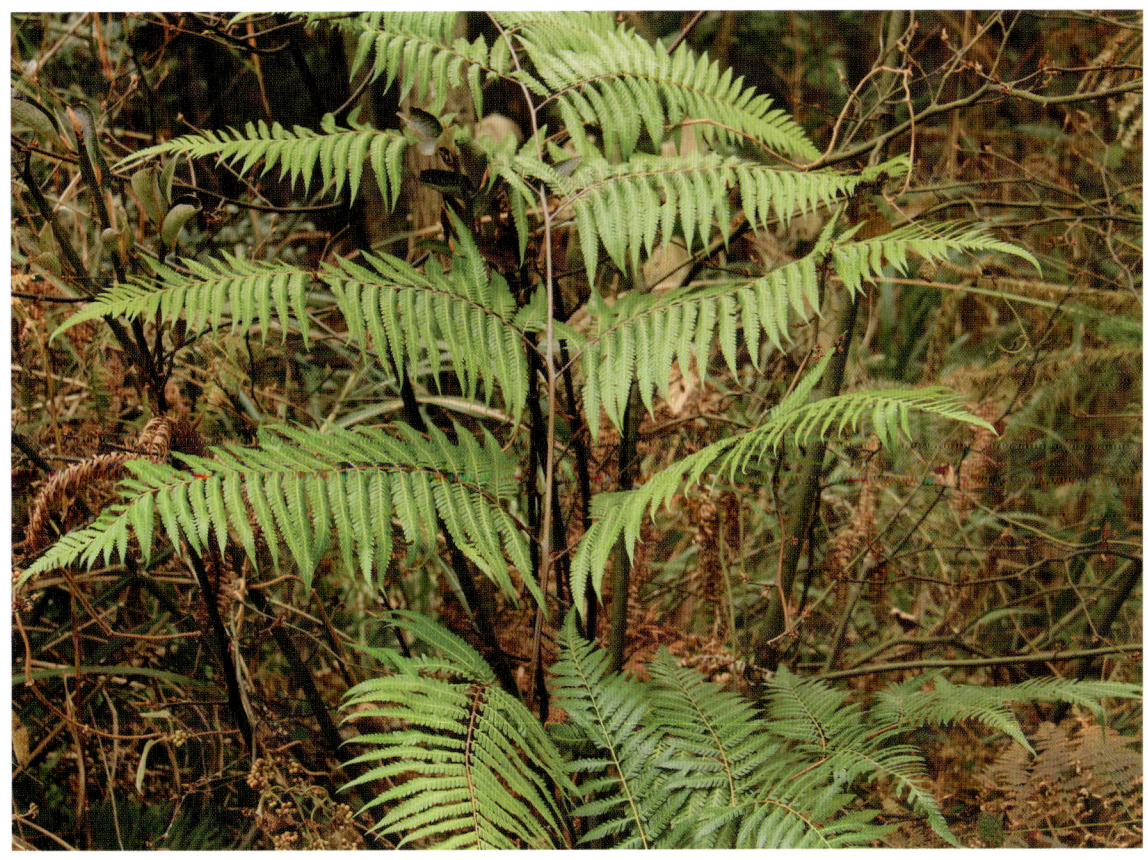

金毛狗脊

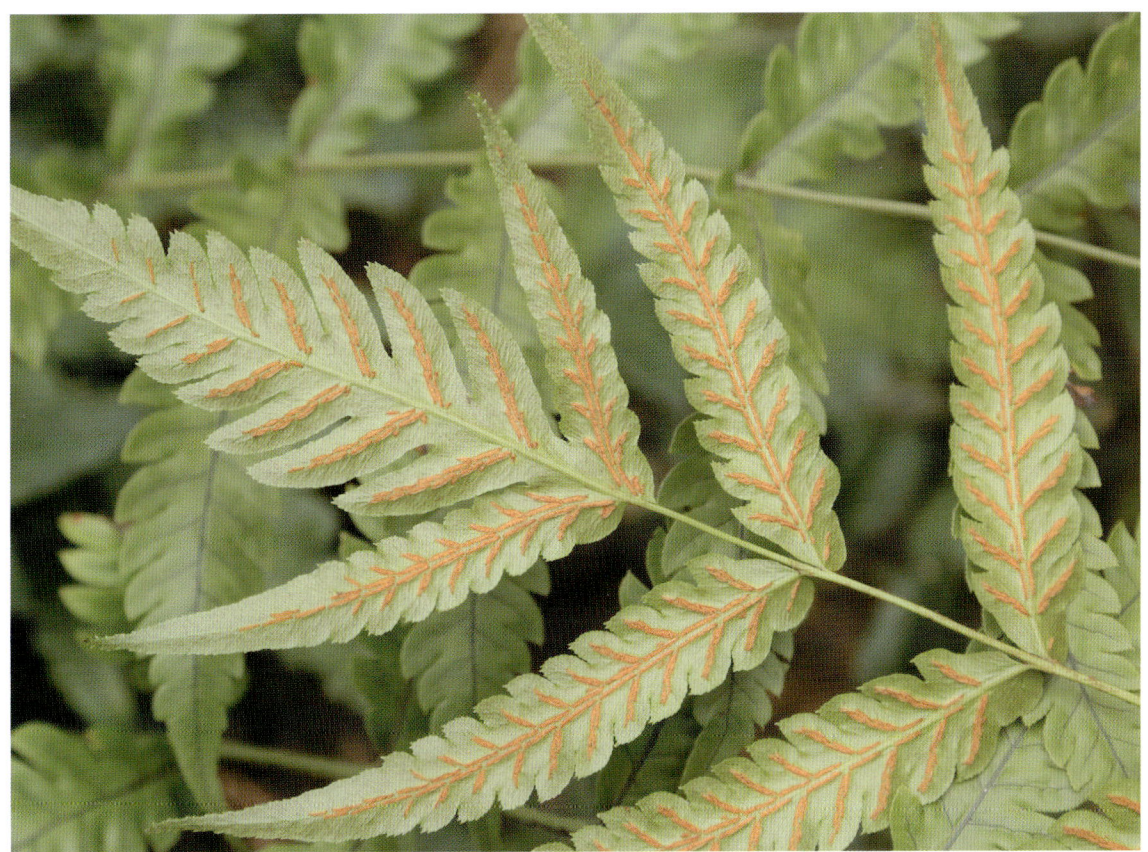

金毛狗脊

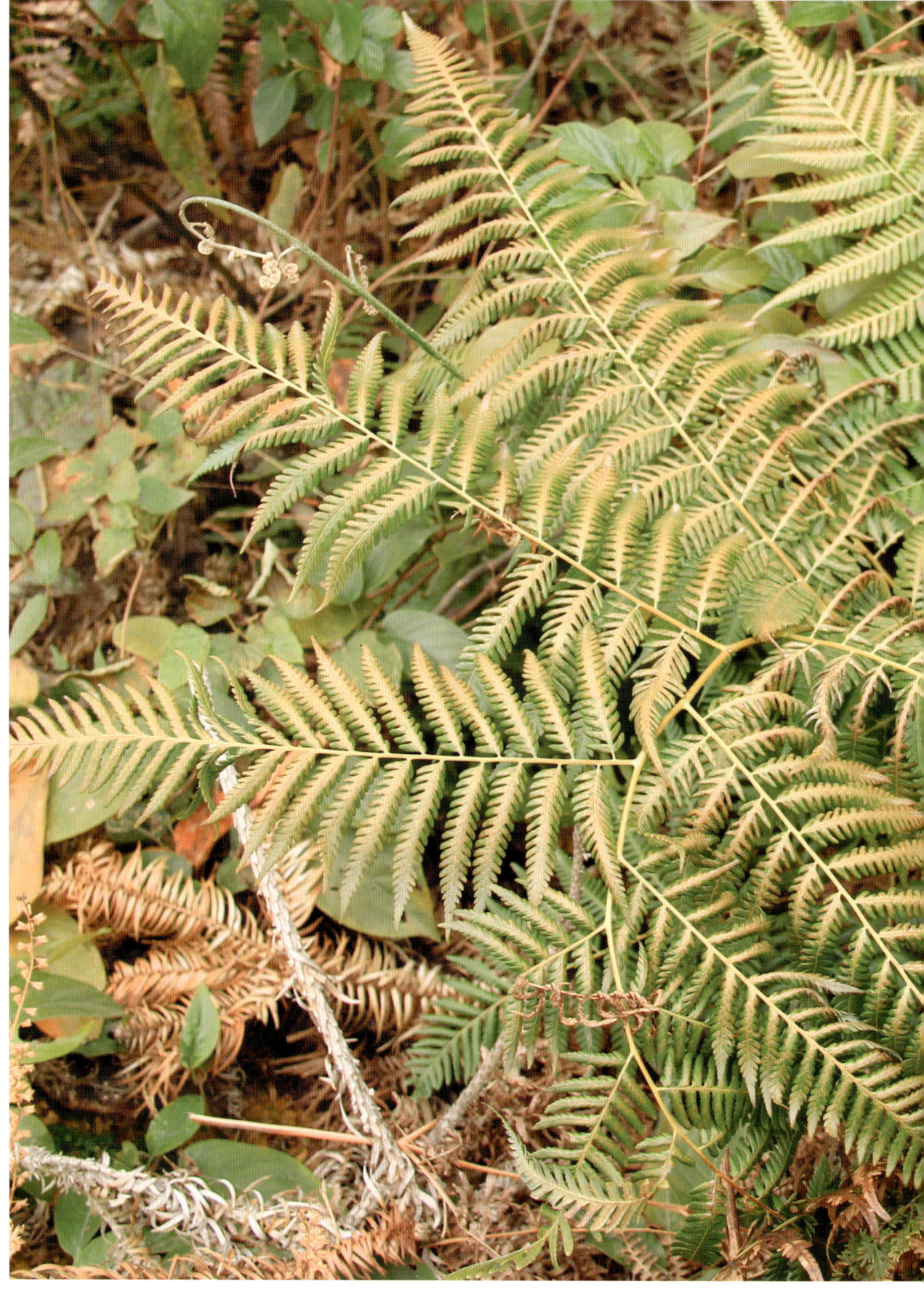

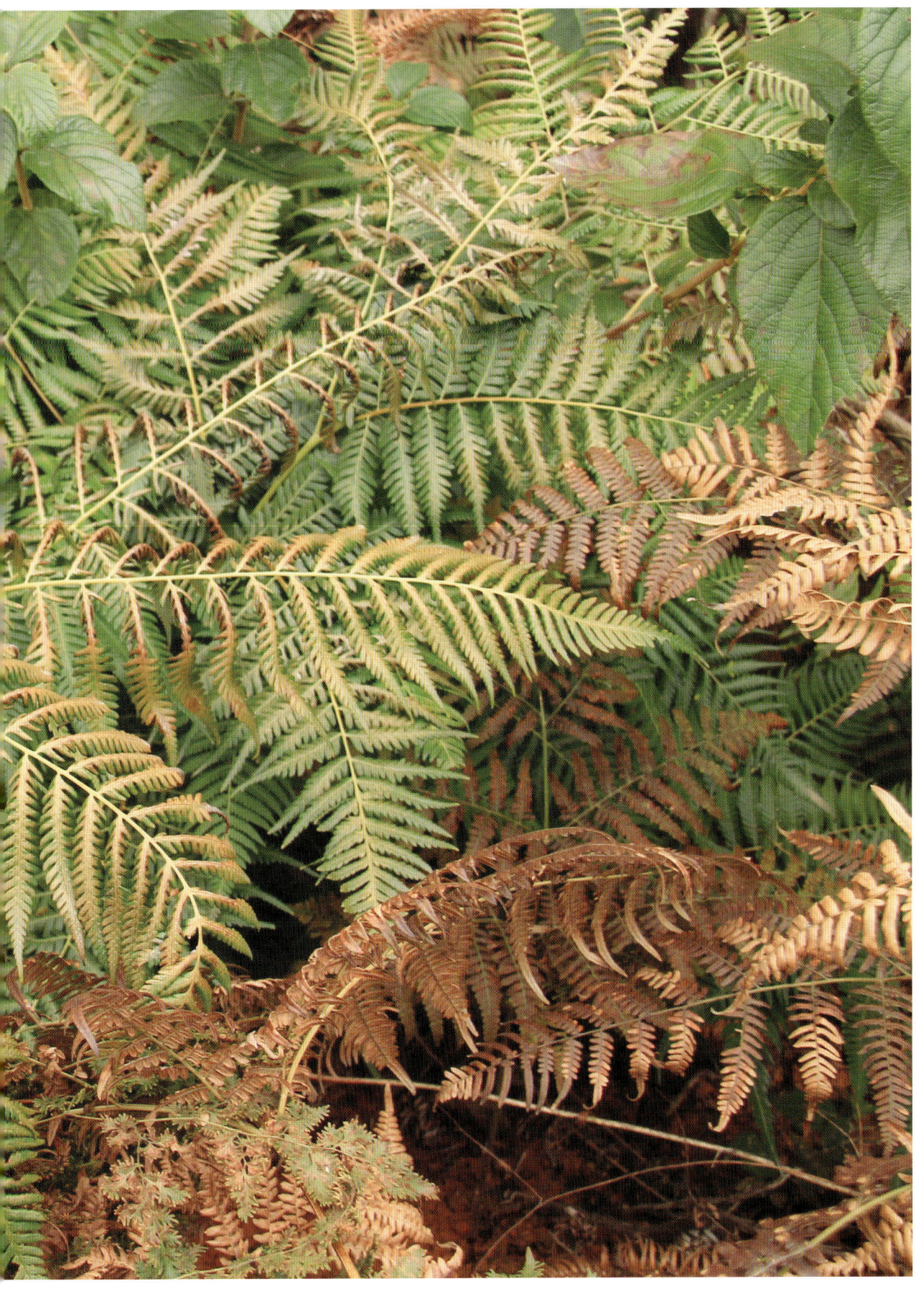

金毛狗脊

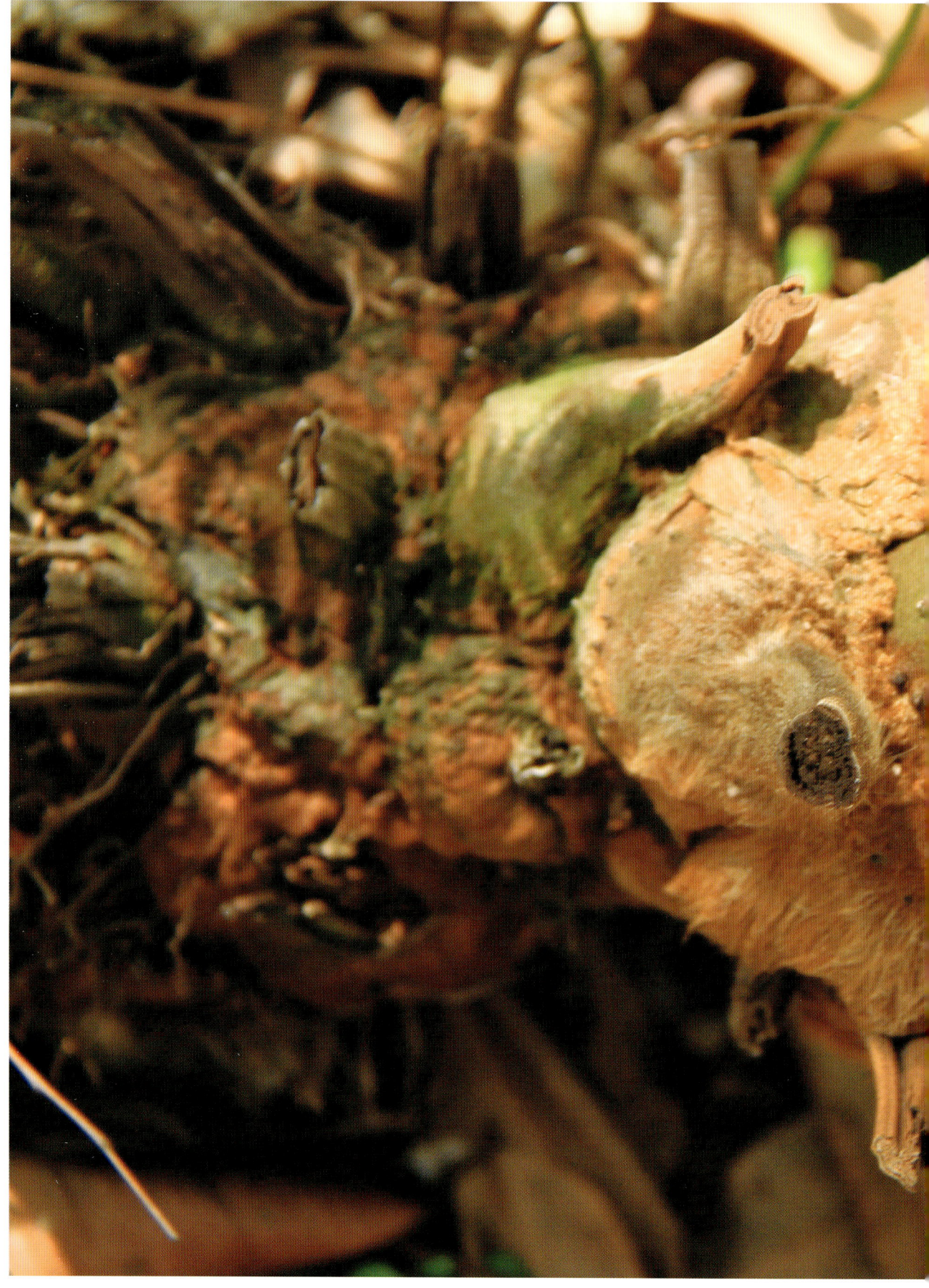

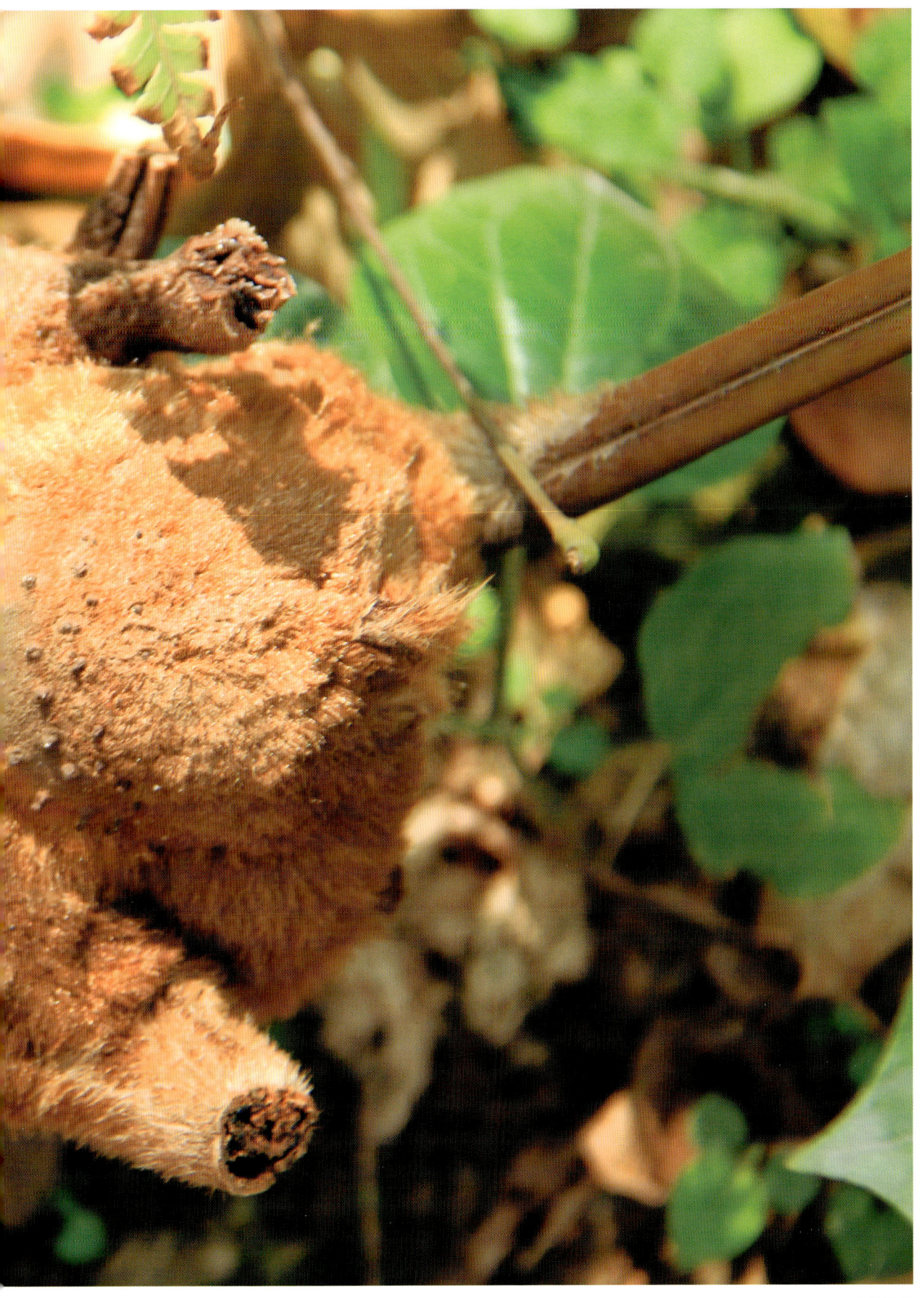

金毛狗脊

药材鉴别

本品根茎呈不规则的长块状，长 10 ~ 30 cm，直径 2 ~ 10 cm。表面深棕色，残留金黄色茸毛；上面有数个红棕色的木质叶柄，下面残存黑色细根。质坚硬，不易折断。无臭，味淡、微涩。生狗脊片呈不规则长条形或圆形，长 5 ~ 20 cm，直径 2 ~ 10 cm，厚 1.5 ~ 5 mm；切面浅棕色，较平滑，近边缘 1 ~ 4 mm 处有 1 条棕黄色隆起的木质部环纹或条纹，边缘不整齐，偶有金黄色茸毛残留；质脆，易折断，有粉性。熟狗脊片呈黑棕色，质坚硬。

功效主治

补肝肾，除风湿，健腰脚，利关节。主治腰背酸疼，膝痛脚弱，寒湿周痹，失溺，遗精，白带。

用法用量

内服：15 ~ 30 g，煎汤；或泡酒。外用：适量，煎水洗或磨水擦。

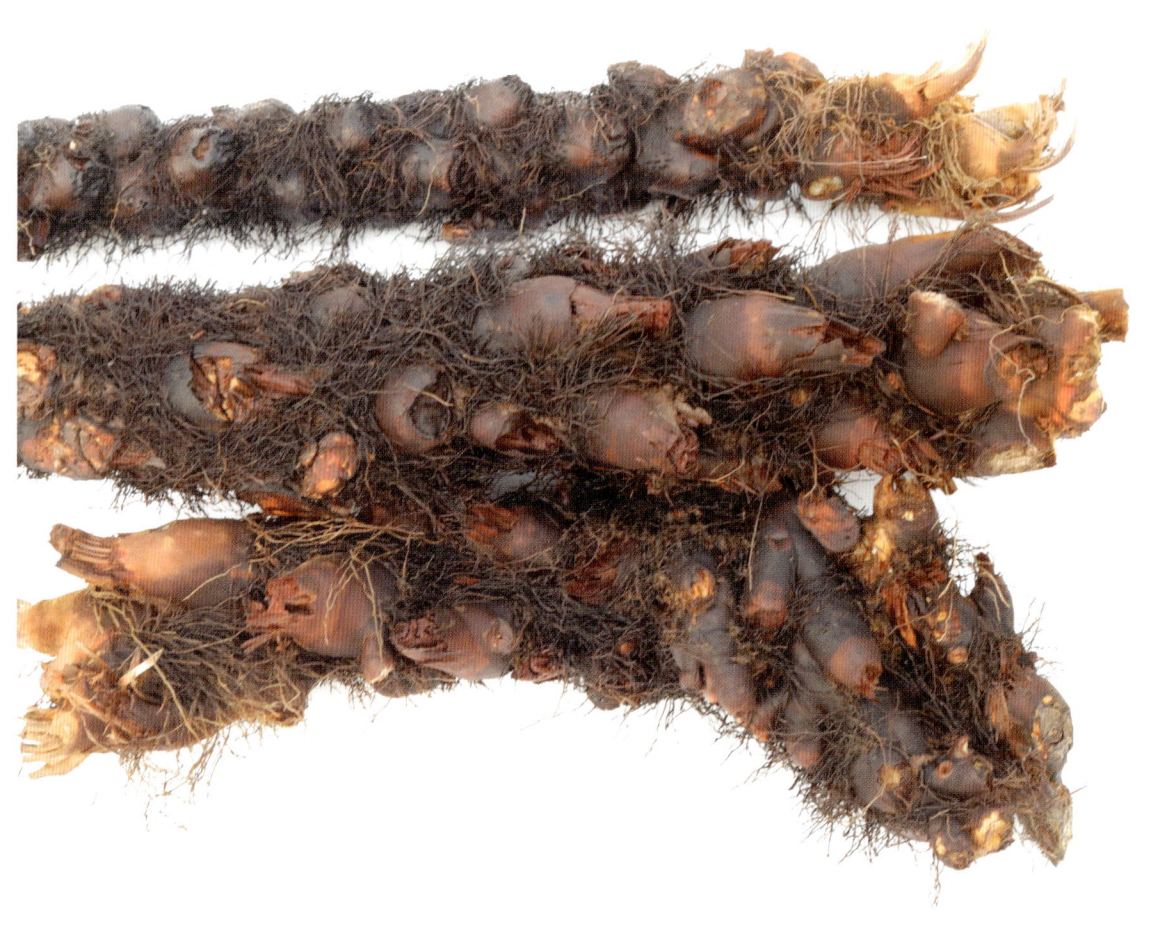

狗脊药材

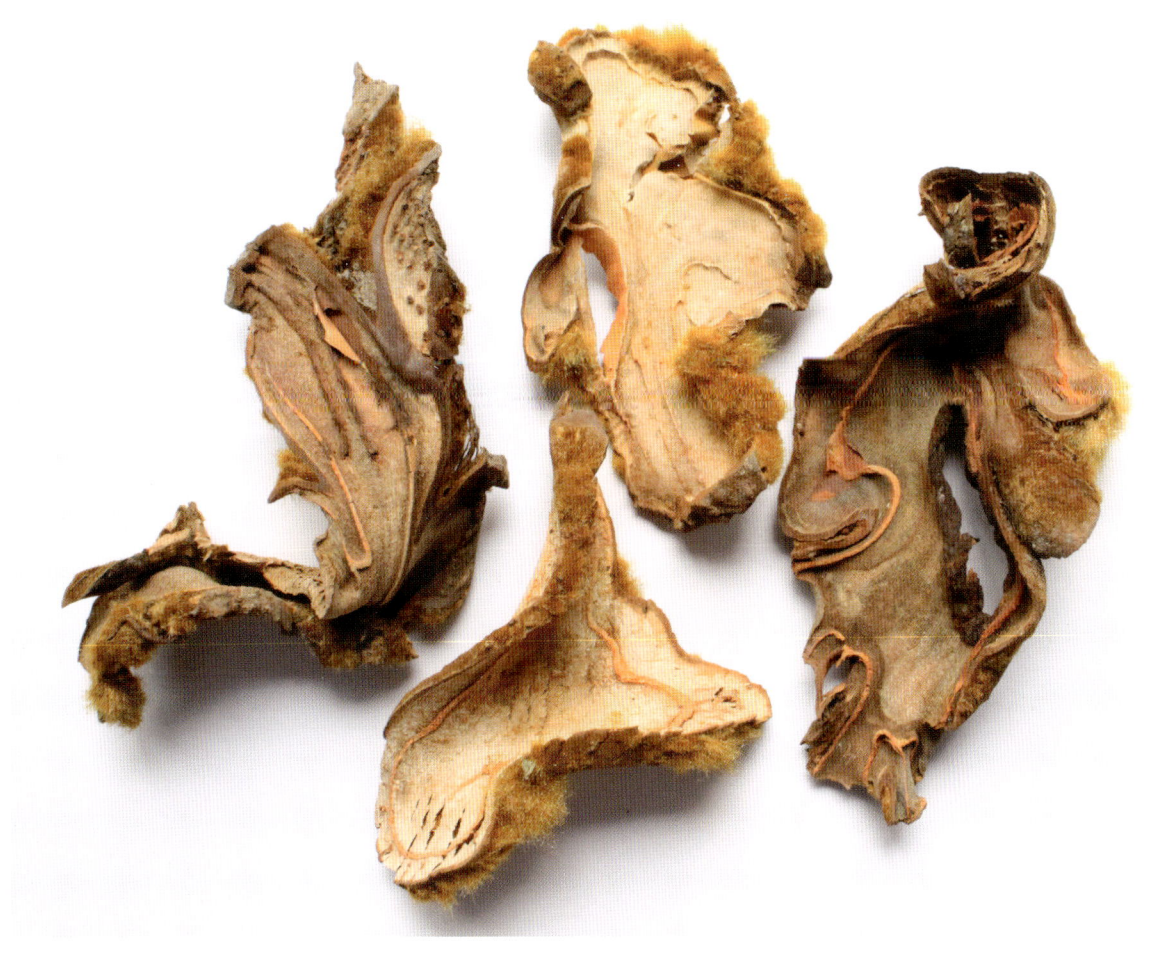

狗脊药材

民族药方

1. 固精强骨 狗脊、远志肉、白茯神、当归身各等份。共研为末，炼蜜为丸，如梧子大，每服 50 丸温酒下。

2. 腰痛，小便过多 狗脊、杜仲、木瓜、五加皮各 10 g。水煎服。

3. 皮肤瘙痒，斑疹，疥癣，湿疹 狗脊 300 g。煎水外洗。

4. 风寒湿痹证，肢体关节肿痛，屈伸不利 狗脊、云南五味子藤各 30 g，红花 5 g，苏木 15 g。泡酒内服、外擦。

5. 癣 狗脊、滇南木姜子各适量。煎水外洗或磨水外擦。

6. 尿频 狗脊、刺五加、木瓜、杜仲各 10 g。水煎服。

7. 老年尿多 狗脊、蜂糖罐根、大夜关门、小棕根各 15 g。炖猪肉吃。

使用注意

阴虚有热，小便不利者慎服。

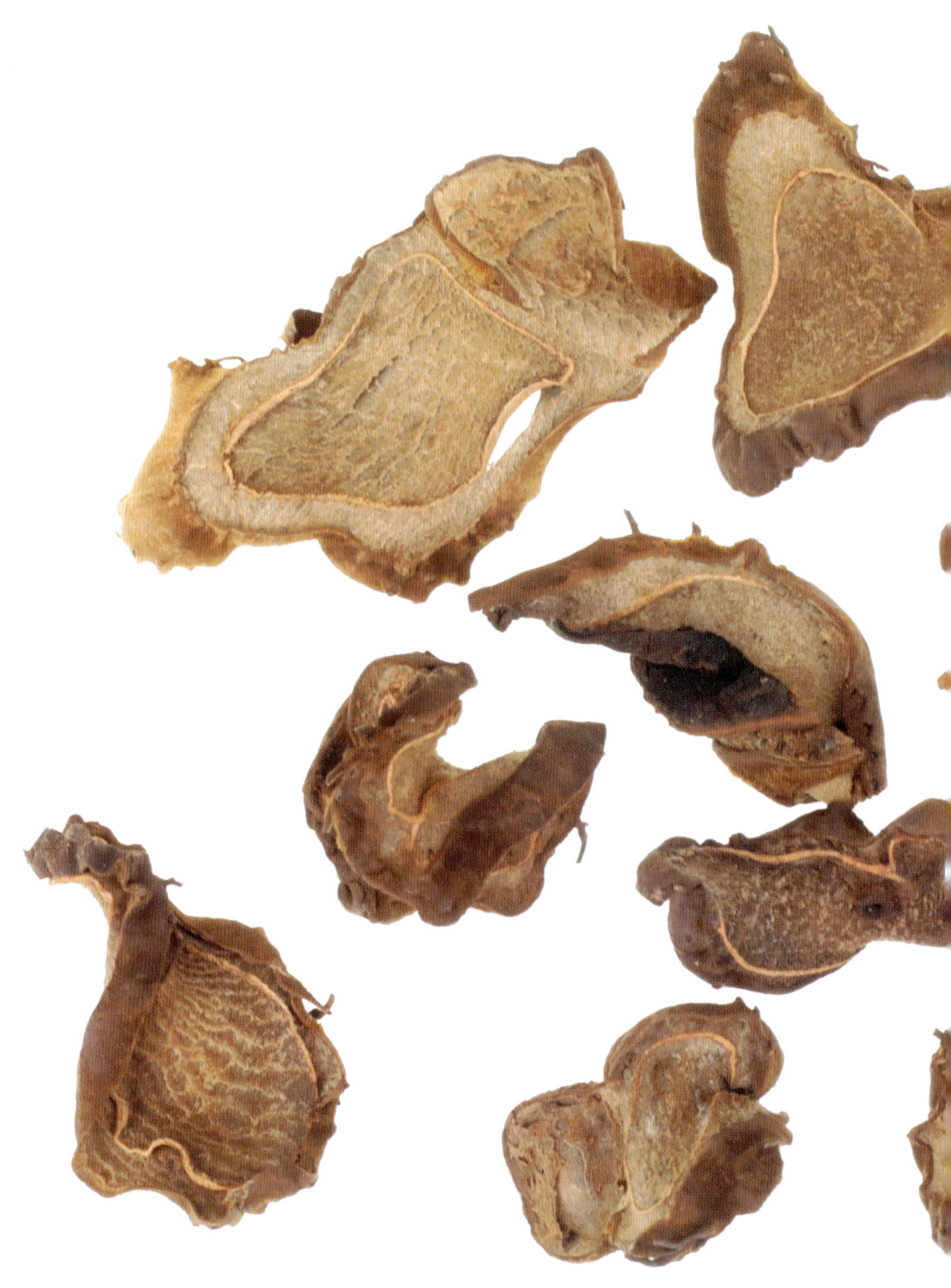

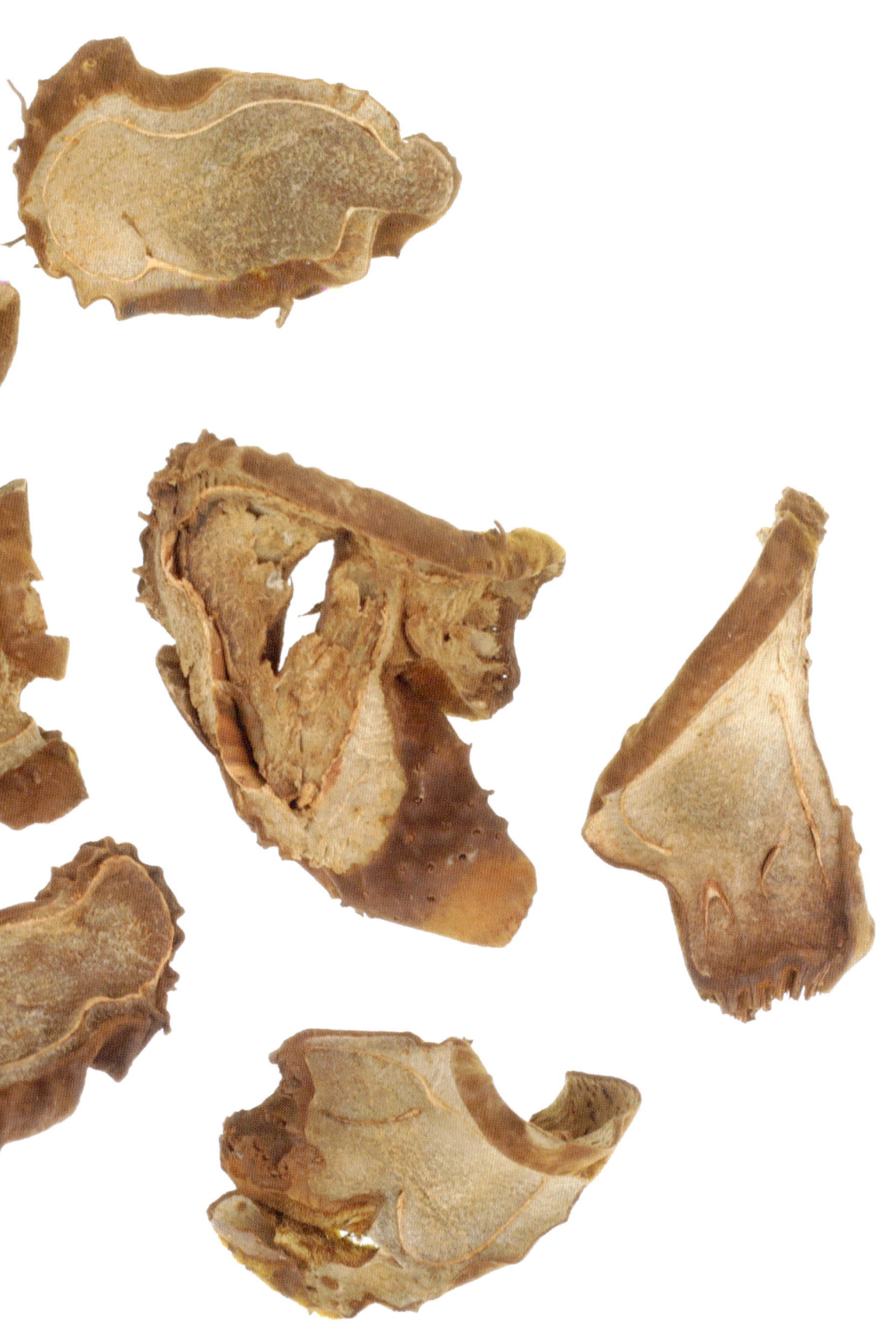

狗脊饮片

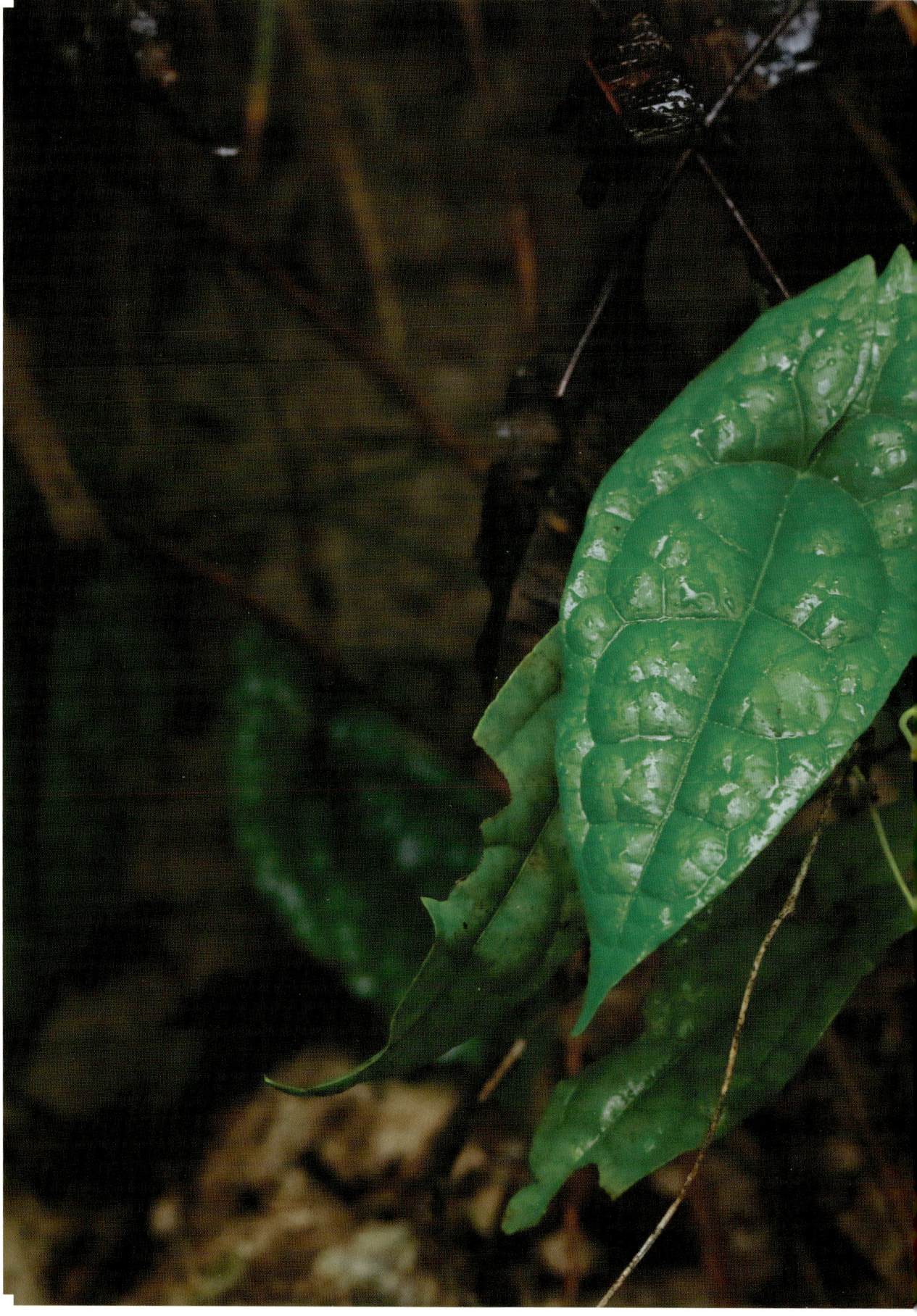

金果榄

【水药名】要歹低。

【别　名】地苦胆、九牛胆、地胆、金牛胆、圆叶金果榄。

【来　源】本品为防己科植物青牛胆 *Tinospora sagittata* (Oliv.) Gagnep. 或金果榄 *Tinospora capillipes* Gagnep. 的干燥块根。

【性味归经】味苦，性寒。归肺、大肠经。

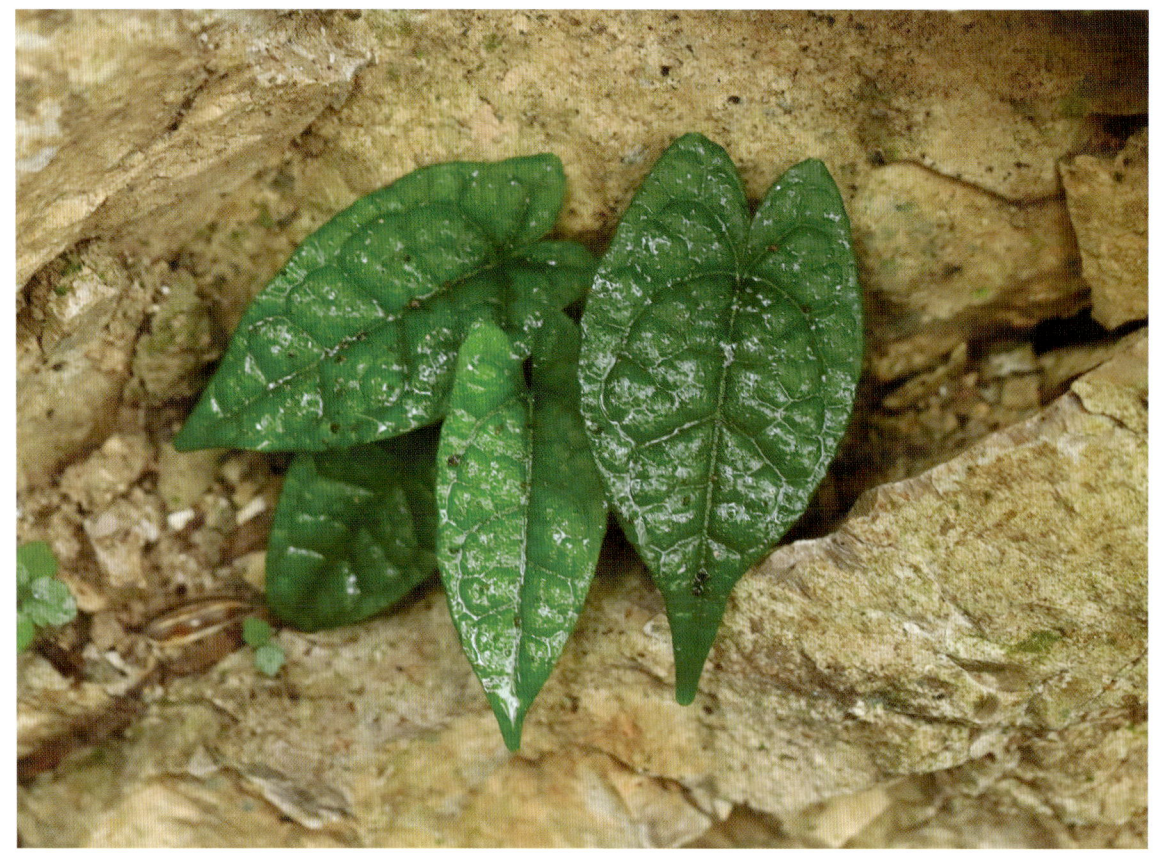

青牛胆

识别特征

常绿缠绕藤本。块根卵圆形、椭圆形、肾形或圆形，常数个相连，表皮土黄色。茎圆柱形，深绿色，粗糙有纹，被毛。叶互生，叶柄长 2 ~ 2.5 cm，略被毛；叶片卵形至长卵形，长 6 ~ 9 cm，宽 5 ~ 6 cm，先端锐尖，基部圆耳状箭形，全缘，上面绿色，无毛，下面淡绿色，被疏毛。花近白色，单性，雌雄异株，呈腋生圆锥花序，总花梗长 6 ~ 9 cm，苞片短，线形；花瓣 6，细小，核果球形，红色。花期 3—5 月，果期 9—11 月。

生境分布

生长于山谷溪边疏林下或石缝间。分布于陕西、江西、湖北、湖南、广东、广西、四川、贵州等省区。

采收加工

9—11 月挖取块根，除去茎及须根。洗净切片，烘干或晒干备用。

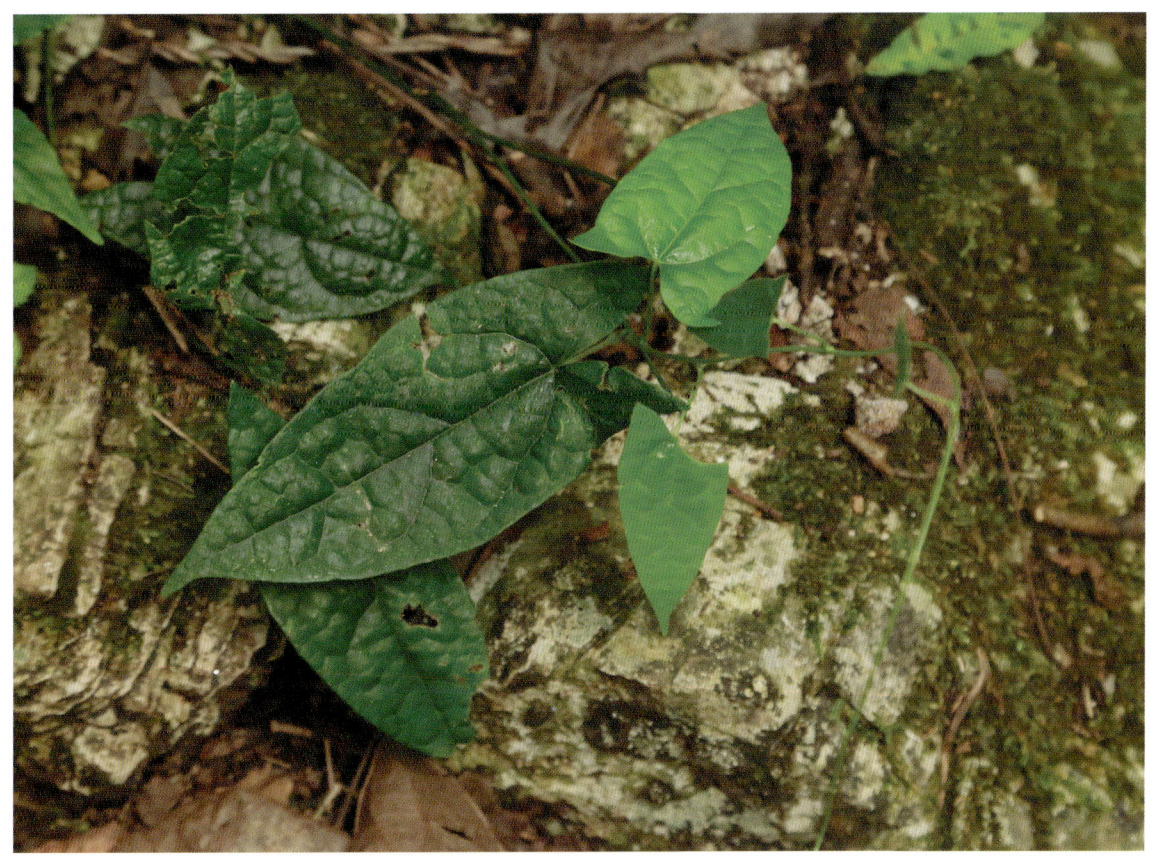

青牛胆

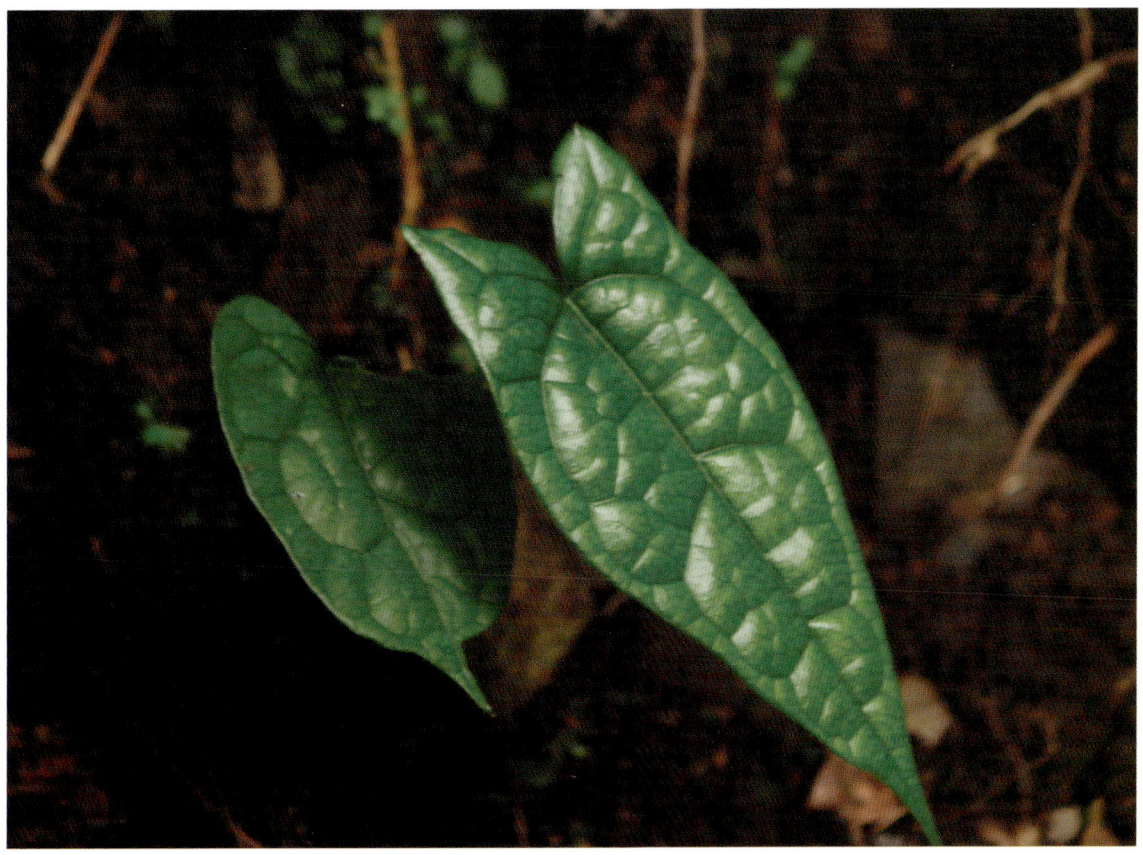

青牛胆

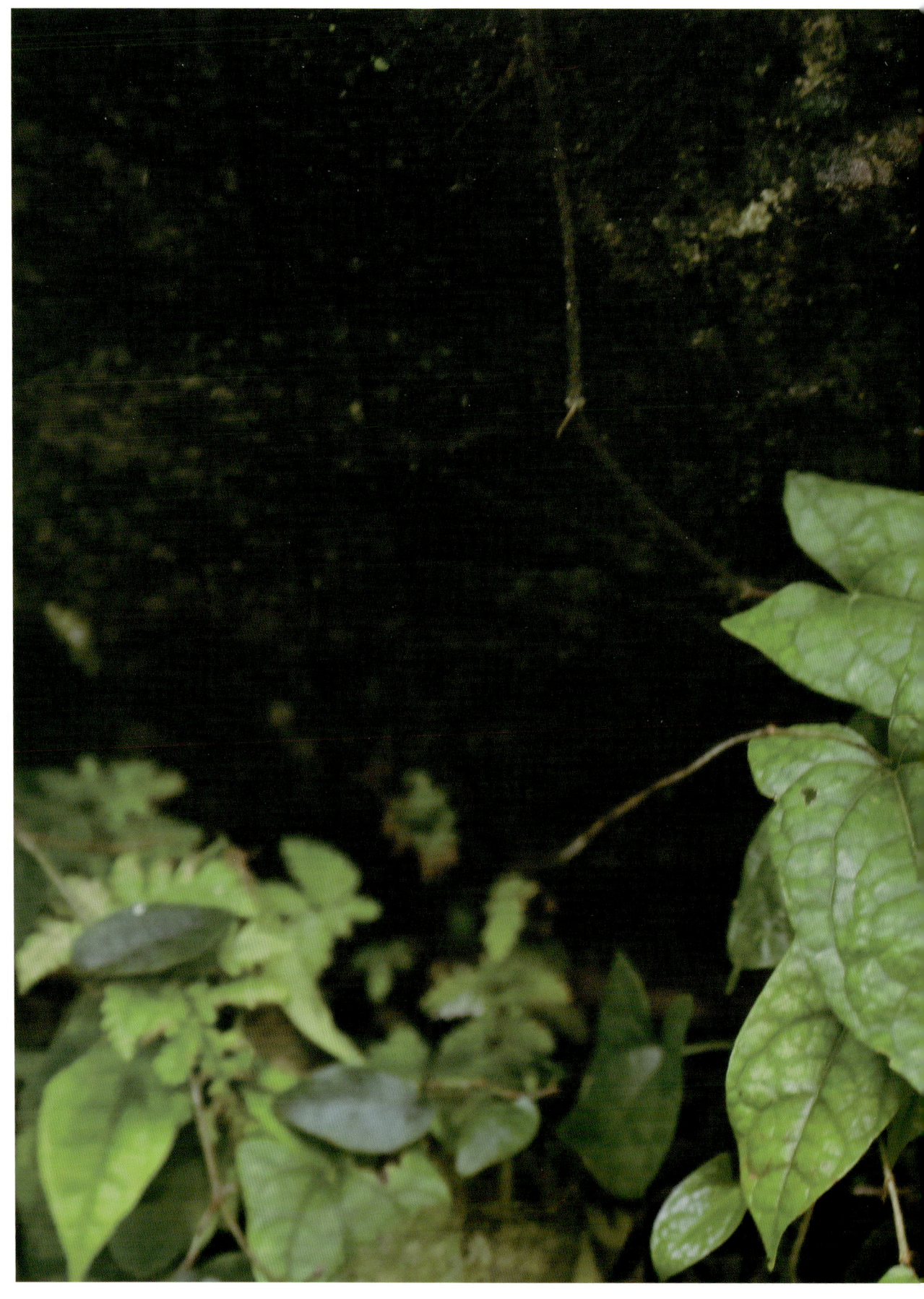

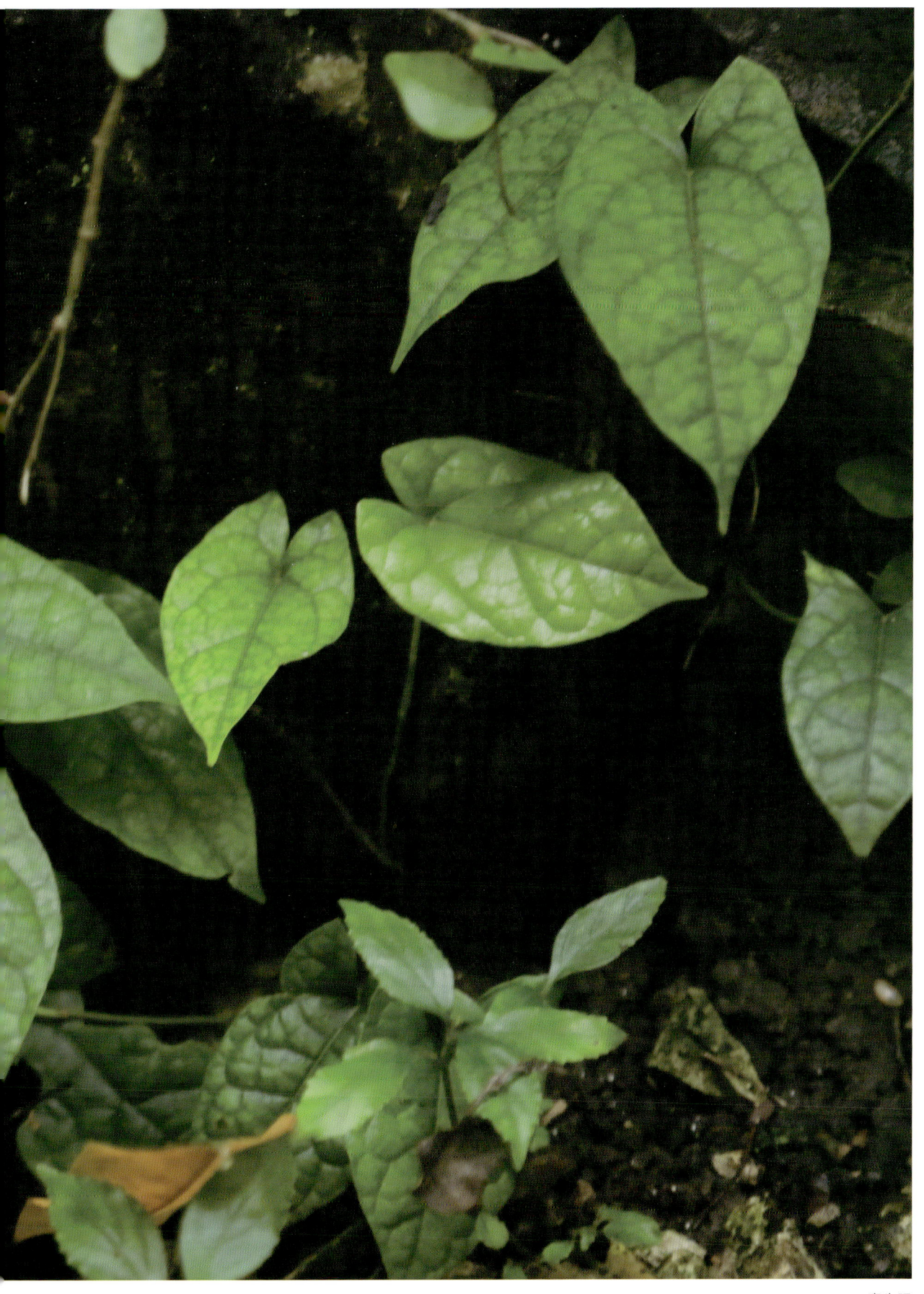

青牛胆

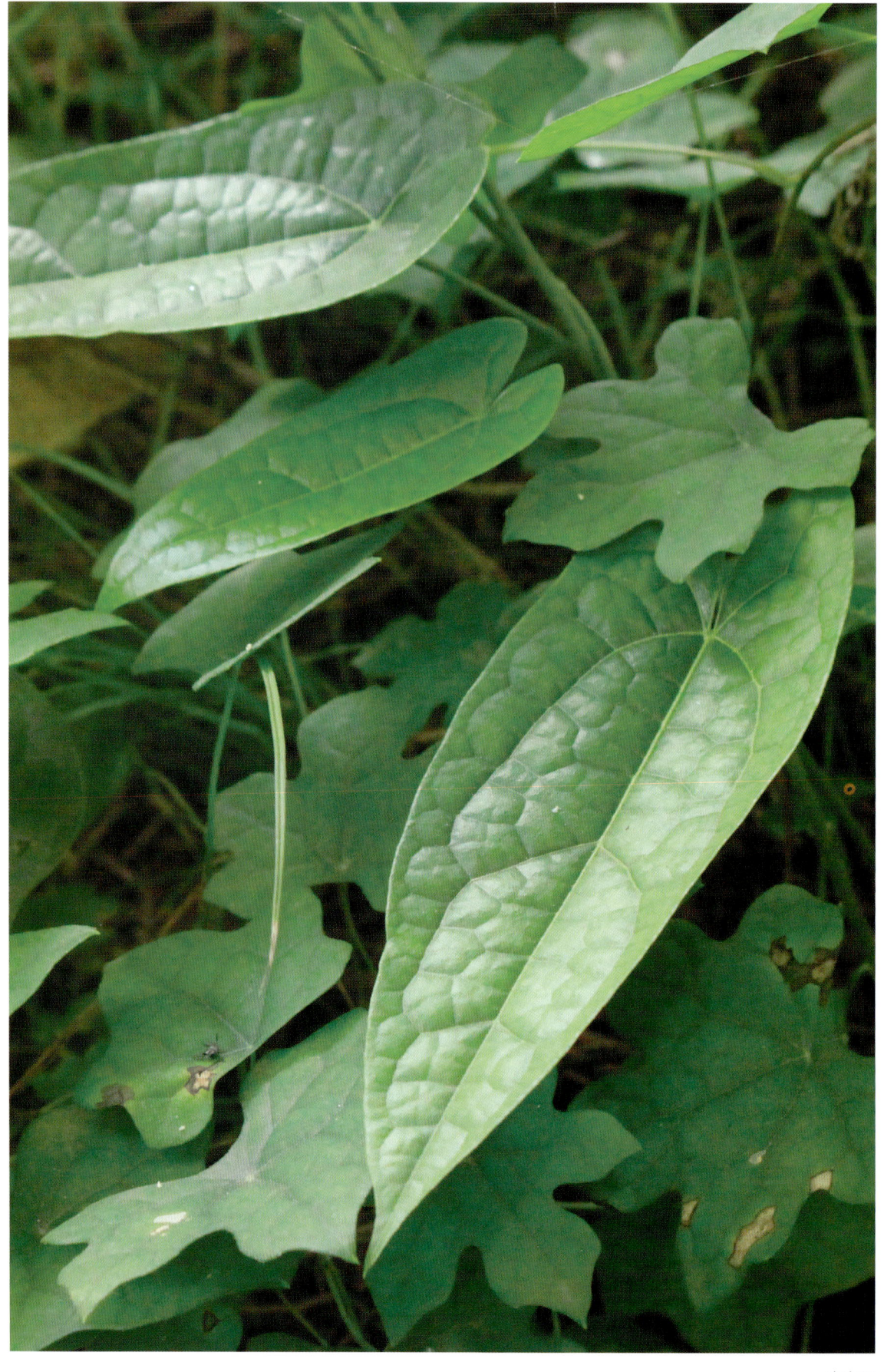

青牛胆

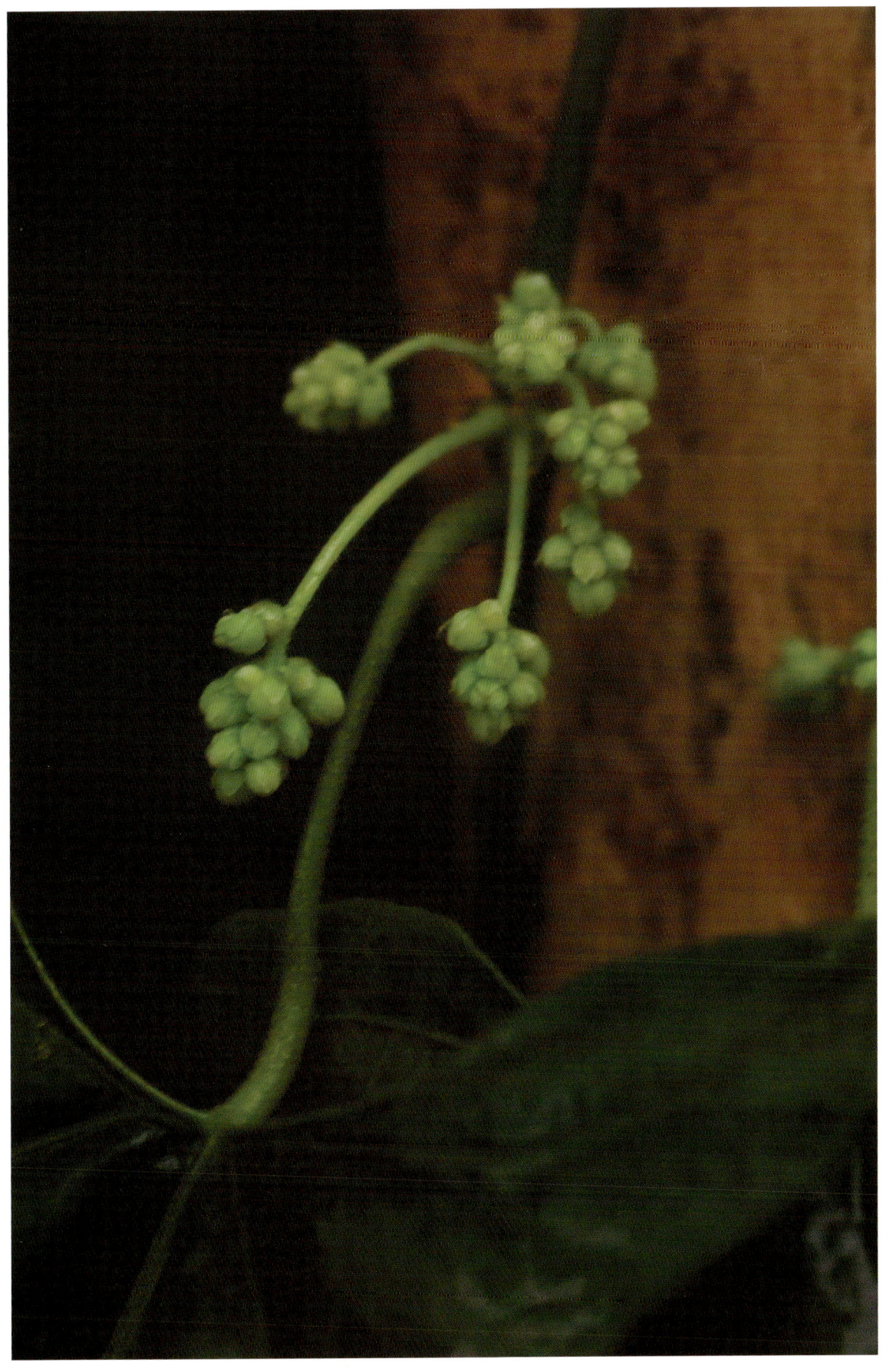

青牛胆

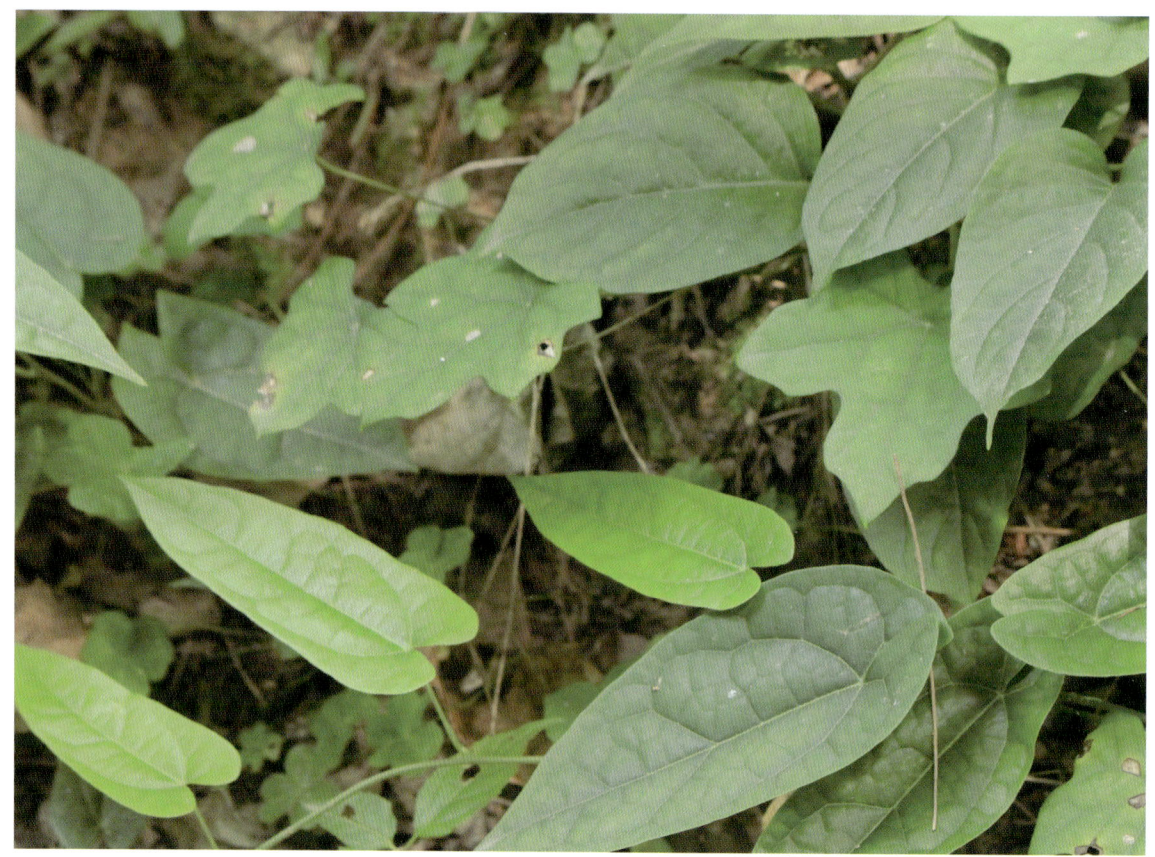

金果榄

药材鉴别

本品块根呈不规则长纺锤形或团块状，大小不等，长 5 ~ 10 cm，直径 3 ~ 6 cm。表面黄棕色或淡棕色，皱缩不平，有不规则深皱纹，两端往往可见细根残基。质坚硬，击破面黄白色，粉性。气无，味苦。以体重、质坚实者为佳。

功效主治

清热解毒，消肿止痛。主治急慢性扁桃体炎，急性咽喉炎，口腔炎，腮腺炎，阑尾炎，痈疽疔疮，急慢性肠炎，菌痢，胃热，热咳失音。

用法用量

内服：5 ~ 15 g，煎汤；或研末，作丸、散服。外用：磨汁涂，捣敷、研末吹喉或切片含。

民族药方

1. 腮腺炎 金果榄适量。磨醋搽患处。

2. 小儿腹泻 金果榄适量。切片或打粉吞服。

3. 白喉，急性咽喉炎，扁桃体炎 金果榄、八爪金龙各15 g，硼砂6 g，冰片3 g。共研为末，每次适量，吹入患处，每日2～3次。用药前先用盐开水漱口。

4. 喉痹 金果榄、八爪金龙、山乌龟各3 g。煨水服。

5. 胃痛 金果榄、香附块茎各3 g，两面针根1.5 g。共研为末，开水冲服，每日1剂，分3次服。

6. 肾炎 金果榄10 g，金钱草、车前草各30 g。水煎服。

7. 盆腔炎 金果榄10 g，六月雪、羊耳菊（白面风）各30 g。水煎服。

8. 痈疽 金果榄适量。磨水，加冰片少量，调匀搽患处。

9. 无名肿毒，下疳疔毒 金果榄、苦金盆各等份。研细末，调醋搽患处。

10. 接触性皮炎 鲜金果榄适量。煎水，外洗。

使用注意

脾胃虚弱及无热毒结滞者慎服。

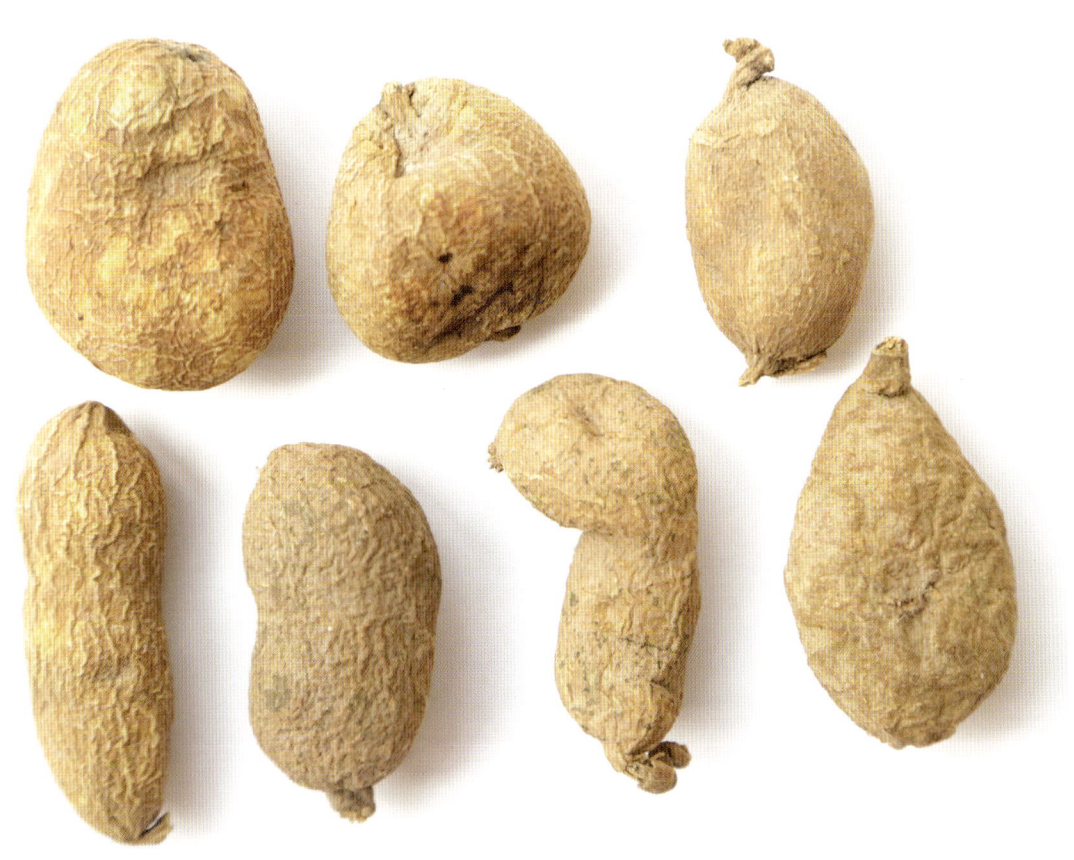

金果榄药材

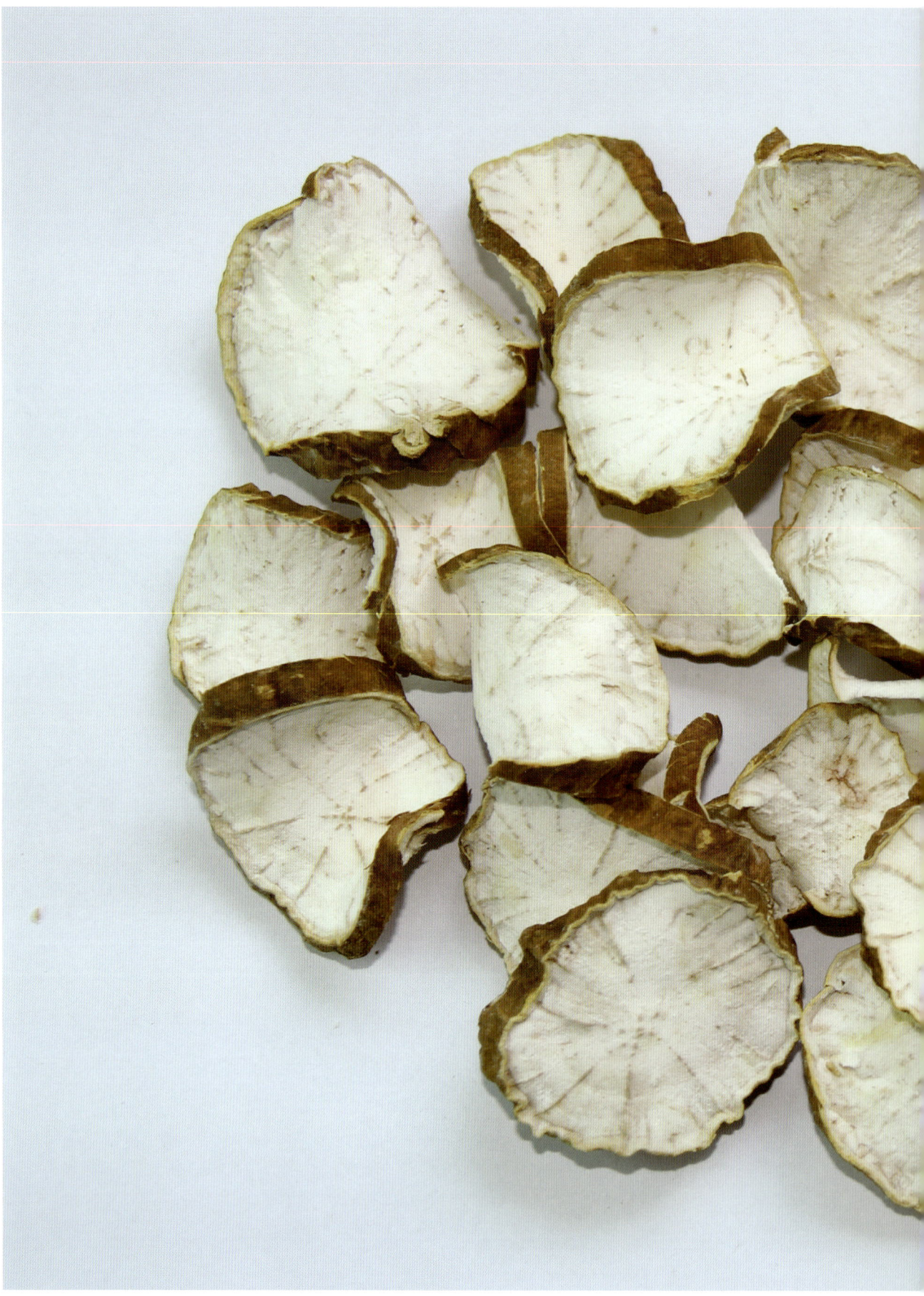

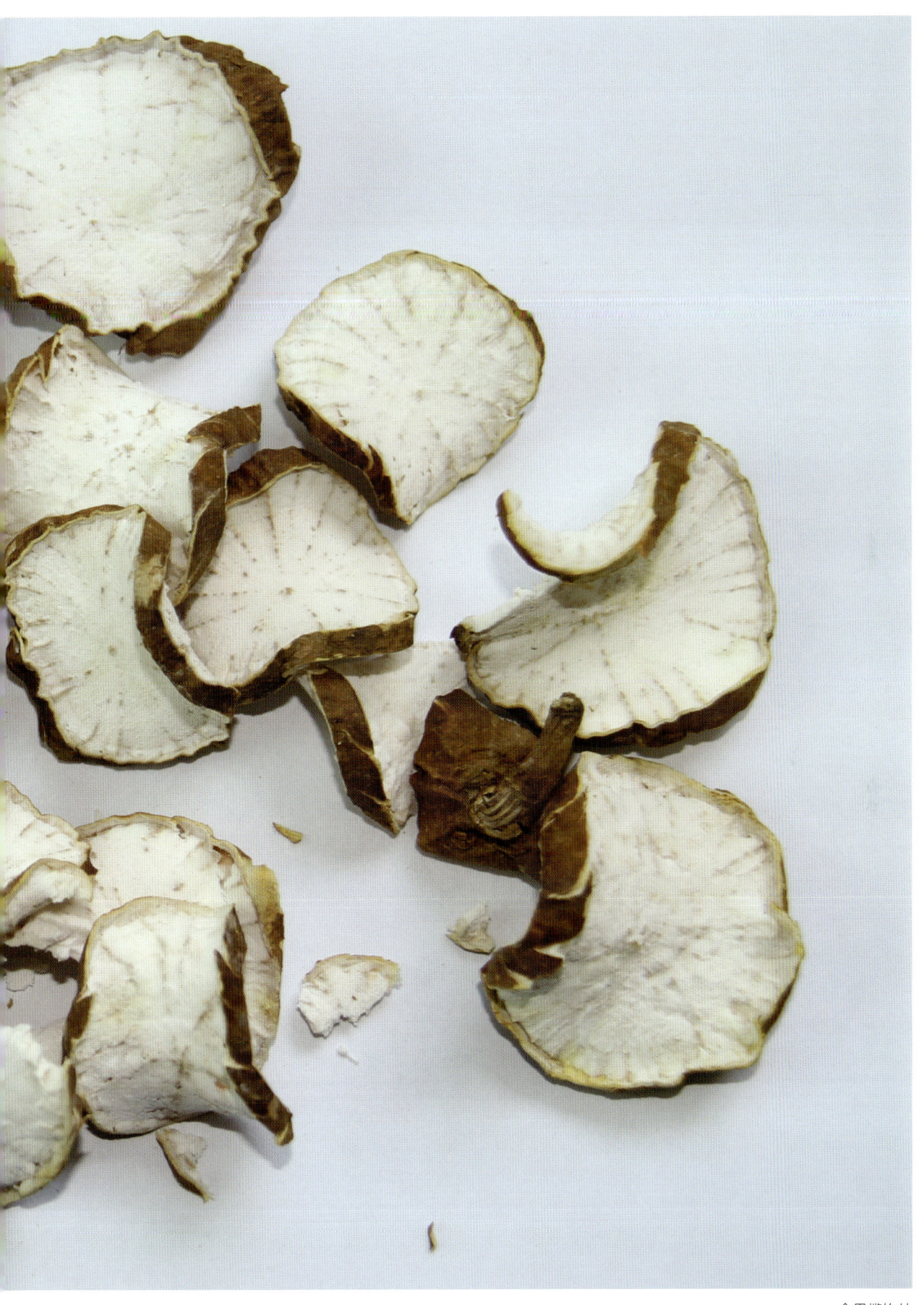

金果榄饮片

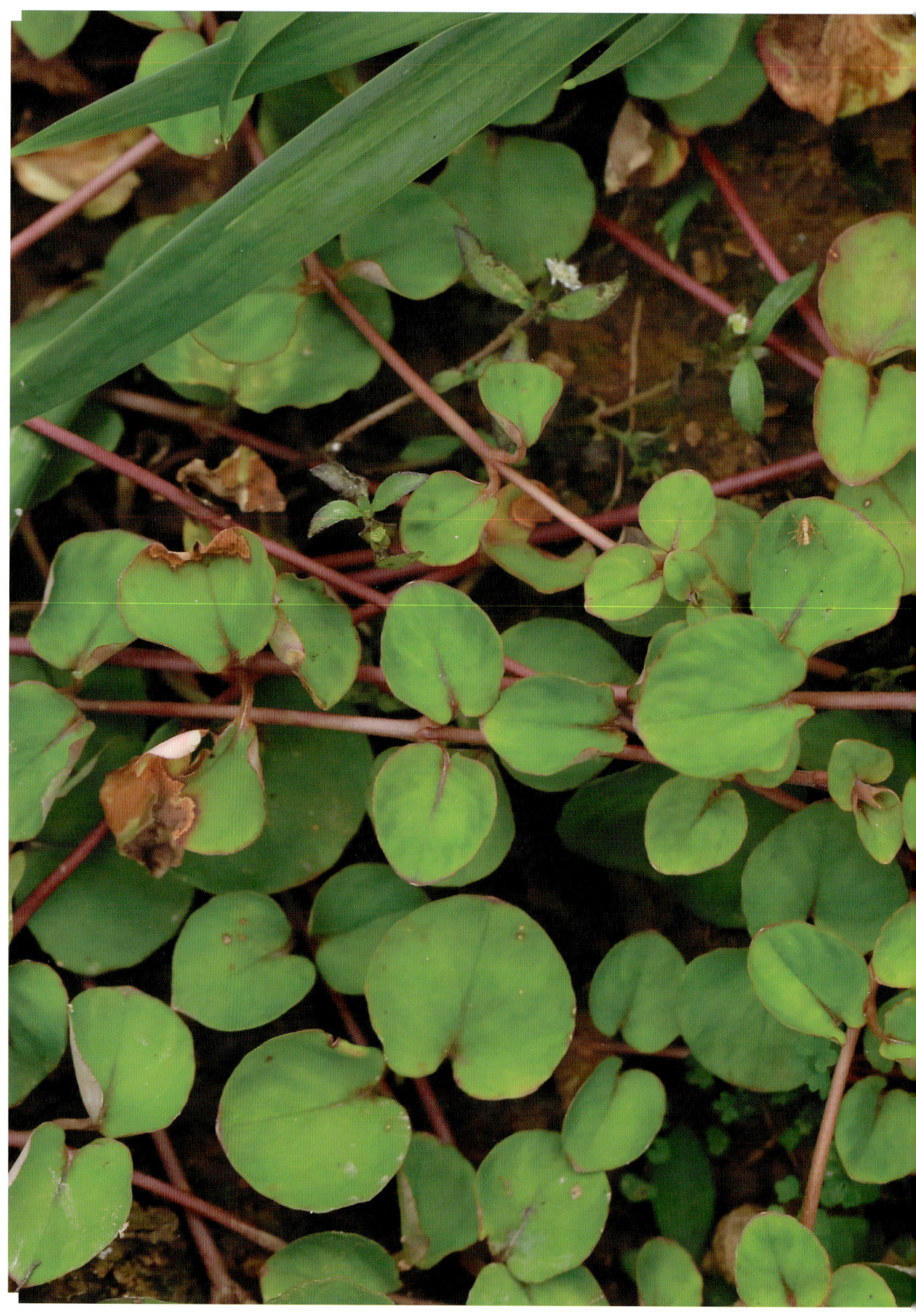

金钱草

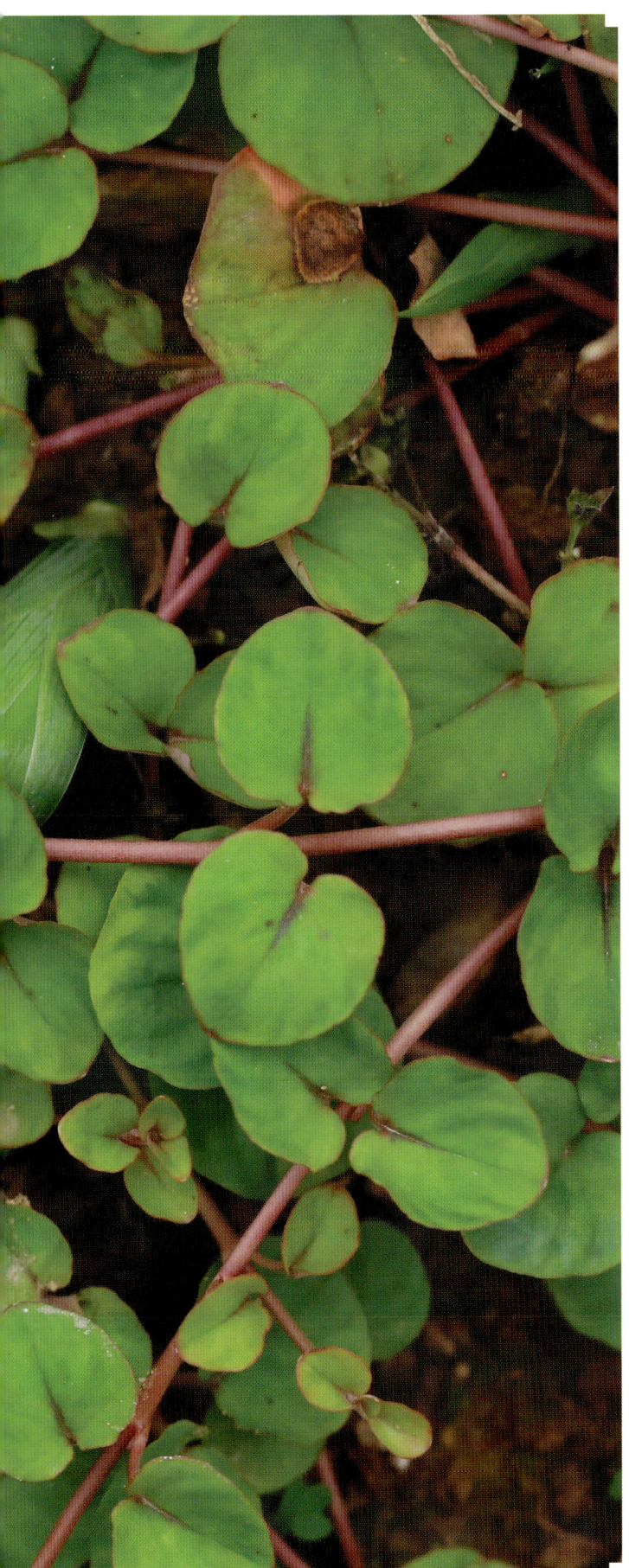

【水 药 名】骂轰丛。

【别　　名】团筋药、神仙对坐草、铜钱草、一串钱、黄疸草、定海针、铺地莲。

【来　　源】本品为报春花科植物过路黄 *Lysimachia christinae* Hance 的干燥全草。

【性味归经】味甘、微苦，性凉。归肝、胆、肾、膀胱经。

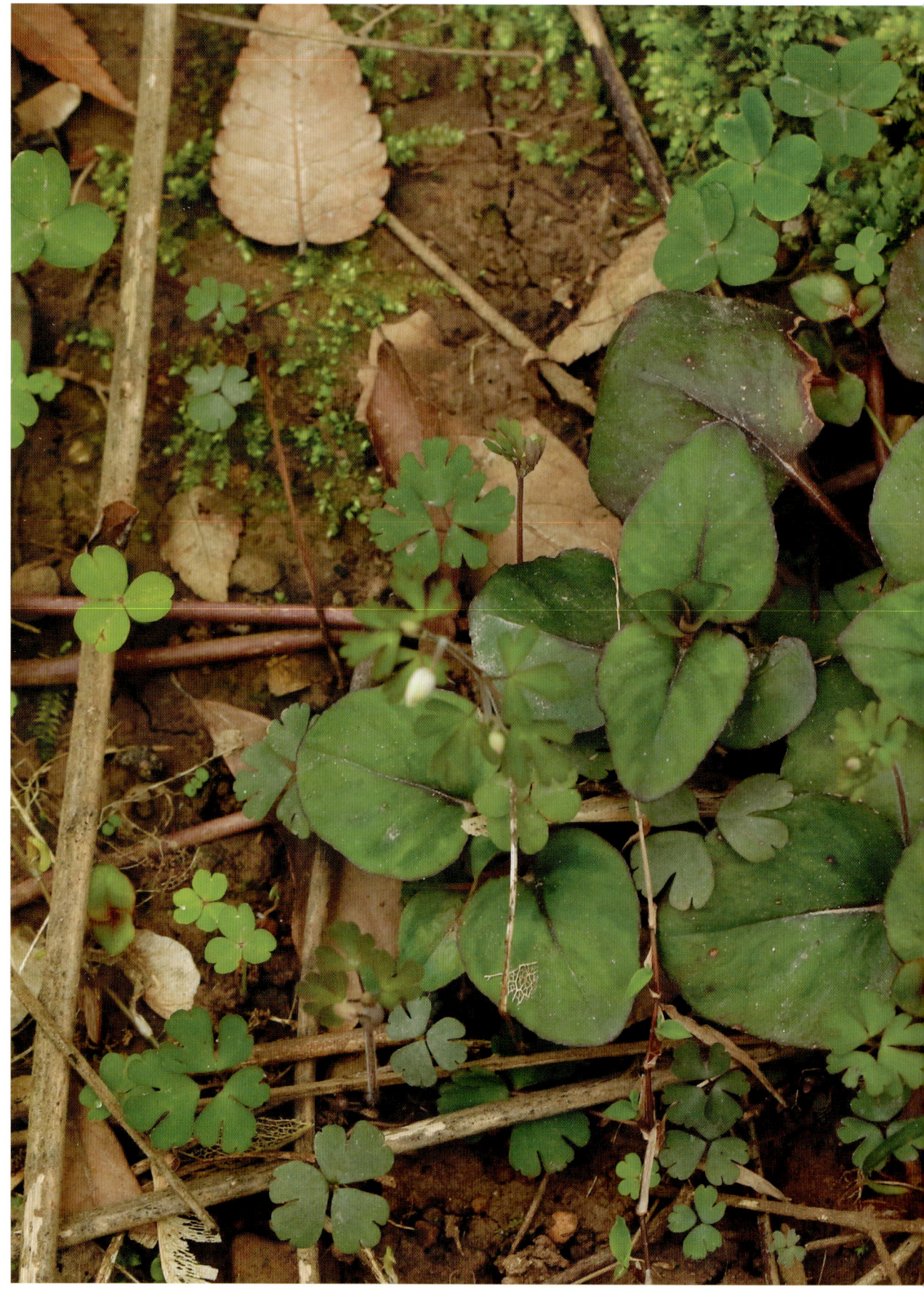

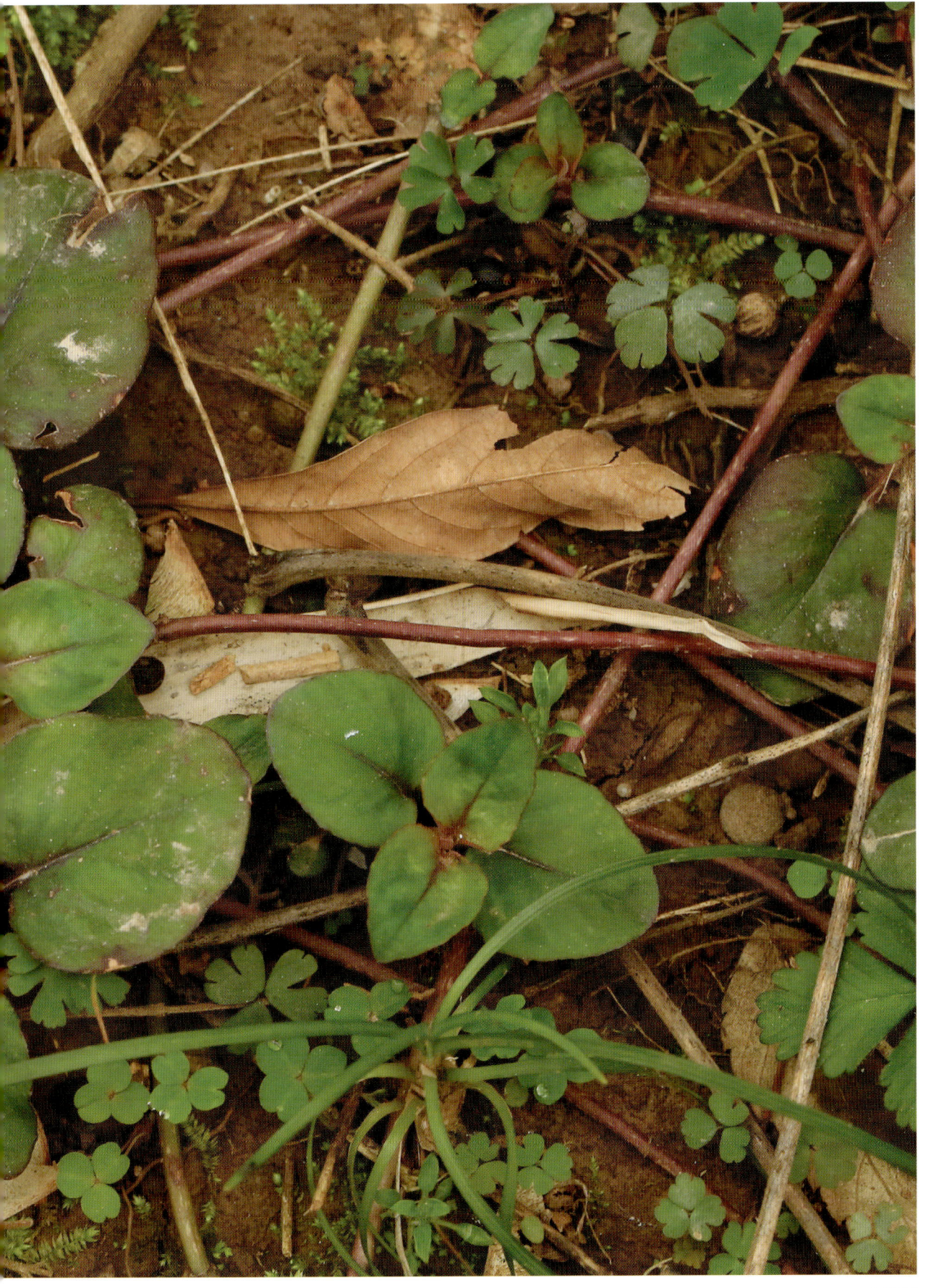

过路黄

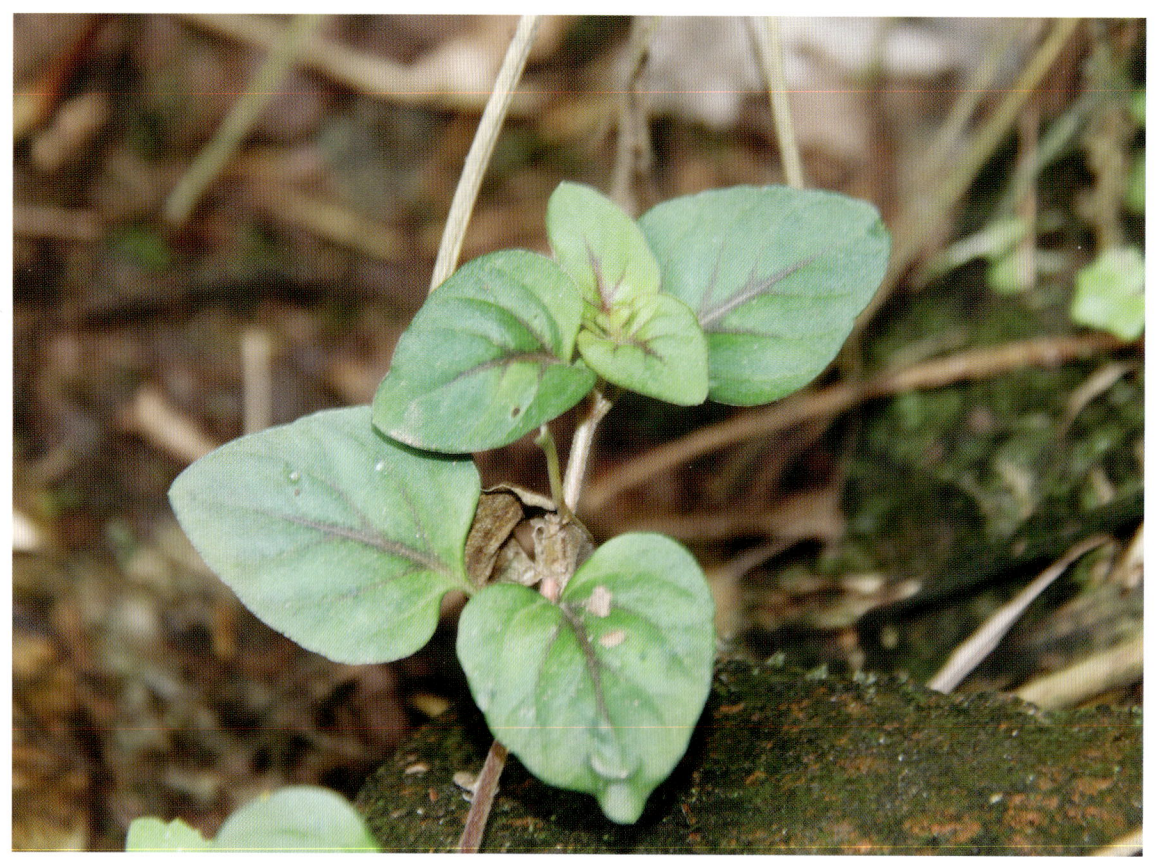

过路黄

识别特征

多年生草本，全株近无毛，叶、花萼、花冠均有黑色腺条。茎匍匐，由基部向顶端逐渐细弱，呈鞭状，长 20 ~ 60 cm。叶对生，宽卵形或心形，长 2 ~ 5 cm，宽 1 ~ 4.5 cm，先端钝尖或钝，基部心形或近圆形，全缘；叶柄长 1 ~ 4 cm。花单生于叶腋，花梗长达叶端；花萼 5 深裂；花冠黄色，5 裂；雄蕊 5，不等长，花丝基部愈合成筒。蒴果球形，有黑色短腺条纹。花期 5—7 月，果期 6—8 月。

生境分布

生长于土坡路边、沟边及林缘较阴湿处，垂直分布可达海拔 2300 m 处。分布于中南及山西、甘肃、江苏、安徽、浙江、江西、福建、贵州等地。

采收加工

栽种当年的 9—10 月收获。以后每年收获 2 次，第 1 次在 6 月，第 2 次在 9 月。用镰刀割取，留茬 10 cm 左右，以利萌发。割下的全株，除去杂草，用水洗净，晒干或烘干即成。

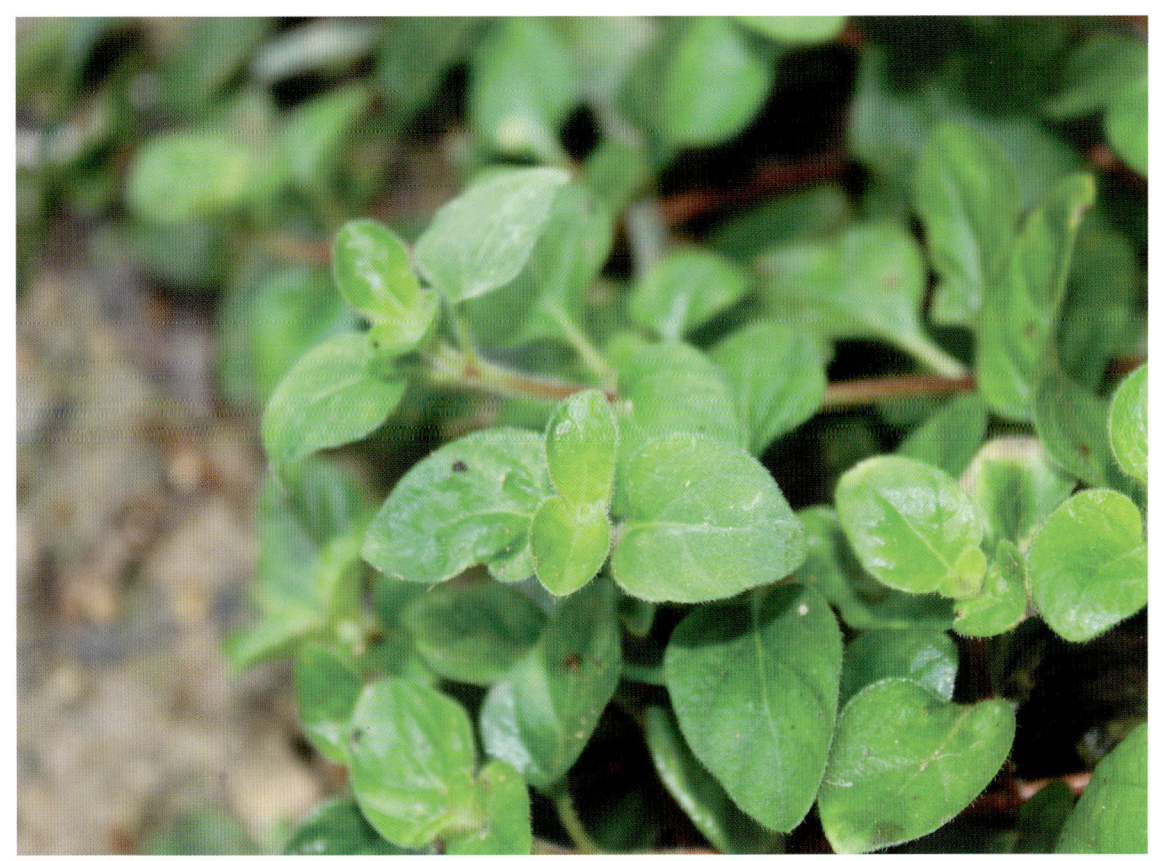

过路黄

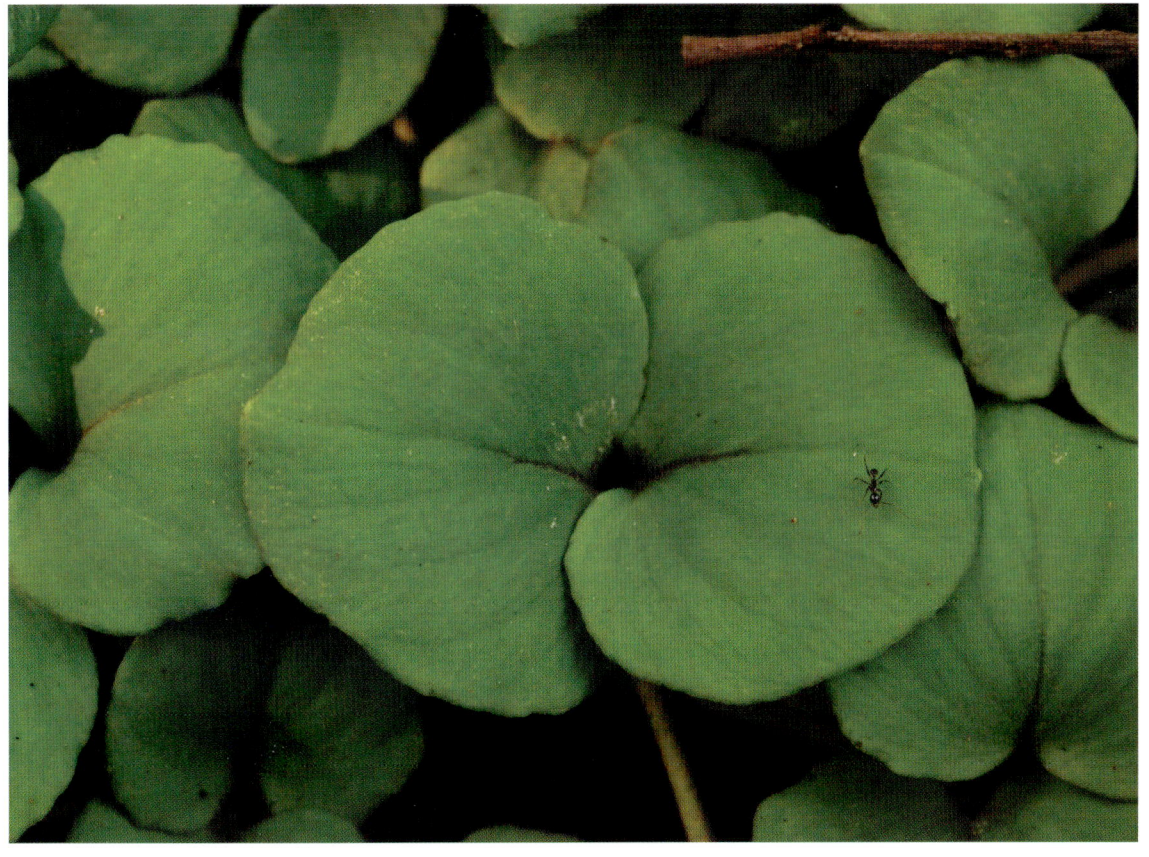

过路黄

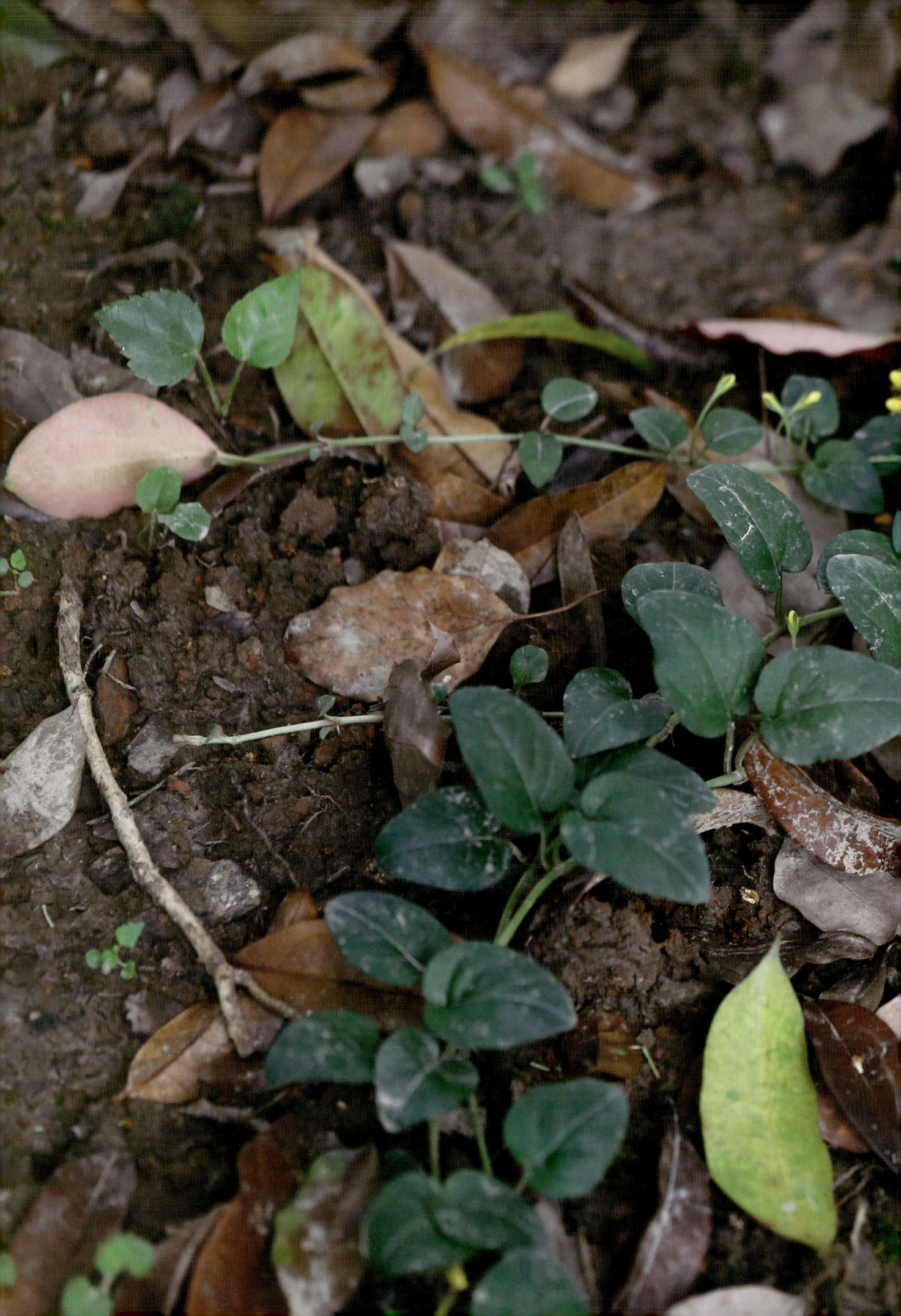

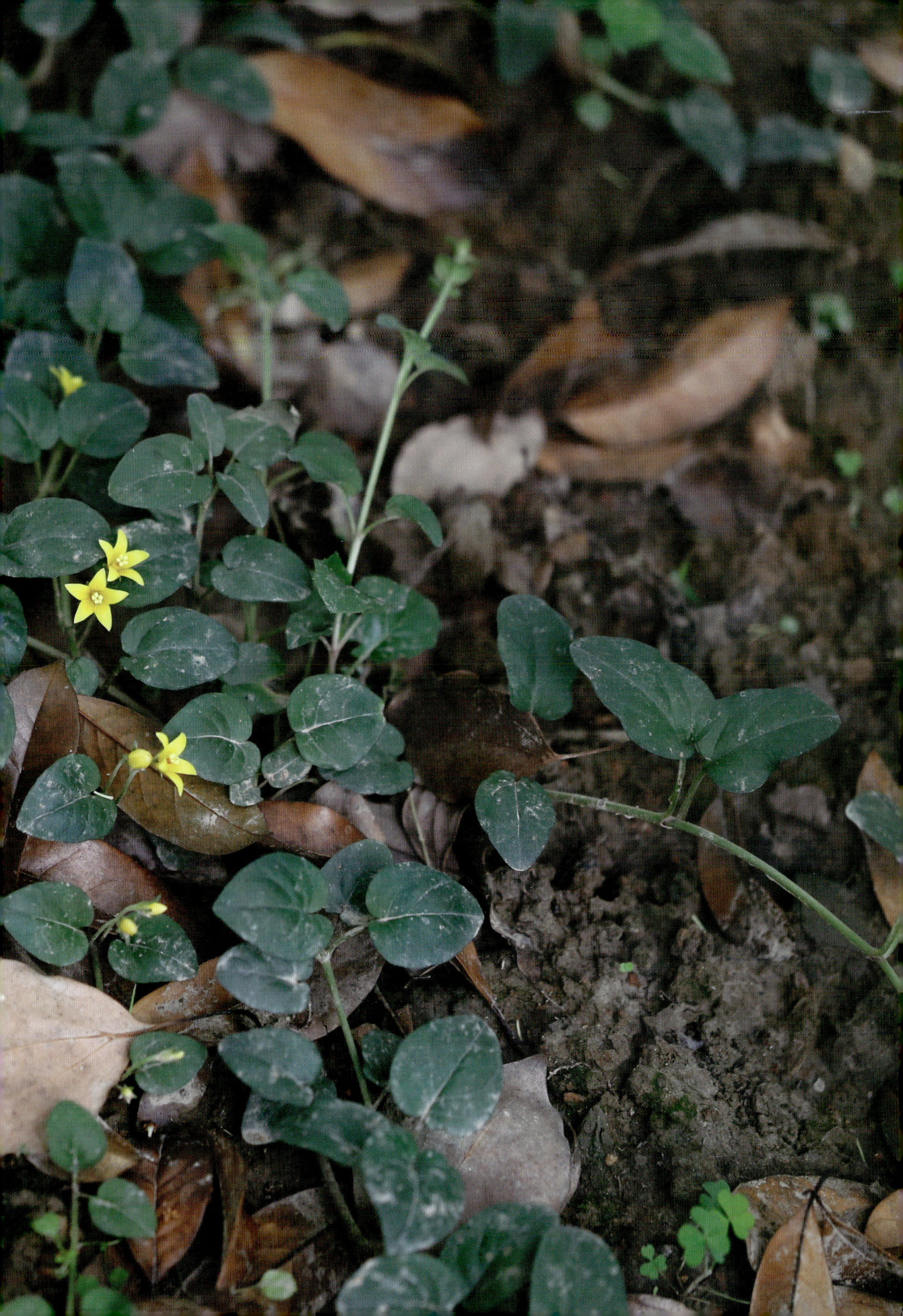

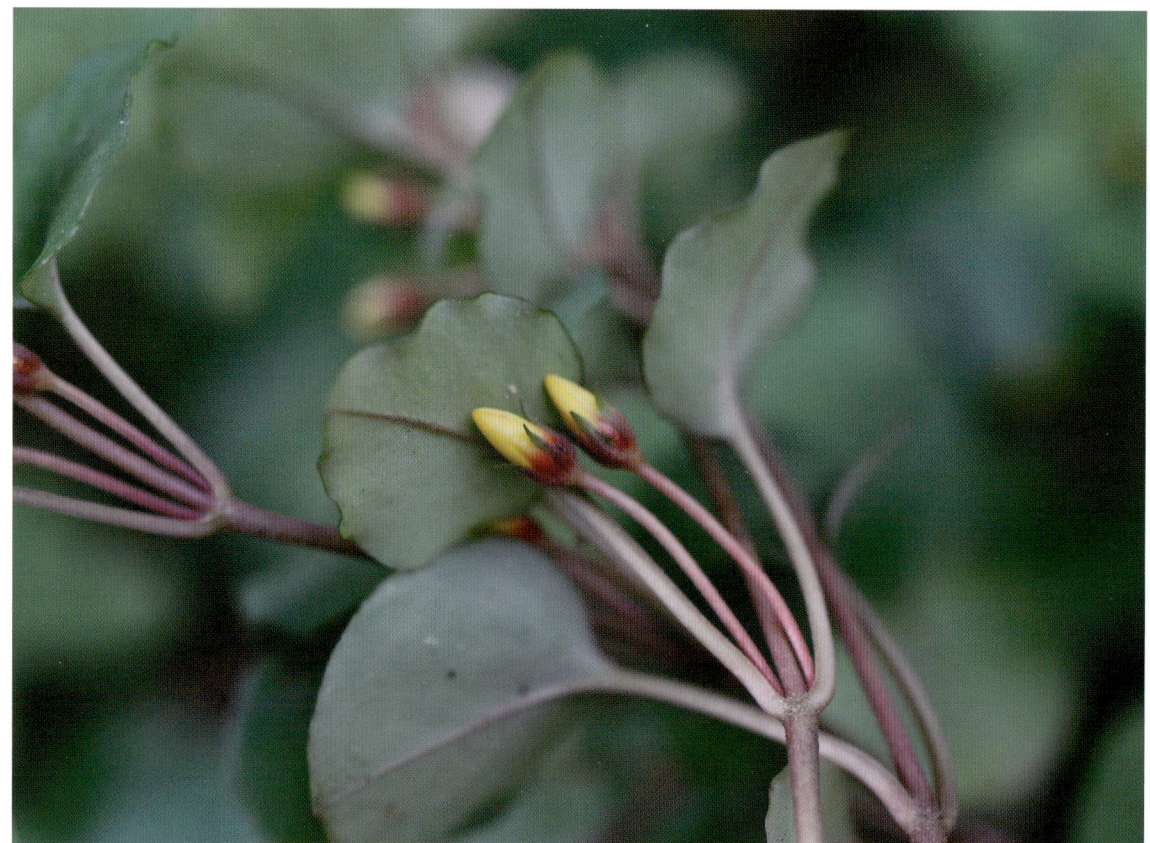

过路黄

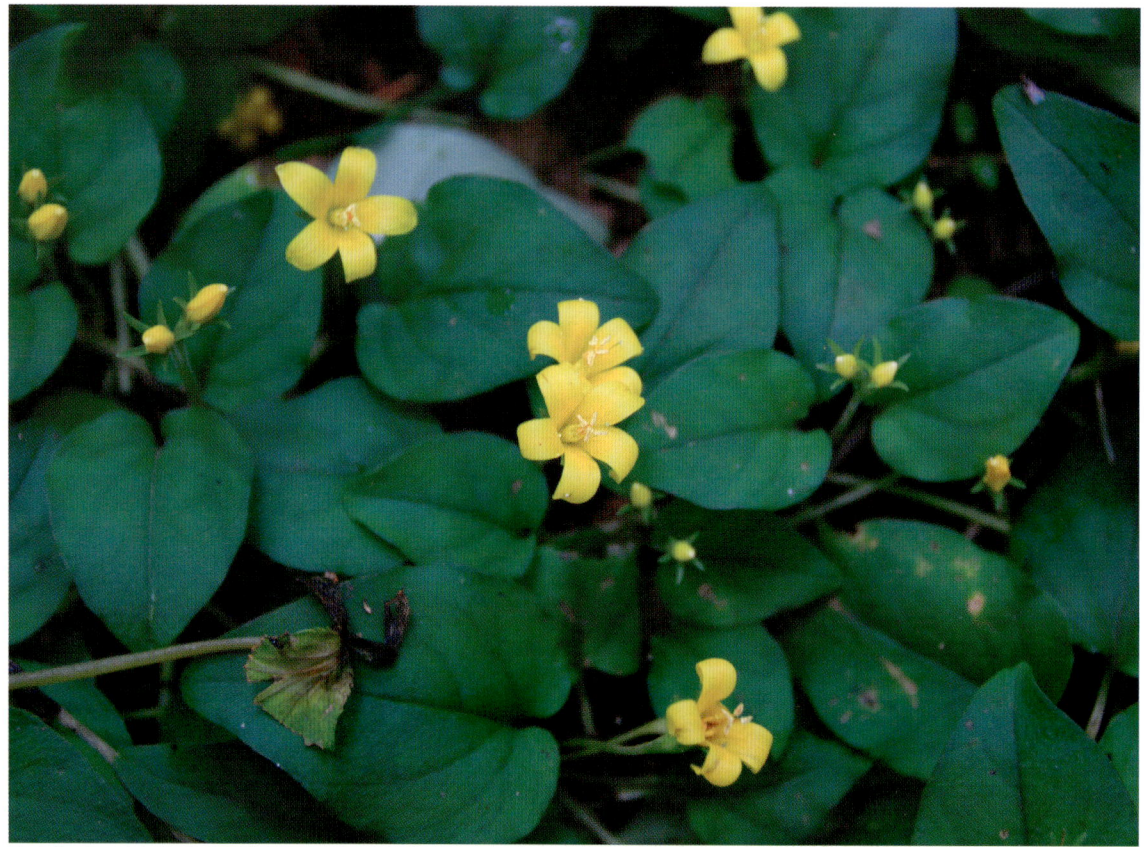

过路黄

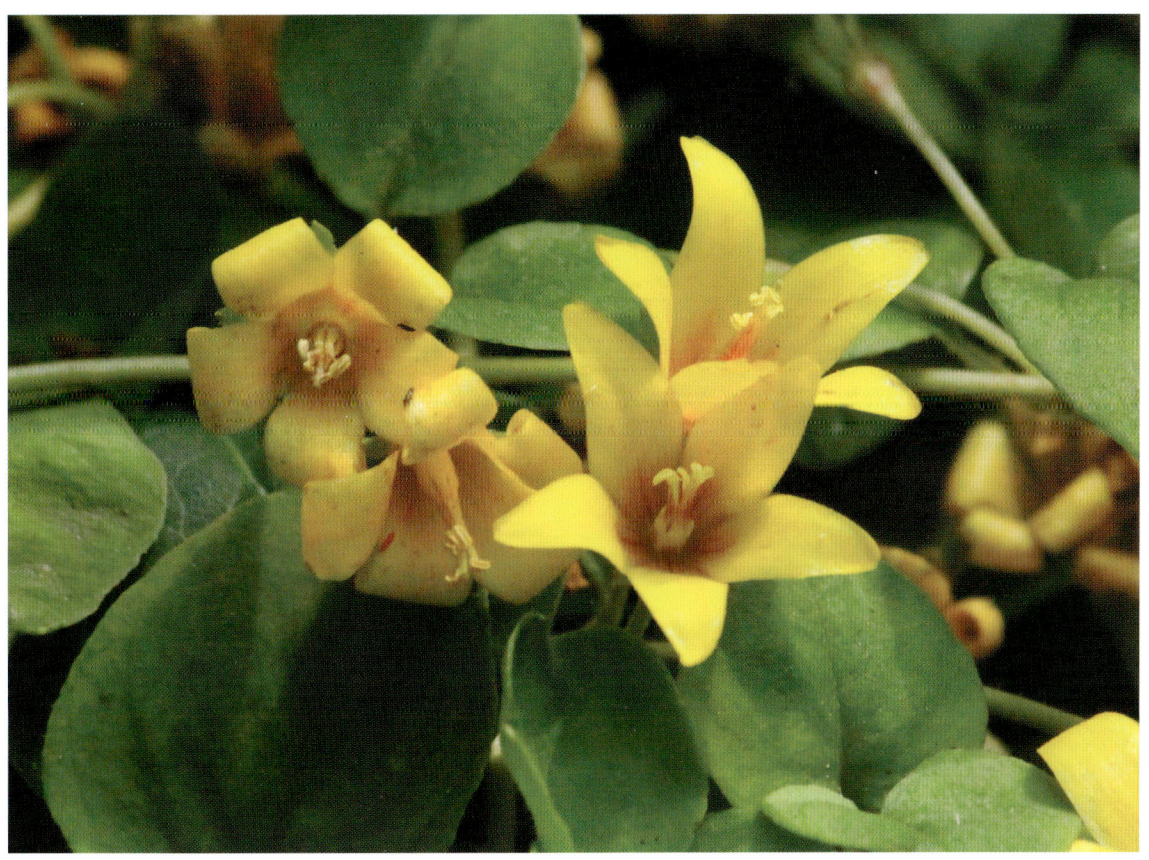

过路黄

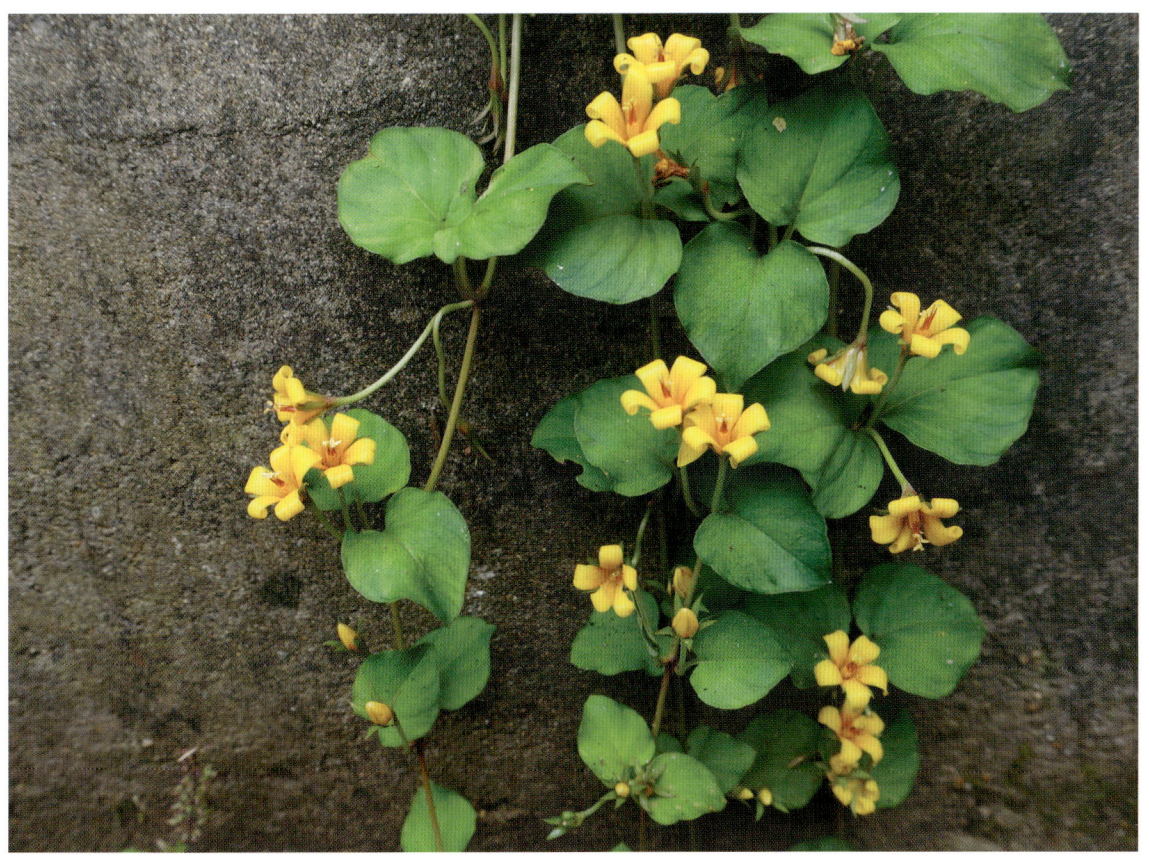

过路黄

过路黄

药材鉴别

本品全草多皱缩成团，下部茎节上有时着生纤细须根。茎扭曲，直径约 1 mm；表面红棕色，具纵直纹理。断面实心，灰白色。叶对生，多皱缩破碎，完整叶宽卵形或心形，全缘，上面暗绿色至棕绿色，下面色较浅，用水浸后，透光可见黑色短条纹；叶柄细长，叶腋有时可见花或果实。气微，味淡。以叶大、色绿者为佳。

功效主治

利水通淋，清热解毒，散瘀消肿。主治肝胆及泌尿系结石，热淋，肾炎水肿，湿热黄疸，疮毒痈肿。

用法用量

内服：15～60 g，煎汤；鲜品加倍，或捣汁饮。外用：适量，鲜品捣敷。

民族药方

1. 急性肾盂肾炎，小便黄赤　金钱草 30 g，地星宿、三白草、白茅根各 15 g，黄柏、玉米须、马鞭草各 10 g。水煎服。

2. 尿路结石，小便淋沥　金钱草、滑石（布包）各 30 g，海金沙 6 g，石韦、车前子、木通各 15 g，黄柏 10 g。水煎服。

3. 石淋　金钱草、车前草各 9 ~ 15 g。水煎服。

4. 肾盂肾炎　金钱草 60 g，海金沙 30 g，青鱼胆草 15 g。每日 1 剂，水煎分 3 次服。

5. 肿毒　金钱草、苦参各适量。捣烂敷。

6. 疗疮　金钱草适量。捣汁，兑淘米水或酒服。

7. 疝气　金钱草 15 g，青香木 6 g。捣汁冲酒服。

8. 膀胱结石　金钱草、海金沙各 15 g，凤尾草、石韦各 10 g。水煎服。

9. 黄疸　金钱草、车前草、茵陈蒿各 15 g，萹蓄 10 g。水煎服。

使用注意

凡阴疽诸毒，脾虚泄泻者，忌捣汁生服。

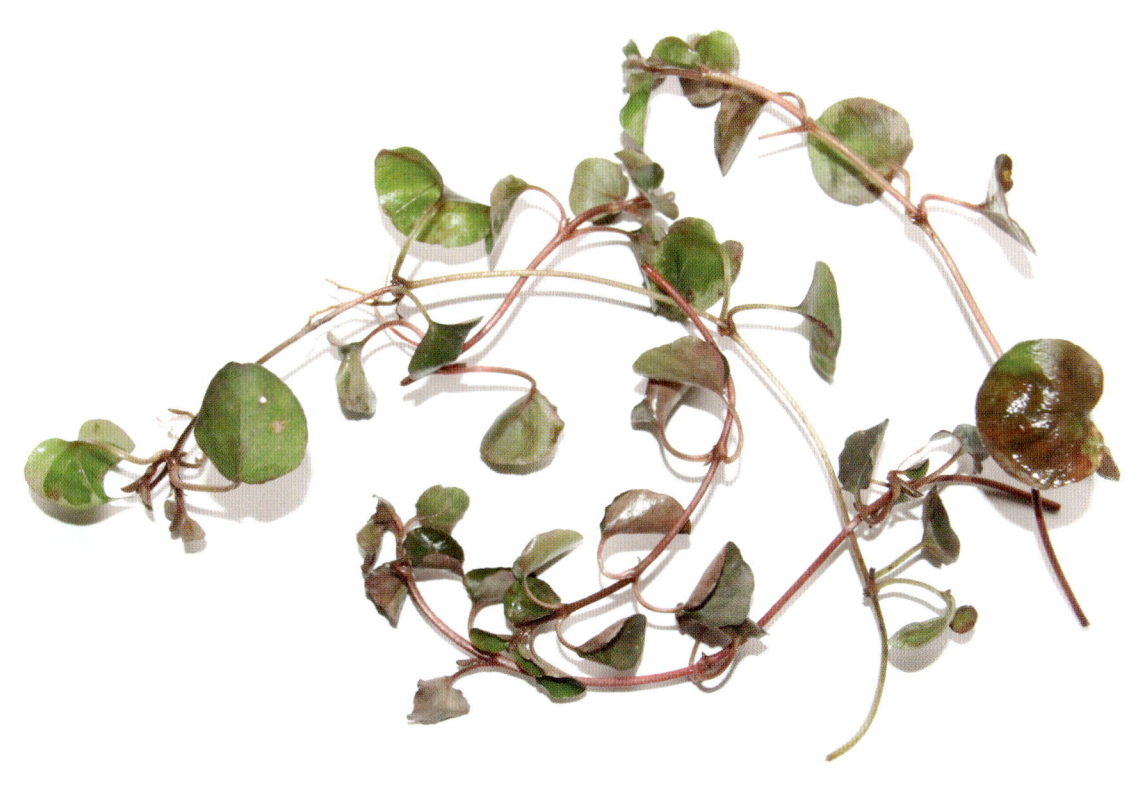

金钱草药材

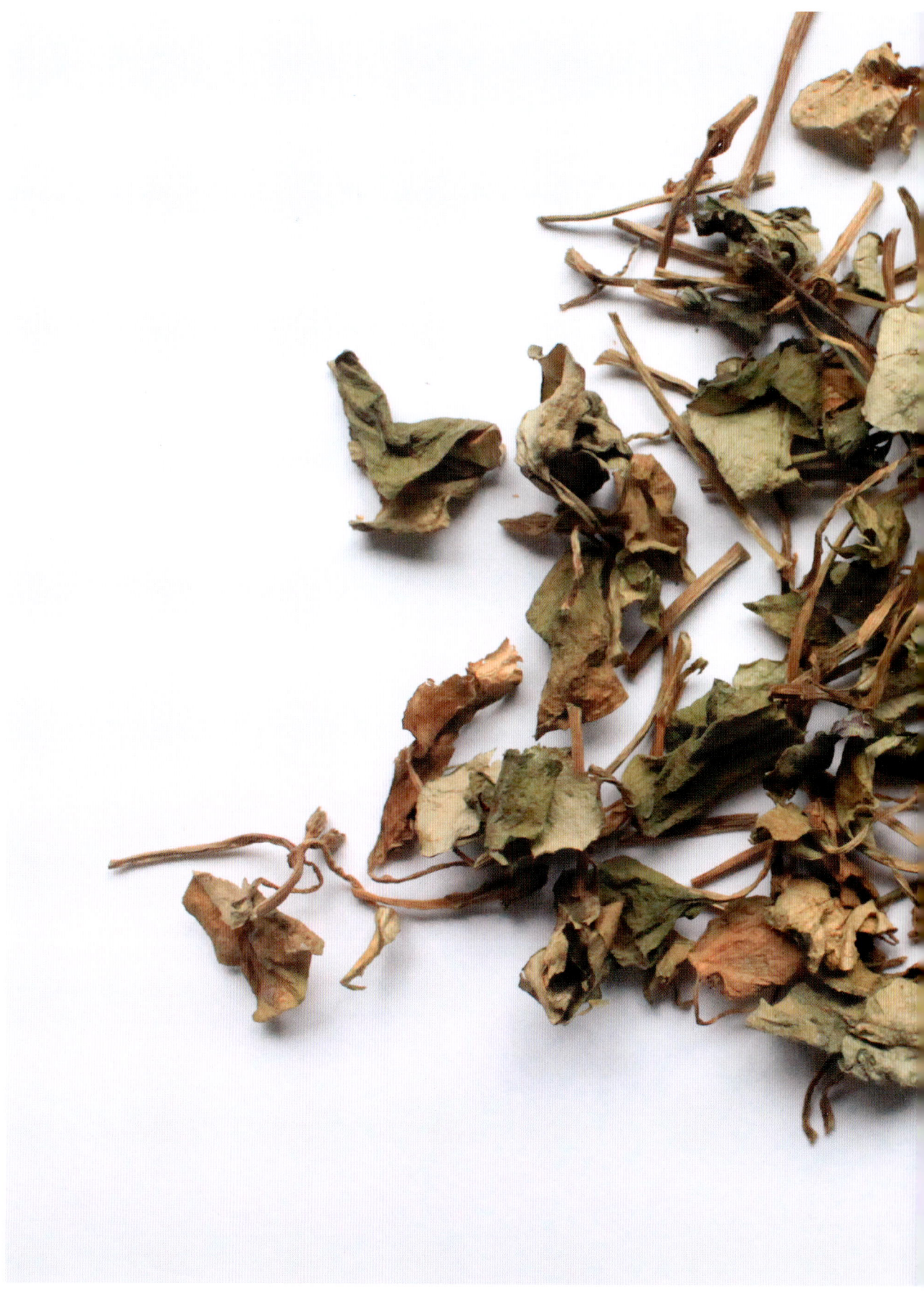

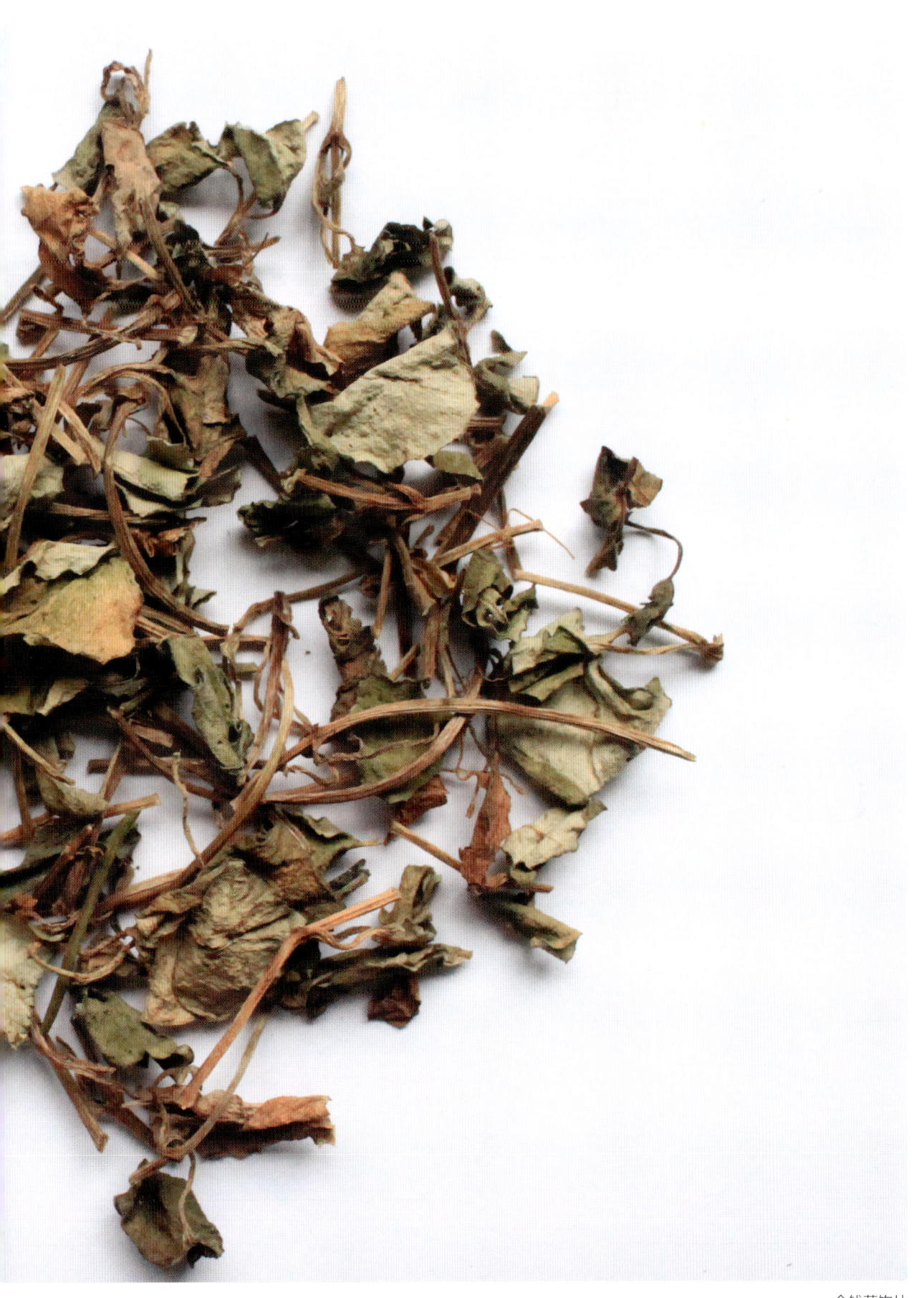

金钱草饮片

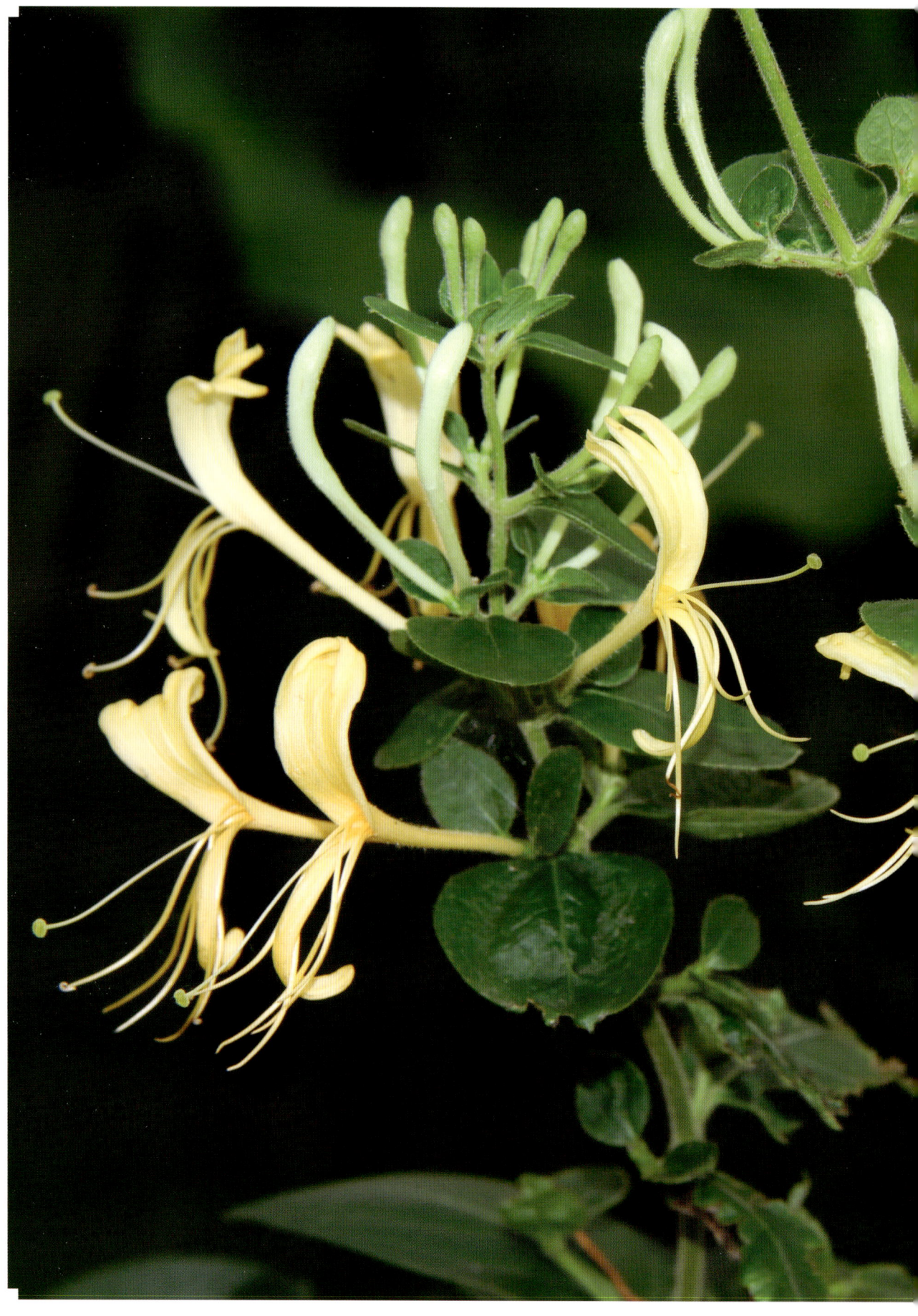

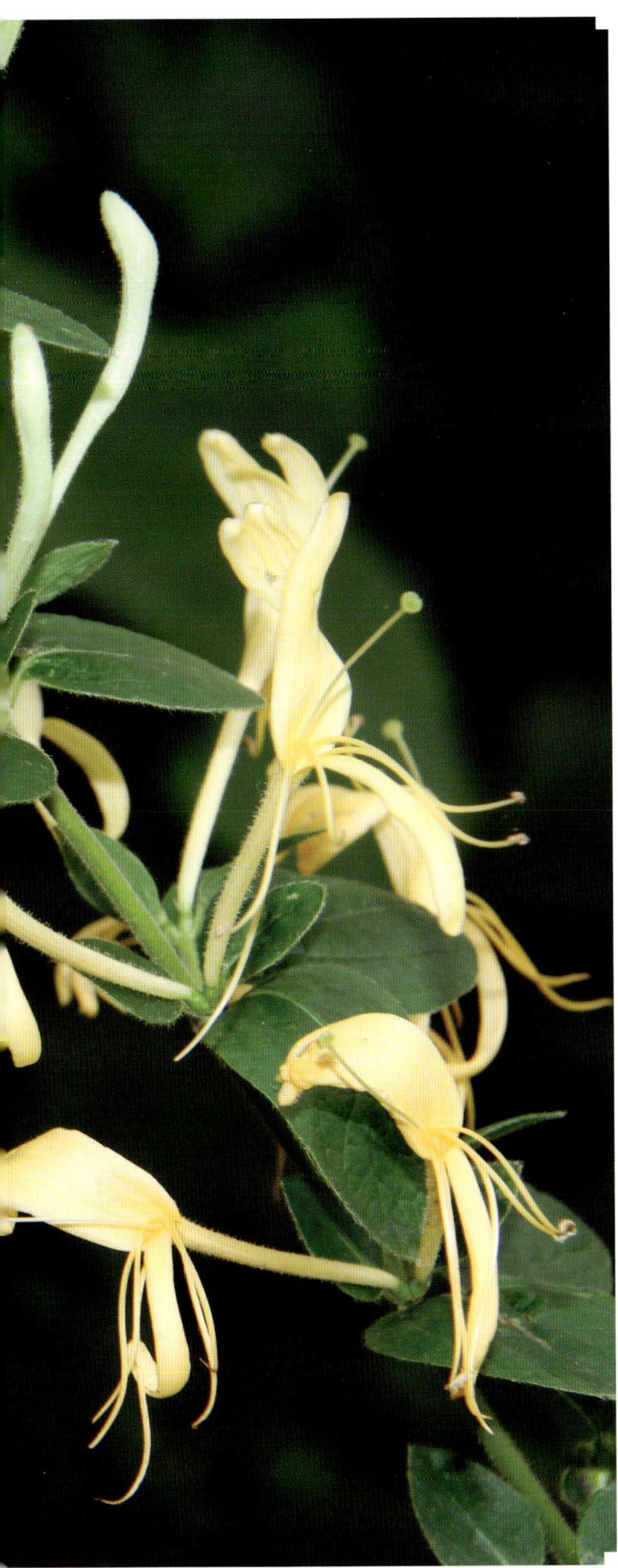

金银花

【水 药 名】要花年。

【别 名】银花、二花、忍冬藤、左旋藤。

【来 源】本品为忍冬科植物忍冬 *Lonicera japonica* Thunb. 的干燥花蕾或初开的花。

【性味归经】味甘、性寒。归肺、心、胃经。

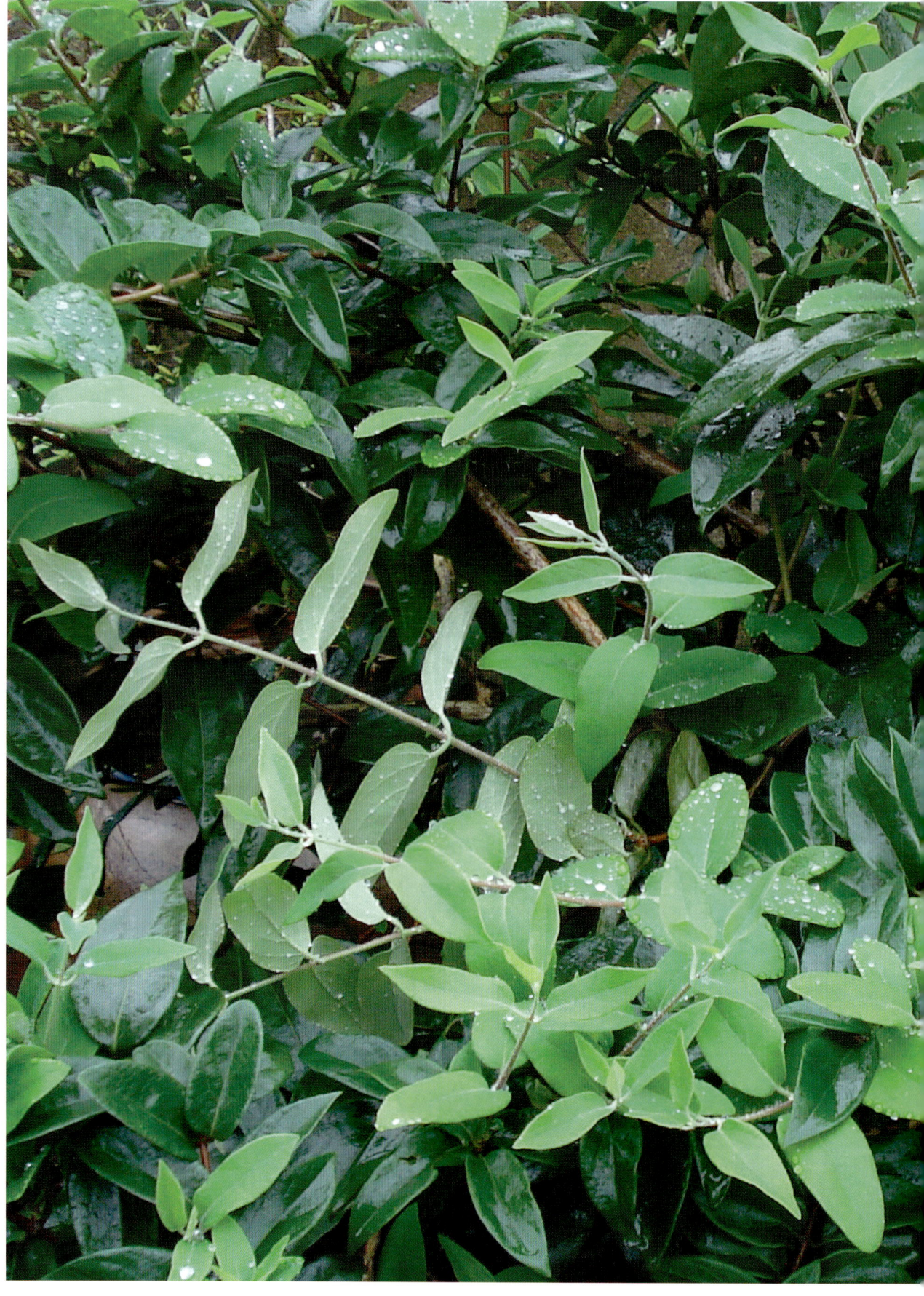

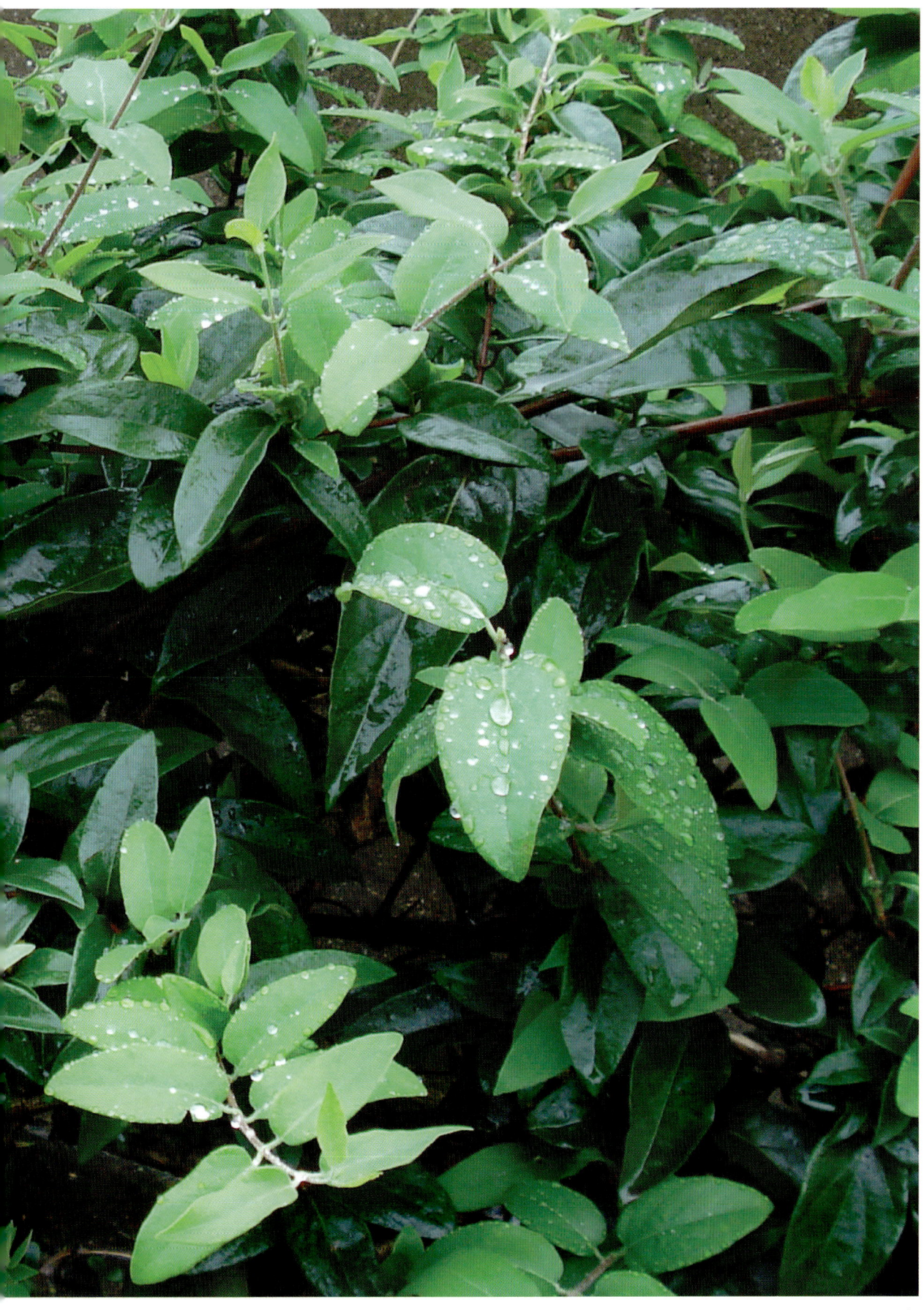

忍冬

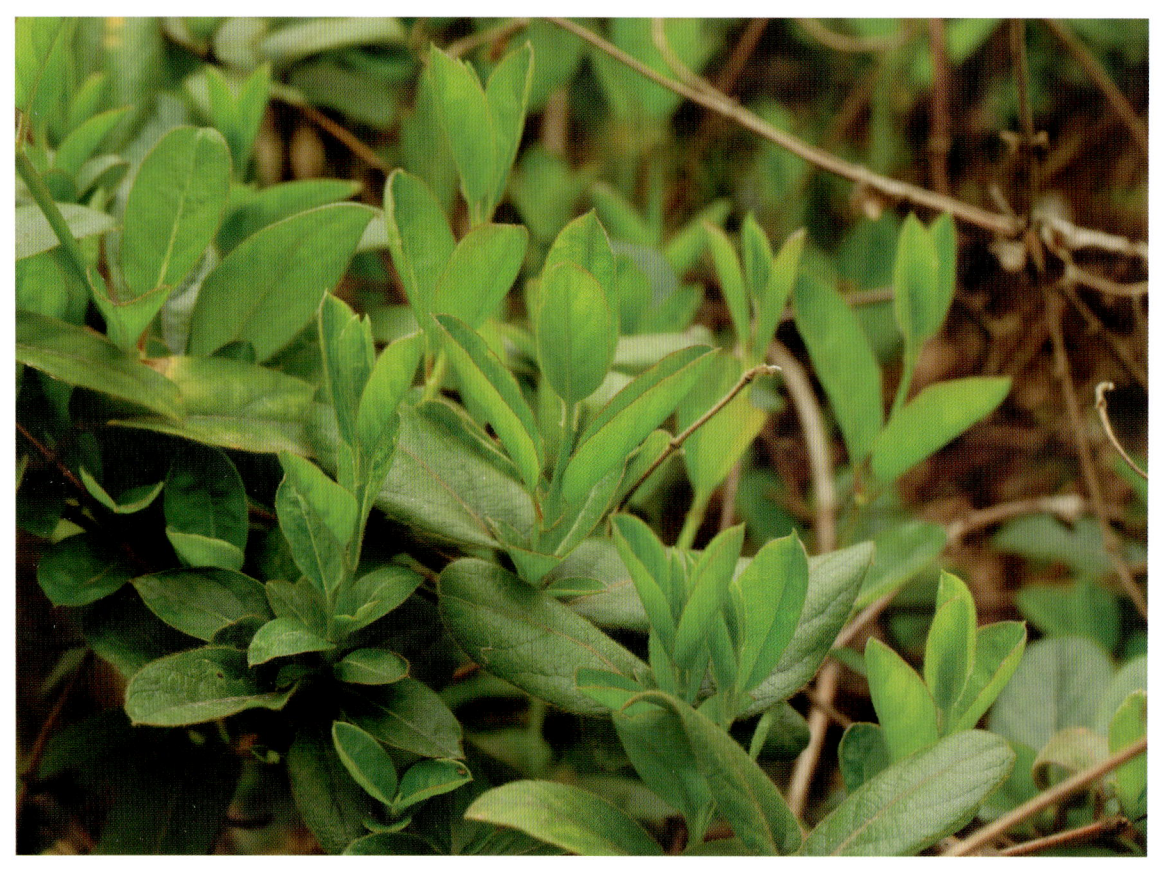

忍冬

识别特征

多年生半常绿缠绕木质藤本，长达 9 m。茎中空，多分枝，幼枝密被短柔毛和腺毛。叶对生，叶柄长 4 ～ 10 cm，密被短柔毛；叶纸质，叶片卵形、长圆卵形或卵状披针形，先端短尖、渐尖或钝圆，基部圆形或近心形，全缘，两面和边缘均被短柔毛。花成对腋生，花梗密被短柔毛和腺毛；总花梗通常单生于小枝上部叶腋，与对柄等长或稍短，生于下部者密被短柔毛和腺毛；苞片 2 枚，叶状，广卵形或椭圆形，长约 3.5 mm，被毛或近无毛；小苞片长约 1 mm，被短毛及腺毛；花萼短小，萼筒长约 2 mm，无毛，5 齿裂，裂片卵状三角形或长三角形，先端尖，外面和边缘密被毛；花冠唇形，长 3 ～ 5 cm，上唇 4 浅裂，花冠筒细长，外面被短毛和腺毛，上唇 4 裂片先端钝形，下唇带状而反曲，花初开时为白色，2 ～ 3 日后变金黄色；雄蕊 5，着生于花冠内面筒口附近，伸出花冠外；雌蕊 1，子房下位，花柱细长，伸出。浆果球形，直径 6 ～ 7 mm，成熟时蓝黑色，有光泽。花期 4—7 月，果期 6—11 月。

生境分布

生长于山坡疏林中、灌木丛中、村寨旁、路边等处。分布于华东、中南、西南及辽宁、河北、山西、陕西、甘肃等地。

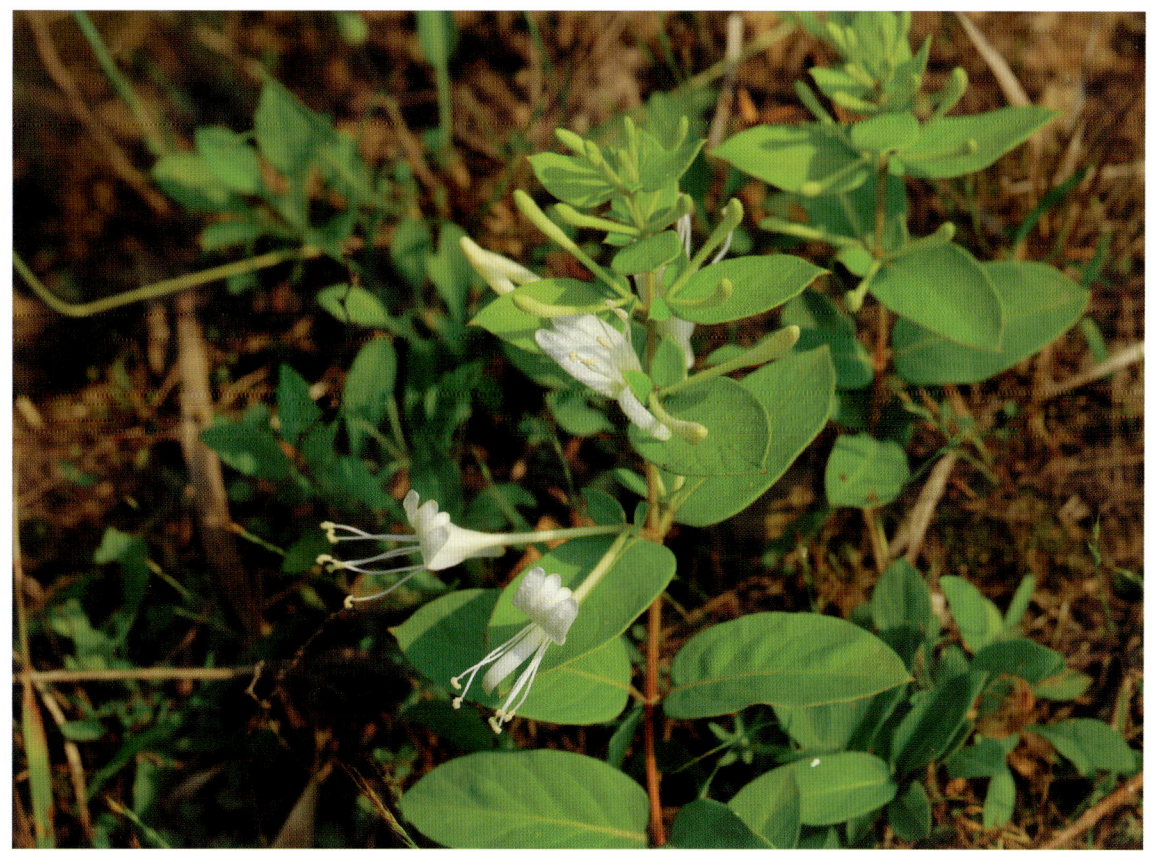

忍冬

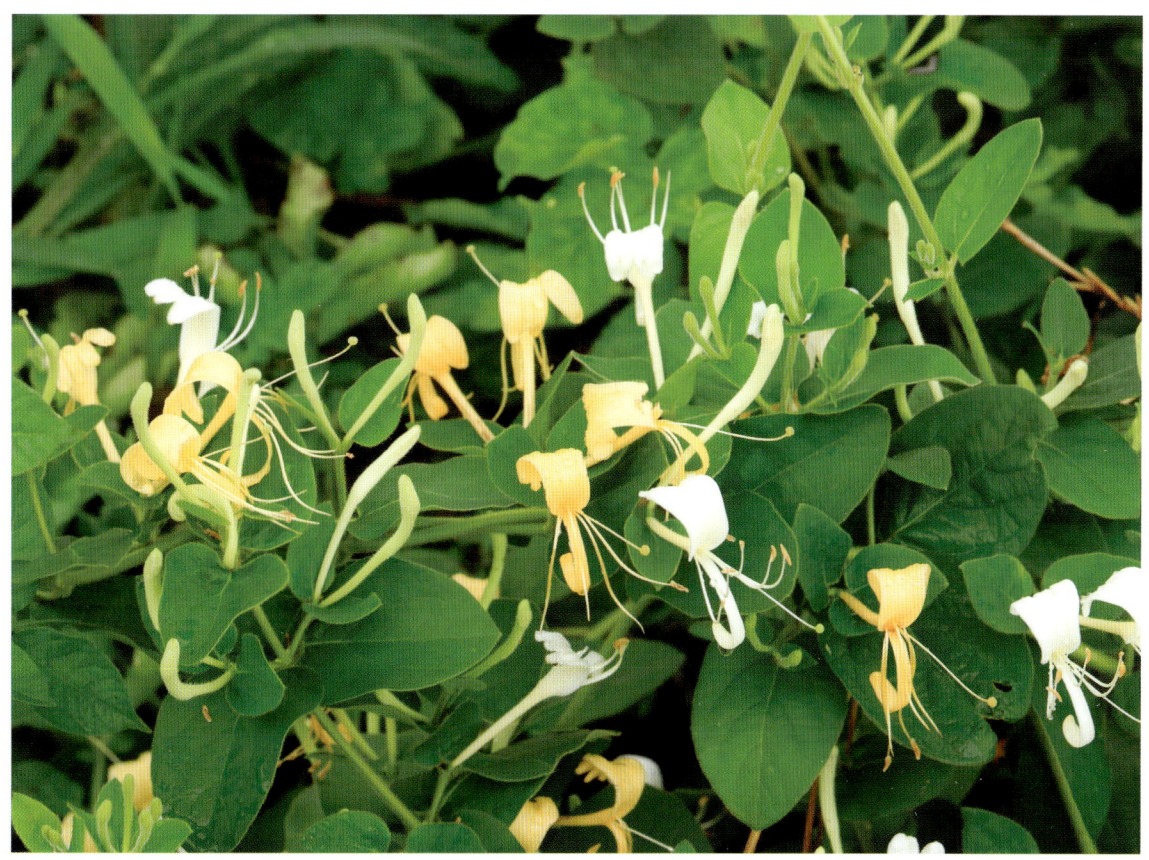

忍冬

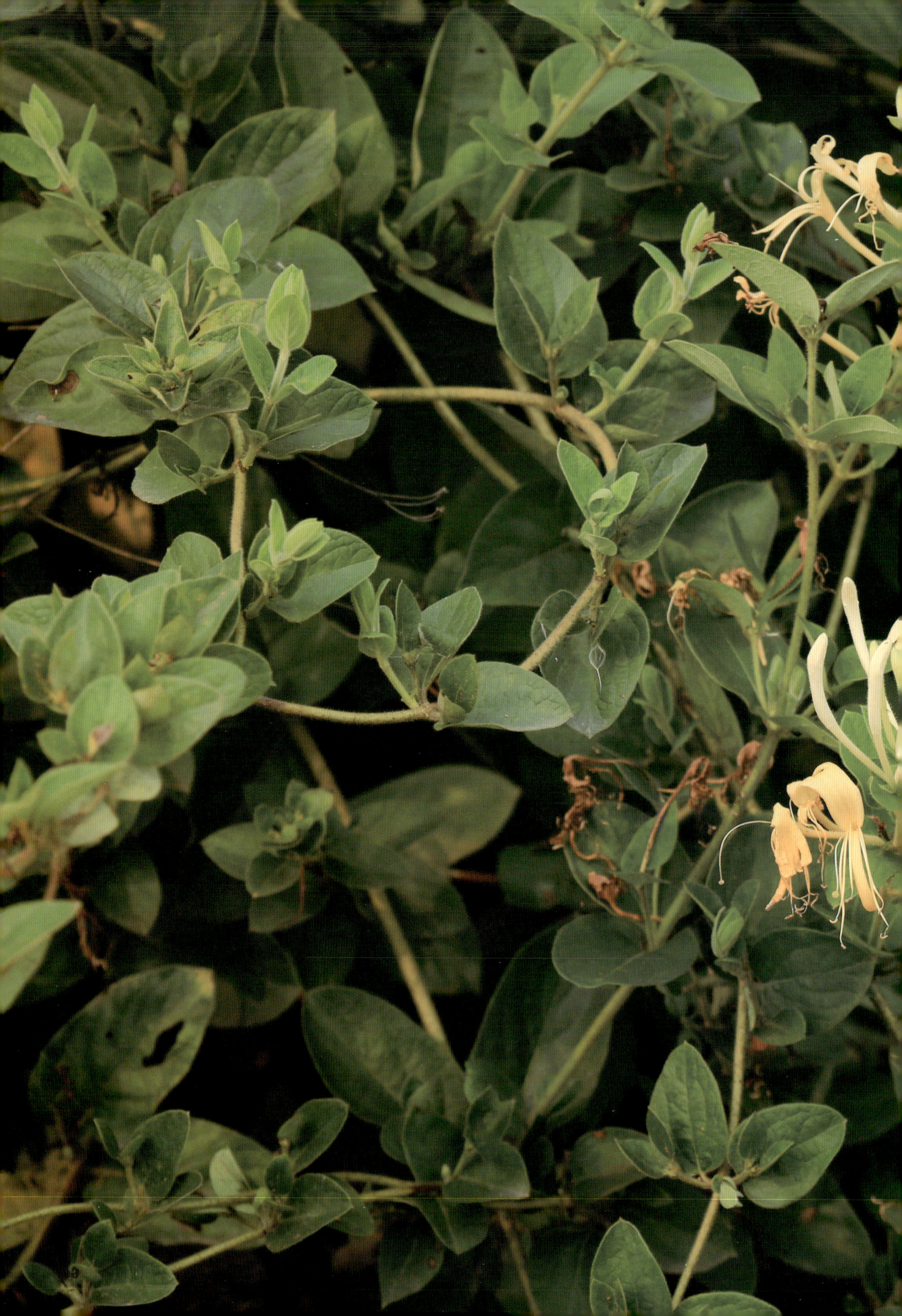

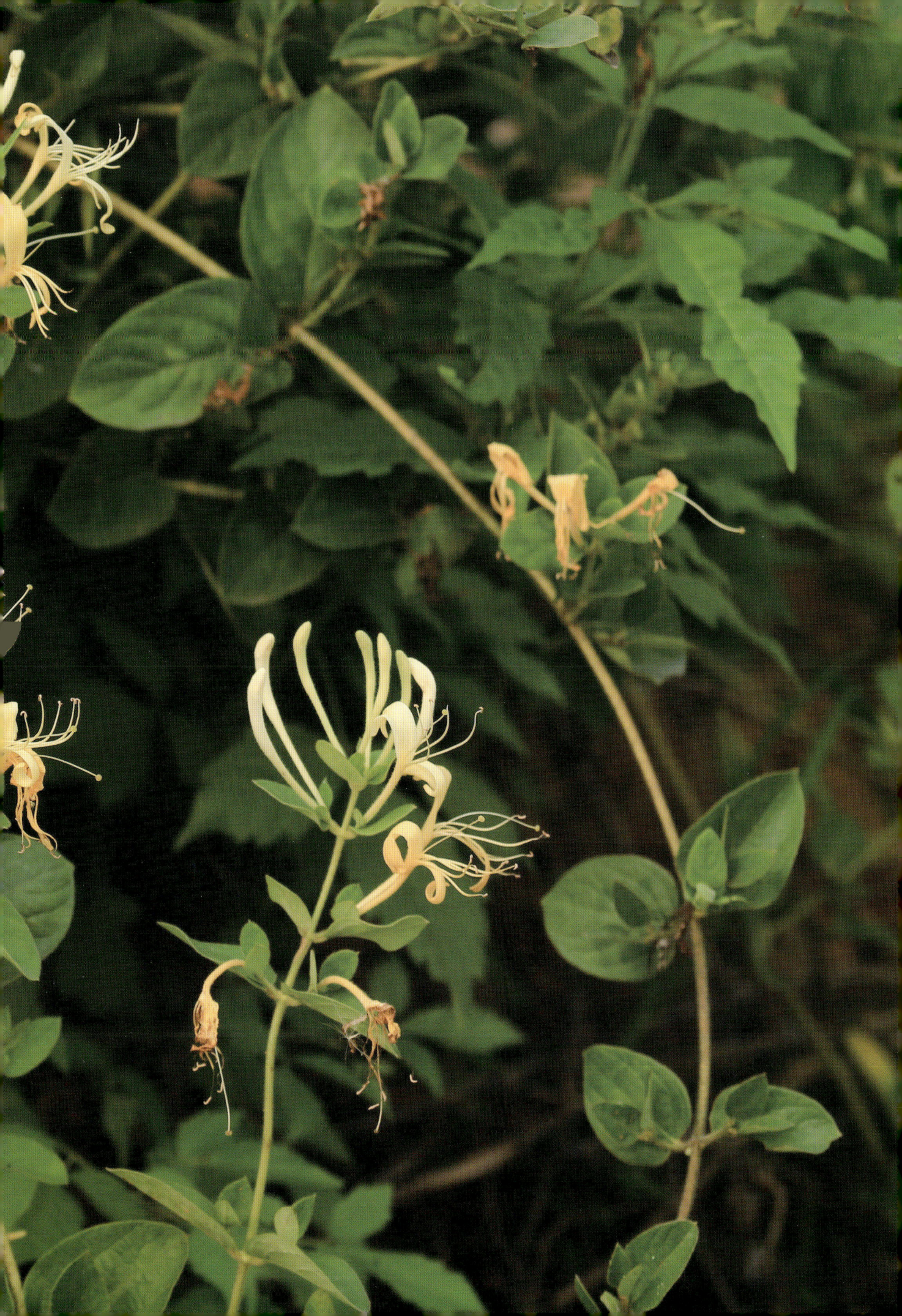

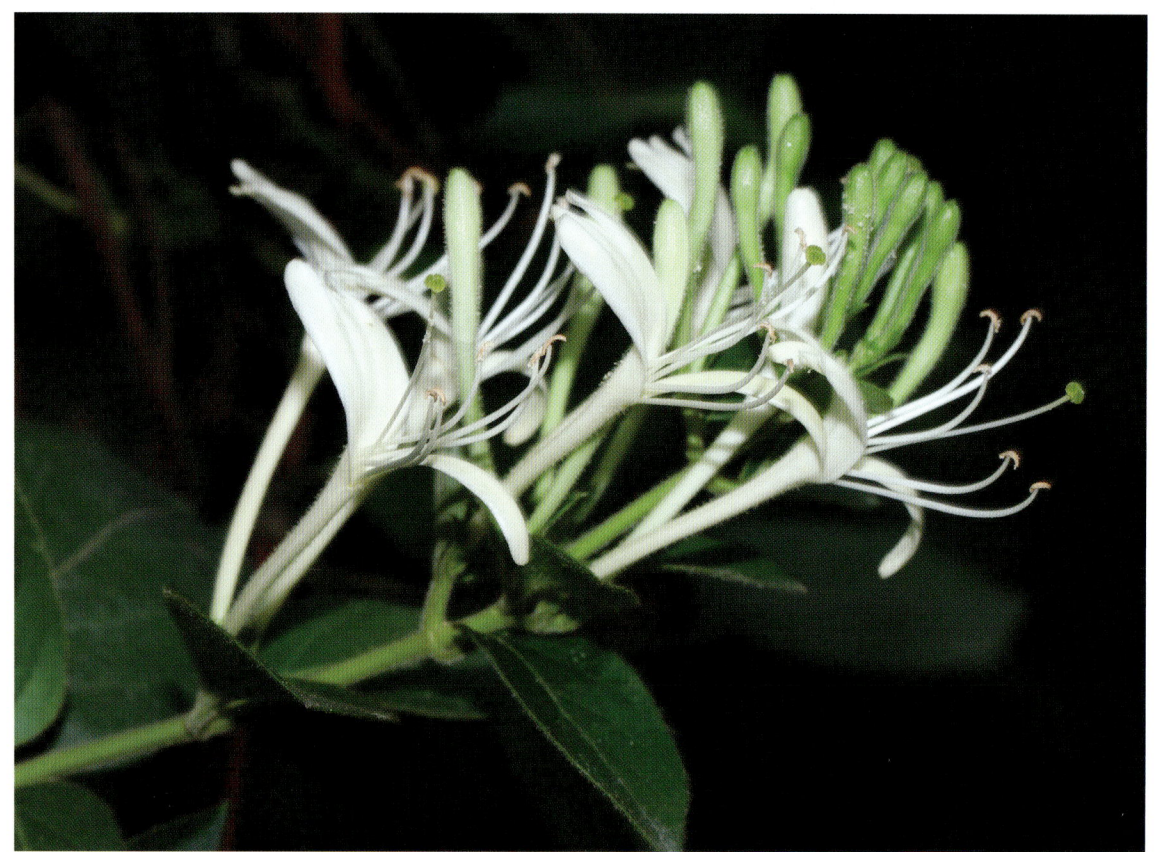

忍冬

采收加工

夏初花开放前采收，干燥。

药材鉴别

本品干燥花蕾呈长棒状，略弯曲，长 2 ~ 3 cm，上部较粗，直径 1.5 ~ 3 mm。外表黄色或黄褐色，被有短柔毛及腺毛。基部有绿色细小的花萼，5 裂，裂片三角形，无毛。剖开花蕾，则见 5 枚雄蕊及 1 枚雌蕊。花冠唇形，雌雄蕊呈须状伸出。气芳香，味微苦。以花未开放、色黄白、肥大者为佳。

功效主治

清热解毒，通经活络。主治上呼吸道感染，乳腺炎，痢疾，腮腺炎，风湿疼痛。

用法用量

内服：10 ~ 30 g，煎汤，或研末，作丸、散服。外用：适量，捣敷。

民族药方

1. 痈疽初起 金银花、菊花、蒲公英、紫花地丁各 15 g，天葵子 10 g。水煎服。

2. 预防乙脑、流脑 金银花、连翘、大青根、芦根、甘草各 9 g。水煎代茶饮，每日 1 剂，连服 3 ~ 5 日。

3. 高血压 金银花、白菊花、山楂各 30 g。水煎服，每日 1 剂。

4. 荨麻疹 鲜金银花 30 g。水煎 3 次，分 3 次服，每日 1 剂，连服 3 剂。

5. 皮肤瘙痒 金银花 20 g，猪小肠适量。加适量水同炖服，每口 3 次，连服 5 口。

6. 膀胱炎 金银花 15 g。加水 200 mL，煎至 100 mL，每日 1 次饮服。

7. 暑热头痛，心烦口渴 金银花、菊花、山楂各 10 g，蜂蜜 100 g。加清水适量，煎煮 30 分钟，滤出药汁饮服，每日 1 次。

8. 痈肿疮疡 金银花、野菊花、蒲公英、紫花地丁各 15 g，紫背天葵子 6 g。水煎服，每日 1 剂。

9. 腮腺炎 金银花、蒲公英各 25 g，甘草 15 g。水煎服，每日 1 剂。

10. 咽喉炎 金银花 15 g，生甘草 3 g。煎水含漱，每日 1 次。

使用注意

脾胃虚寒及气虚疮疡脓清者忌服。

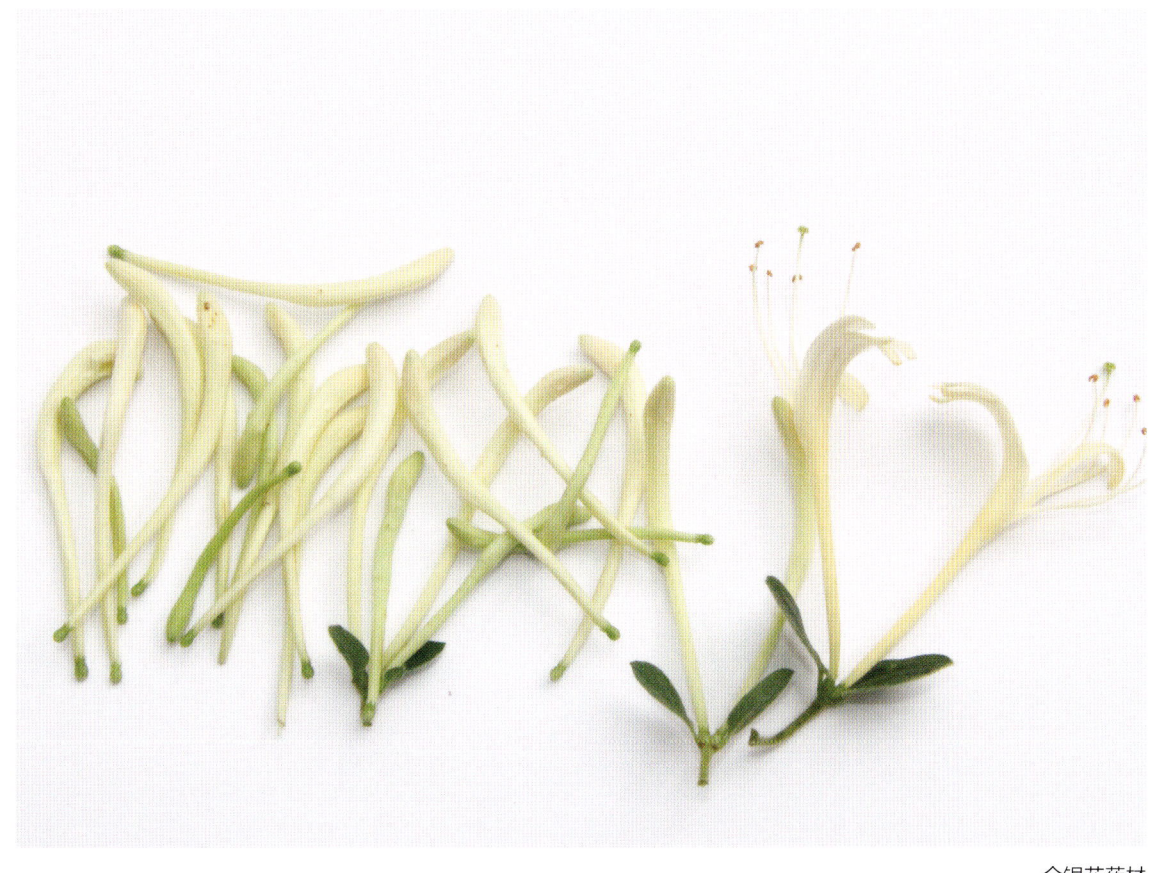

金银花药材

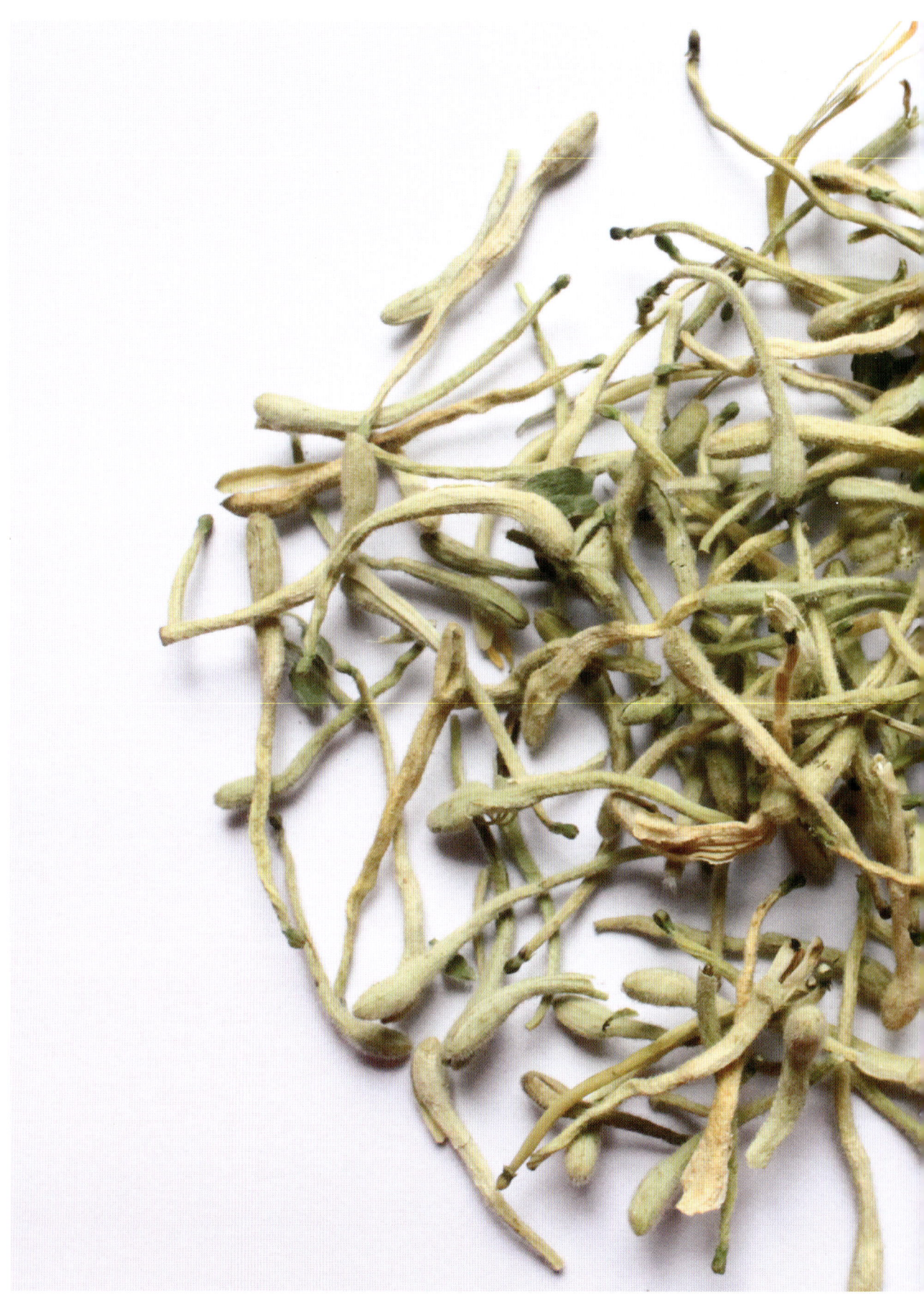

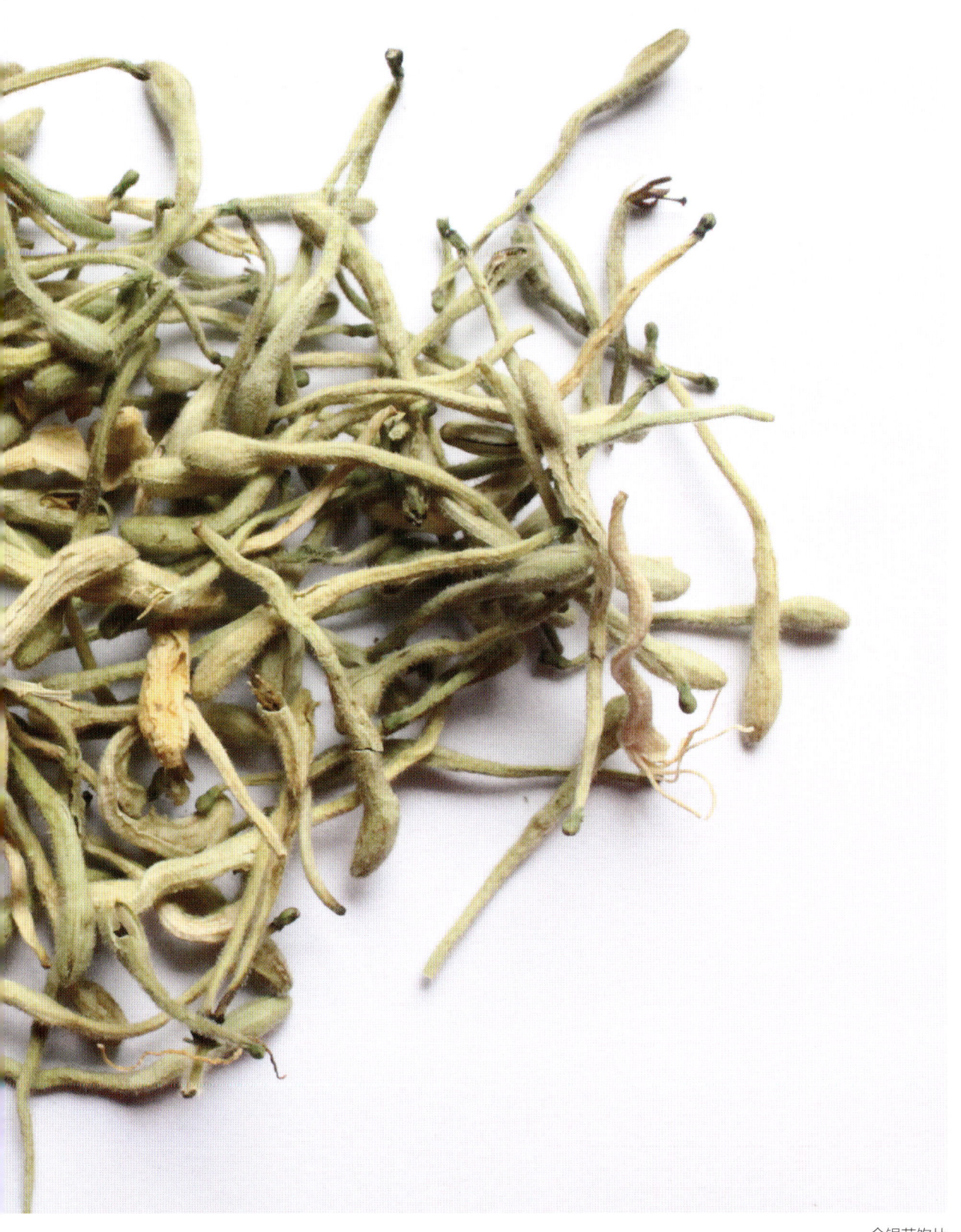

金银花饮片

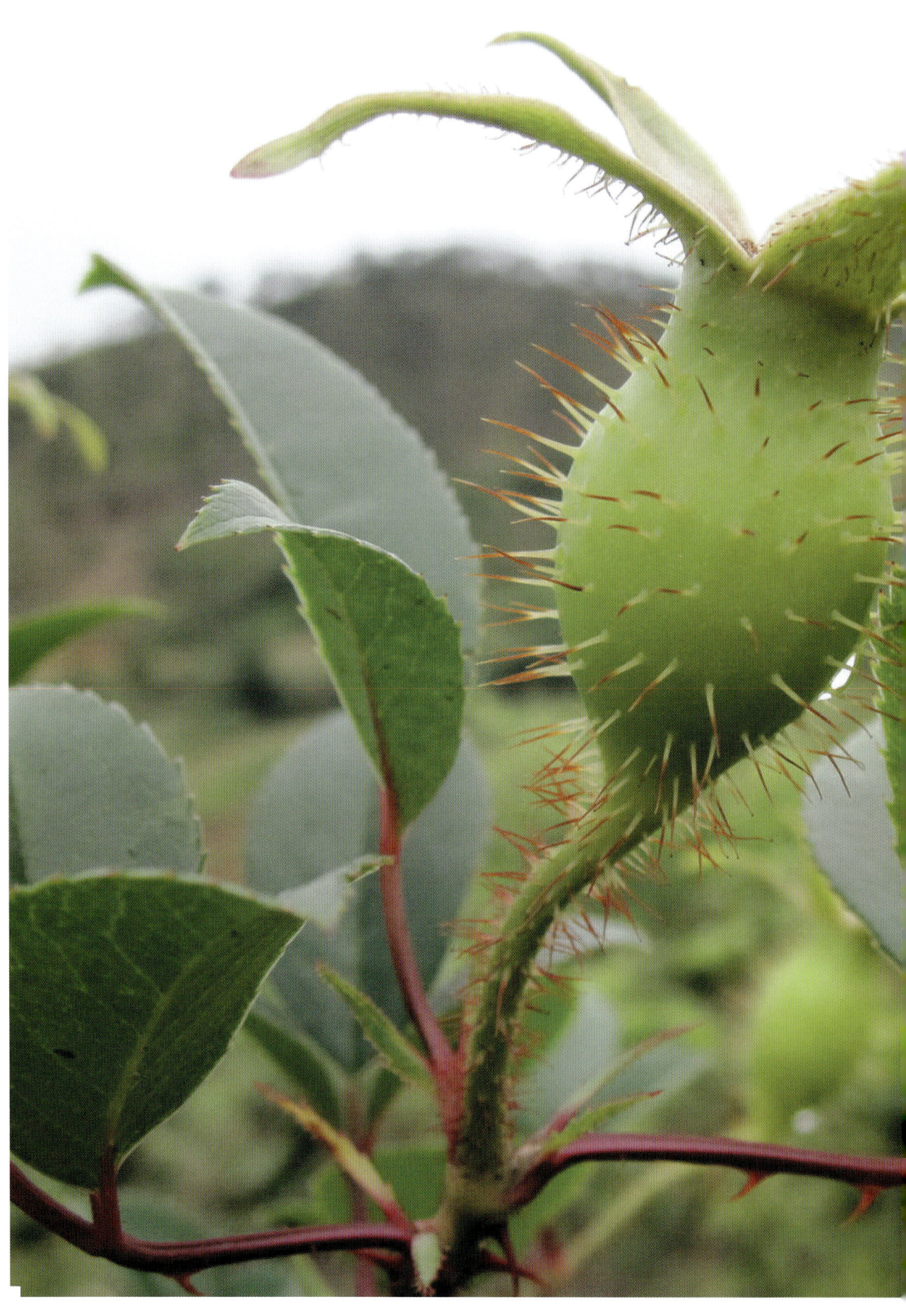

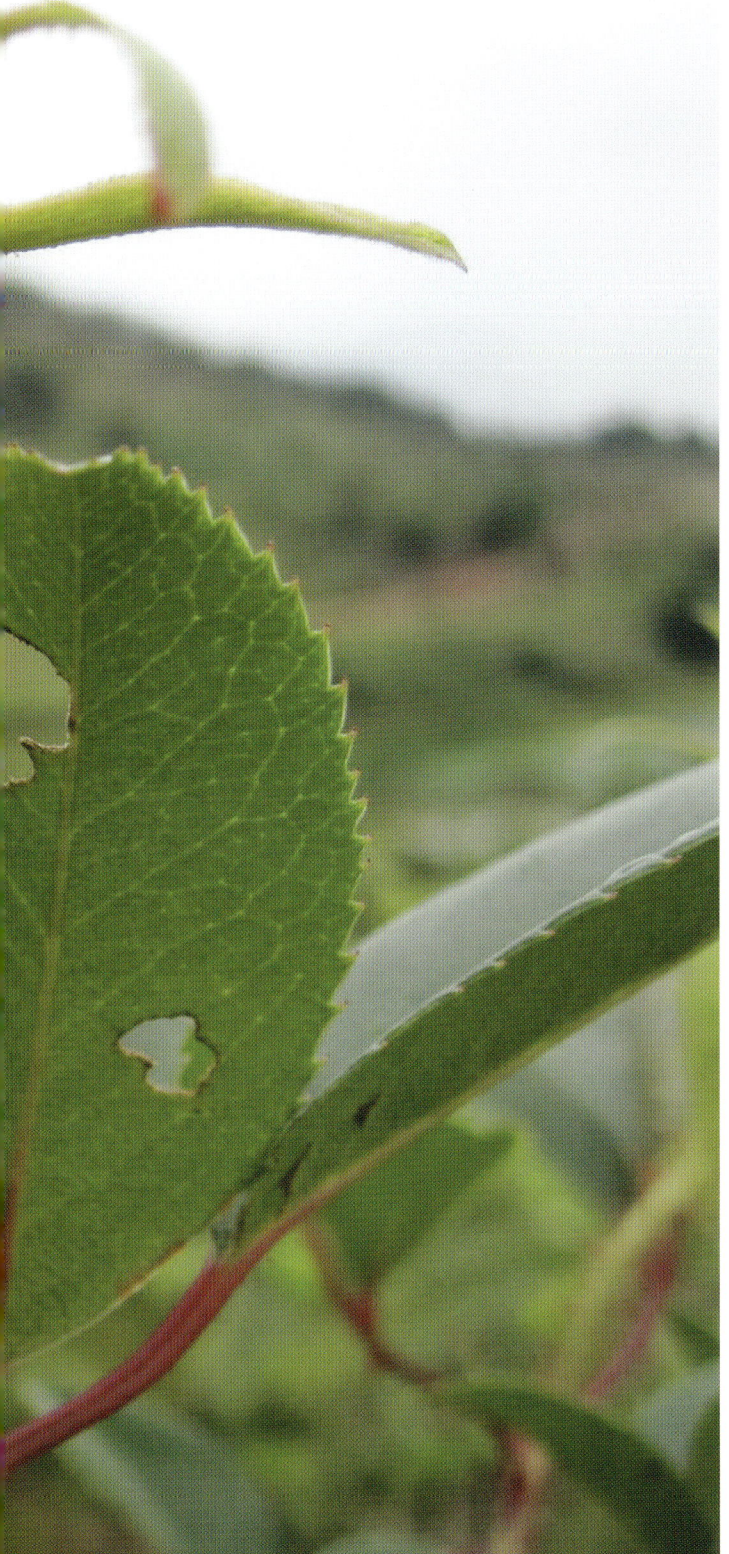

金樱子

【水药名】豆兵。

【别　名】蜂糖罐、槟榔果、山石榴、金樱子、黄刺果。

【来　源】本品为蔷薇科植物金樱子 *Rosa laevigata* Michx. 的干燥成熟果实。

【性味归经】味酸、涩，性温、平。归肾、膀胱、大肠经。

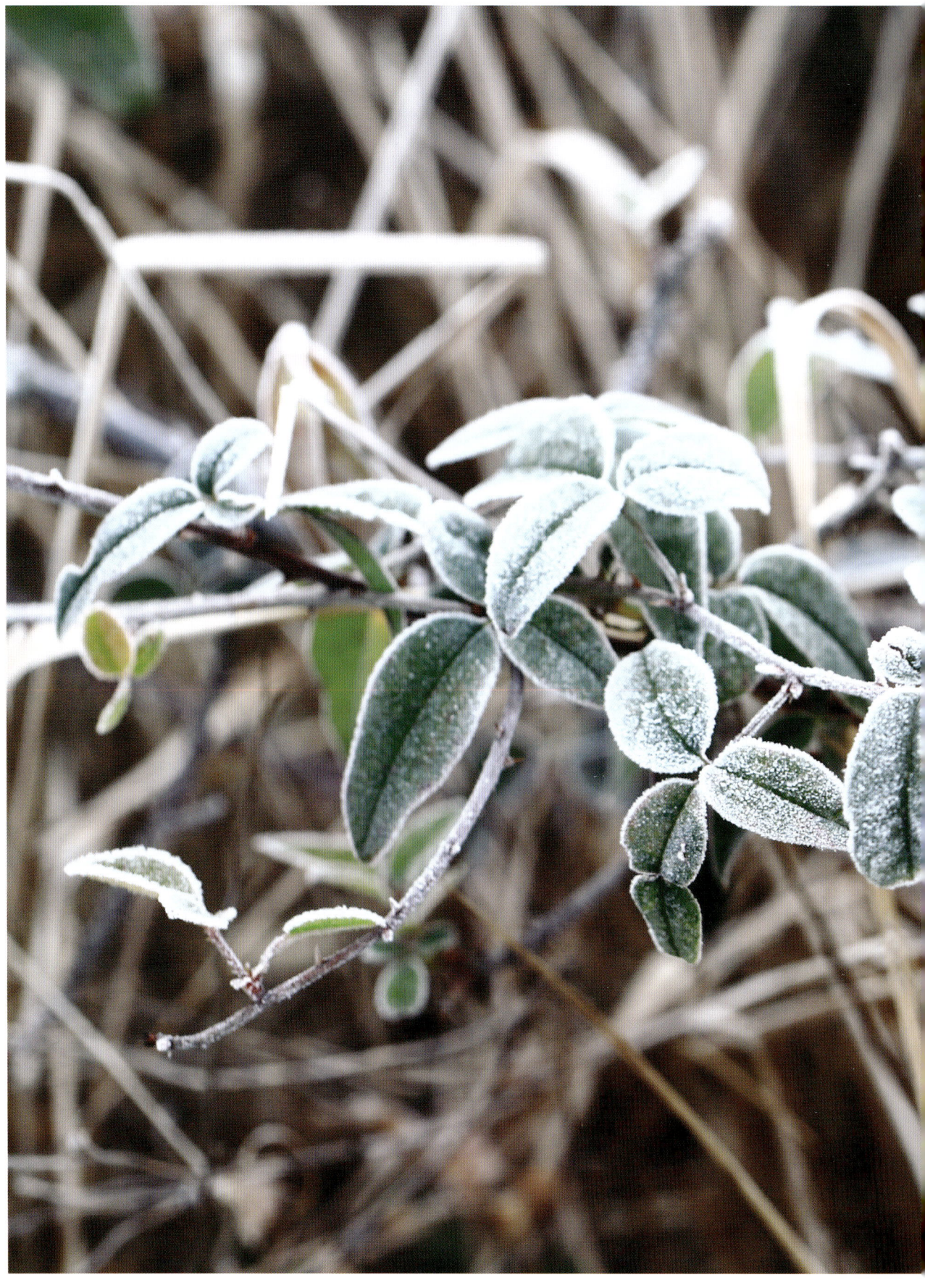

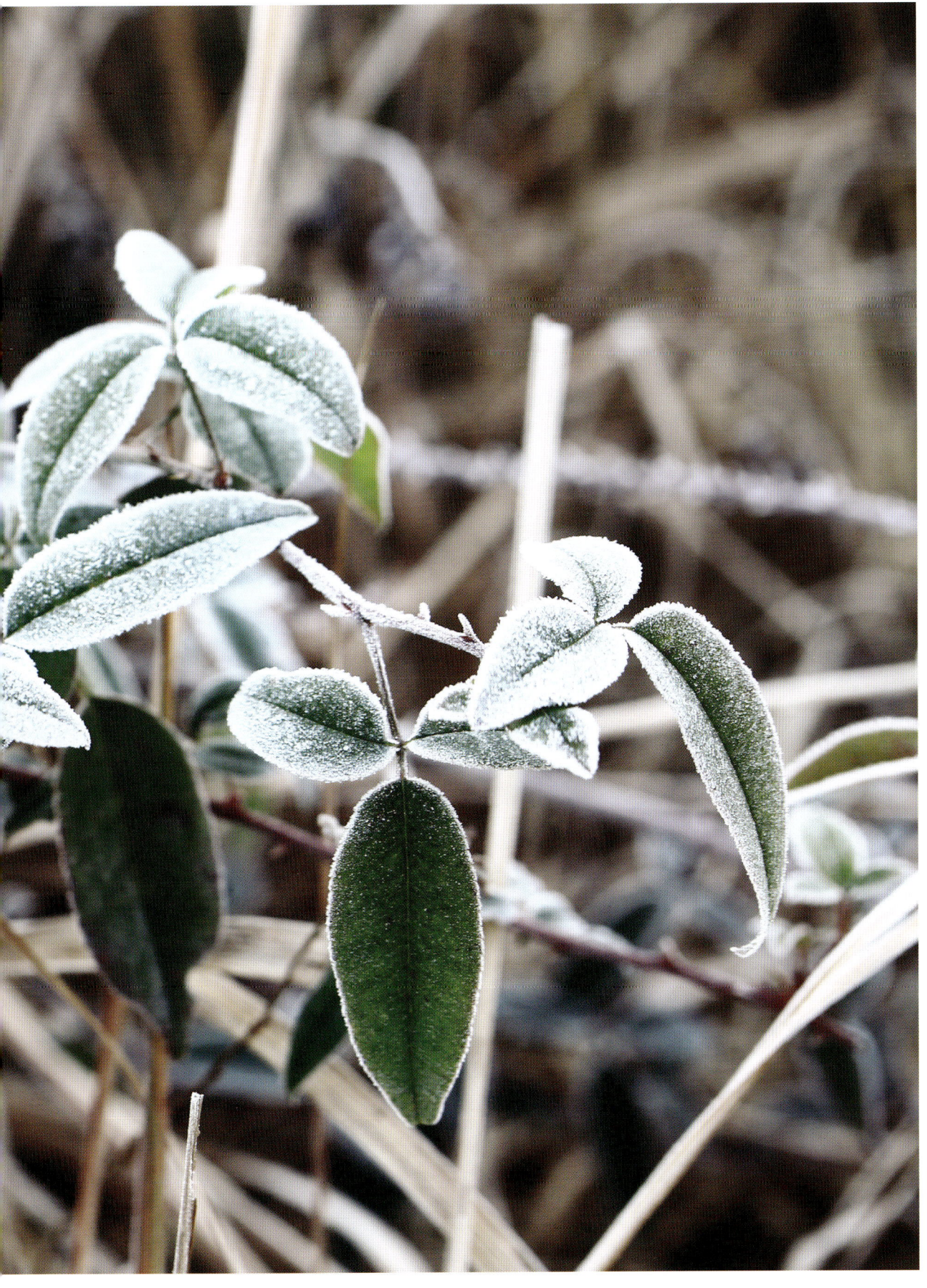

金樱子

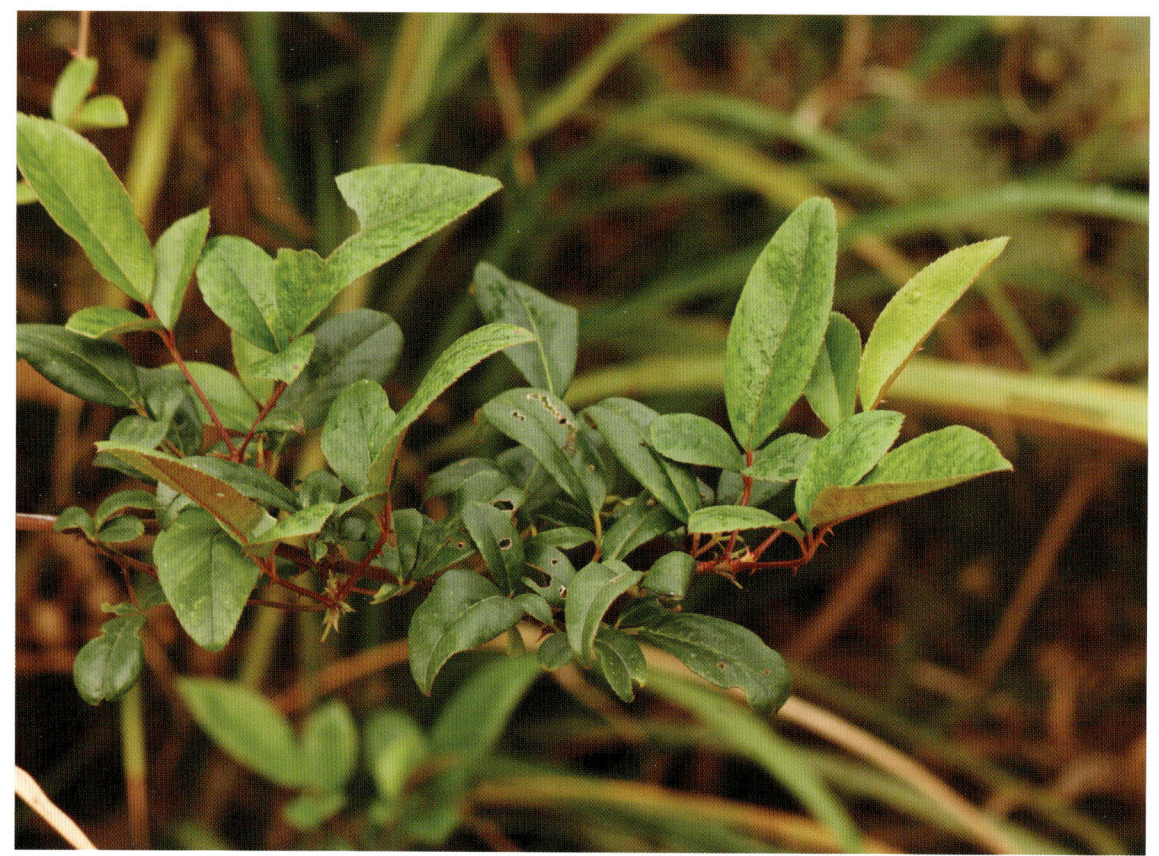

金樱子

识别特征

常绿攀缘灌木，高约 5 m。茎无毛，有钩状皮刺和刺毛。羽状复叶，叶柄和叶轴具小皮刺和刺毛；托叶披针形，与叶柄分离，早落。小叶革质，通常 3，稀 5，椭圆形或披针状卵形，长 2.5 ~ 7.0 cm，宽 1.5 ~ 4.5 cm，先端急尖或渐尖，基部近圆形，边缘具细齿状锯齿，无毛，有光泽。花单生于侧枝顶端，花梗和萼筒外面均密被刺毛，萼片 5，花瓣 5，白色，直径 5 ~ 9 cm，雄蕊多数；心皮多数，柱头聚生于花托口。果实倒卵圆形，长 2 ~ 4 cm，紫褐色，外面密被刺毛。花期 4—6 月，果期 7—11 月。

生境分布

生长于海拔 100 ~ 1600 m 向阳的山野、田边、溪畔灌木丛中。分布于华中、华南、华东、西南各省区，尤以贵州、云南、四川等省区的金樱子为佳。

采收加工

10—11 月，果实红熟时采摘，晾晒后放入桶内搅拌，擦去毛刺，再晒至全干。

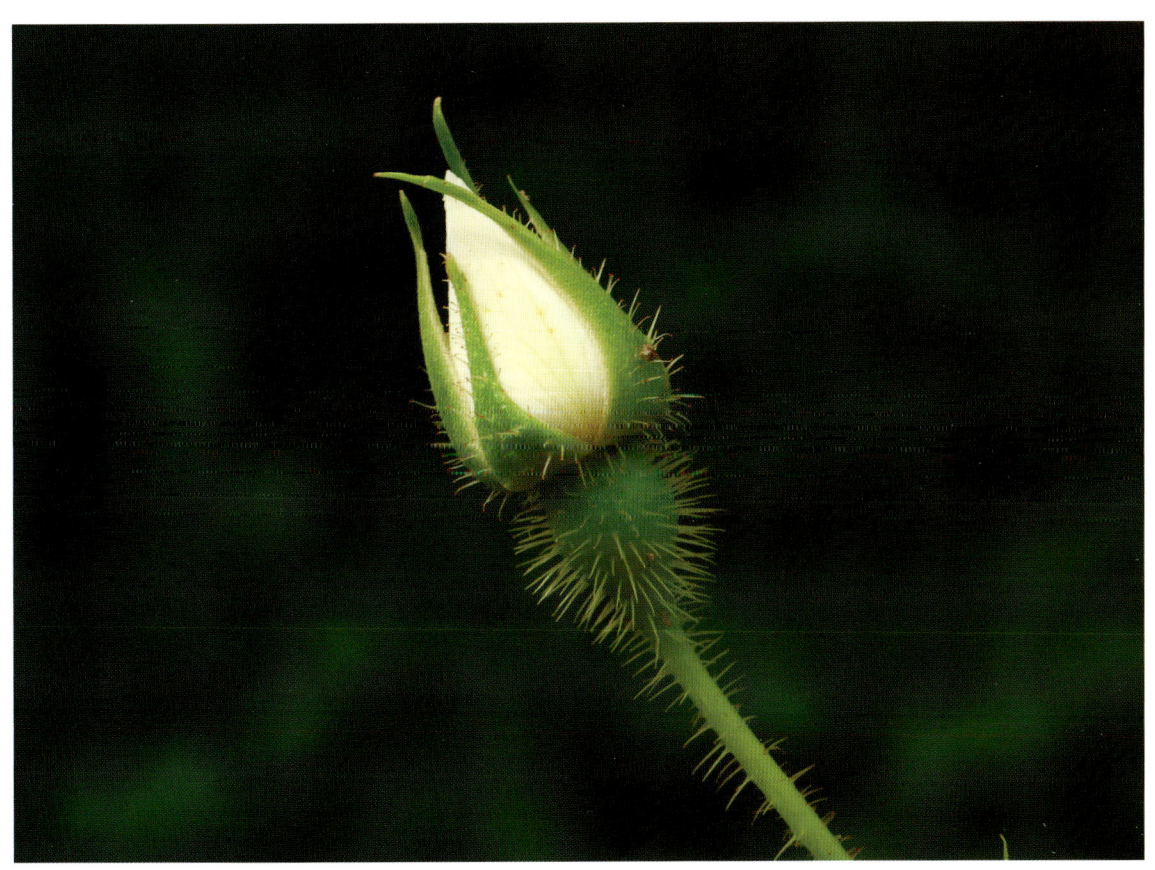

金樱子

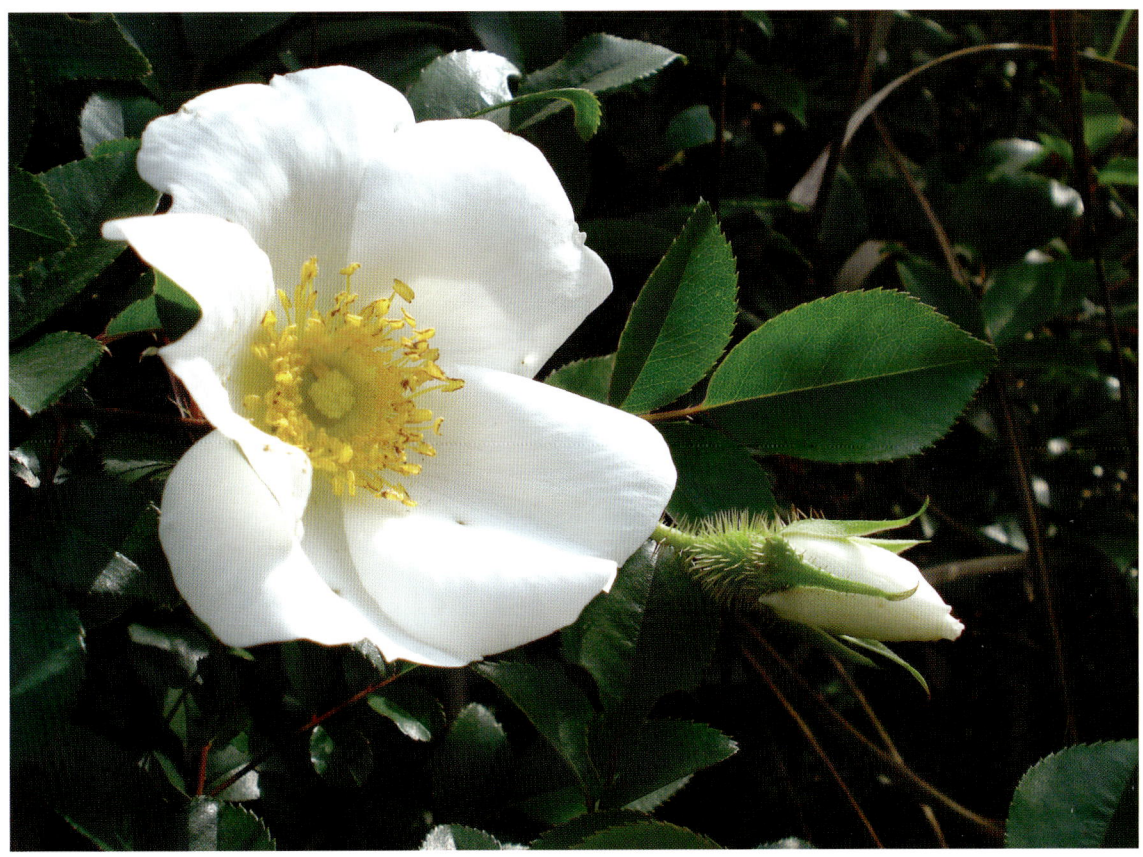

金樱子

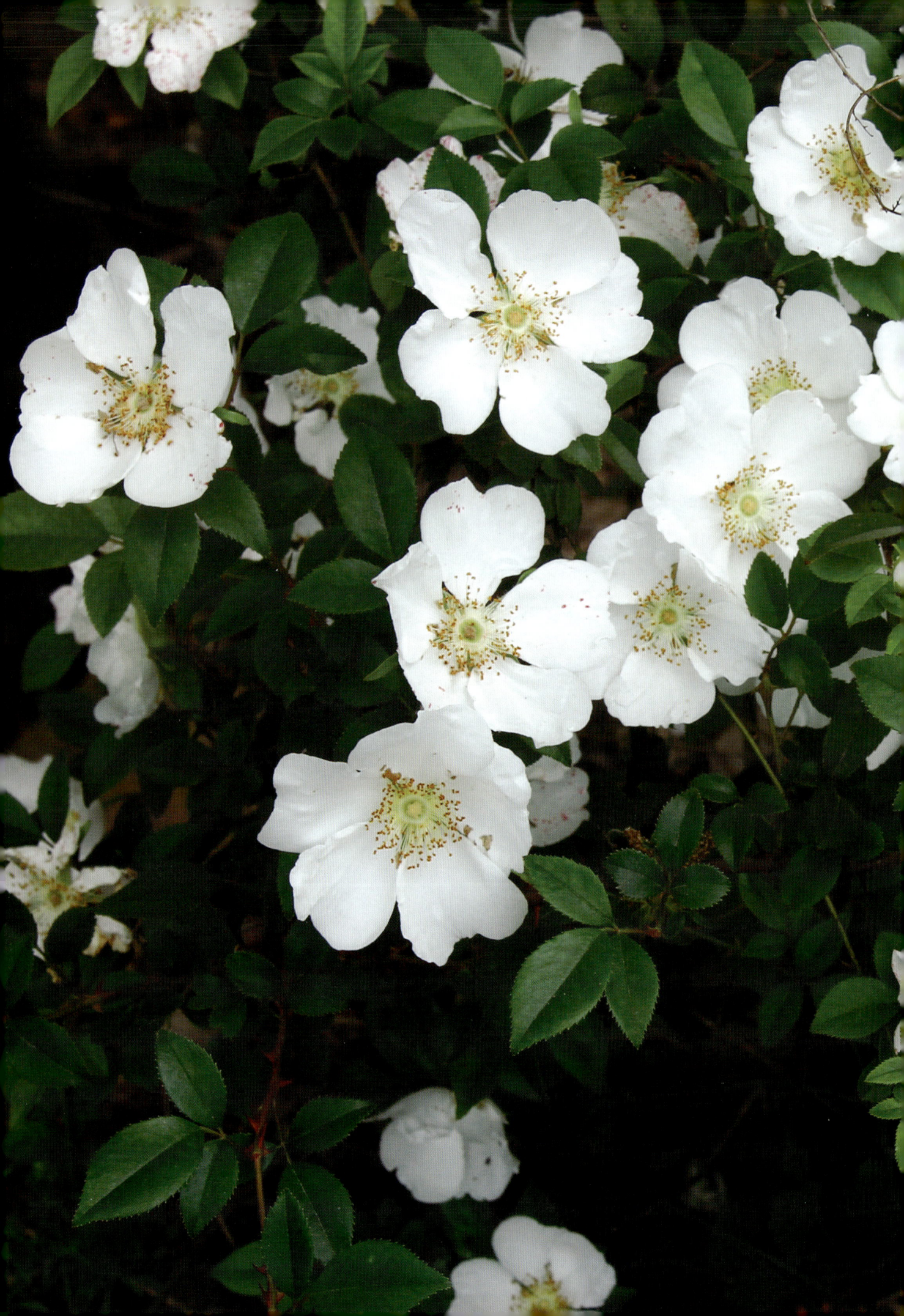

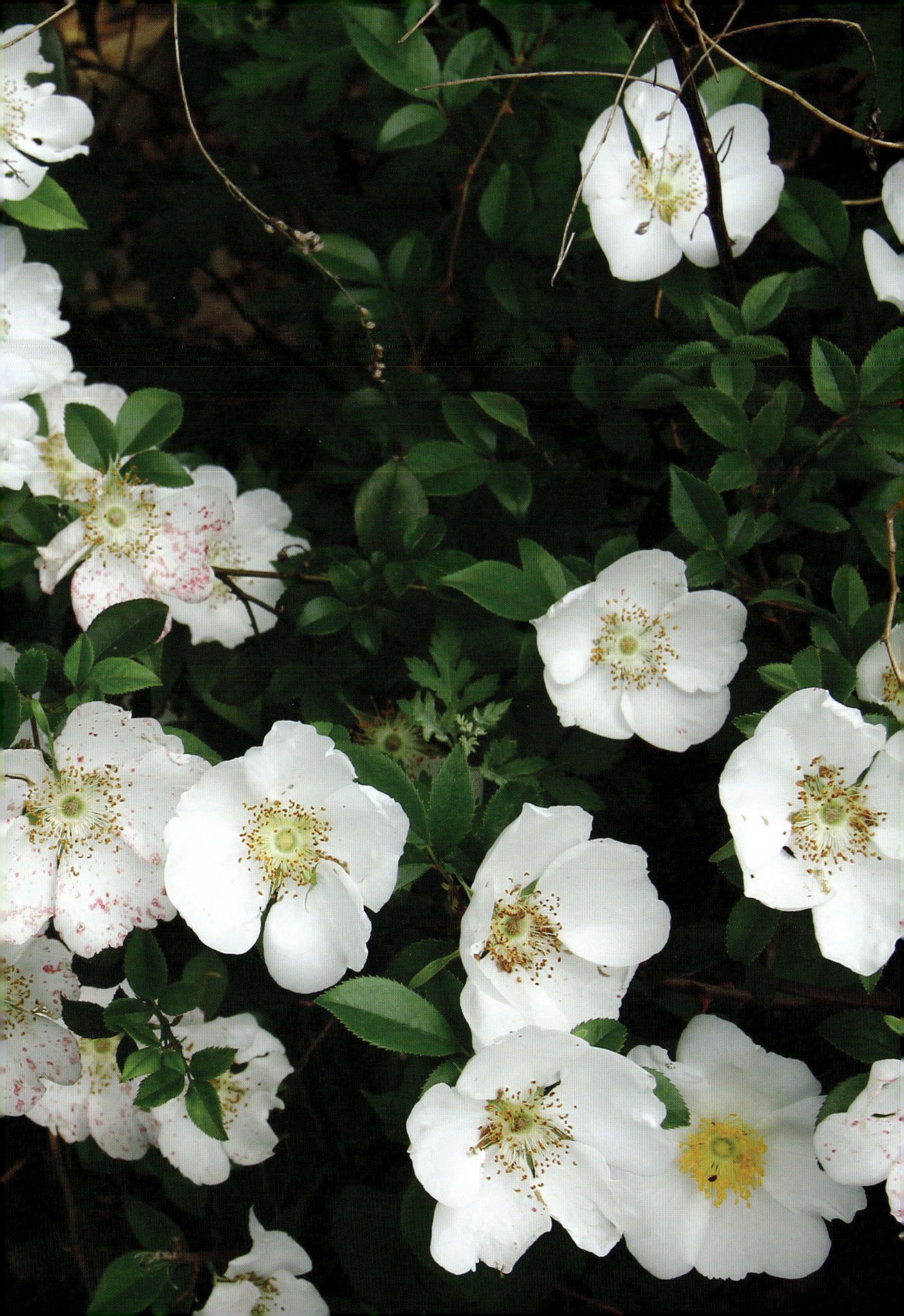

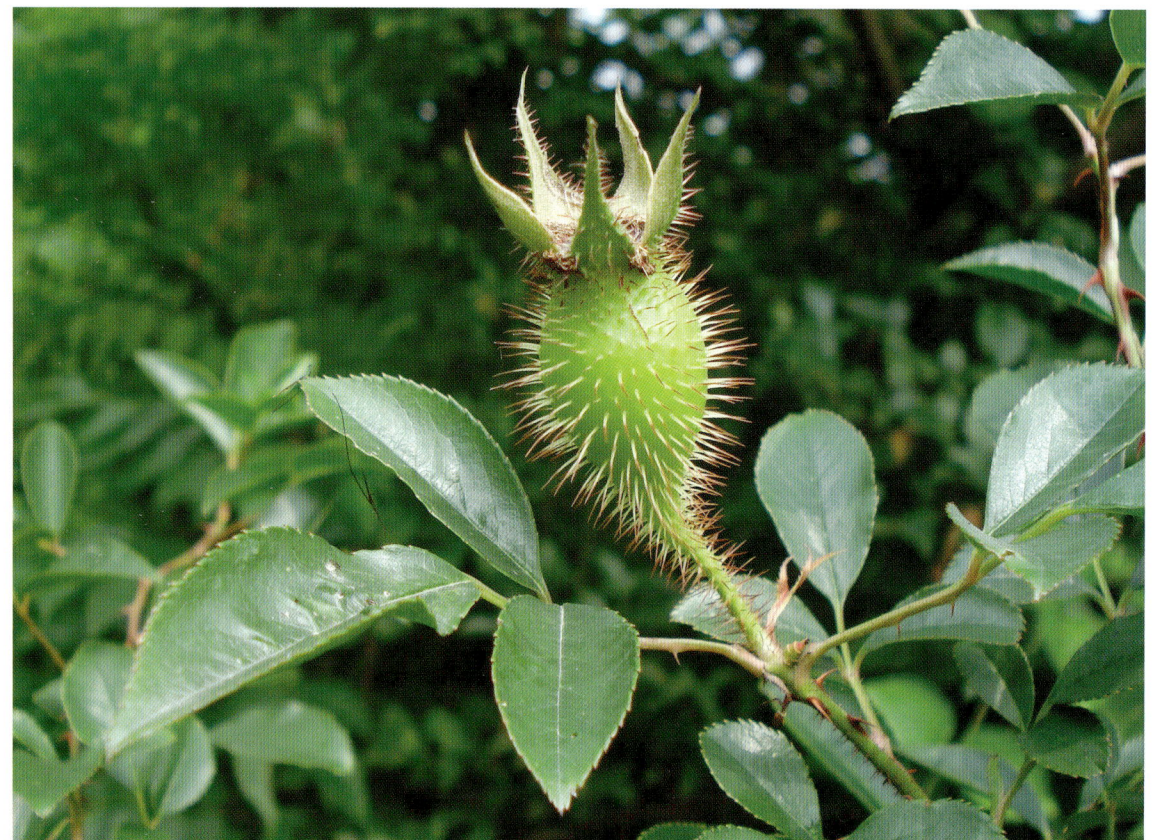

金樱子

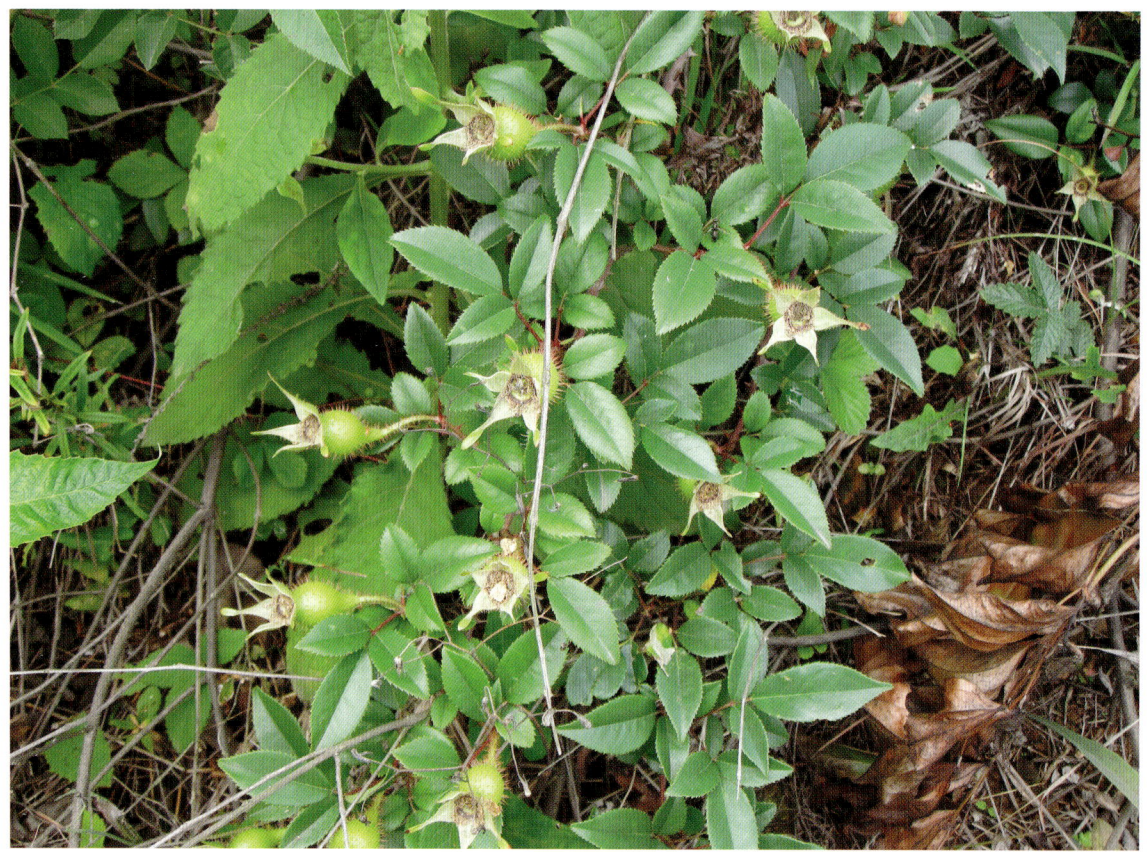

金樱子

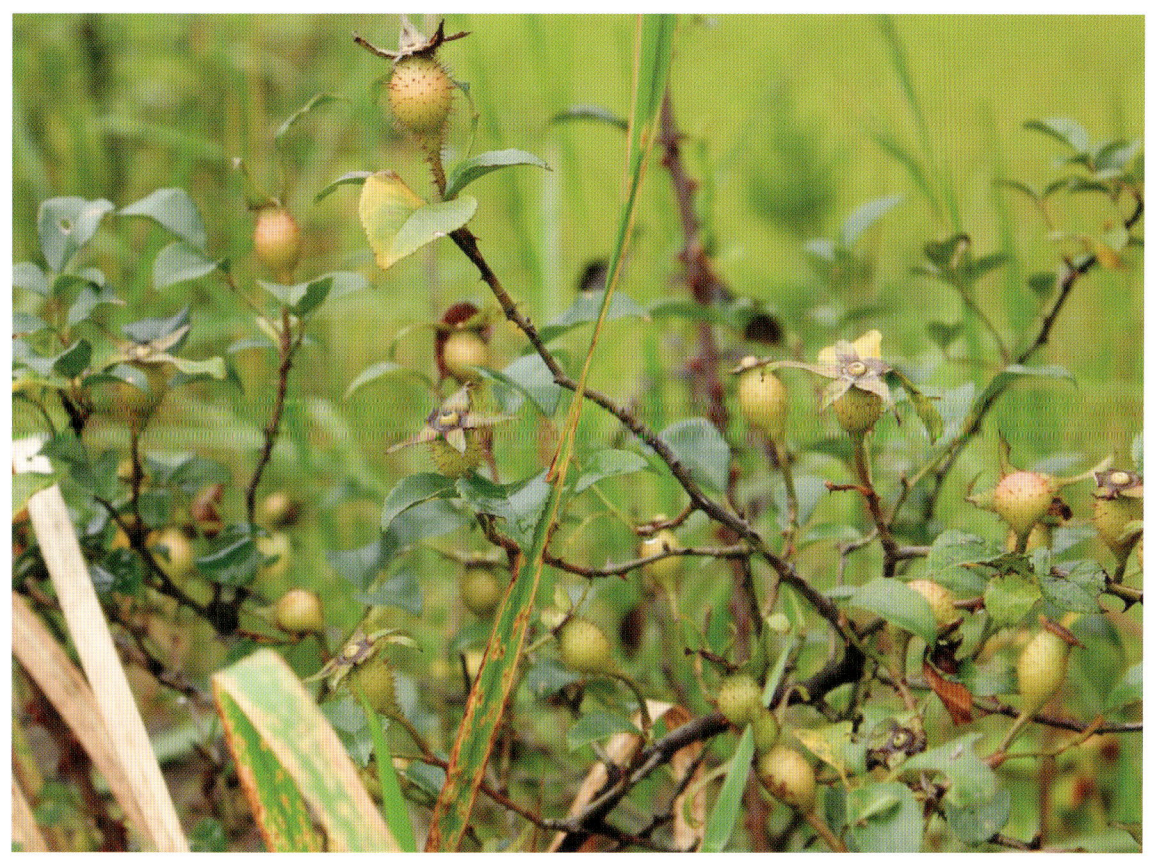

金樱子

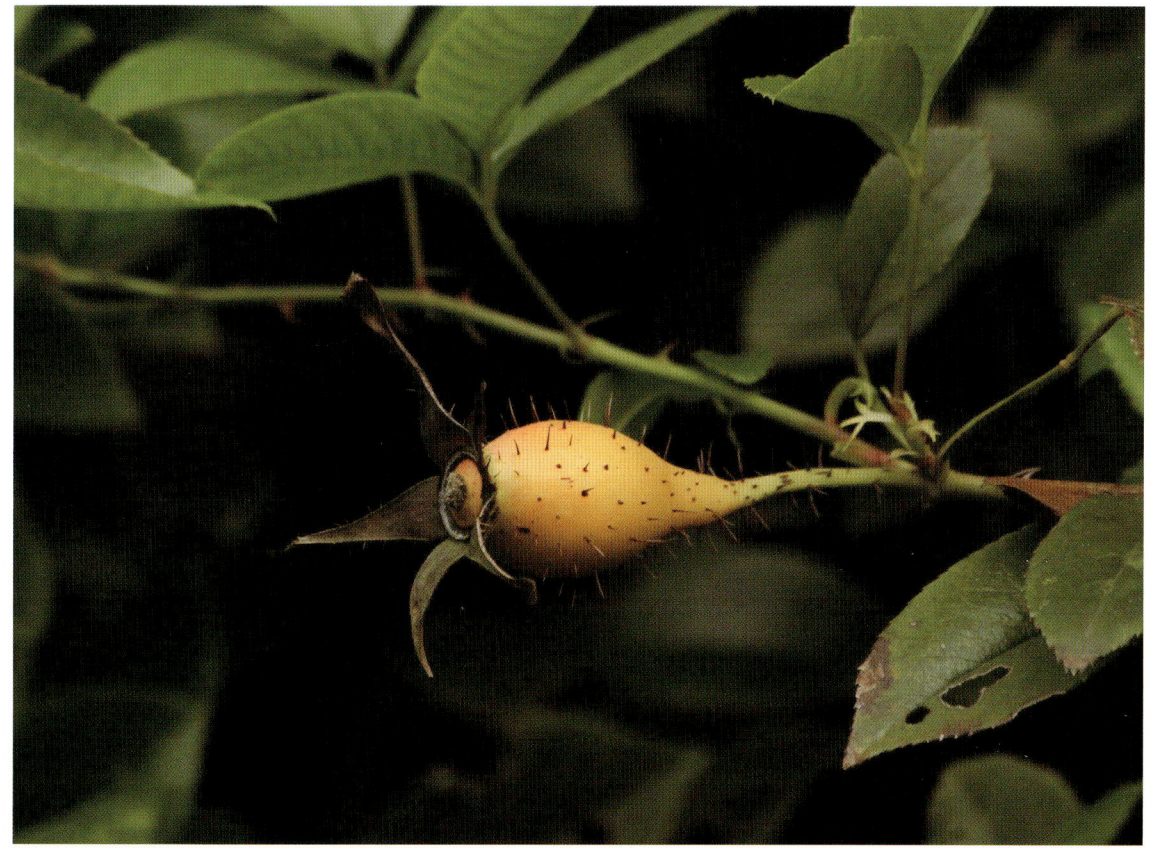

金樱子

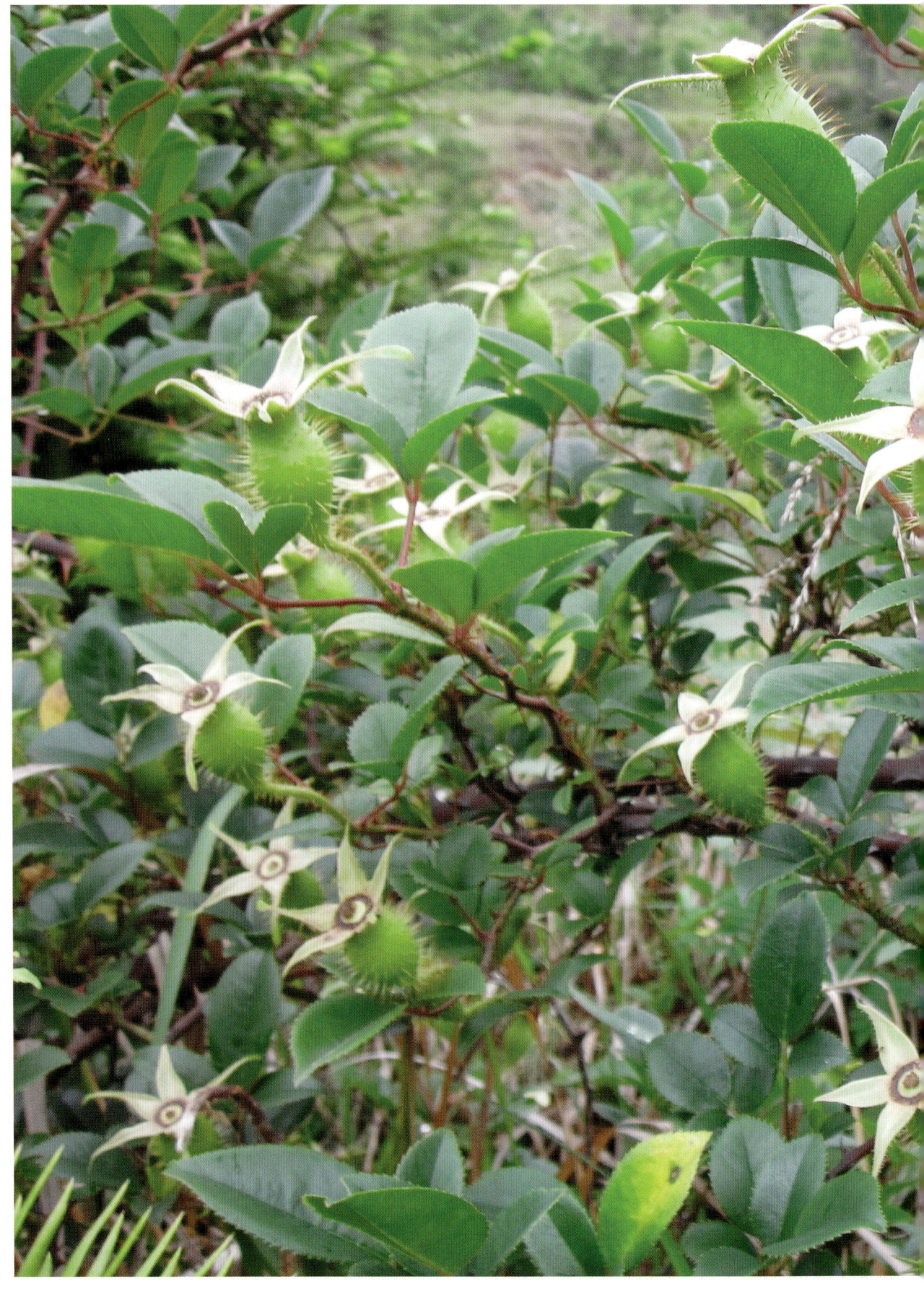

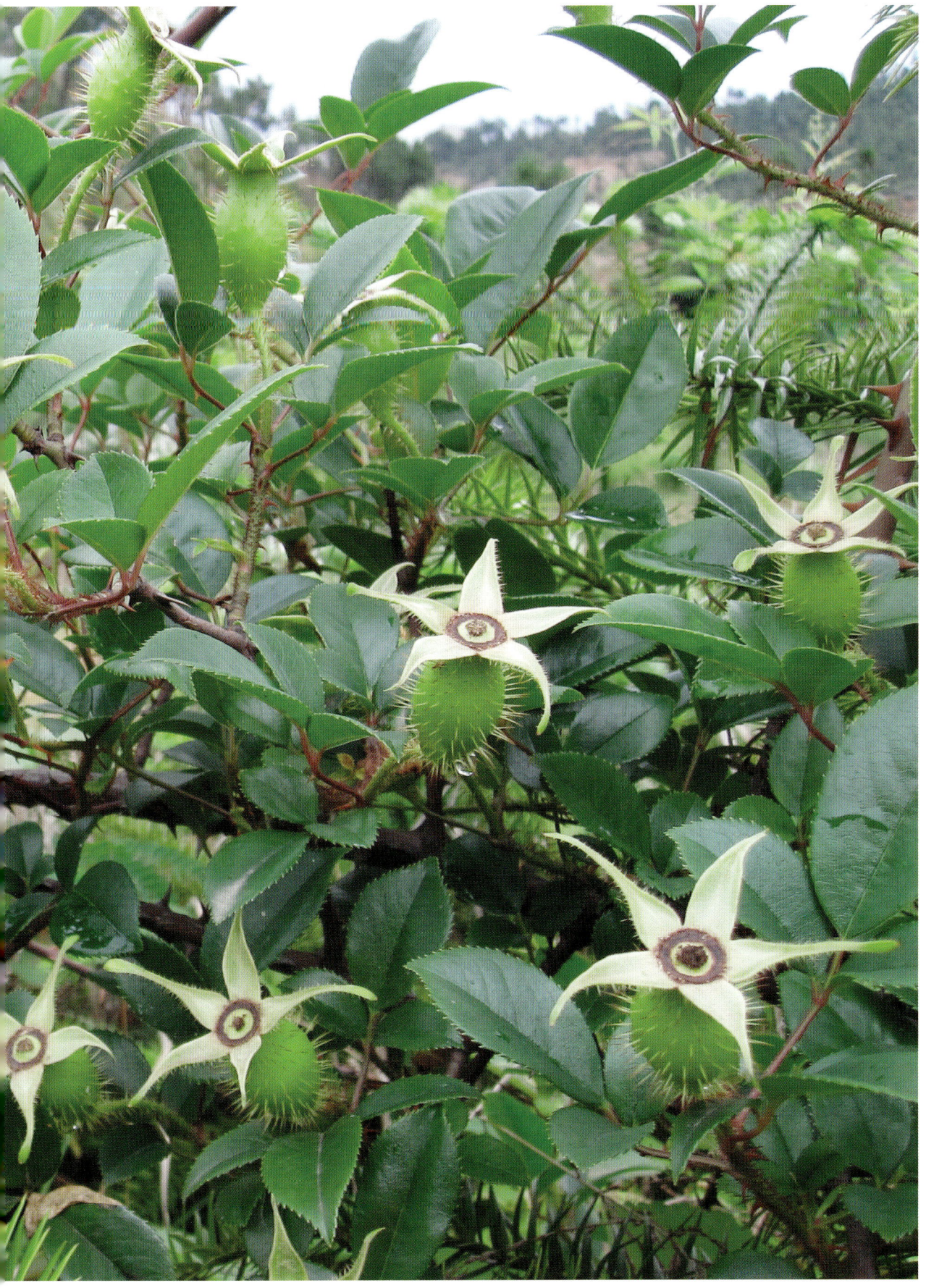

金樱子

药材鉴别

　　本品呈倒卵形，长 2.0 ～ 3.5 cm，直径 1 ～ 2 cm。表面黄红色至棕红色，略具光泽，有多数刺状刚毛脱落后的残基小突起；先端宿存花萼呈盘状，其中央稍隆起，有黄色花柱基；基部渐细，有残留果柄。质坚硬，纵切可见花萼筒壁厚 1 ～ 2 mm，内壁密生淡黄色有光泽的茸毛，瘦果数十粒，扁纺锤形，长约 7 mm，淡黄棕色，木质，外被淡黄色茸毛。气微，味甘、微涩。以个大、色红黄、有光泽、去净毛刺者为佳。

功效主治

　　固精涩肠，缩尿止泻。主治滑精，遗尿，小便频数，脾虚泻痢，肺虚喘咳，自汗盗汗，崩漏带下。

用法用量

　　内服：5 ～ 10 g；煎汤，或入丸、散或熬膏。

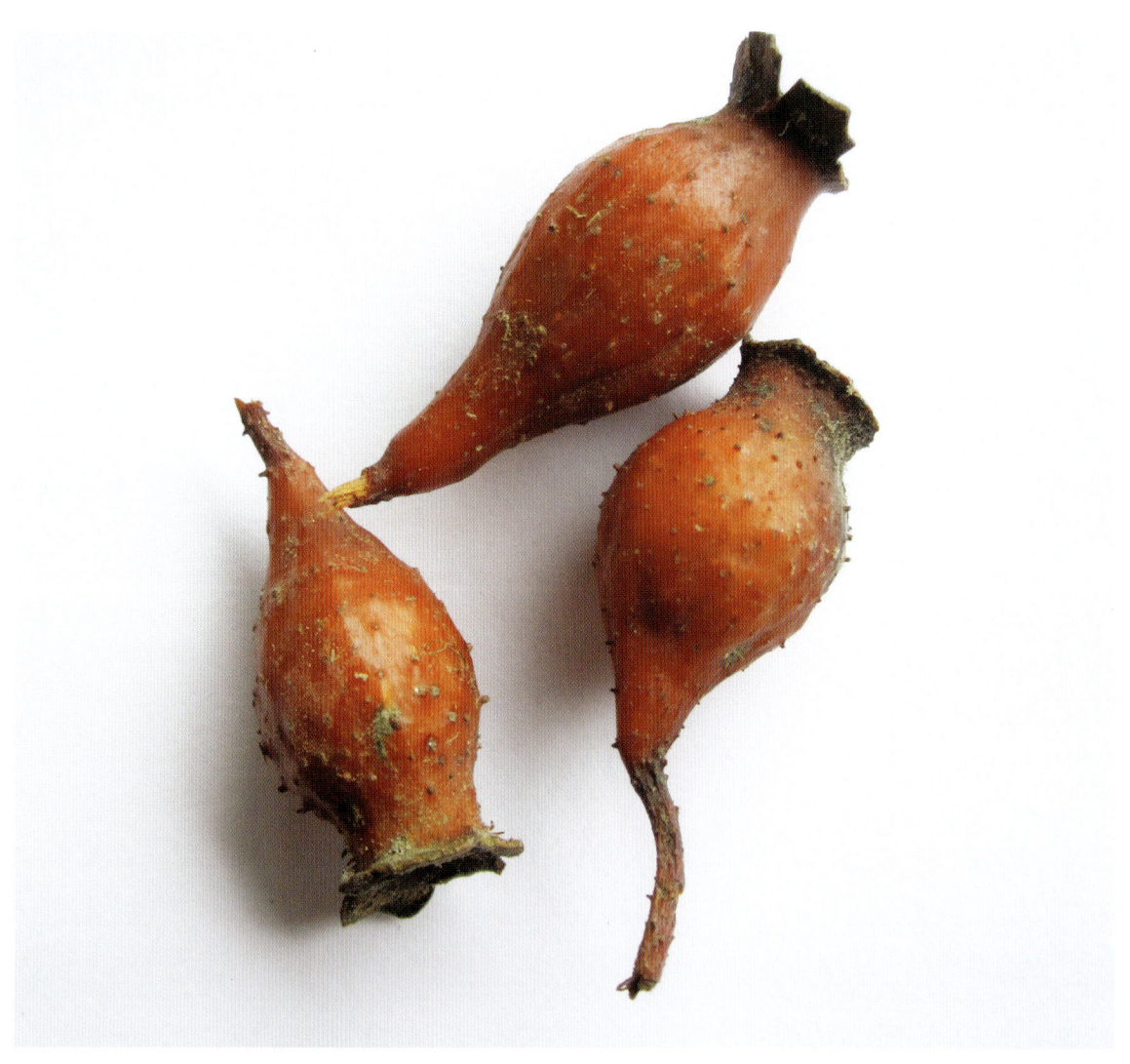

金樱子药材

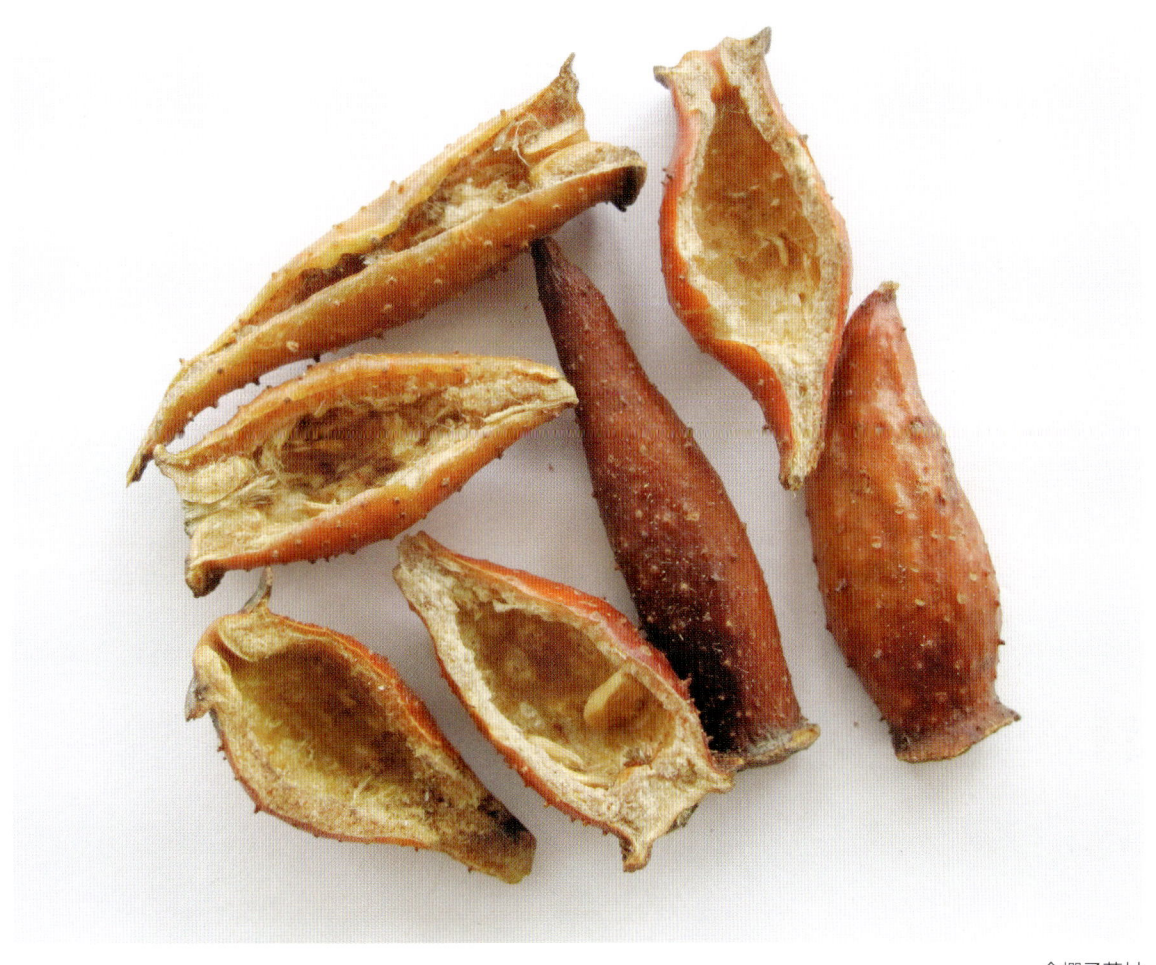

金樱子药材

民族药方

1. 小儿尿床 金樱子、益智仁、桑螵蛸各 10 g，鲫鱼鳔 7 个。水煎服，每日 1 次。

2. 阴虚盗汗 金樱子 30 g，麦冬、生地黄、浮小麦各 15 g。水煎服，每日 1 次。

3. 梦遗，精不固 金樱子 1500 g。水煎 3 次取汁，浓缩后加入适量蜂蜜收膏，装瓶备用，每次服用 1 羹匙，用温黄酒冲服。

4. 久虚泄泻下痢 金樱子 30 g，党参 9 g。水煎服，每日 1 次。

5. 血虚亏损 金樱子 100 g，缩砂仁 50 g。共研为细末，炼蜜为丸如梧桐子大，每服 50 丸，用淡盐水送服。

6. 子宫下垂 金樱子、锦鸡儿各 30 g。水煎服，每日 1 剂。

7. 糖尿病，尿多面黑 金樱子 20 g，鸡蛋 2 个。将金樱子水煎去渣，再将鸡蛋打入煮熟，连汤分 2 次食用，每日 1 剂。

使用注意

有实火、邪热者慎服。

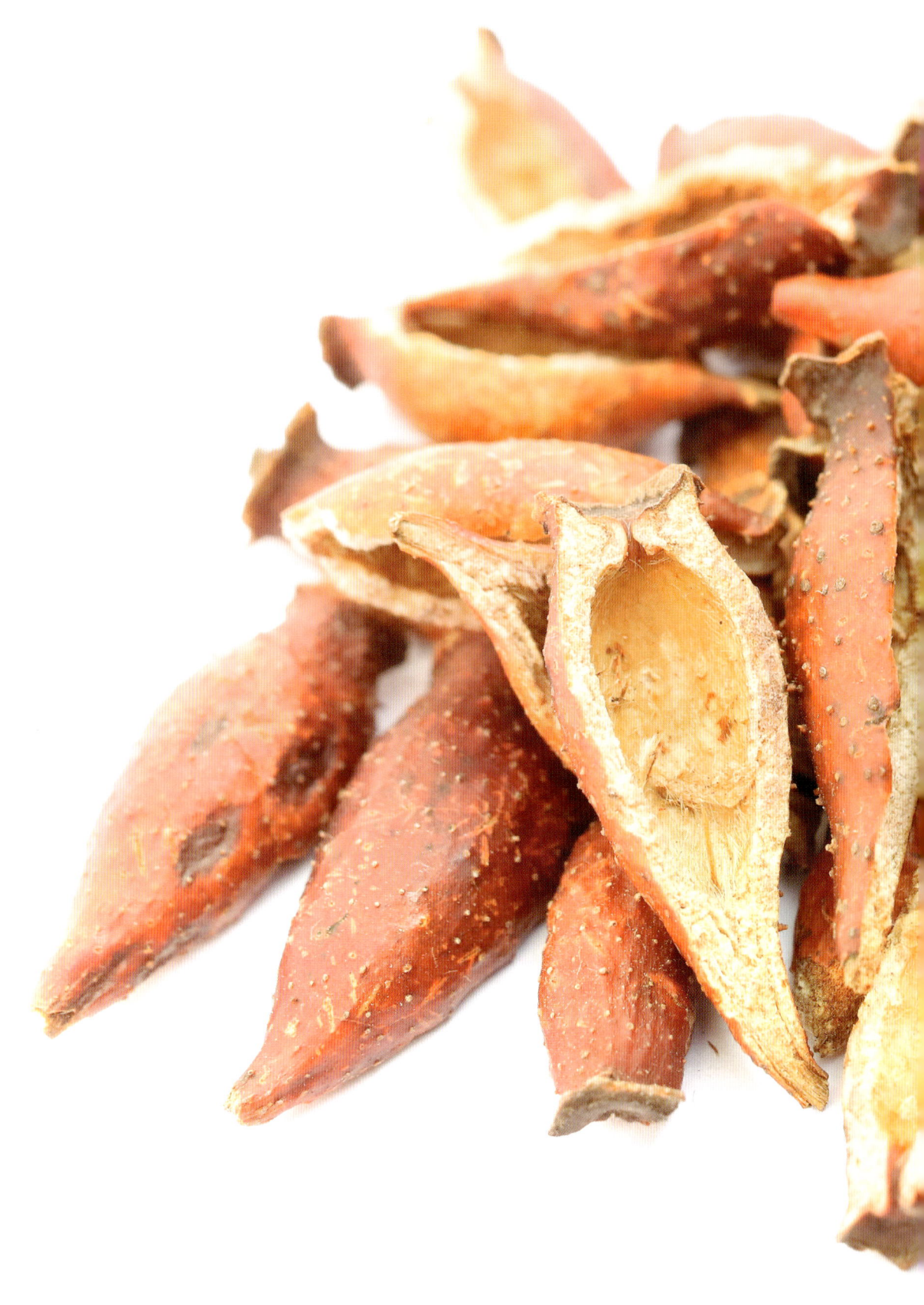

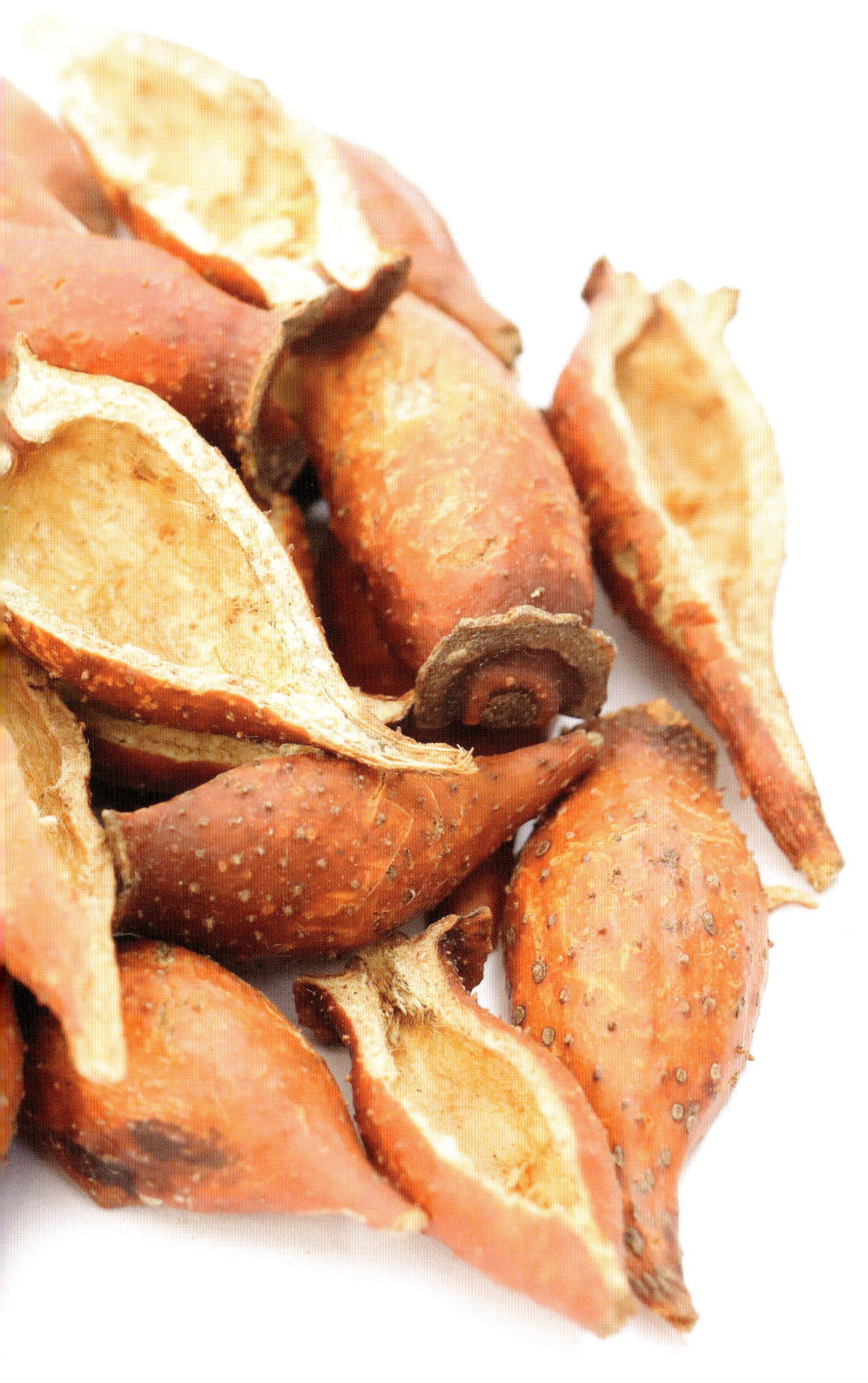

金樱子饮片

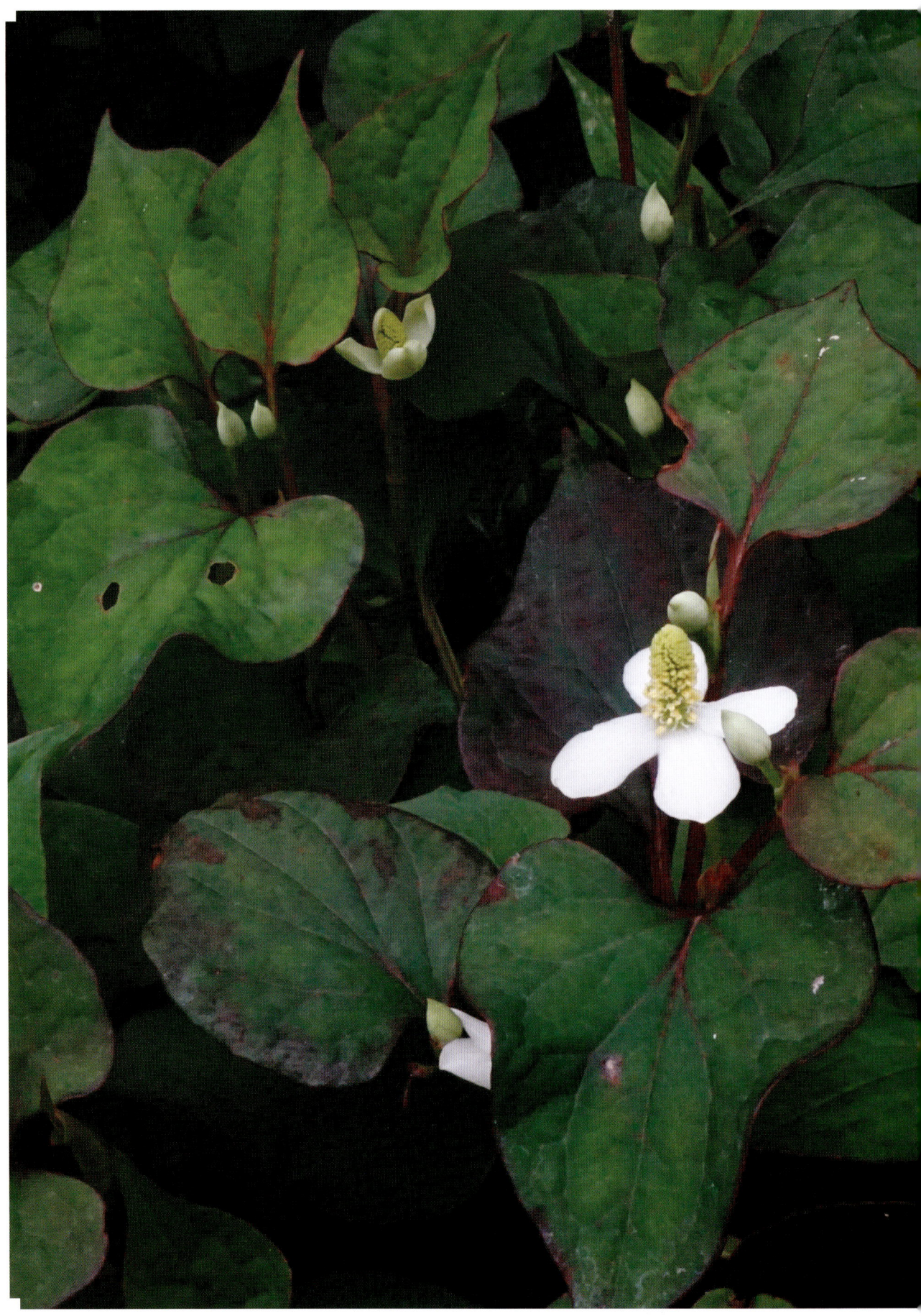

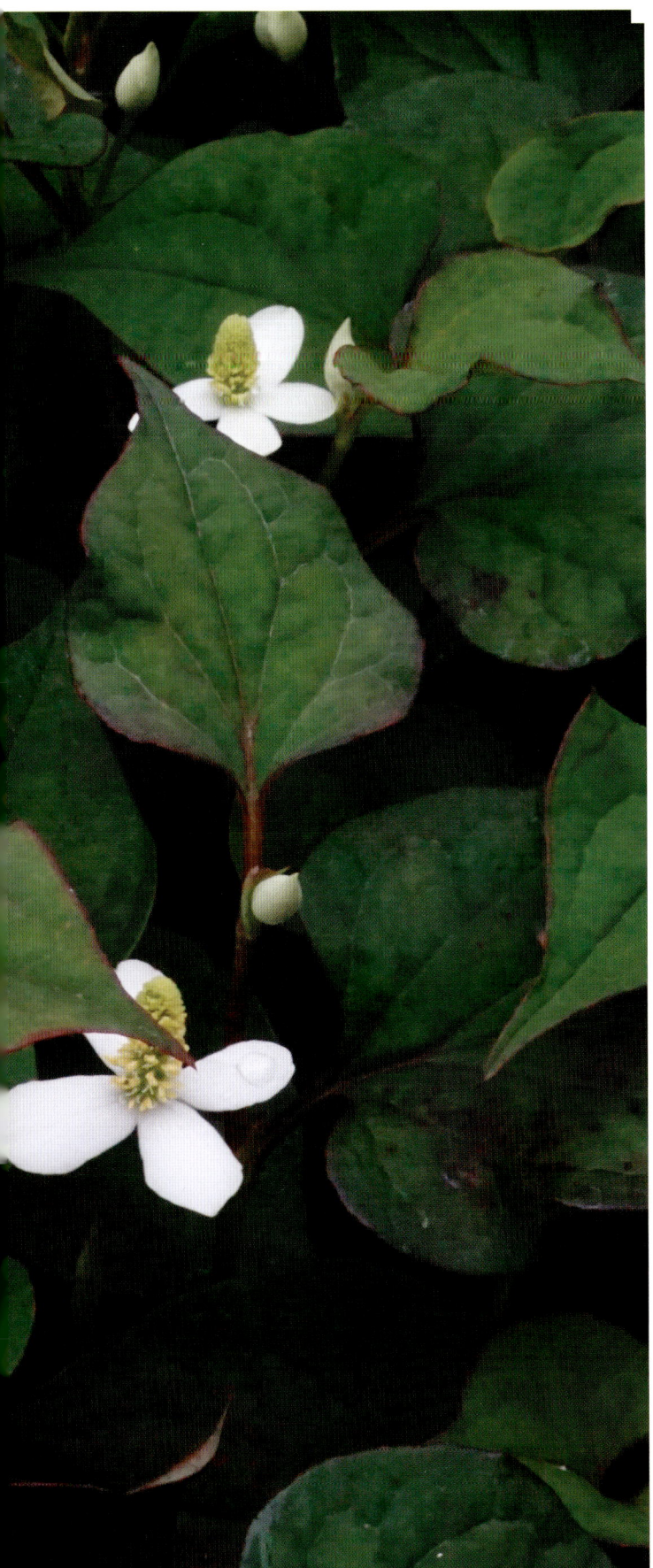

鱼腥草

【水 药 名】骂番。

【别 名】侧耳根、臭菜、芩草、葅菜、蕺。

【来 源】本品为三白草科植物蕺菜 *Houttuynia cordata* Thunb. 的新鲜全草或干燥地上部分。

【性味归经】味甘，辛、性微寒。归肺经。

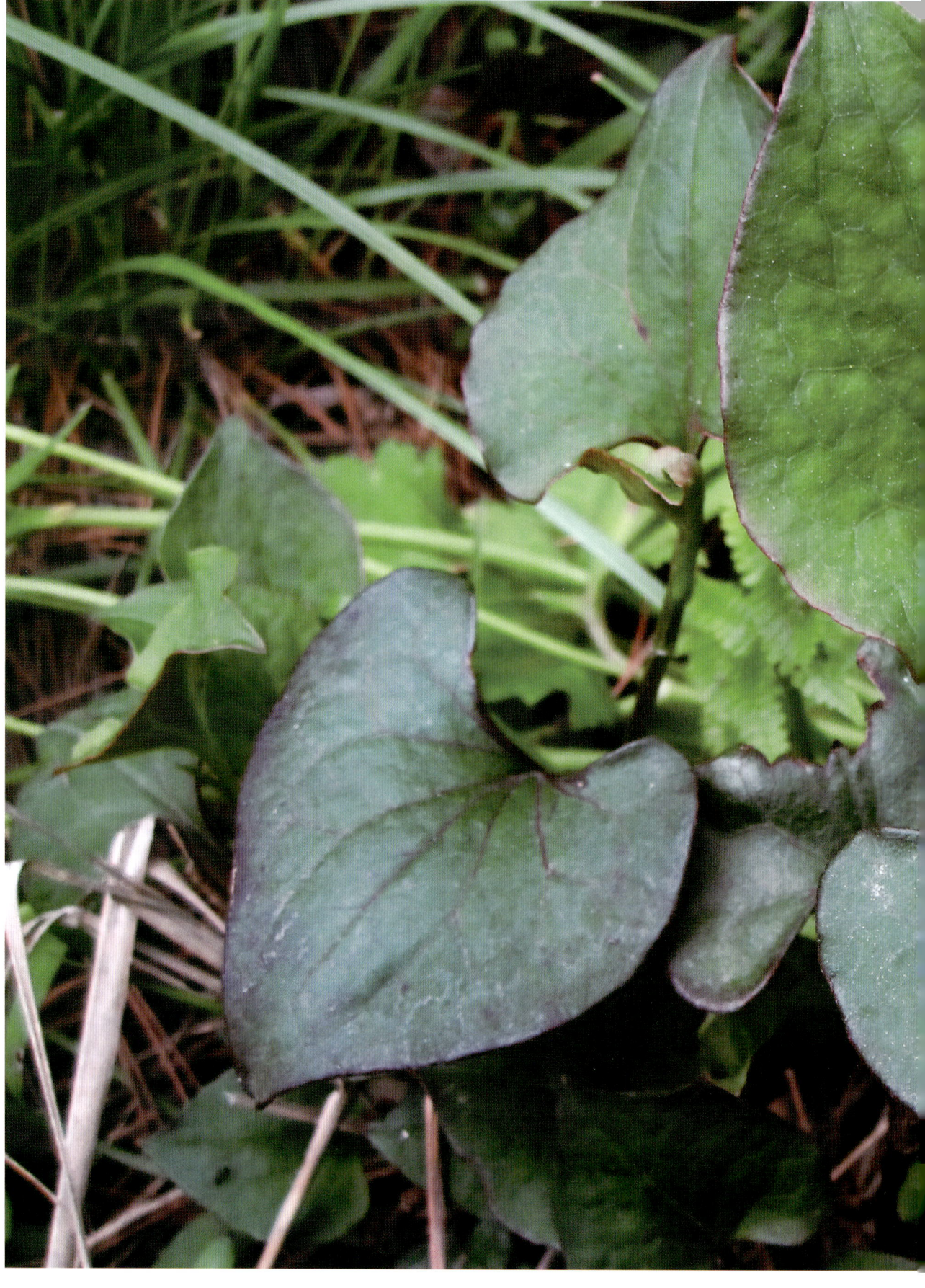

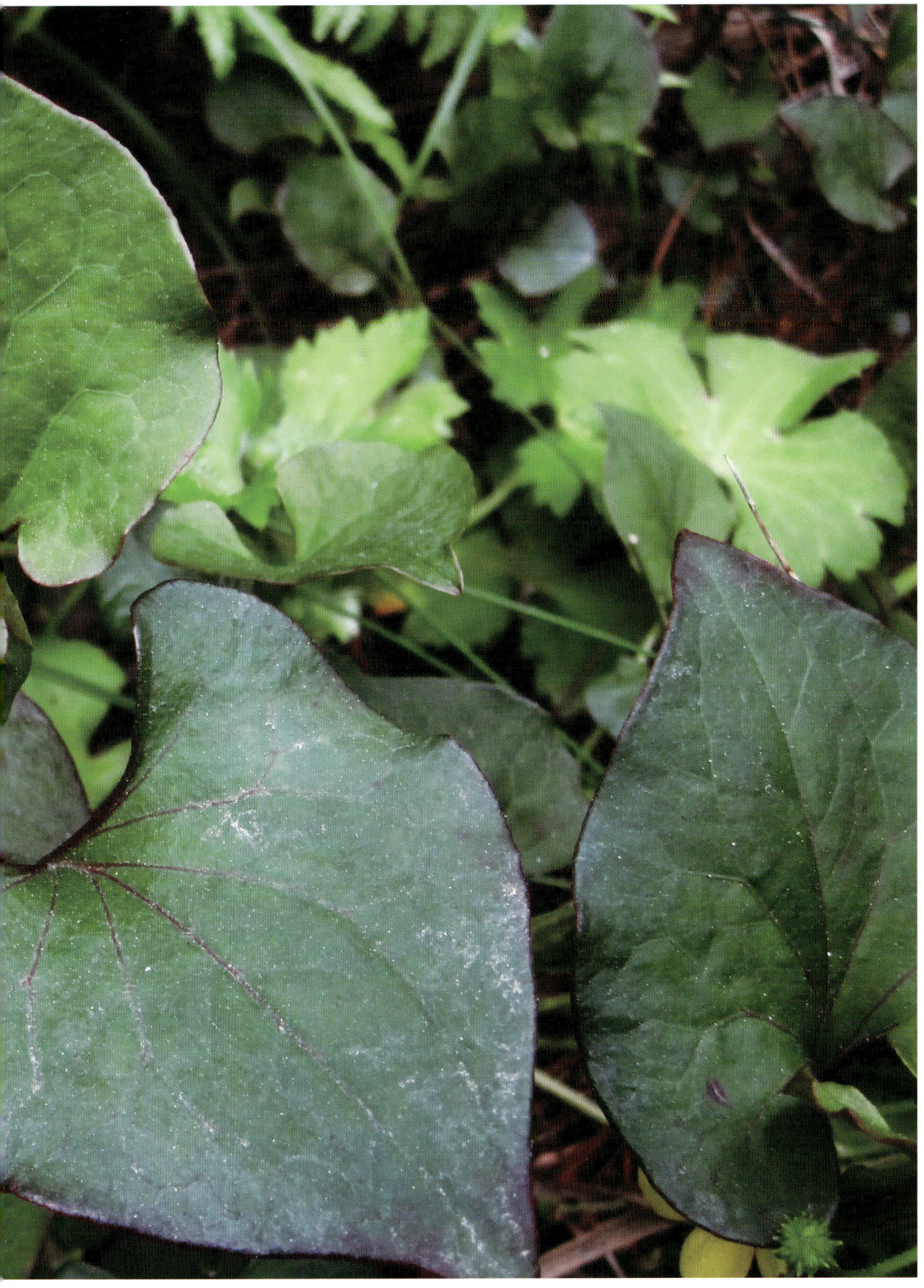

蕺菜

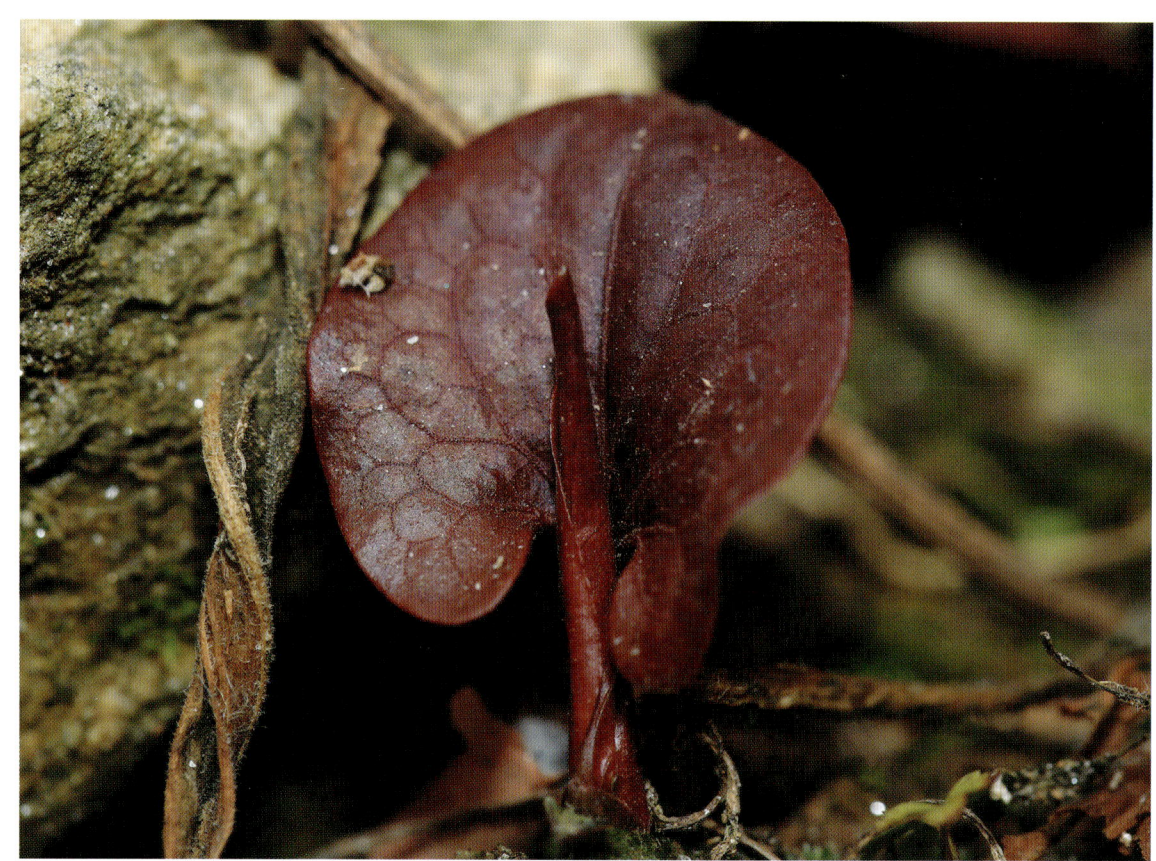

截菜

识别特征

多年生草本植物，高 15～50 cm。根茎发达，圆形，节具须根；茎下部伏地，无毛或被疏毛。叶互生，心形或宽卵形，长 3～9 cm，宽 4～6 cm，先端渐尖，基部心形，全缘，有细腺点，下面常紫色，两面脉上被柔毛；叶柄长 1～4 cm，被疏毛；托叶膜质，条形，长约 2.5 cm，下部与叶柄合生，边缘被细毛。穗状花序生于茎的上端，与叶对生，长约 2 cm；总苞片 4 枚，长方倒卵形，大小不一，白色；花小而密，无花被，具 1 小的披针形苞片；雄蕊 3，花丝下部与子房合生；雌蕊 1，由 3 个下部合生的心皮组成，子房上位，花柱 3，分离。蒴果卵圆形，顶端开裂；种子多数，卵形。花期 5—6 月，果期 10—11 月。

生境分布

生长于田边、阴湿地或水边。分布于西北、华北、华中及长江以南各地。

采收加工

夏、秋二季采收，将全草连根拔起，洗净晒干。

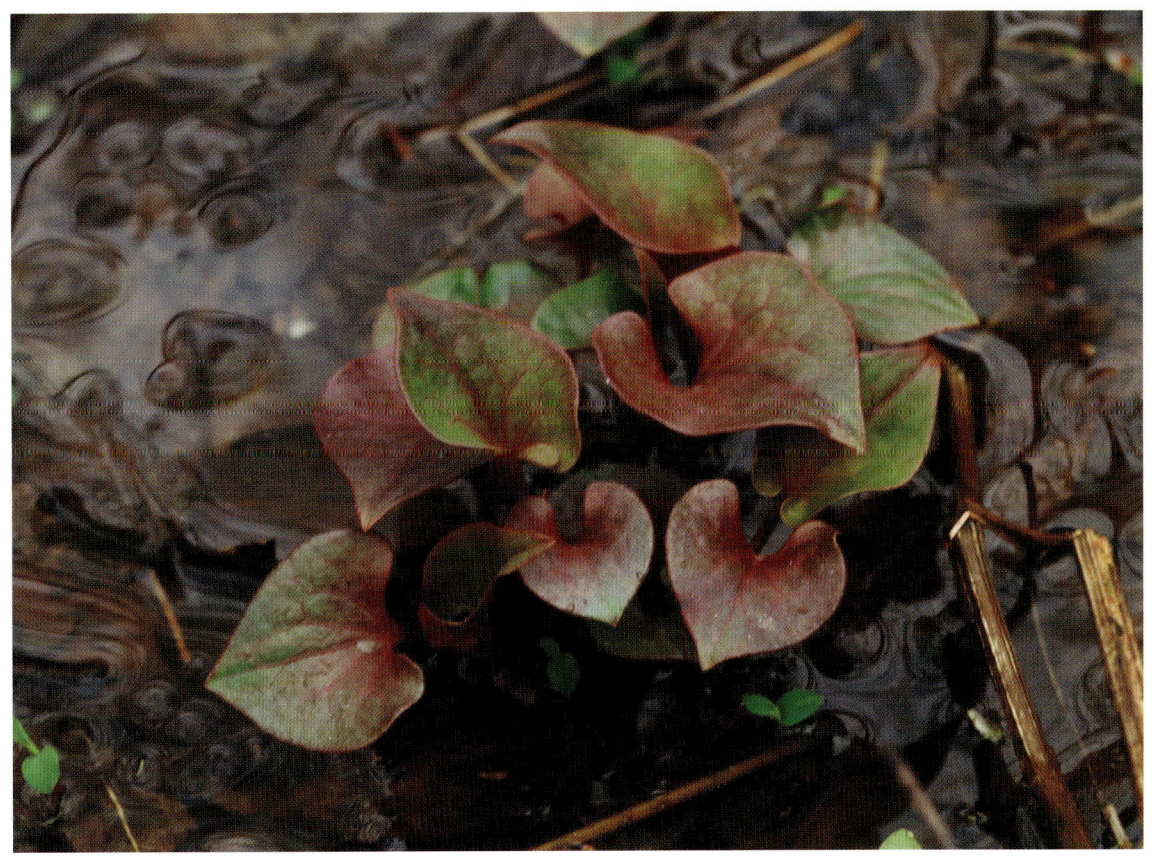

蕺菜

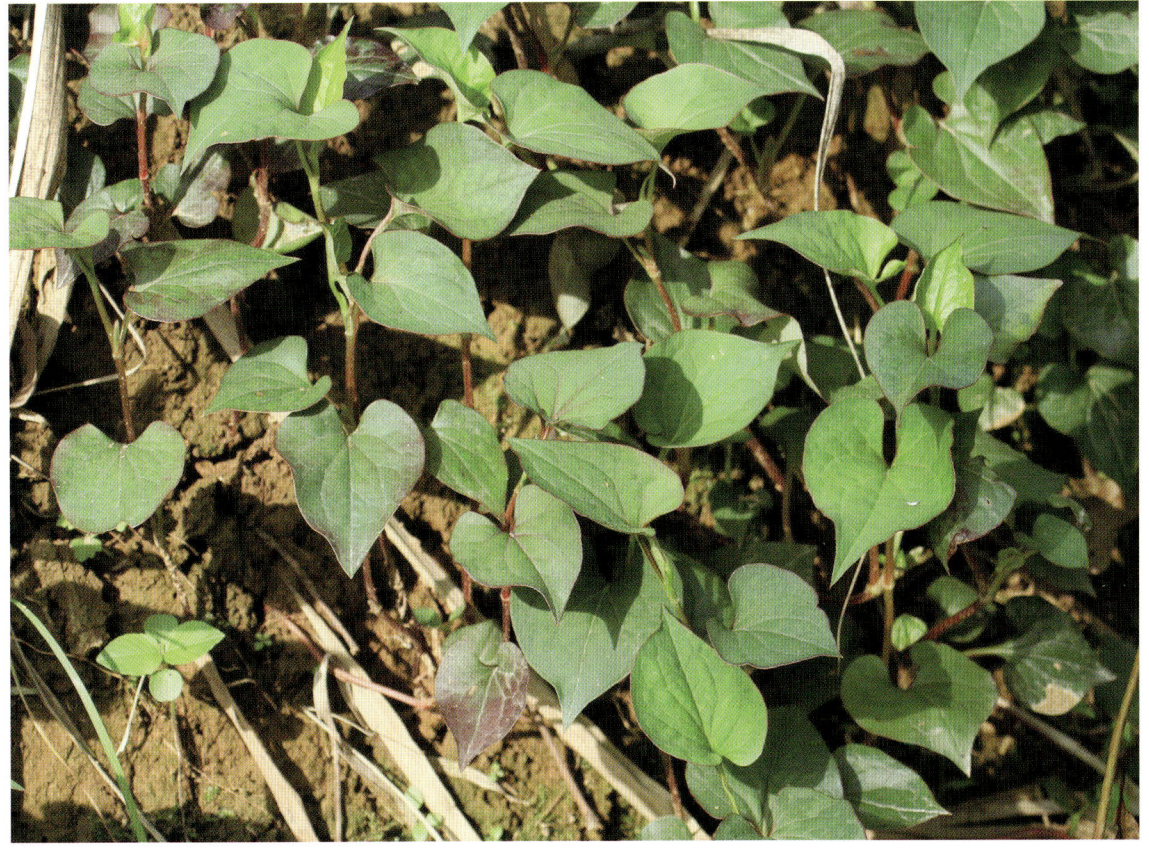

蕺菜

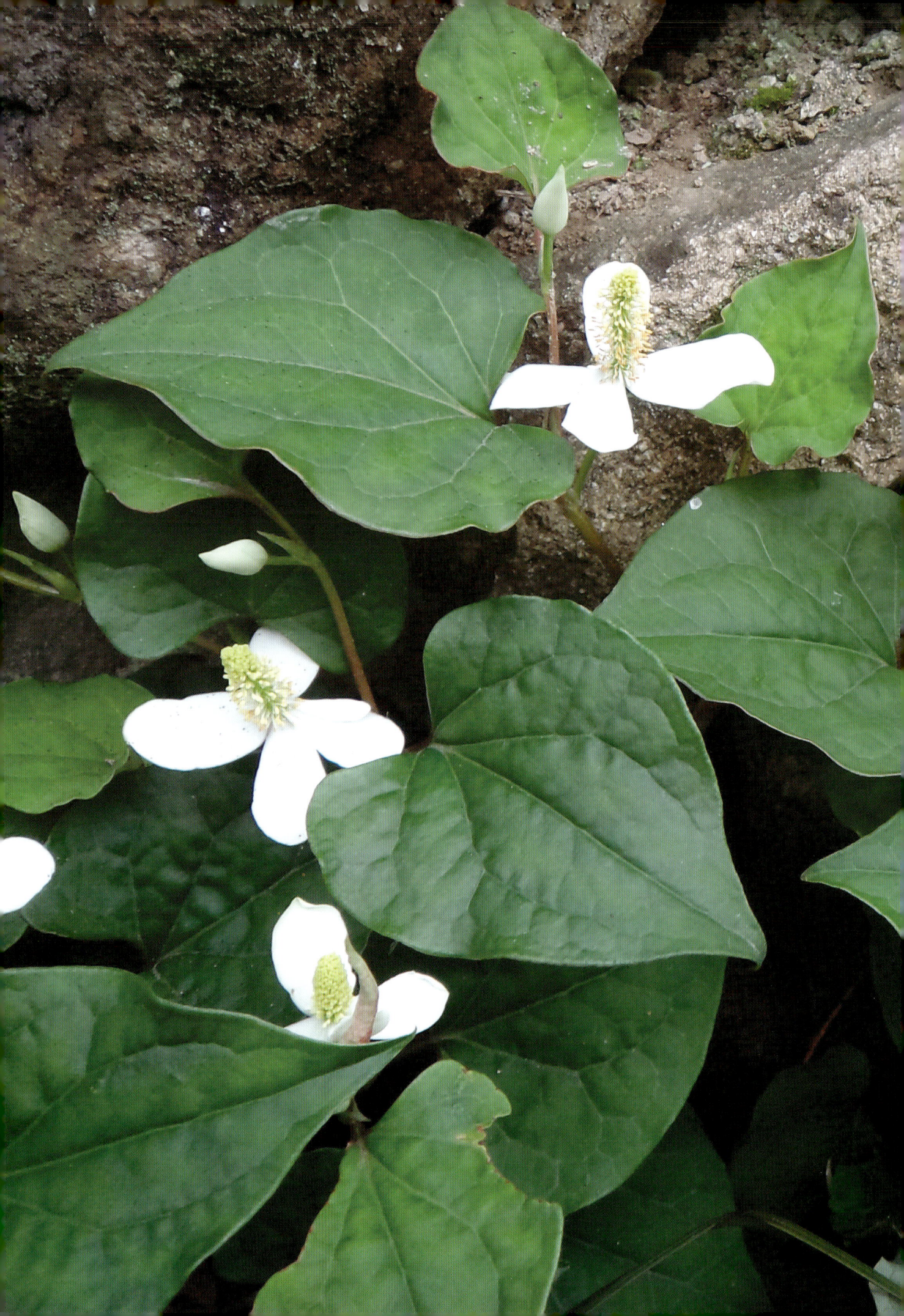

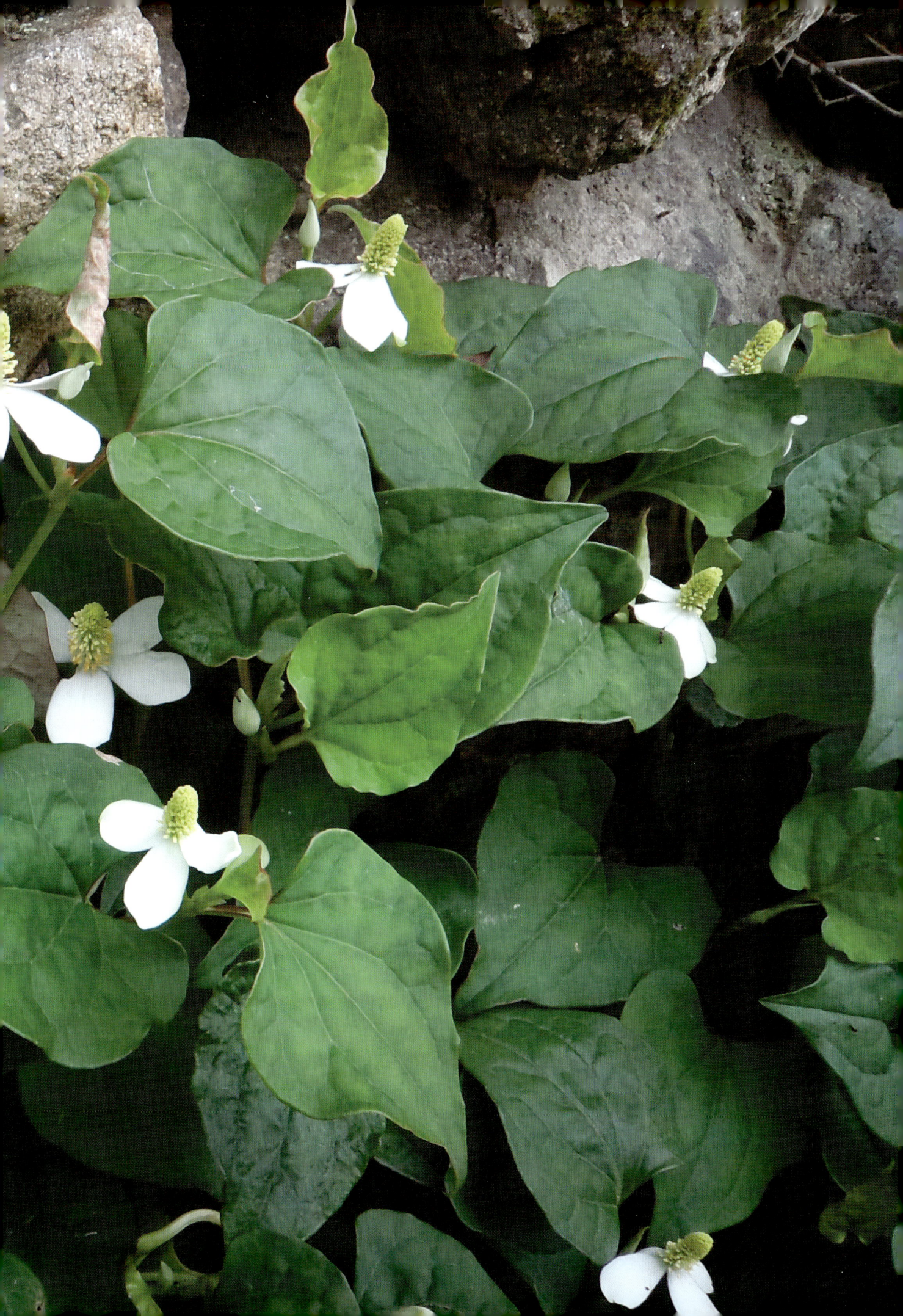

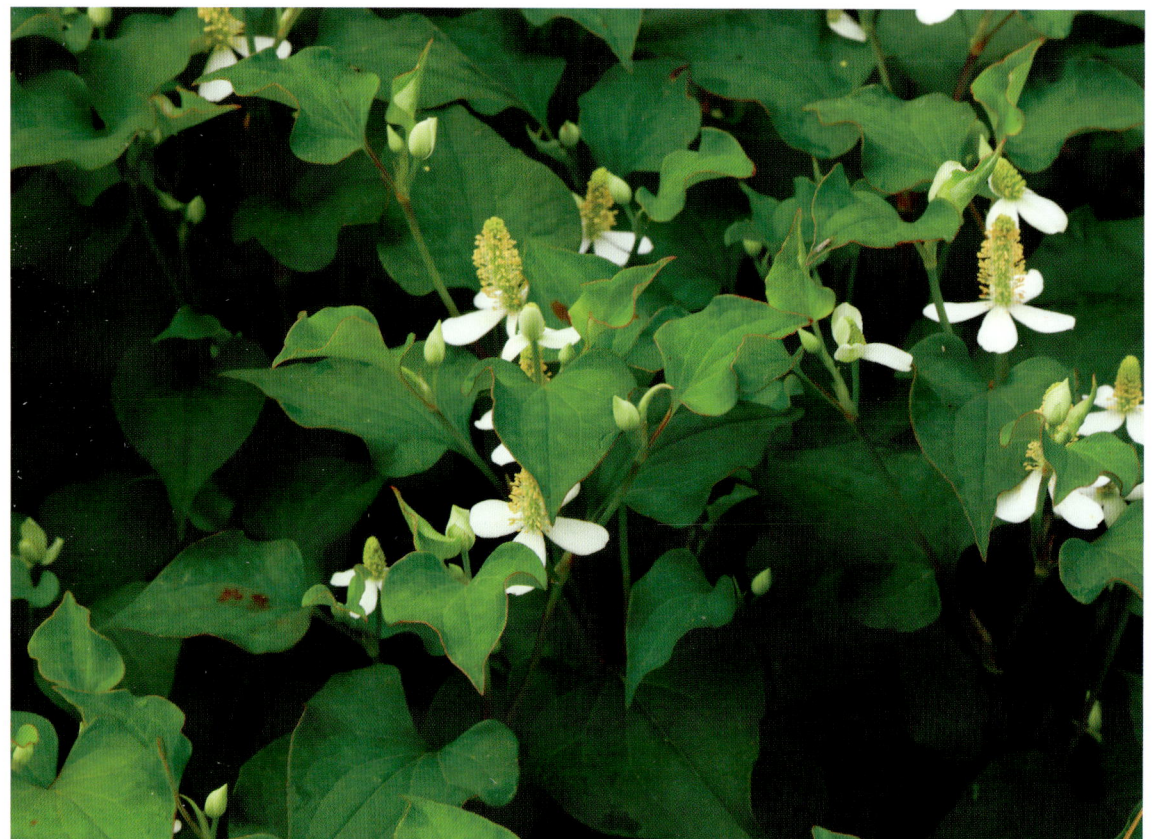

蕺菜

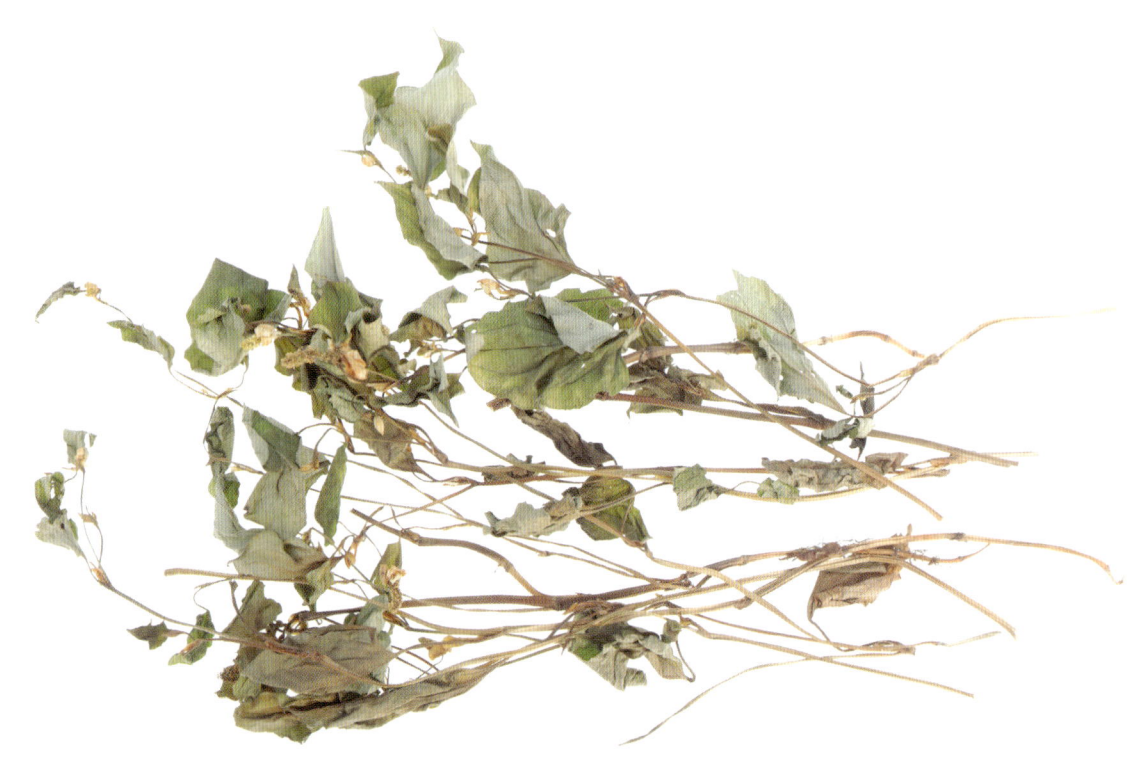

鱼腥草药材

药材鉴别

本品干燥的全草，极皱缩。茎扁圆柱形或类圆柱形，扭曲而细长，长 10 ～ 30 cm，粗 2 ～ 4 mm。表面淡红褐色至黄棕色，具纵皱纹或细沟纹，节明显可见，近下部的节上有须根痕迹残存。叶片极皱缩而卷折，上表面暗黄绿色至暗棕色，下表面青灰色或灰棕黄色。花穗少见。质稍脆，易碎，茎折断面不平坦而显粗纤维状。微具鱼腥气，新鲜者更为强烈；味微涩。以淡红褐色、茎叶完整、无泥土等杂质者为佳。

功效主治

润肺，清热解毒，利尿消肿。主治肺炎，热痢，疟疾，水肿，淋病，白带，痈肿，湿疹，疥癣。

用法用量

内服：10 ～ 60 g，煎汤；或鲜品捣，绞汁服；或研末，入丸、散服。外用：捣敷或煎水洗。

民族药方

1. 肺炎，肺痈 鲜鱼腥草 200 g。捣烂绞汁，得汁约 60 mL，土鸡蛋 2 个，捣，取蛋清，上二味，调匀，开水冲服，每日 3 次。

2. 肺热咳嗽 鱼腥草、五匹风、胡颓叶、柘树根皮各 15 g。水煎服，每日 1 剂。

3. 发热，胸痛，咳嗽 鱼腥草 20 g，金银花、桔梗各 15 g，阎王刺 10 g。水煎服，每日 1 剂。

4. 痨咳，盗汗 鱼腥草叶 63 g，猪肚（猪胃）1 个。将鱼腥草叶放在猪肚内，炖烂。汤肉齐服，分 3 次服，每日 1 剂，连用 3 剂。

5. 无名肿毒 鱼腥草 60 g。捣烂包患处。

6. 胎动不安 鱼腥草、苎麻根各 30 g。水煎服，每日 1 剂。

7. 食积腹胀 鱼腥草、刺梨根各 30 g。水煎服，每日 1 剂。

8. 肺脓疡 鱼腥草 15 g。水煎服，每日 1 剂。

使用注意

虚寒证及阴性外疡忌服。

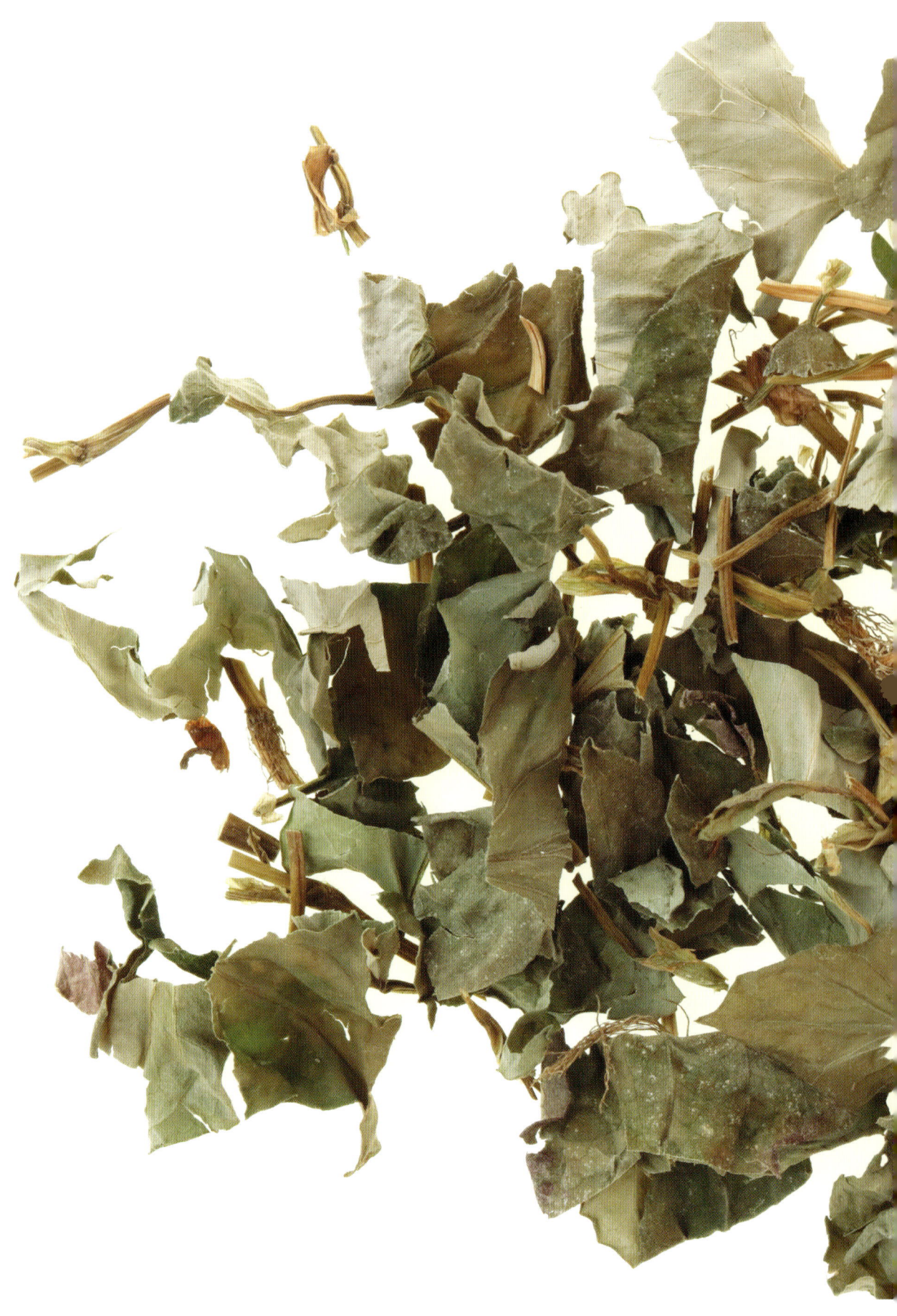

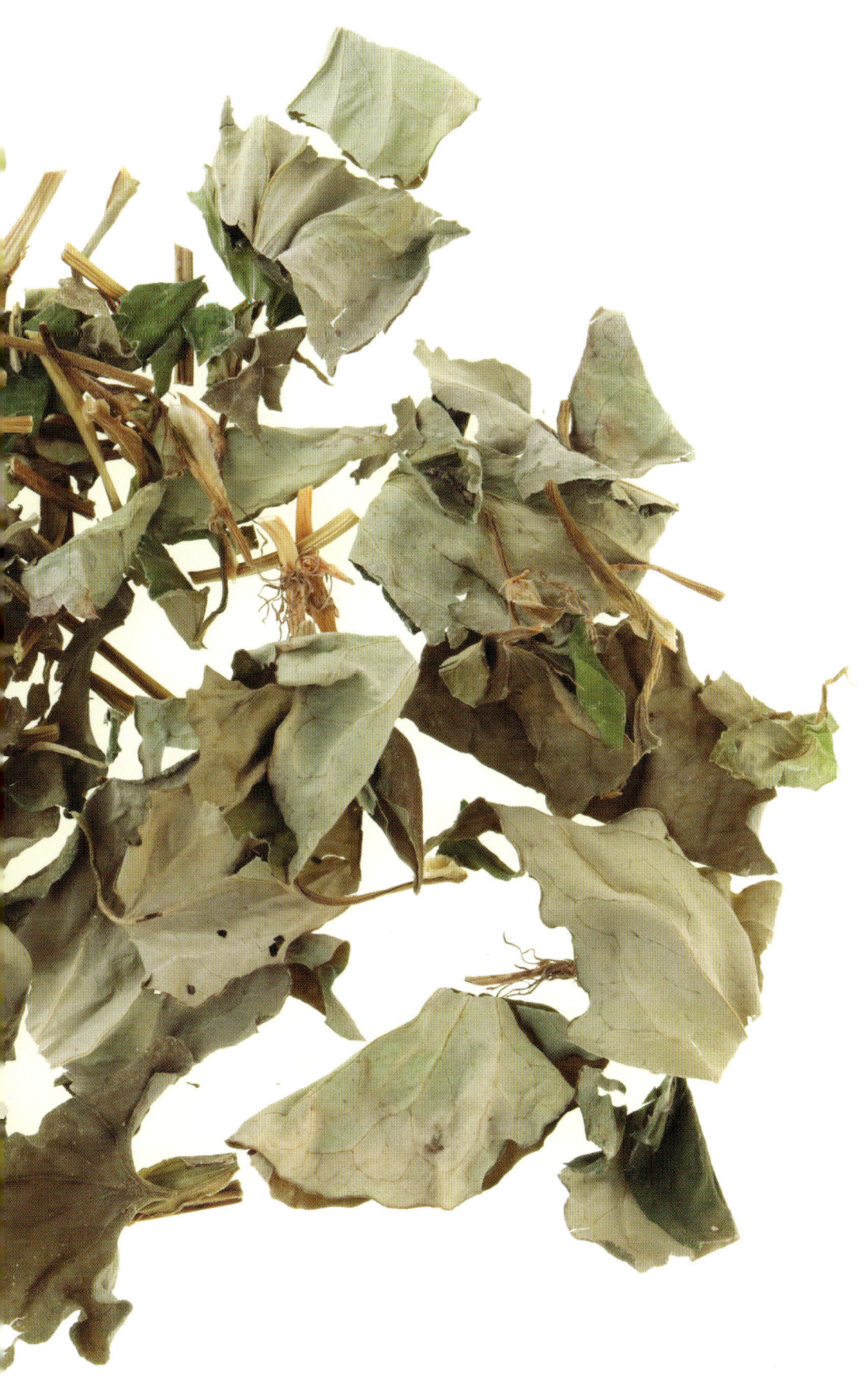

鱼腥草饮片

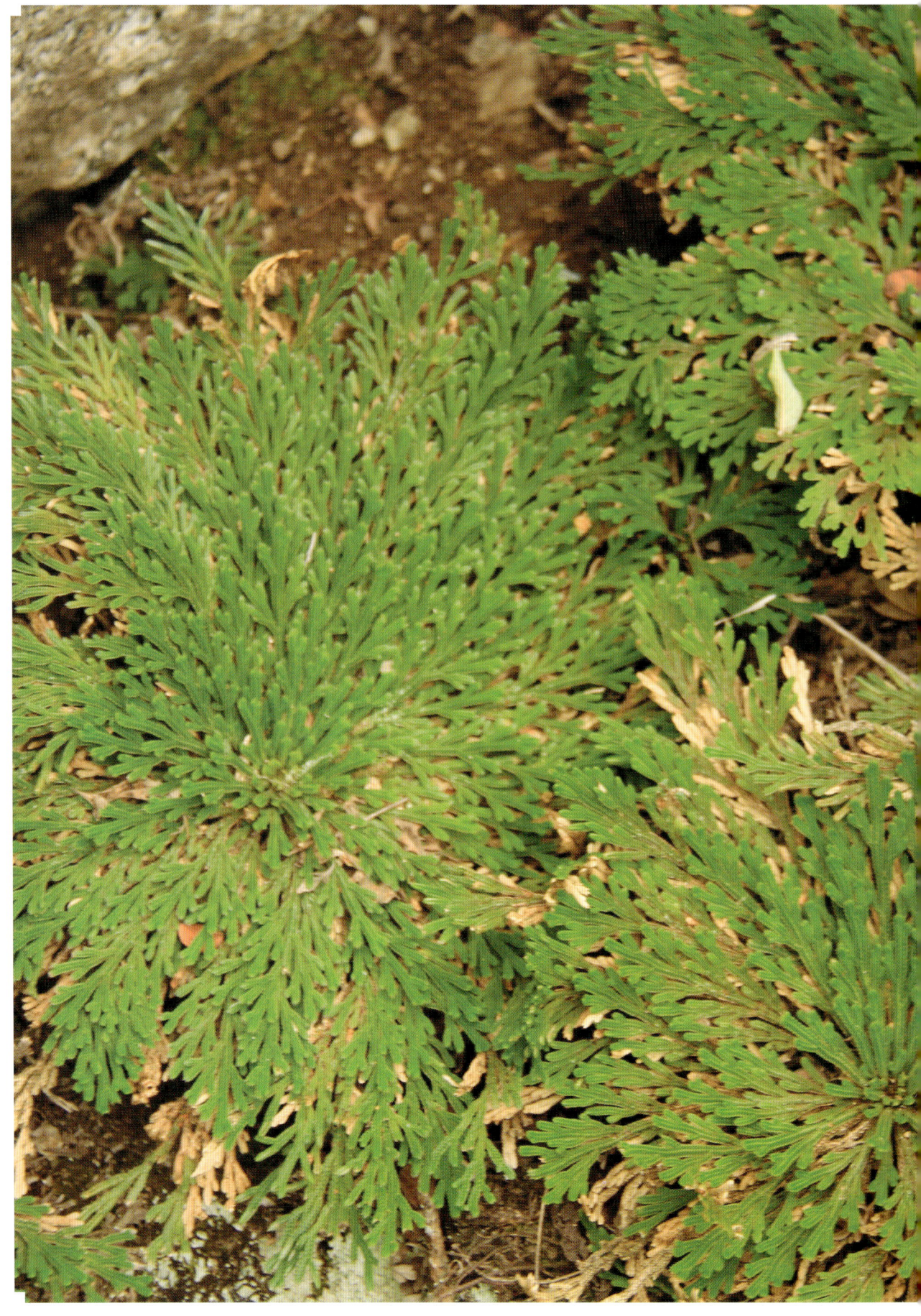

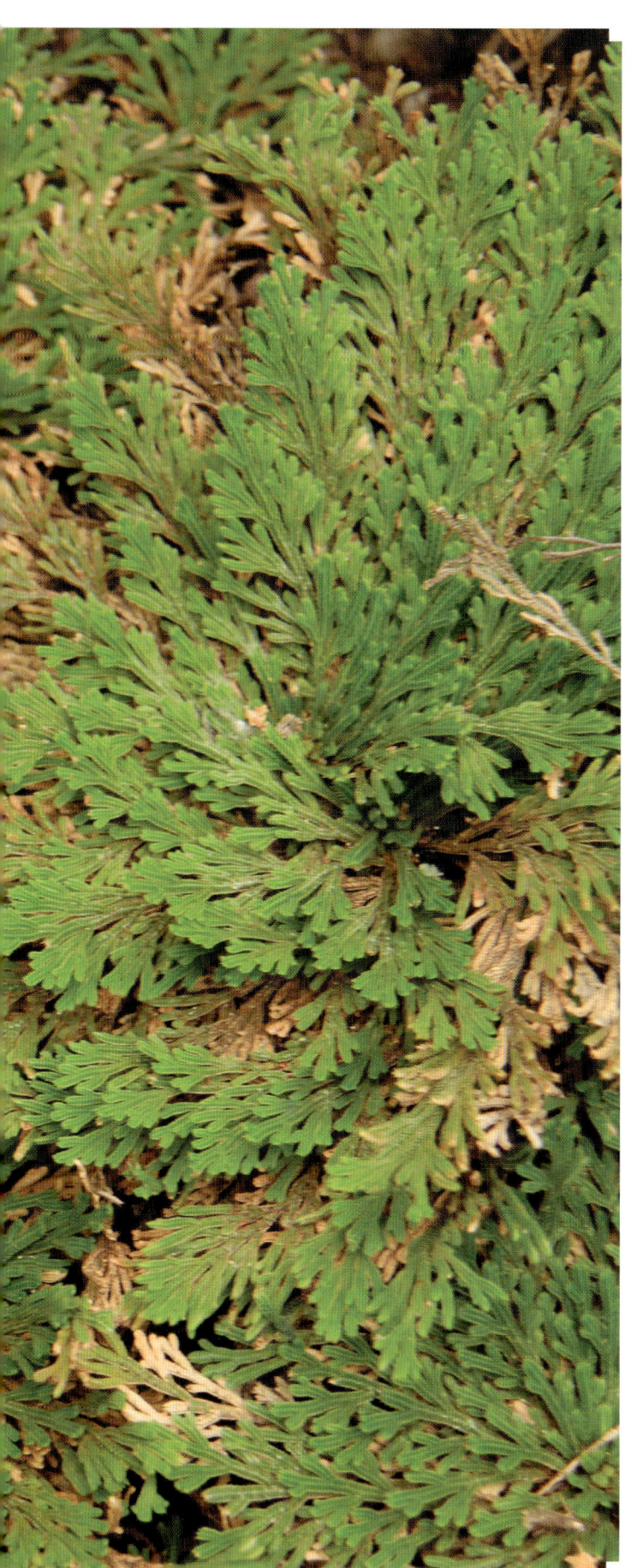

卷柏

【水 药 名】定蒙便。

【别　　名】石莲花、回阳草、长生不死草、还魂草、九死还魂草。

【来　　源】本品为卷柏科植物卷柏 *Selaginella tamariscina* (Beauv.) Spring 的干燥全草。

【性味归经】味微辛，性凉。归肝、心经。

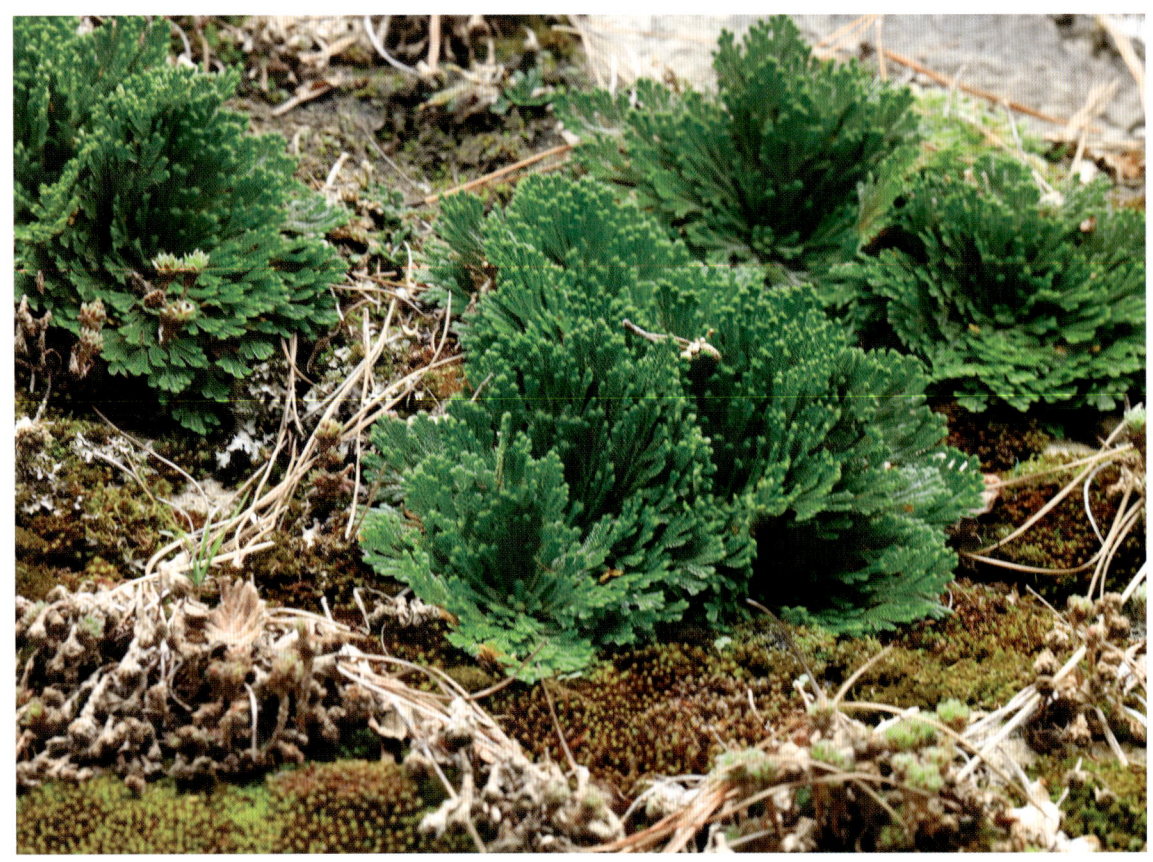

卷柏

识别特征

多年生草本，高 5 ~ 15 cm。主茎短或长，直立，下着须根。枝丛生，直立，干后拳卷，密被覆瓦状叶，各枝扇状分枝至二至三回羽状分枝。叶小，异型，交互排列；侧披针状钻形，基部龙骨状，先端有长芒，远轴的一边全缘，宽膜质，近轴的一边膜质缘极狭，有微锯齿；中叶两行，卵圆披针形，先端有长芒，斜向，左右两侧不等，边缘有微锯齿，中脉在叶上面下陷。孢子囊穗生长于枝顶，四棱形；孢子叶三角形，先端有长芒，边缘有宽的膜质；孢子囊肾形，大小孢子的排列不规则。

生境分布

生长于向阳山坡或岩石缝内。分布于东北、华北、华东、中南及陕西、四川、贵州等省区。

采收加工

全年均可采收，去根洗净，晒干。

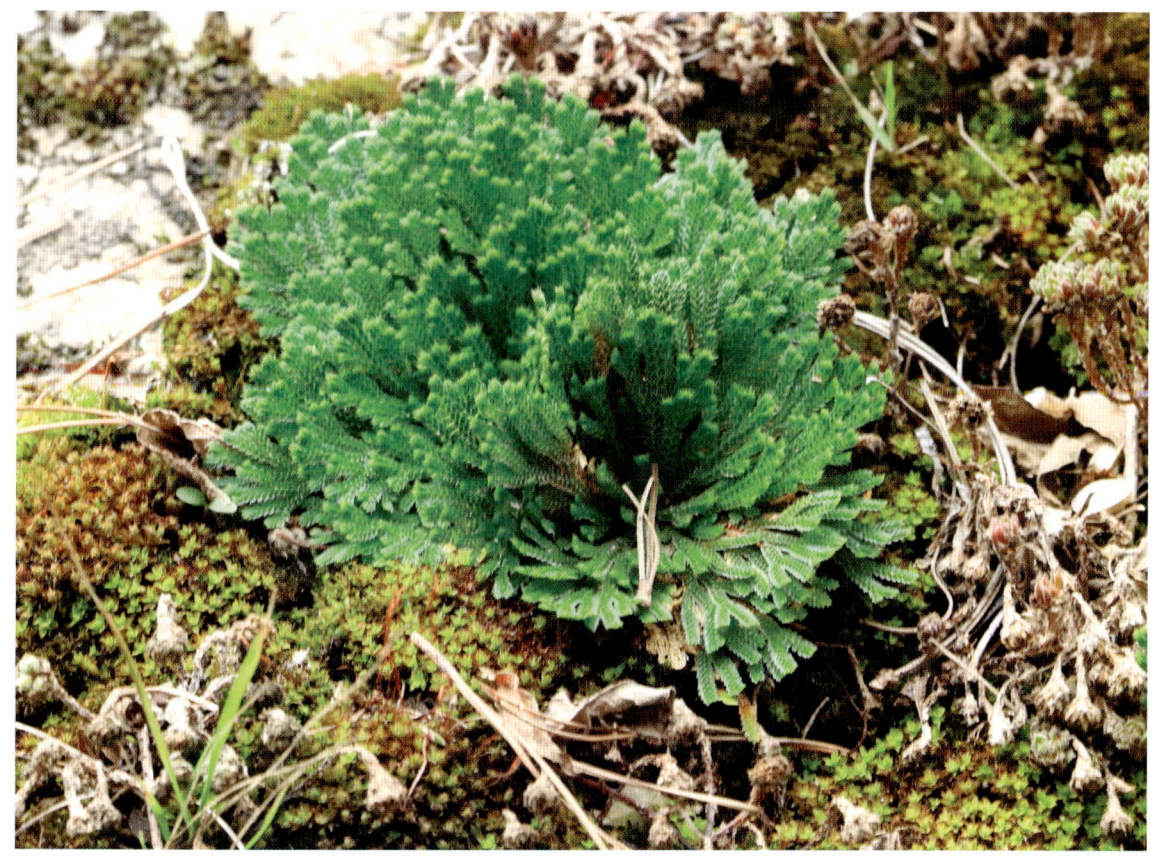

卷柏

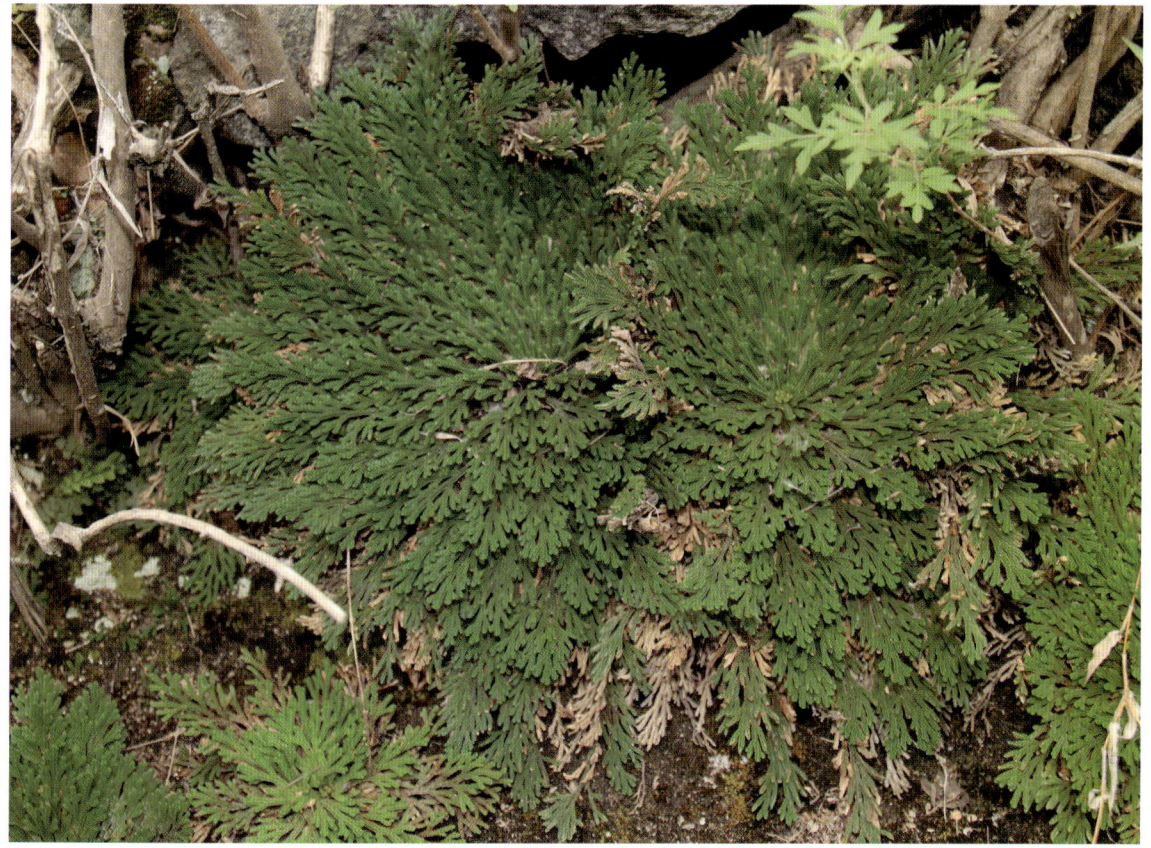

卷柏

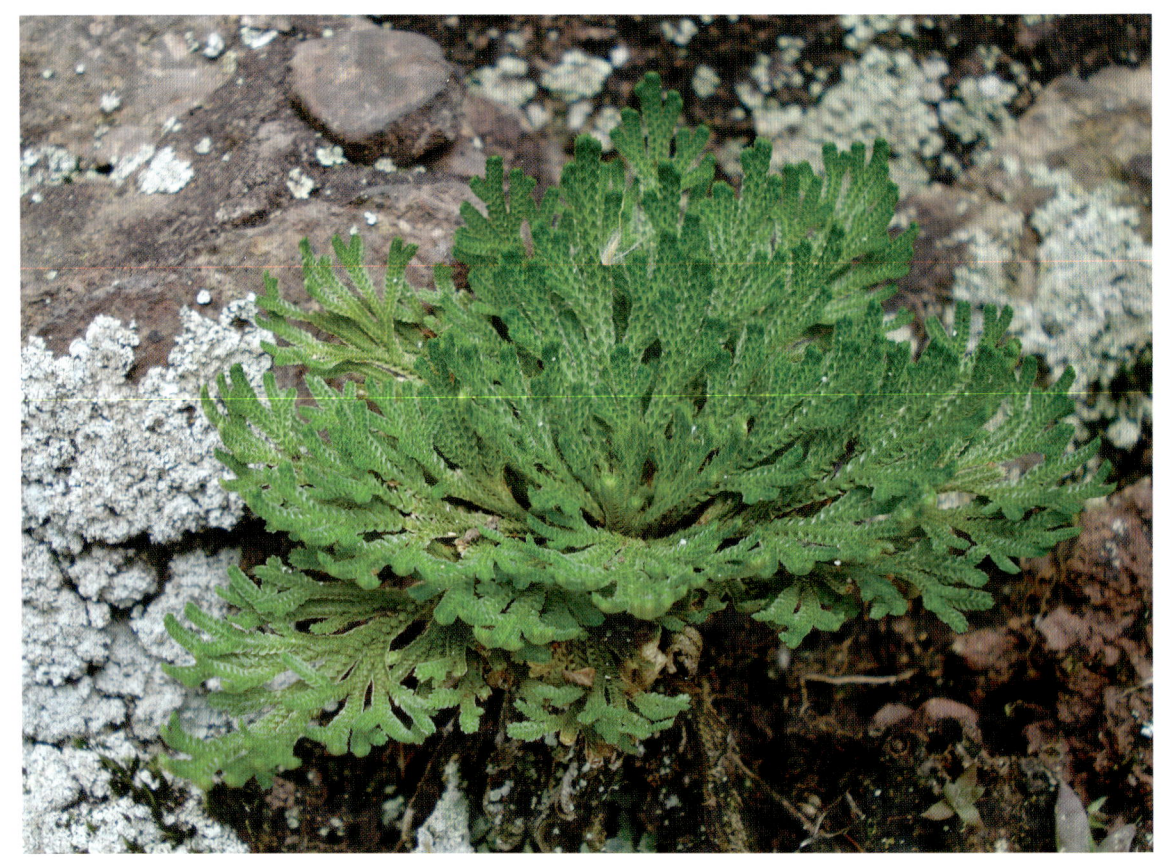

卷柏

药材鉴别

本品为干燥全草，全体卷缩成团，似拳形，有时似扁球形状，大小不一，一般长5～10 cm。枝叶丛生，形扁有分枝，绿色或棕黄色，向内卷曲，枝上密生鳞片状小叶。质脆，易折断。基部残留少数簇生的须根。无臭，无味。以绿色、叶多、完整不碎者为佳。

功效主治

生用破血，炒用止血。生用主治经闭、癥瘕，跌打损伤，腹痛，哮喘；炒用主治吐血，便血，尿血，脱肛。

用法用量

内服：10～30 g，煎汤，浸酒或入丸、散。外用：捣敷或研末撒。

民族药方

1. 妇女经闭　卷柏15 g，益母草、附子、芦荟、红花各10 g。水煎服，每日1剂。

2. 痔疮，脱肛　卷柏30 g，仙鹤草100 g。水煎服，每日1剂。

3. 打伤　卷柏、山枇杷、白薇、红牛膝、菁草各 6 g。水煎服，每日 1 剂。

4. 肺出血　卷柏 25 g，茜草 15 g。水煎服，每日 1 剂。

5. 背疽　卷柏 20 g。水煎服，每日 1 剂。

6. 消化性溃疡　卷柏 60 g，猪肚 1 个。先将卷柏切碎，共炖猪肚，煮熟备用。1 个猪肚分 3 次吃，每日 1 个，连用 2 ~ 3 日。

7. 跌打损伤，局部疼痛　鲜卷柏 50 g（干品 25 g）。水煎服，每日 1 次。

8. 宫缩无力，产后流血　卷柏 15 g。开水浸泡后，去渣 1 次服。

9. 哮喘　卷柏、马鞭草各 25 g。水煎服，每日 1 剂。

10. 癫痫　卷柏、冰糖各 100 g，淡竹叶卷心 50 g。水煎服，每日 1 剂。

11. 吐血，便血，尿血　卷柏（炒焦）、仙鹤草各 50 g。水煎服，每日 1 剂。

12. 烫火伤　鲜卷柏适量。捣烂敷患处。

13. 肠毒下血　卷柏、嫩黄芪各等份。共研为细末，米汤调服，每次 15 g。

14. 血崩，白带　卷柏 25 g。水煎服。

▌使用注意

孕妇忌服。

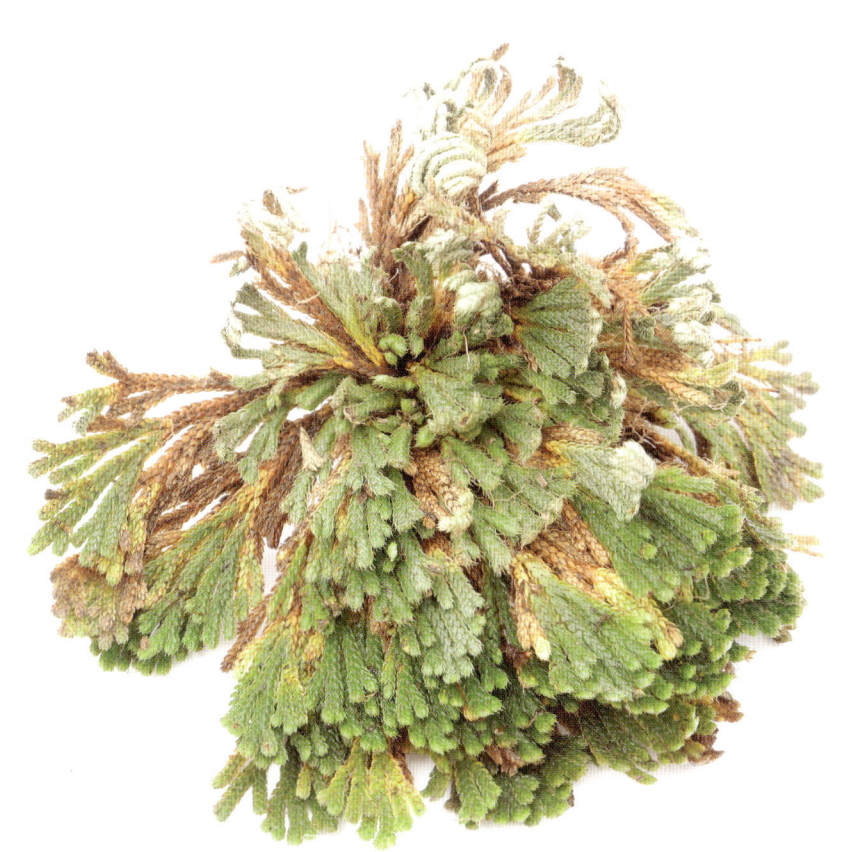

卷柏

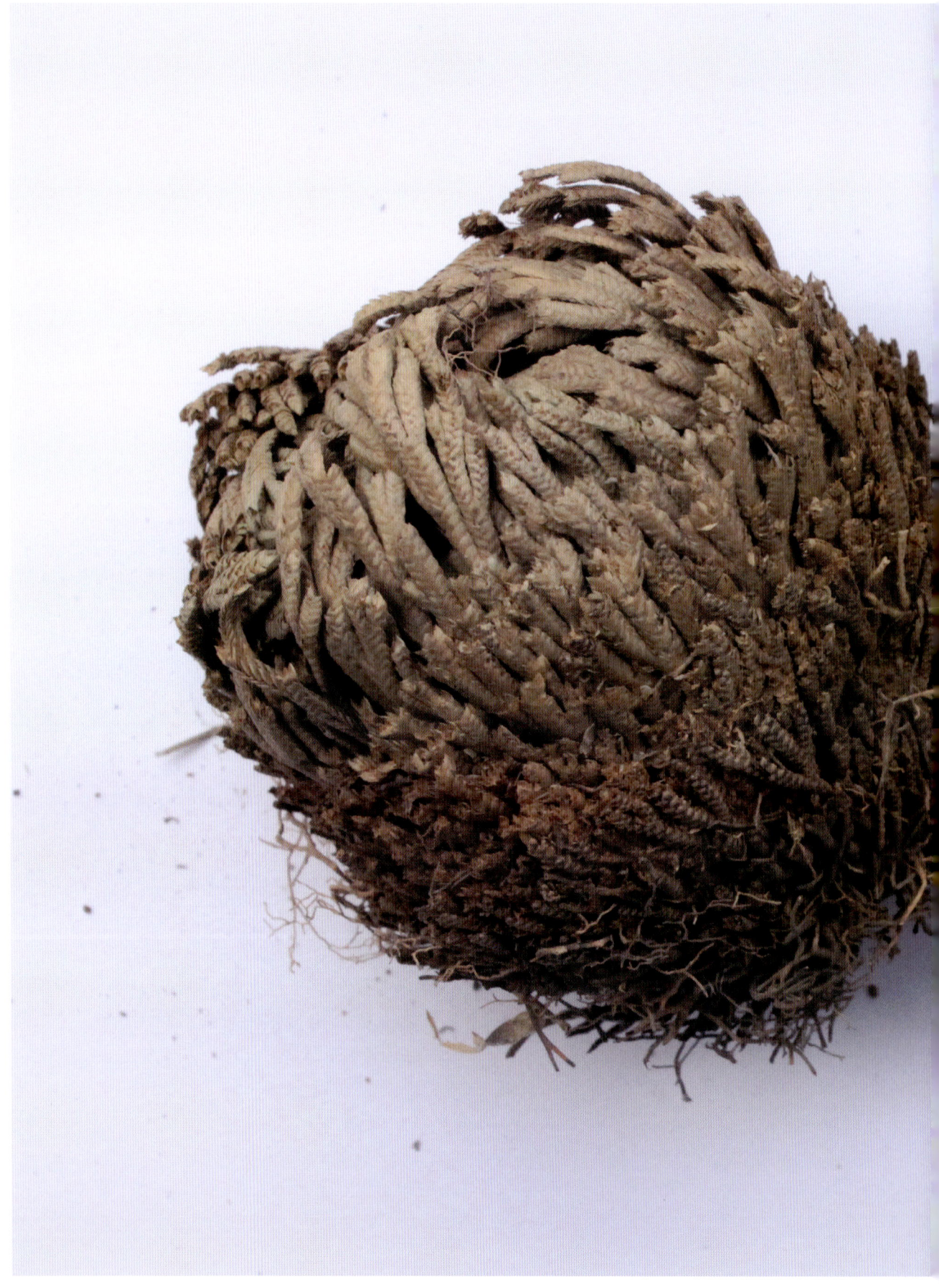

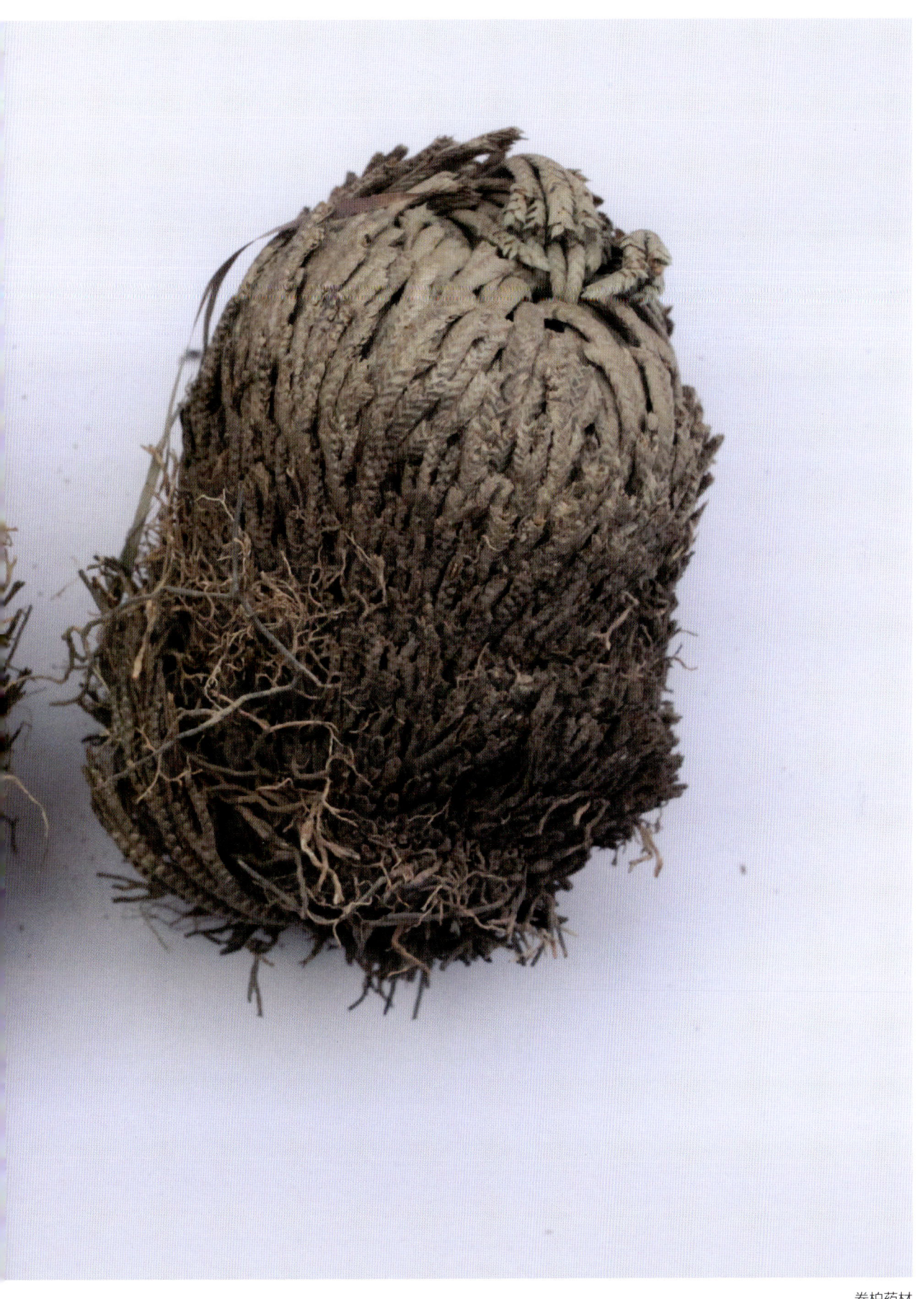

卷柏药材

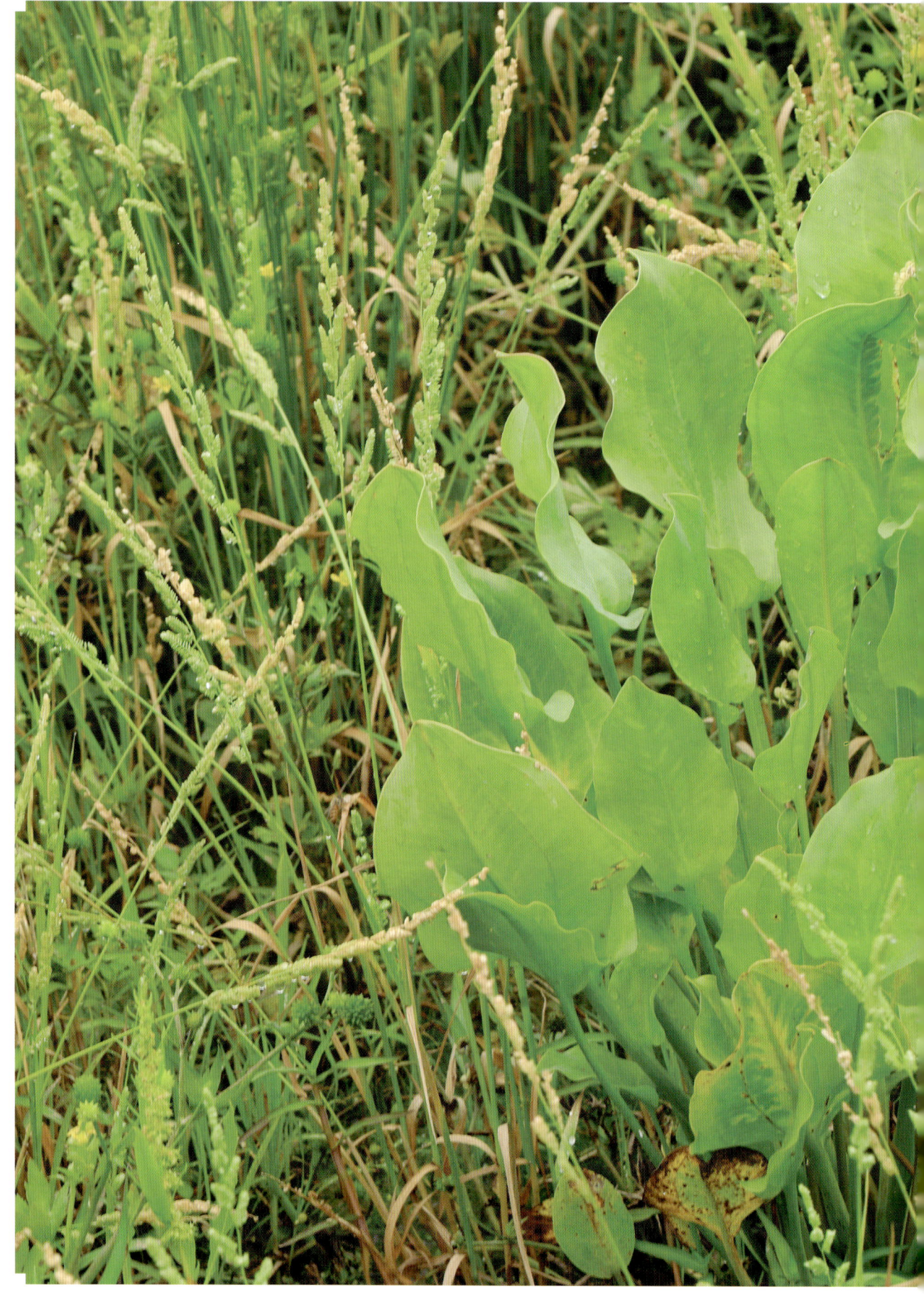

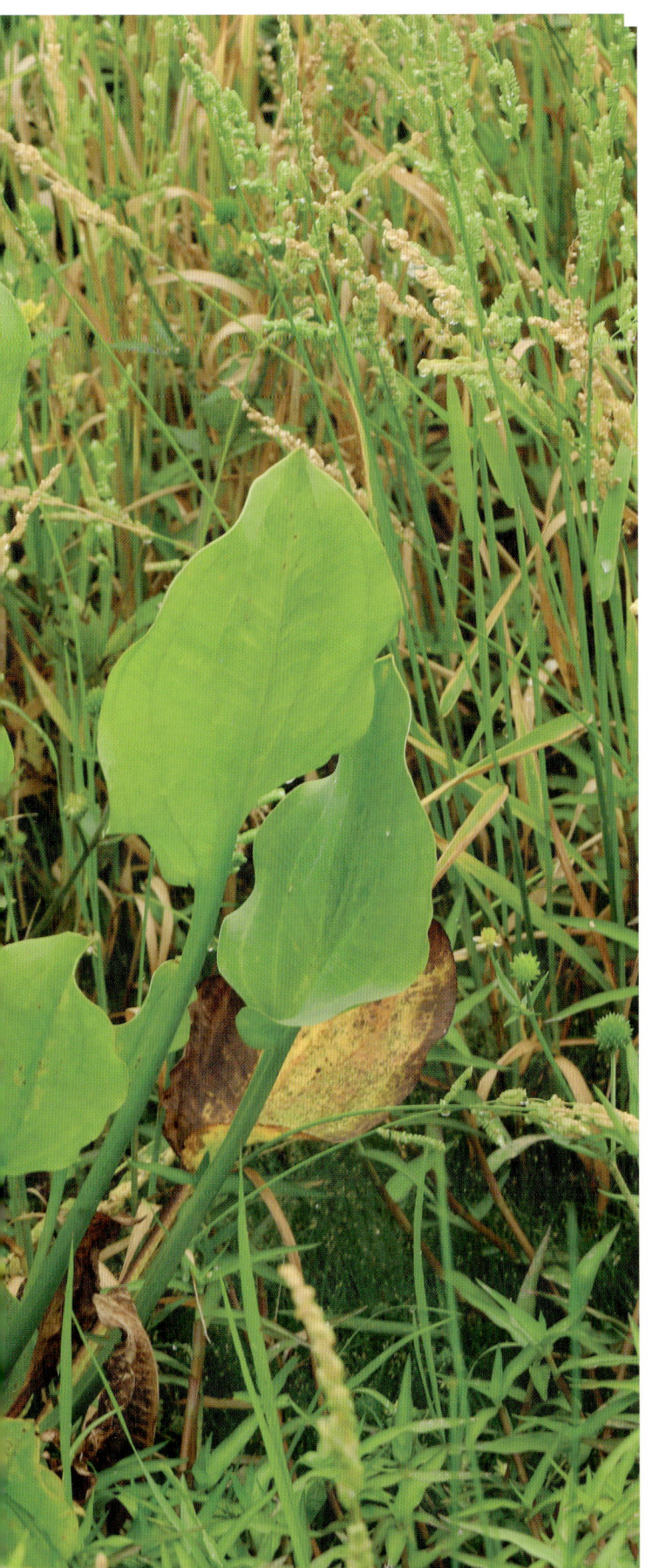

泽泻

【水约名】骂把婆。

【别　名】水泻、泽芝、水泽、芒芋、及泻。

【来　源】本品为泽泻科植物泽泻 *Alisma plantago-aquatica* Linn. 的干燥块茎。

【性味归经】味甘、淡，性寒。归肾、膀胱经。

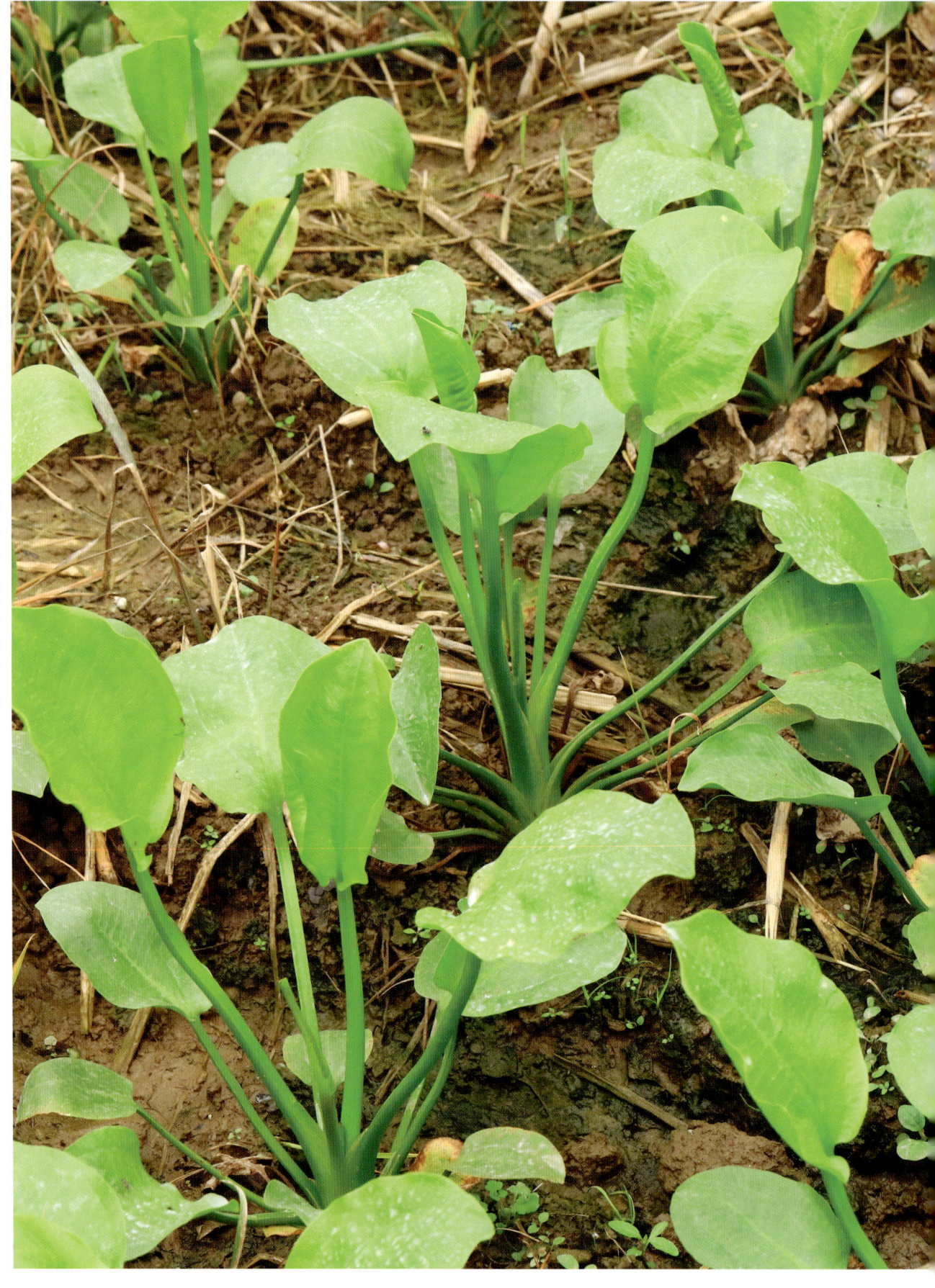

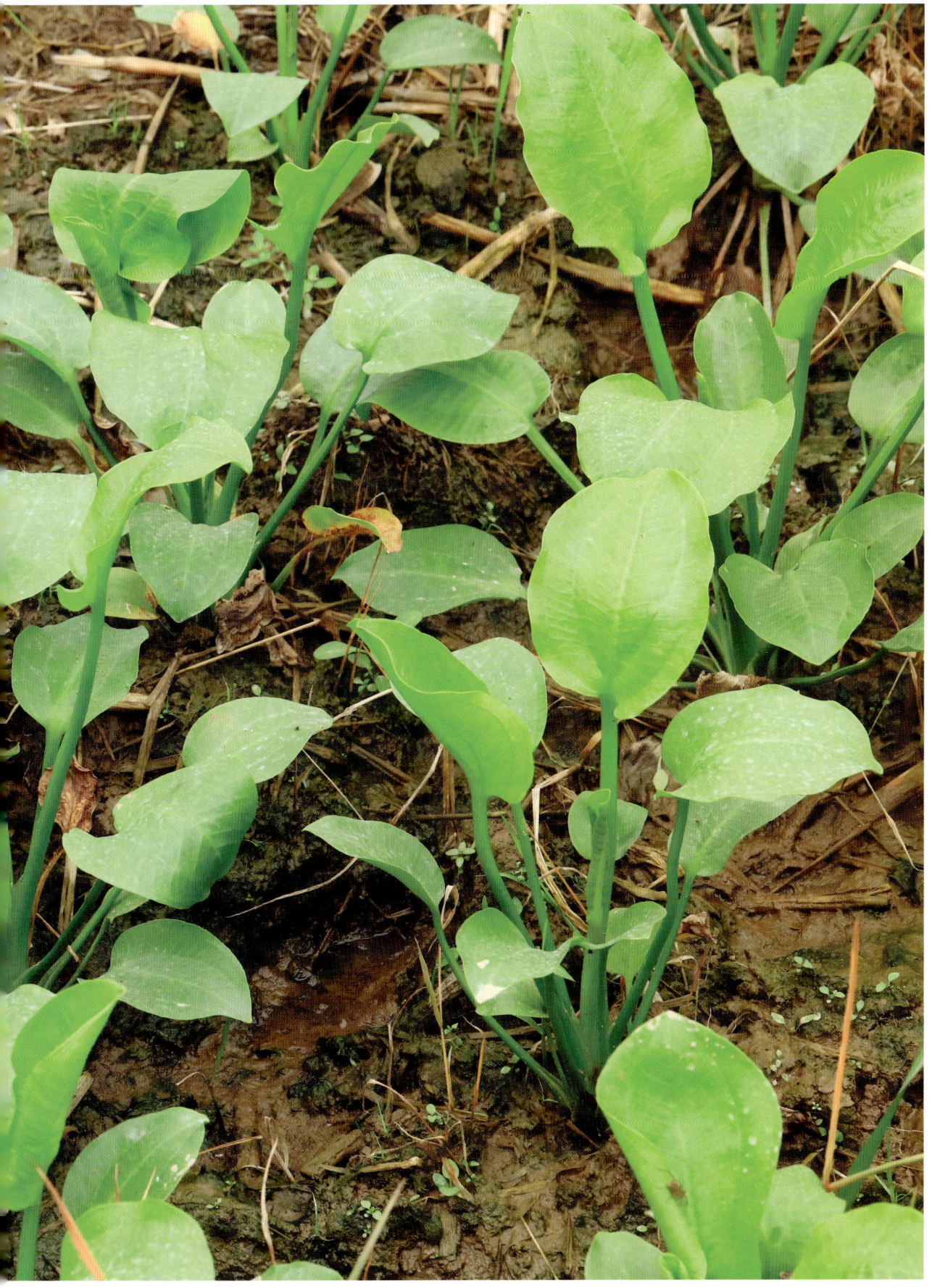

泽泻

泽泻

2491

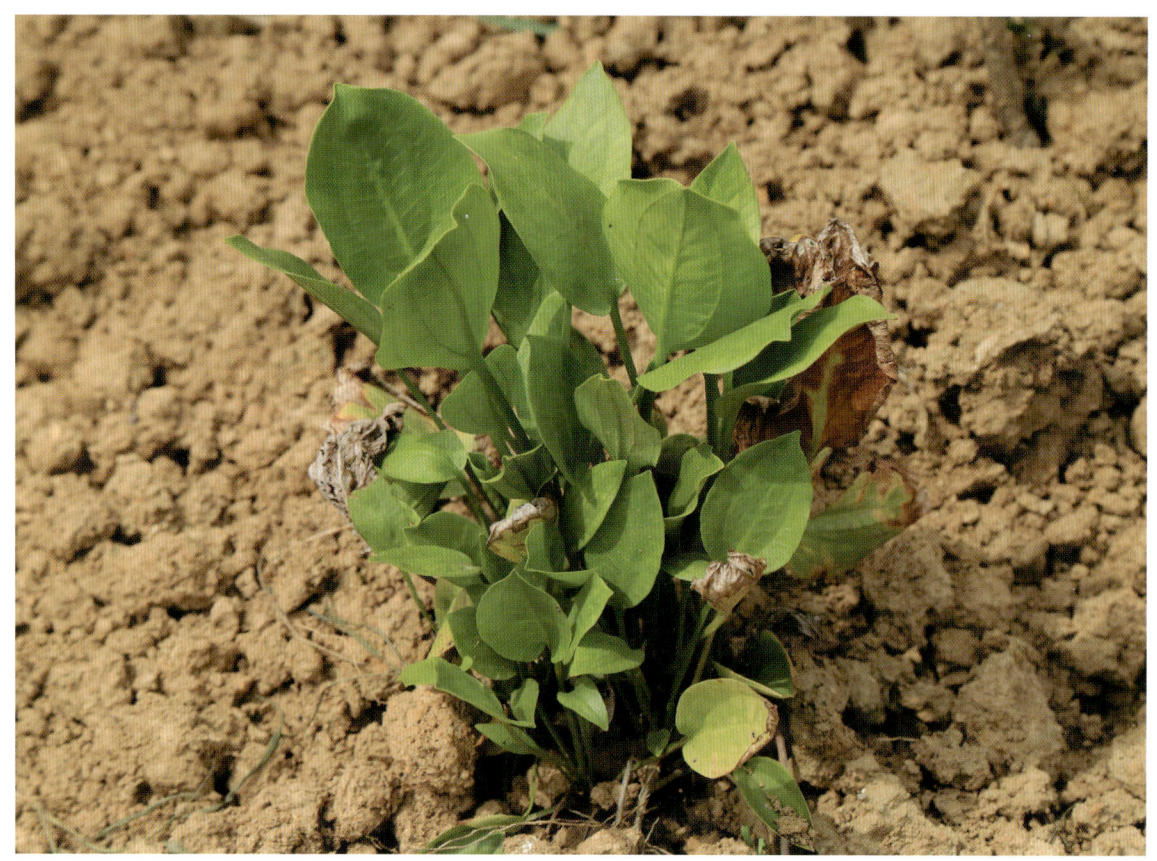

泽泻

识别特征

多年生沼生植物，高 50 ~ 100 cm。地下有块茎，球形，直径可达 4.5 cm，外皮褐色，密生多数须根。叶根生，叶柄长达 50 cm，基部扩延成叶鞘状，宽 5 ~ 20 mm；叶片宽椭圆形至卵形，长 5 ~ 18 cm，宽 2 ~ 10 cm，先端急尖或短尖，基部广楔形、圆形或稍心形，全缘，两面光滑，叶脉 5 ~ 7 条。花茎由叶丛中抽出，长 10 ~ 100 cm，花序通常有 3 ~ 5 轮分枝，分枝下有披针形或线性苞片，轮生的分枝常再分枝，组成圆锥状复伞形花序，小花梗长短不等；小苞片披针形至线形，尖锐；萼片 3，广卵形，绿色或稍带紫色，长 2 ~ 3 mm，宿存；花瓣倒卵形，膜质，较萼片小，白色，脱落；雄蕊 6，雌蕊多数，离生，子房倒卵形，侧扁，花柱侧生。瘦果多数，扁平，倒卵形，长1.5 ~ 2.0 mm，宽 1 mm，背部有两浅沟，褐色，花柱宿存。花期 6—8 月，果期 7—9 月。

生境分布

生长于沼泽边缘或栽培。分布于东北、华东、西南及河北、新疆、河南等省区。

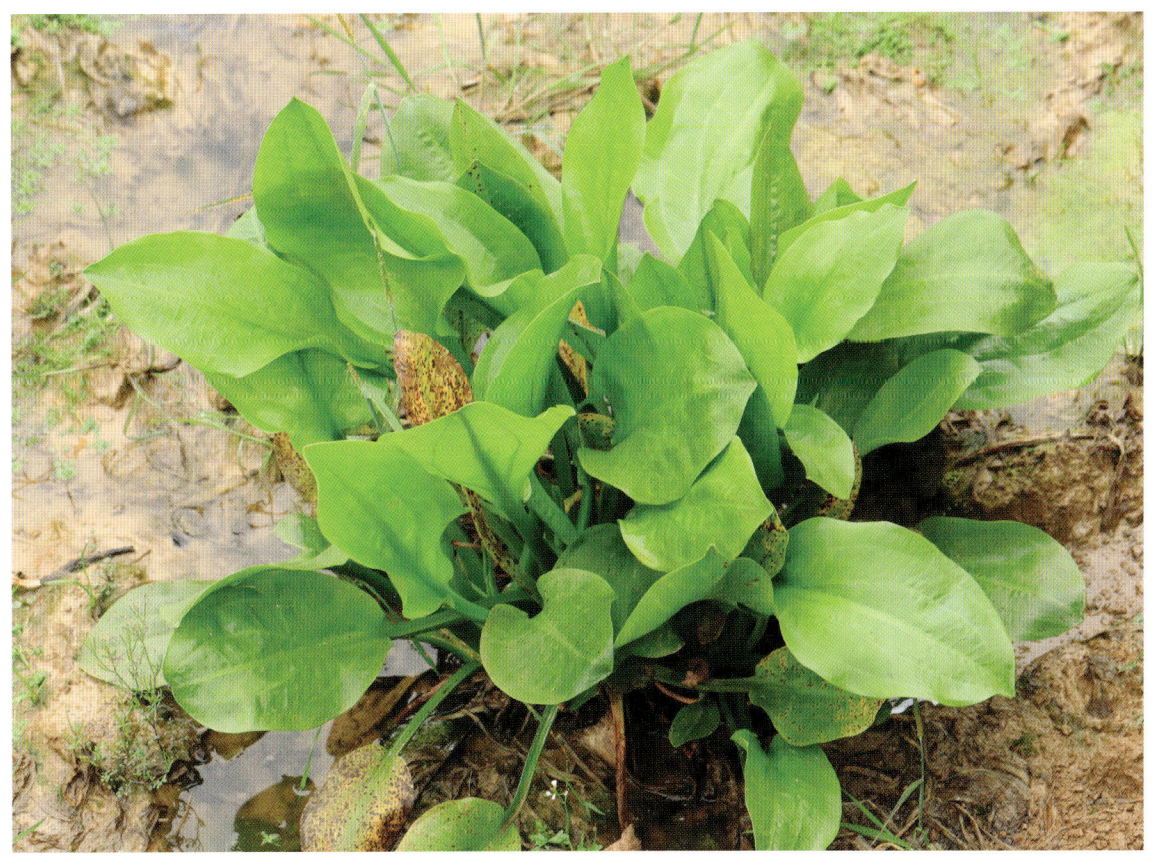

泽泻

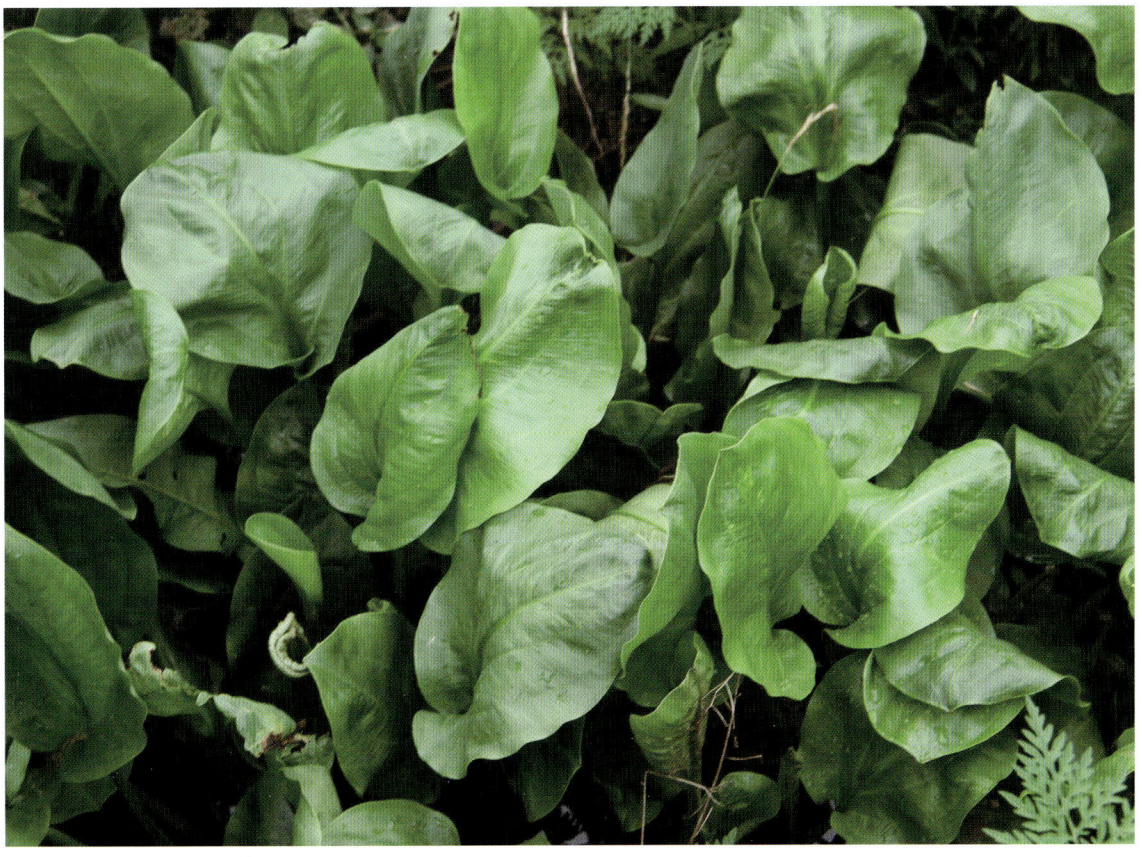

泽泻

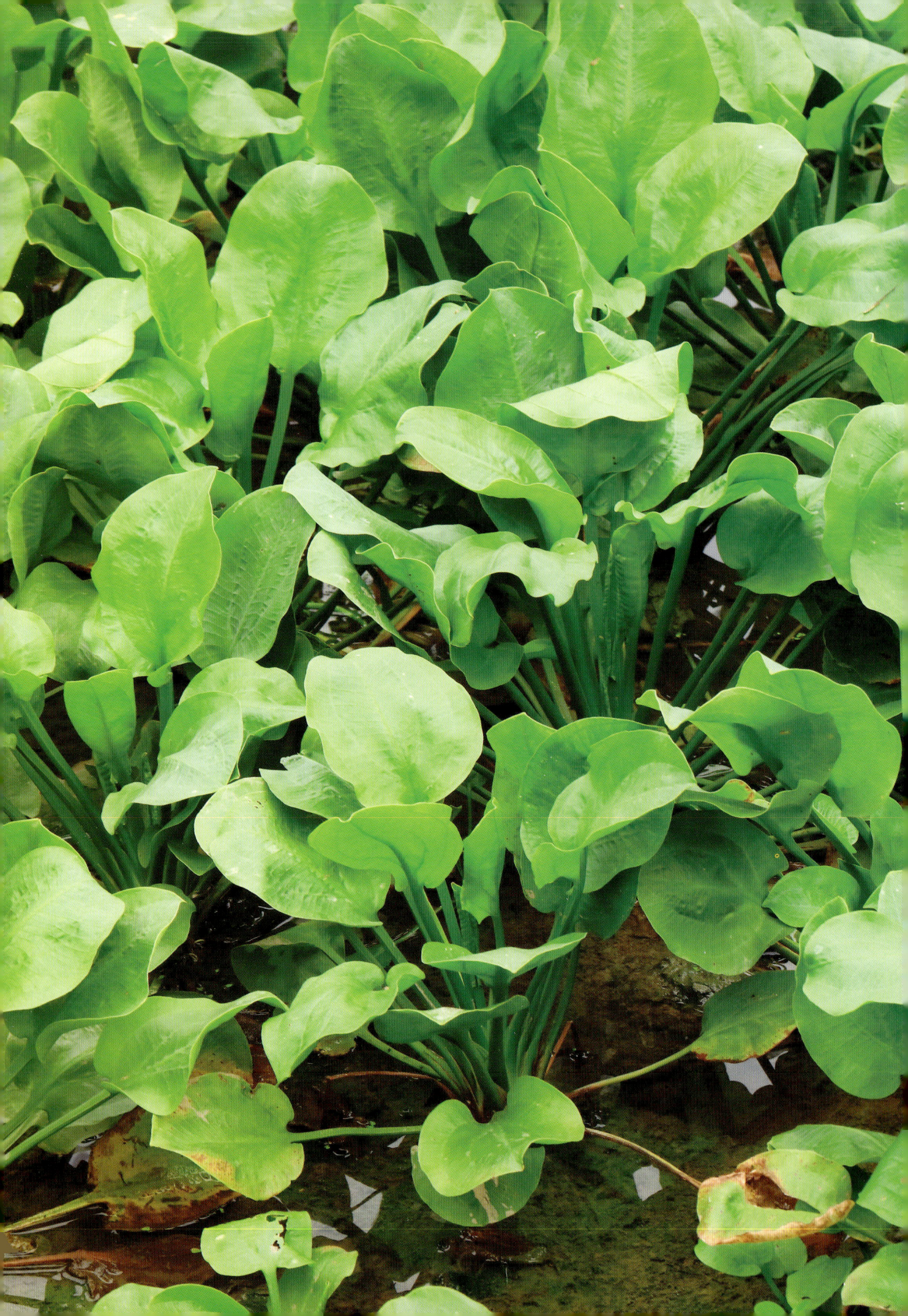

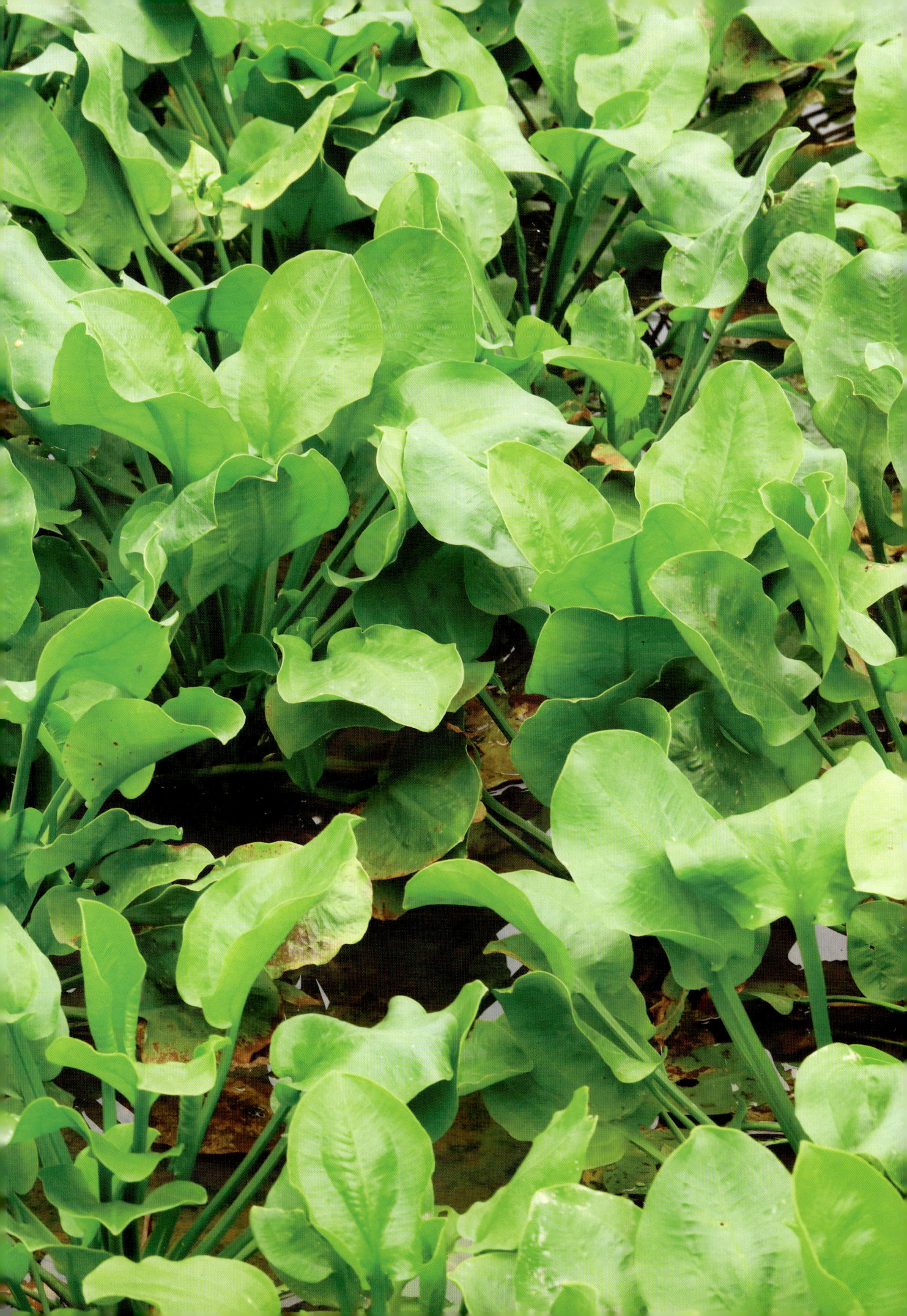

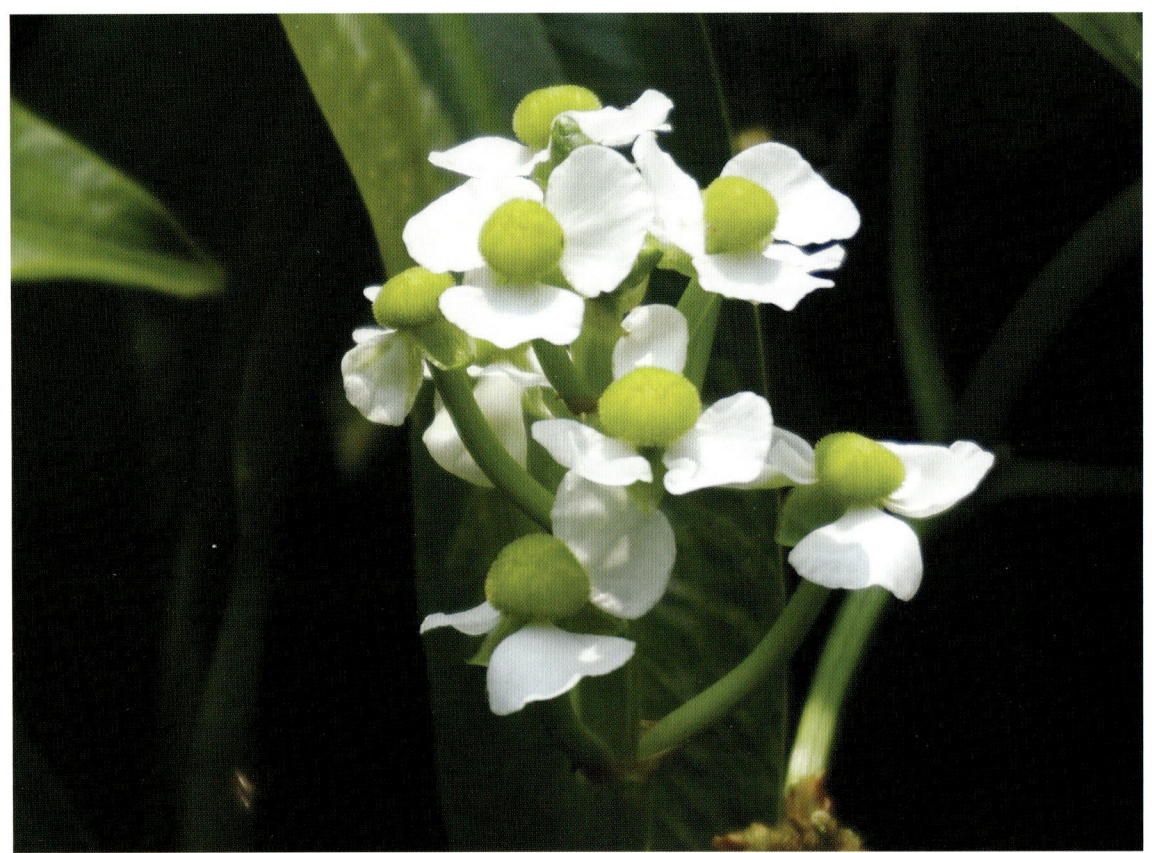

泽泻

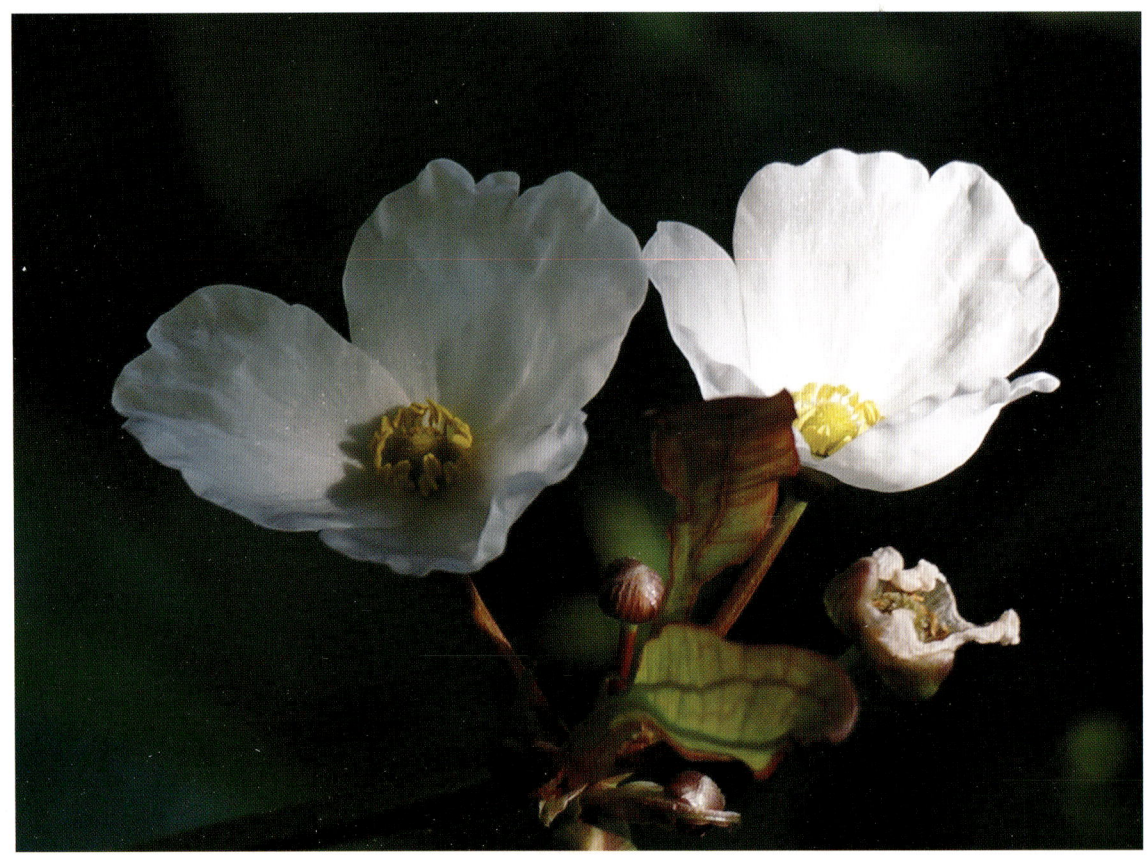

泽泻

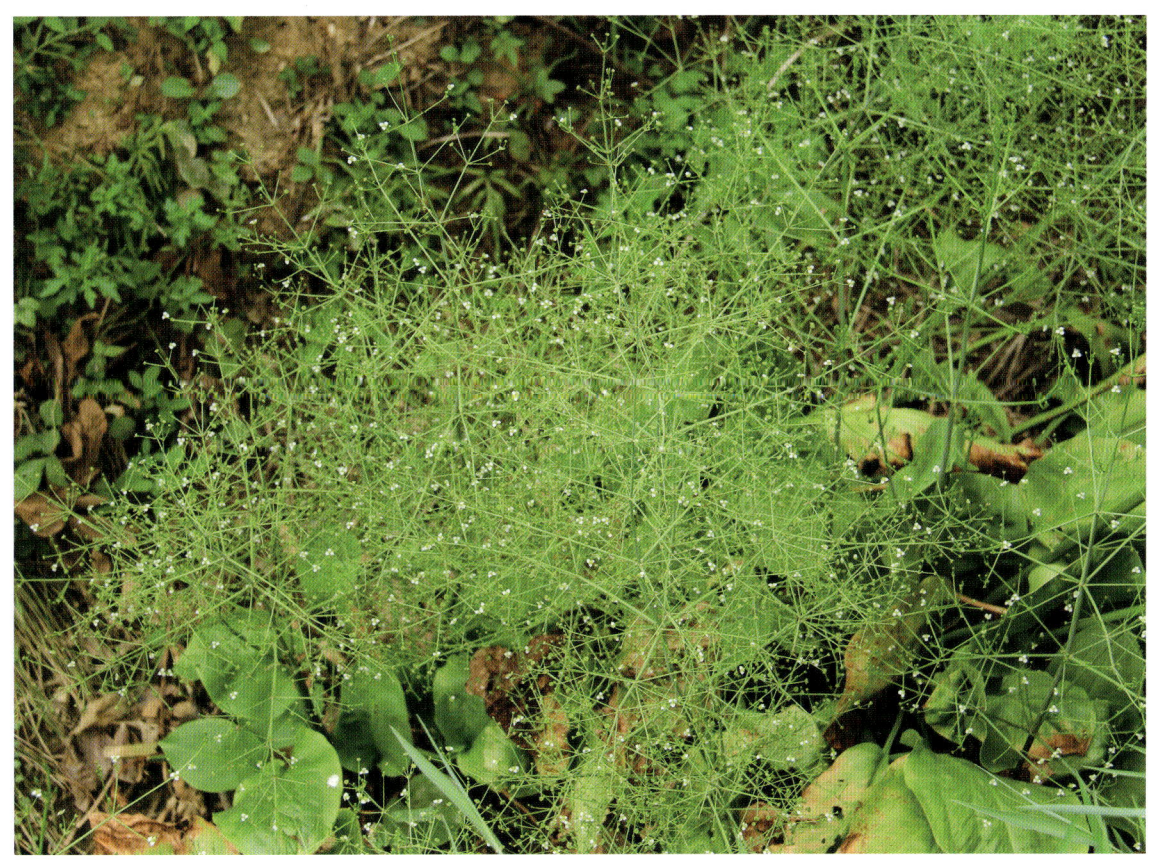

泽泻

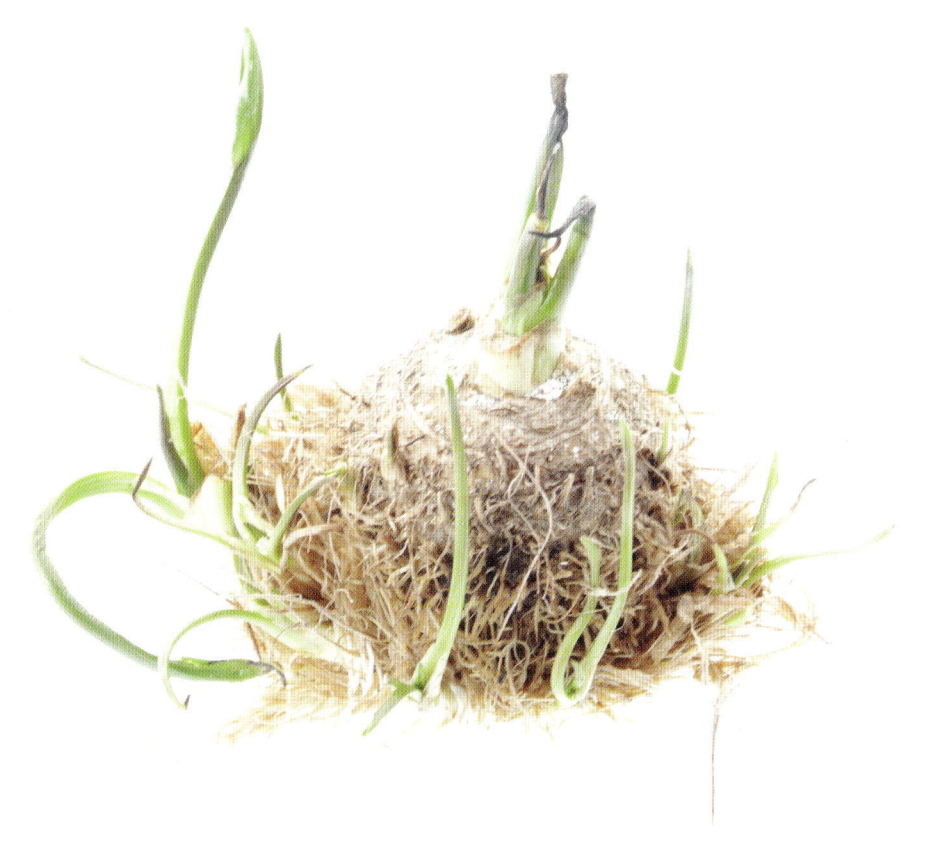

泽泻

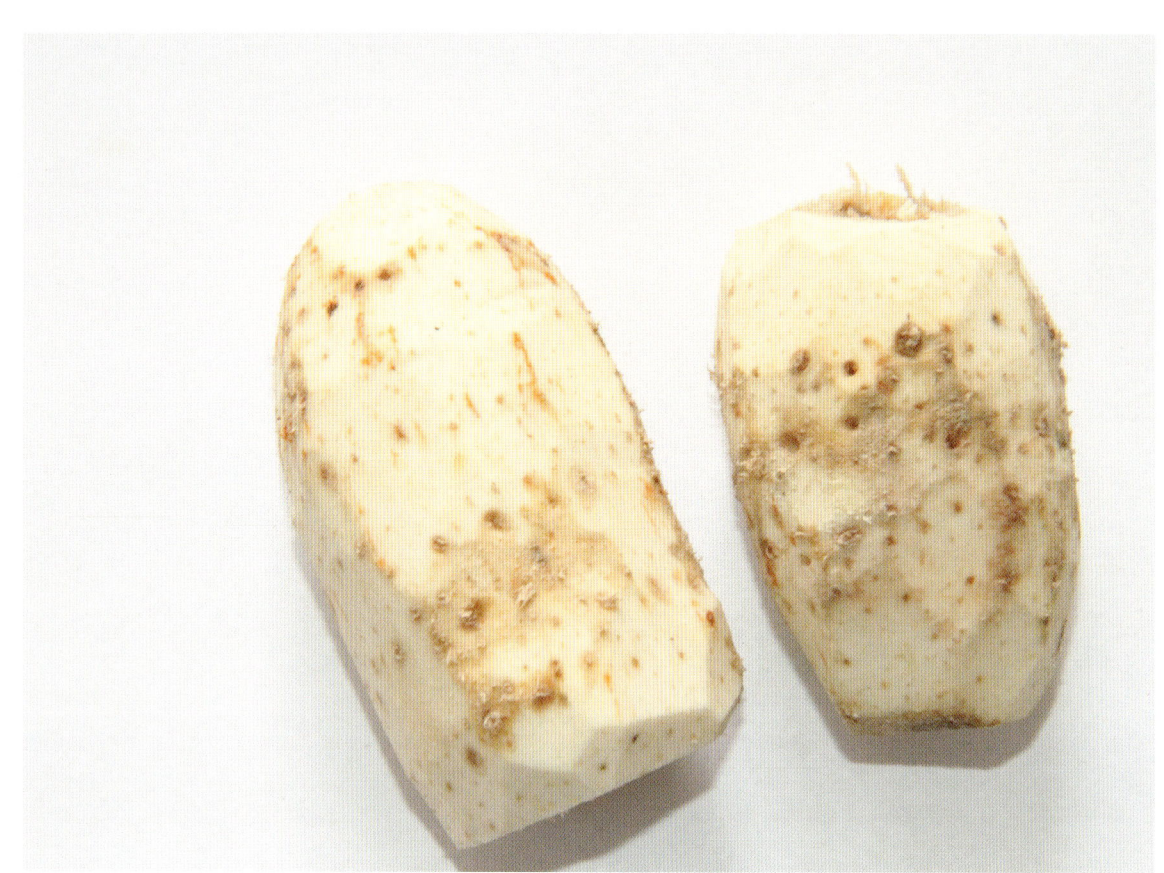

泽泻

采收加工

于移栽当年 12 月下旬，大部分叶片枯黄时收获，挖除块茎，除去泥土、茎叶，留下中心小叶，以免干燥时流出黑汁液，用无烟煤火炕干，趁热放在筐内，撞掉须根和粗皮。

药材鉴别

本品块茎类球形、椭圆形或卵圆形，长 2 ~ 7 cm，直径 2 ~ 6 cm。表面黄白色或淡黄棕色，有不规则的横向环状浅沟纹及多数细小突起的须根痕，底部有的有瘤状芽痕。质坚实，断面黄白色，粉性，有多数细孔。气微，味微苦。以块大、黄白色、光滑、质充实、粉性足者为佳。

功效主治

利水，渗湿，泄热。主治小便不利，水肿胀满，呕吐，泻痢，痰饮，脚气，淋病，尿血。

用法用量

内服：10 ~ 30 g，煎汤，或入丸、散服。

┃民族药方

1. 水肿胀满，小便不利　泽泻、茯苓皮各 30 g，车前子、地星宿各 15 g。水煎服，每日 1 剂。

2. 腹泻，腹痛　泽泻、委陵菜各 10 g，海金沙 8 g。水煎服，每日 1 剂。

3. 黄疸　泽泻、六月雪各 15 g，茵陈 30 g。水煎服，每日 1 剂。

4. 内耳眩晕症　泽泻、白术各 60 g。加水 500 mL，煎至 100 mL，每日 1 剂，12 日为 1 个疗程，服药期间停用其他药。

5. 肠炎泄泻　泽泻 10 g，黄连 6 g，马齿苋 15 g。水煎服，每日 1 剂。

6. 湿热黄疸，面目身黄　泽泻、茵陈各 50 g，滑石 15 g。水煎服，每日 1 剂。

7. 耳源性眩晕　泽泻、茯苓、白术各 20 g，化橘红、干姜、桂枝各 15 g。水煎服，每日 1 剂。

8. 妊娠水肿　泽泻、桑白皮、槟榔、赤茯苓各 1.5 g。姜水煎服，每日 1 剂。

9. 内耳眩晕病　泽泻、白术各 60 g。加水 500 mL 煎至 100 mL，每日 1 剂。

10. 美尼尔综合征　泽泻 60 ~ 120 g，法半夏 18 ~ 30 g，白术 10 g，钩藤 10 g。水煎分 3 次服，每日 1 剂。

11. 高脂血症　泽泻、何首乌、决明子各 30 g，炒白术 15 g，生大黄 6 g。水煎分 3 次服，每日 1 剂，连服 1 个半月为 1 个疗程。

12. 室性早搏　泽泻、炙甘草、生甘草各 30 g，黄芪 15 g。水煎服，每日 1 剂。

13. 脂肪肝　泽泻 20 ~ 30 g，生首乌、草决明、丹参、黄精各 15 ~ 20 g，生山楂 30 g，虎杖 12 ~ 15 g，荷叶 15 g。水煎服，每日 1 剂，连服 4 个月。

14. 遗精　泽泻 10 ~ 12 g。水煎服，早、晚各服 1 剂。

┃使用注意

肾虚精滑者忌服。

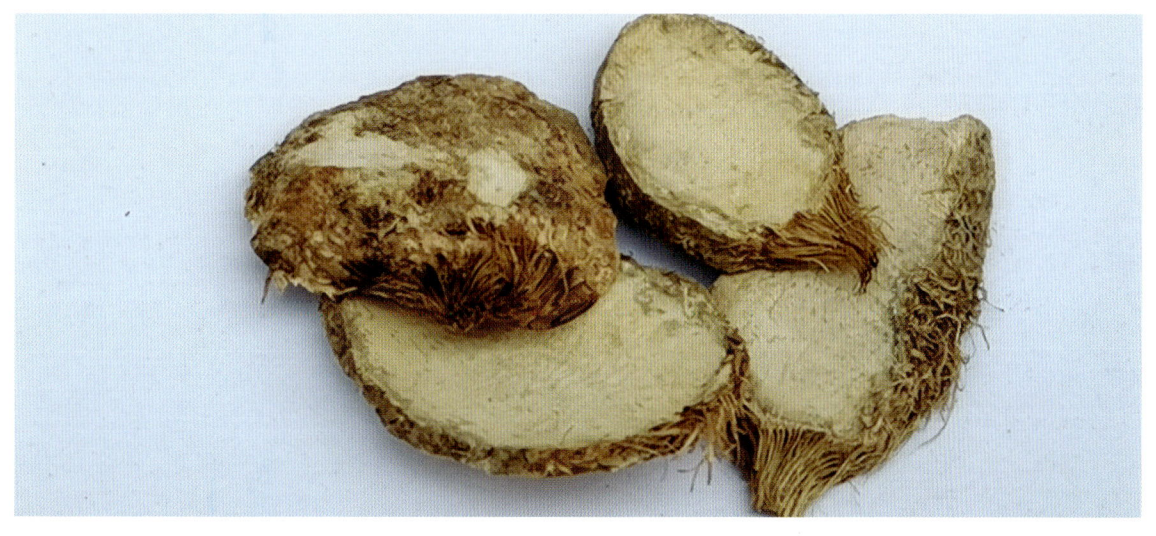

泽泻药材

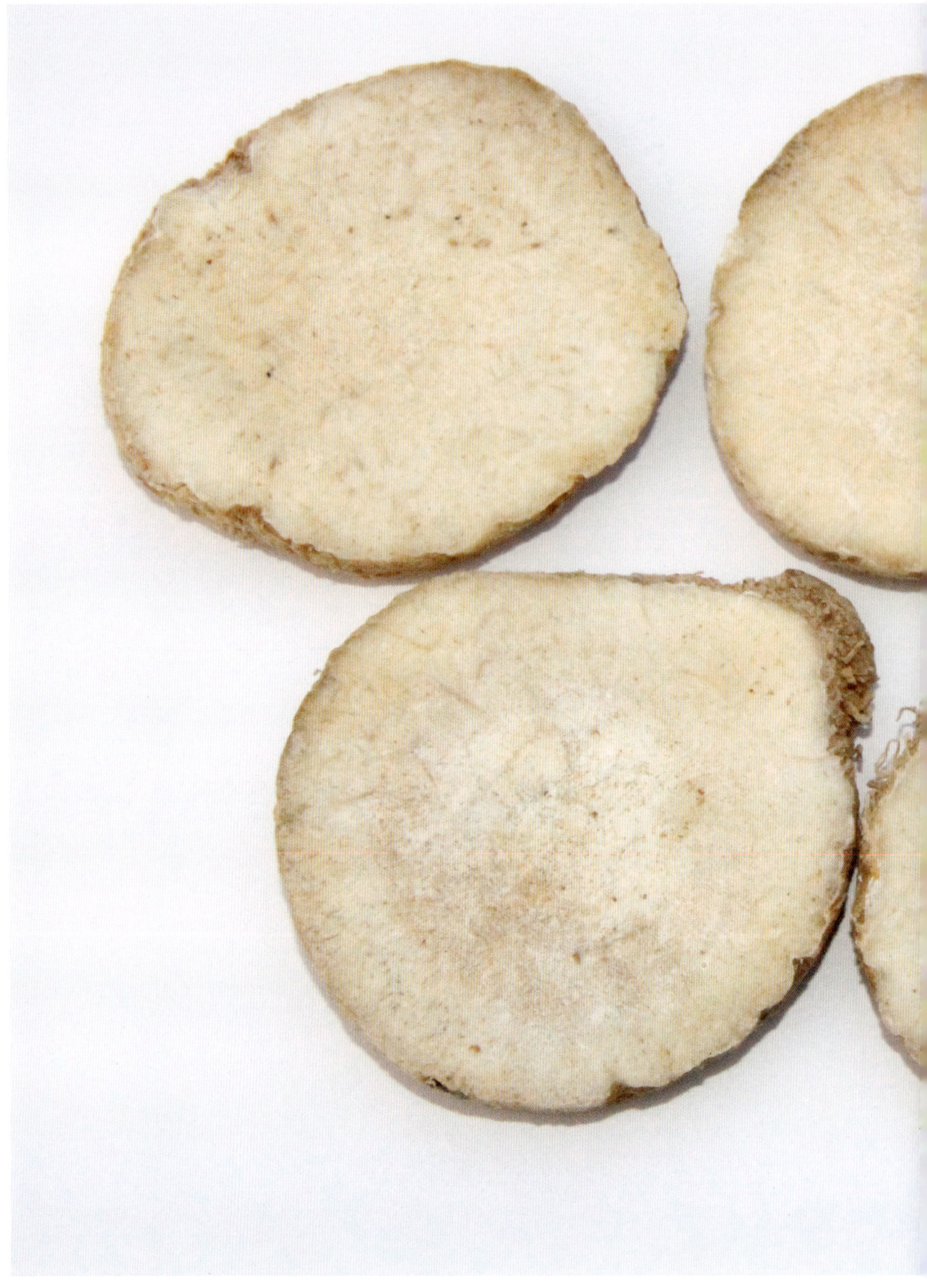

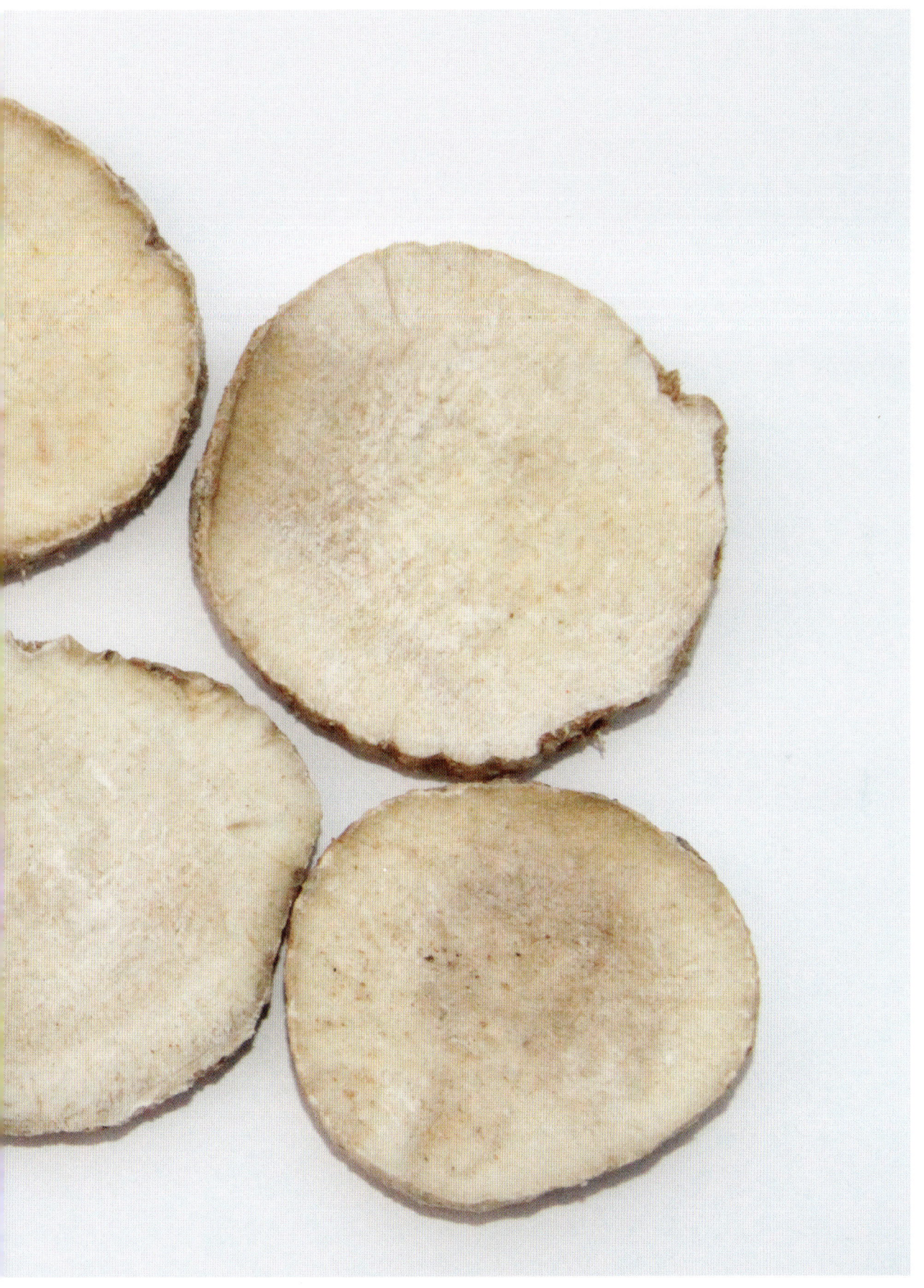

泽泻饮片

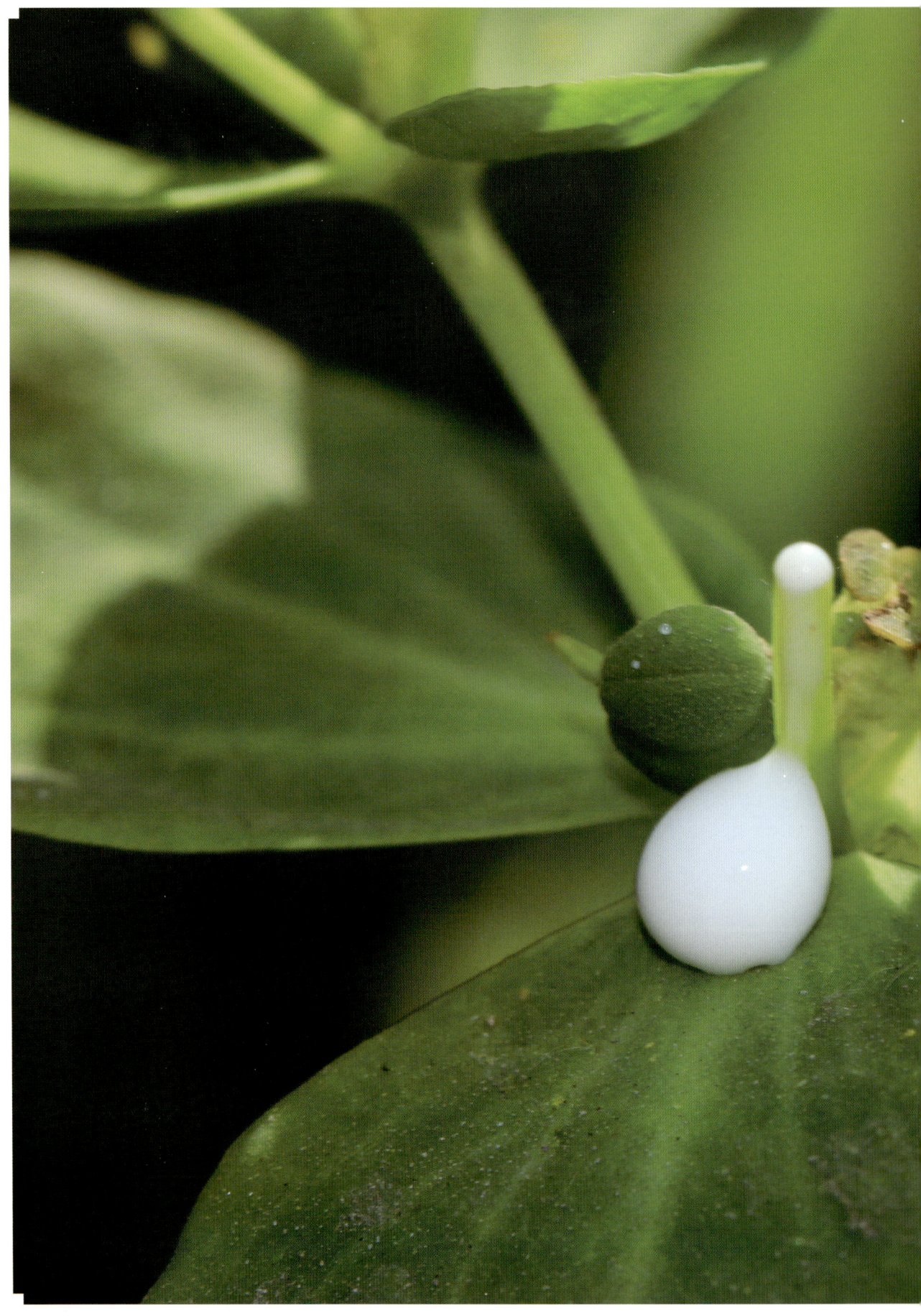

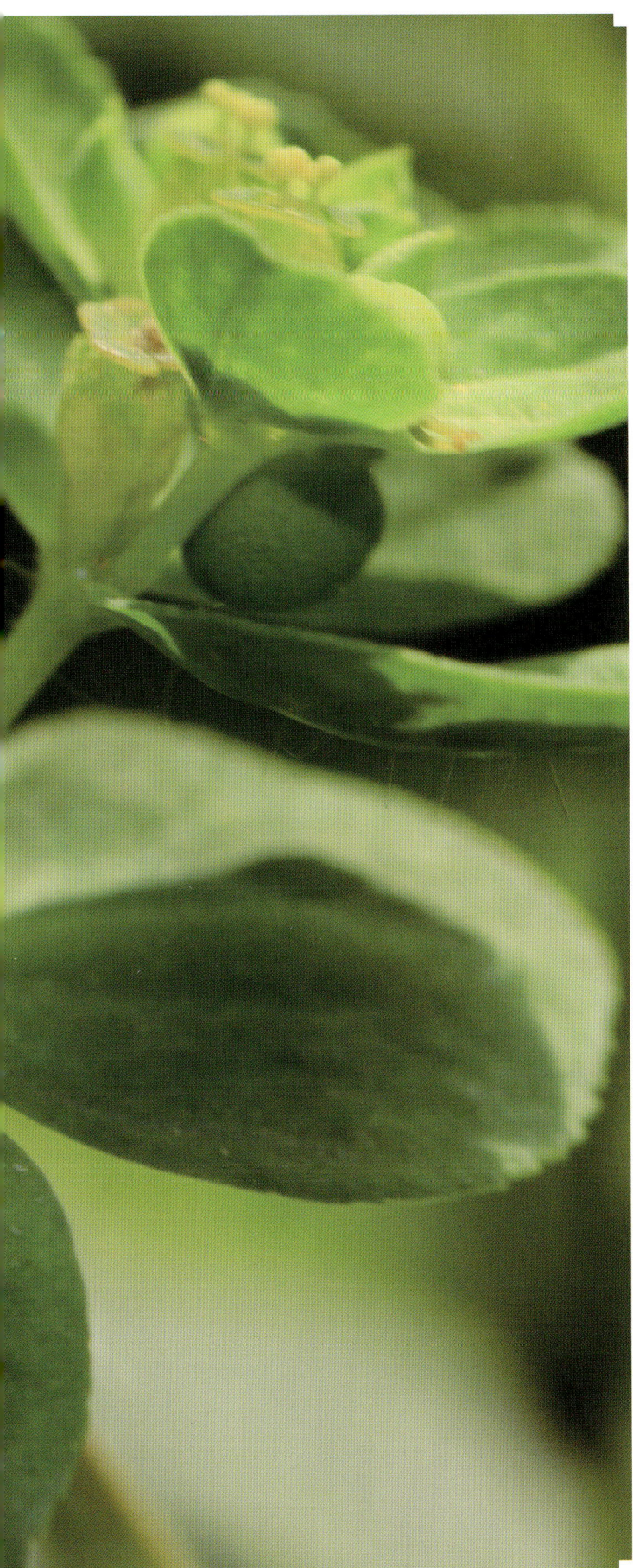

泽漆

【水药名】骂点。

【别 名】猫儿眼睛草、五凤灵枝、五凤草、凉伞草、五盏灯、五朵云。

【来 源】本品为大戟科植物泽漆 *Euphorbia helioscopia* L. 的干燥全草。

【性味归经】味辛、苦，性凉，有毒。归肺、小肠、大肠经。

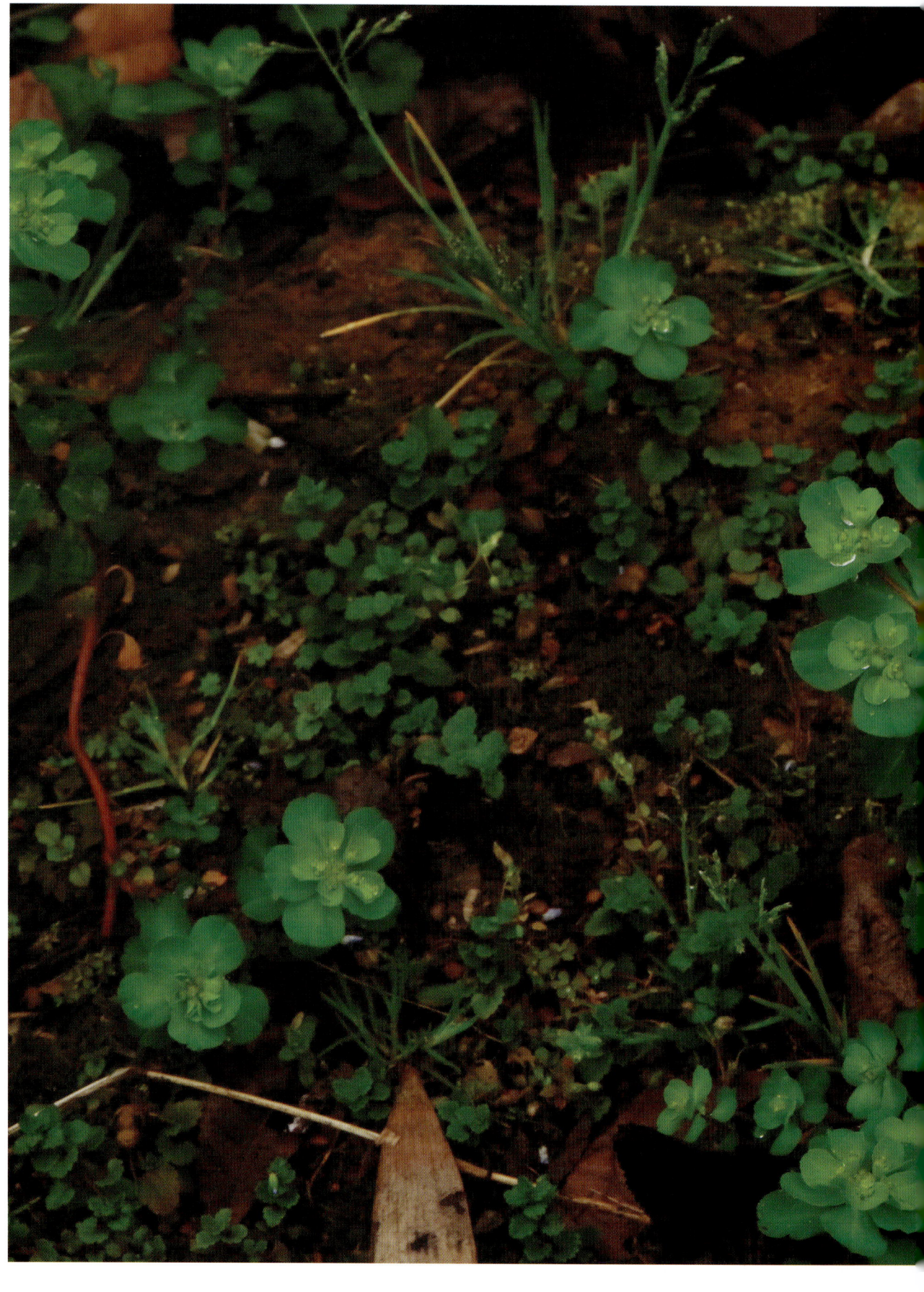

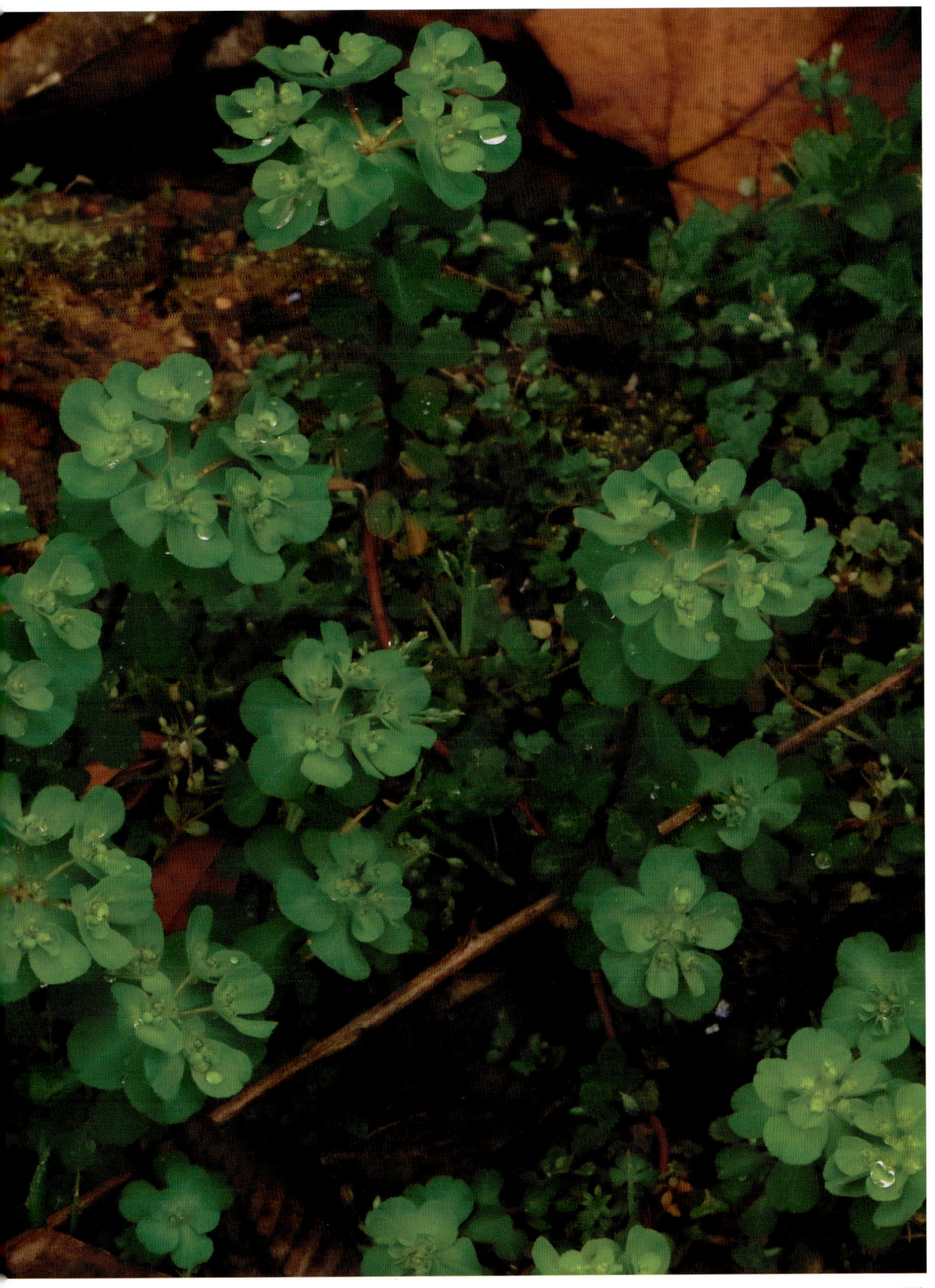

泽漆

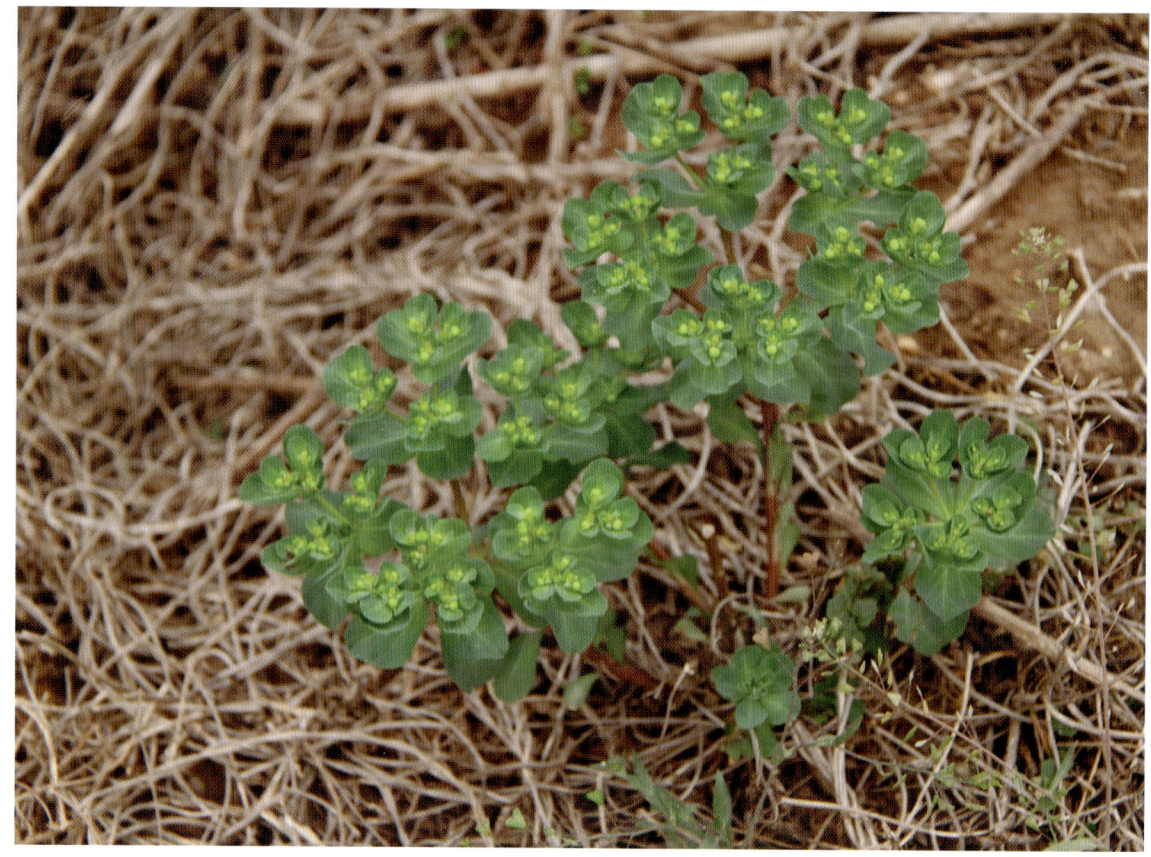

泽漆

▋识别特征

二年生草本，高 10 ~ 30 cm，全株含乳汁。茎无毛或仅小枝略具疏毛，基部紫红色，分枝多。单叶互生，倒卵形或匙形，先端钝圆或微凹，基部阔楔形，边缘在中部以上有细锯齿，无柄或突狭而成短柄。杯状聚伞花序顶生，排列成复伞形；伞梗5枝，基部轮生叶状苞片5枚，形同茎叶而较大，每枝再作一至二回分枝，分枝处轮生倒卵形苞叶3枚；花单性，无花被。蒴果表面平滑，种子卵圆形，表面有网纹，熟时褐色。花期4—5月。

▋生境分布

生长于山沟、路边、荒野、湿地等处。全国大部分地区均有分布，以江苏、浙江产量较多。

▋采收加工

4—5月开花时采收，除去根及泥沙，晒干。

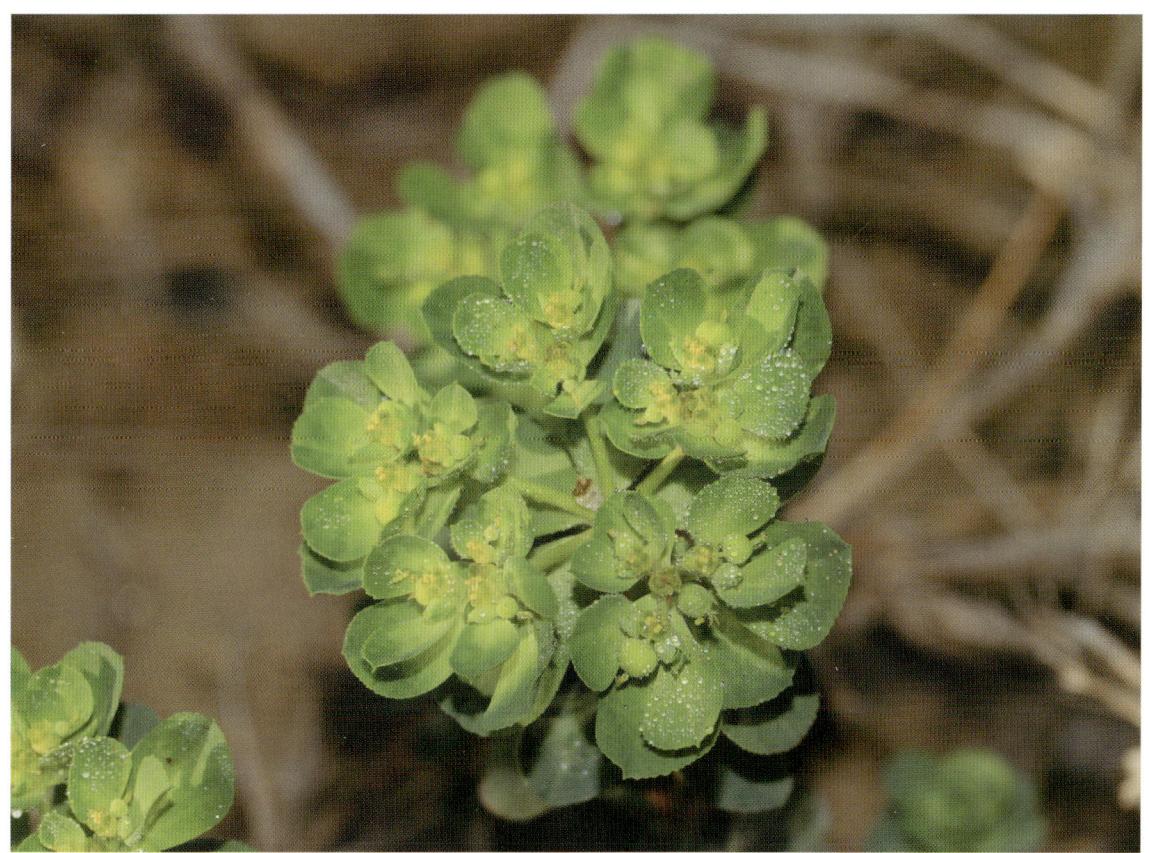

泽漆

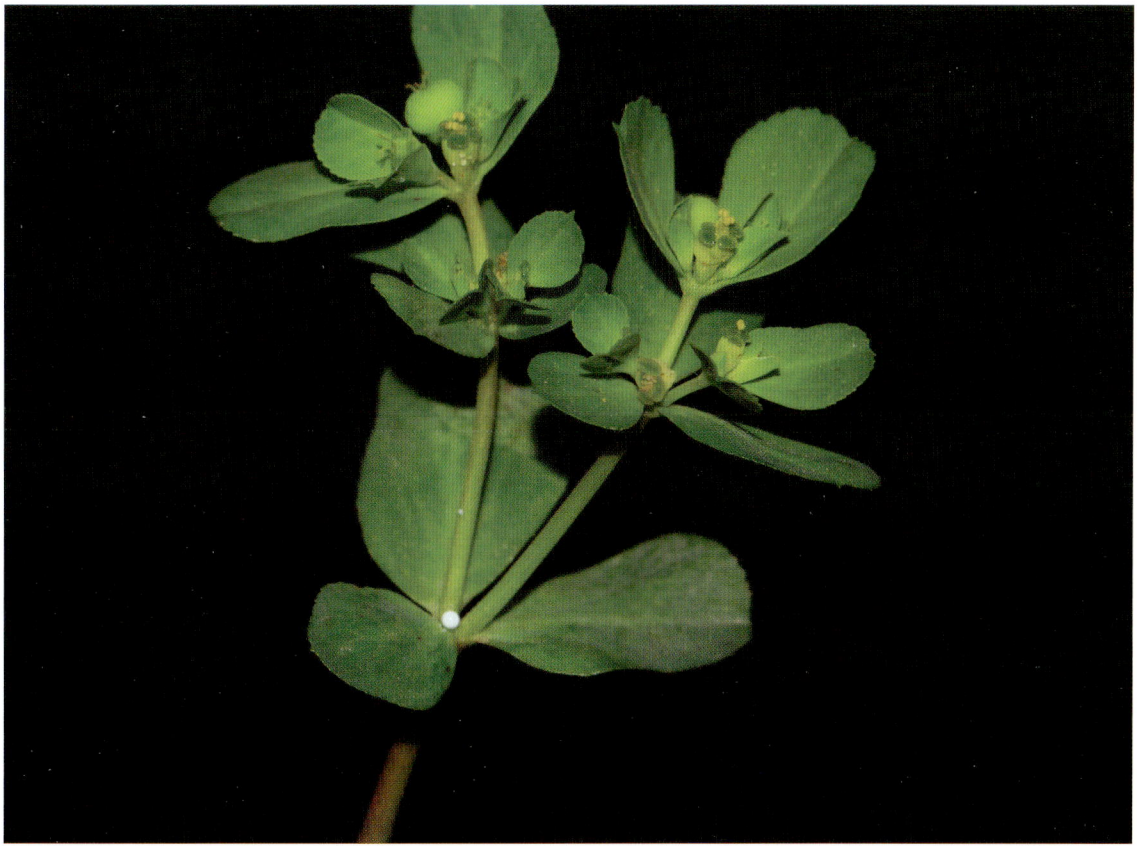

泽漆

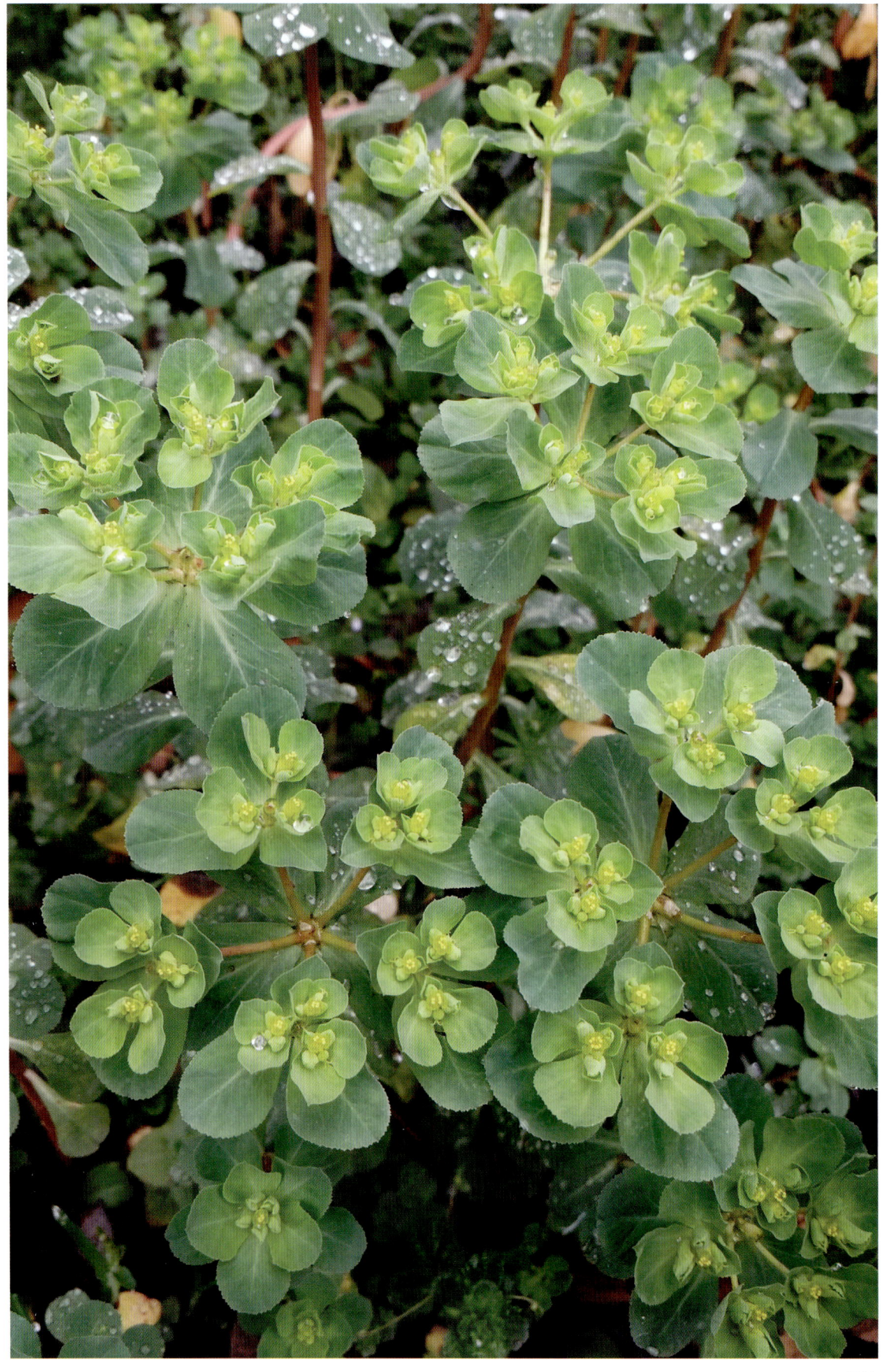

泽漆

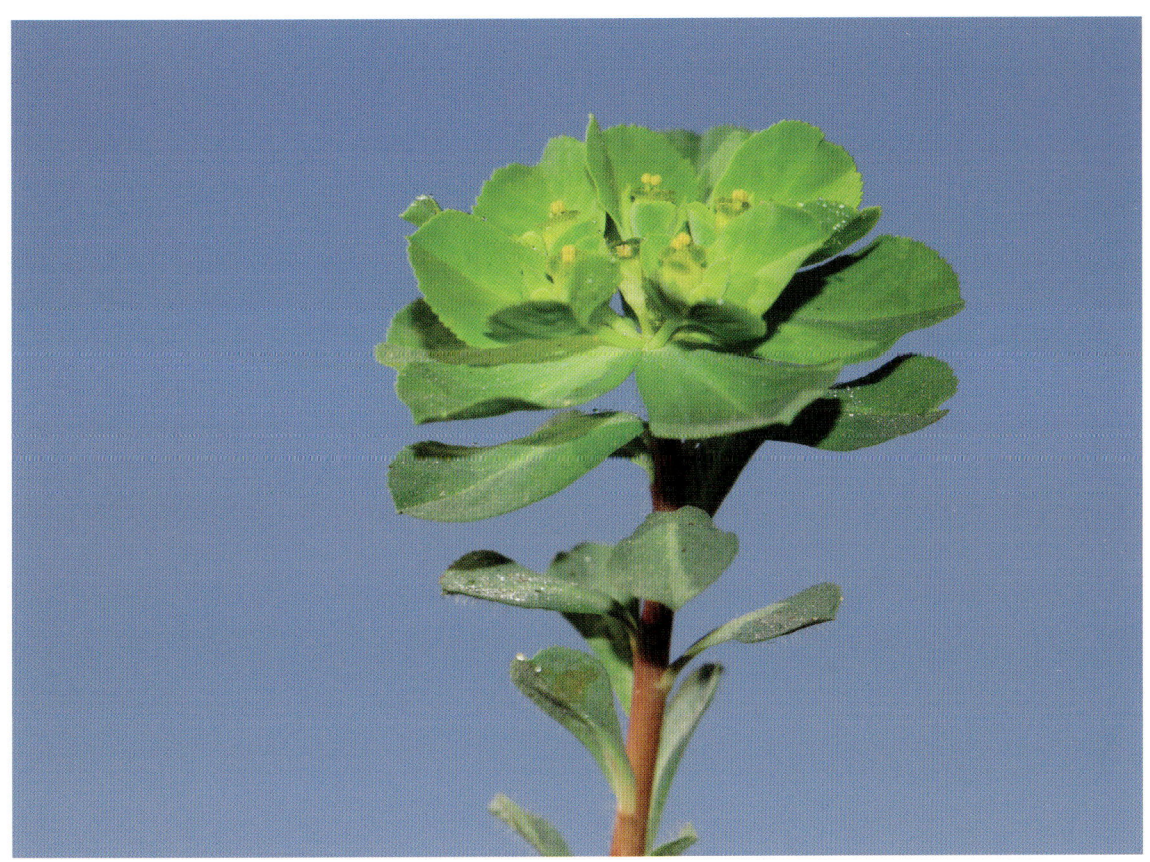

泽漆

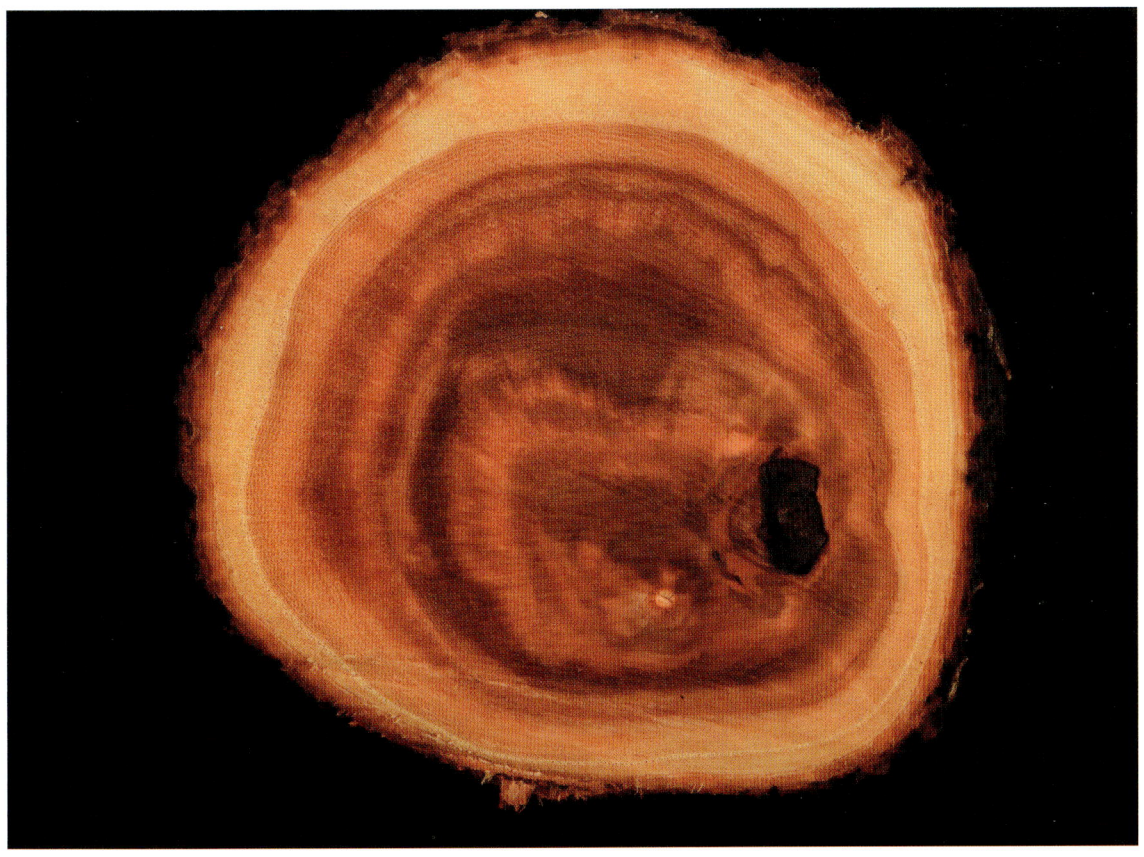

泽漆

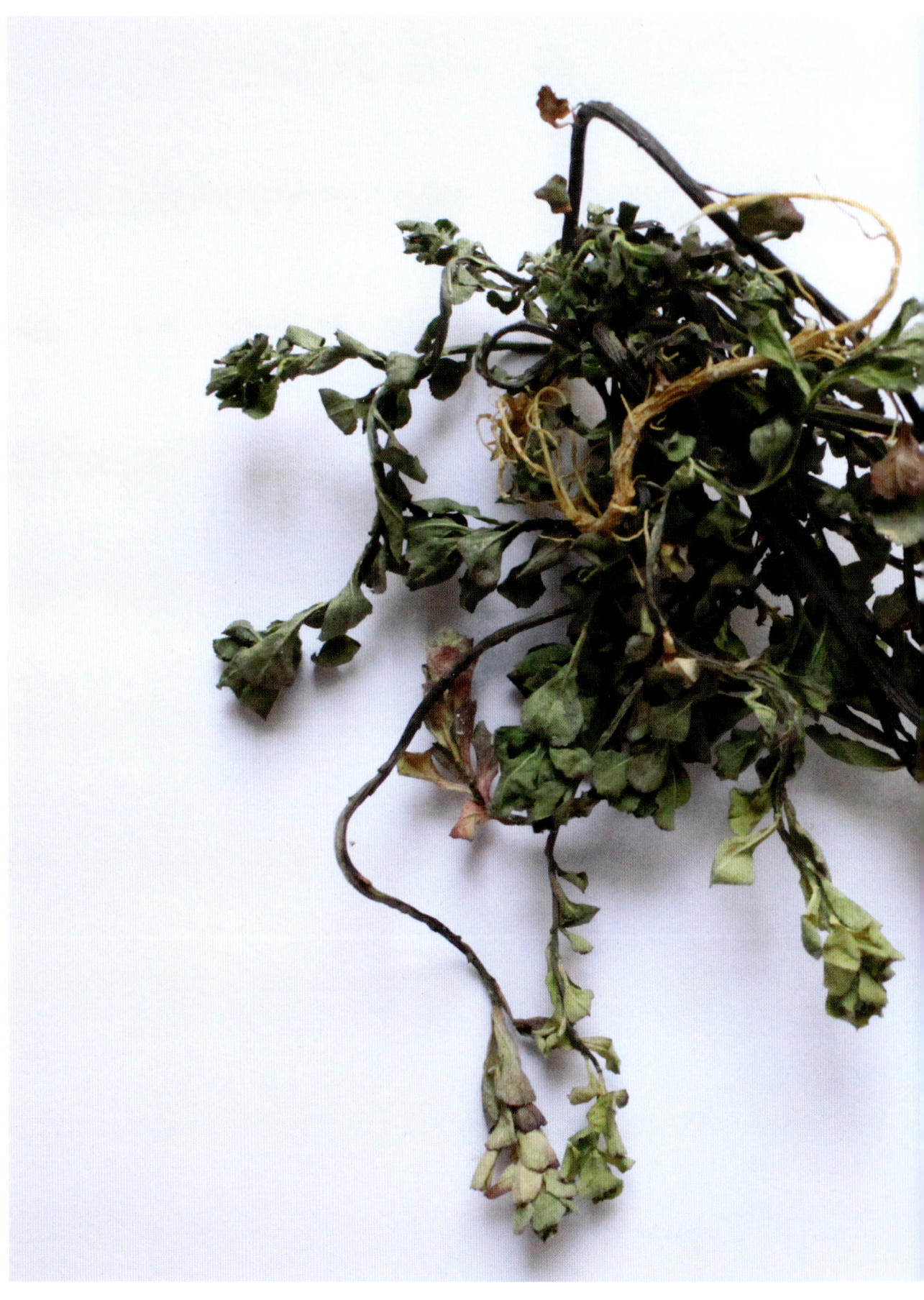

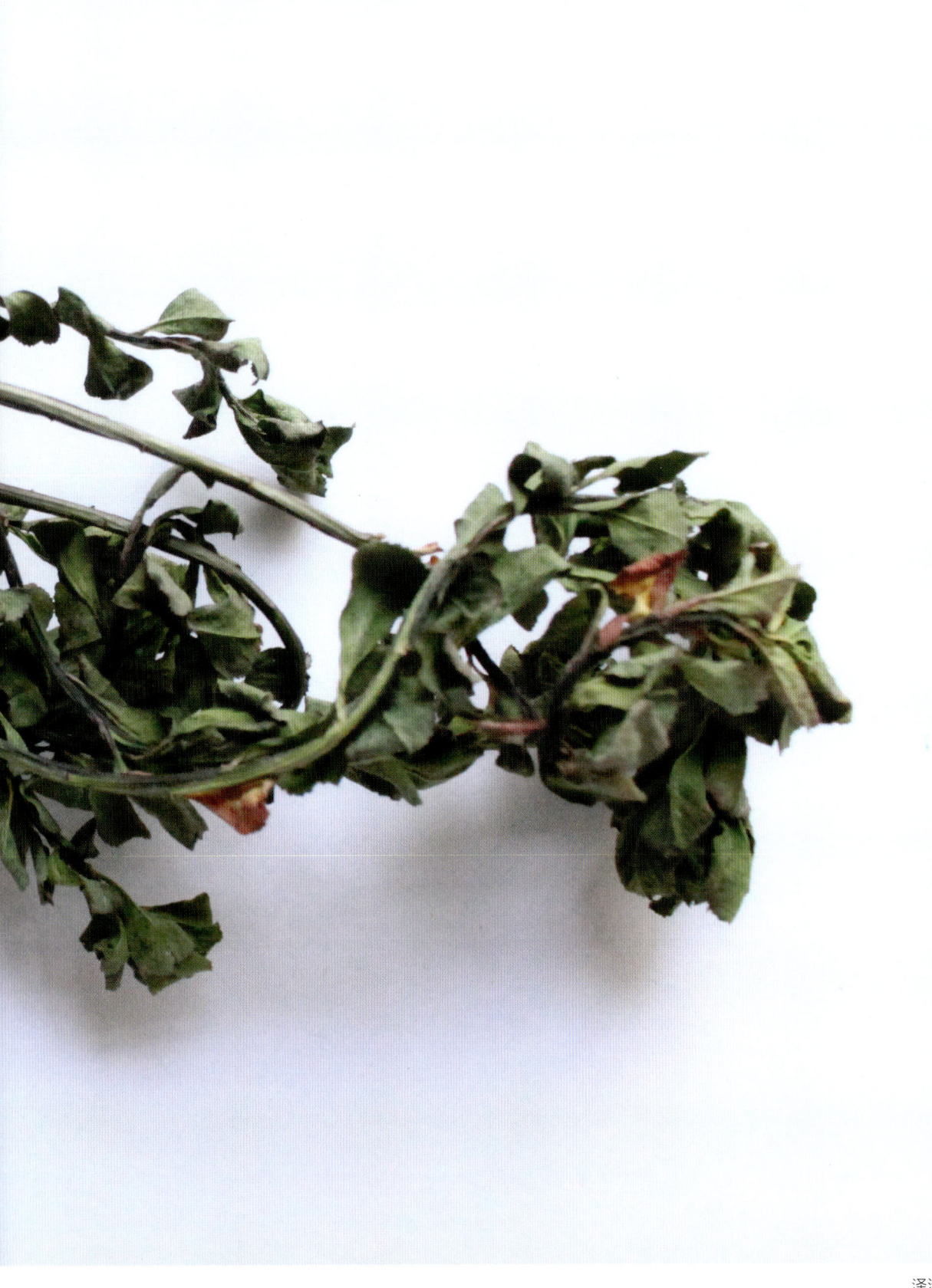

泽漆药材

药材鉴别

本品干燥全草呈段状，有时具黄色的肉质主根。根顶部具紧密的环纹，外表具不规则的纵纹，断面白色，木质部呈放射状；茎圆柱形，鲜黄色至黄褐色，表面光滑或具不明显的纵纹，有明显的互生、褐色的条形叶痕；叶暗绿色，常皱缩，破碎或脱落；茎顶端具多数小花及灰色的蒴果；总苞片绿色，常破碎。气酸而特异、味淡。以干燥、无根者为佳。

功效主治

行水，消痰，杀虫，解毒。主治水气肿满，痰饮喘咳，疟疾，菌痢，瘰疬，癣疮，结核性瘘管，骨髓炎。

用法用量

内服：5～10 g，煎汤，熬膏或入丸、散。外用：煎水洗、熬膏涂或研末调敷。

民族药方

1. **牙痛**　泽漆适量。研为细末，开水泡汁漱口。
2. **癣疮**　泽漆适量。研为细末，调油涂搽。
3. **骨髓炎**　泽漆、牡丹根、铁线莲、蒲公英、紫堇、甘草各适量。水煎服，每日 1 剂。
4. **淋巴肉瘤**　泽漆 15 g，蛇六谷（先煎）、土茯苓各 30 g，穿山甲 9 g。水煎服，每日 1 剂。
5. **宫颈癌**　泽漆、二色补血草、小叶贯众各 30 g。水煎服；如出血多，可将二色补血草加至 60 g。
6. **食道癌，胃癌**　泽漆 15 g，石竹根 30 g，刘寄奴 9 g。水煎服，每日 1 剂。

使用注意

气血虚者禁用。

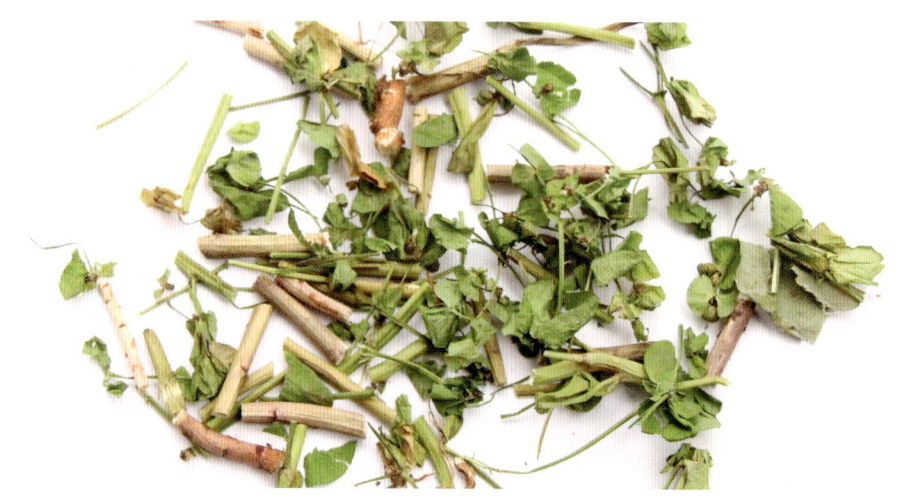

泽漆饮片

图书在版编目（CIP）数据

中国民族药用植物图典. 水族卷 / 肖培根，诸国本
总主编. -- 长沙 ： 湖南科学技术出版社，2023.12
　ISBN 978-7-5710-2533-5

　Ⅰ．①中… Ⅱ．①肖… ②诸… Ⅲ．①民族地区－药用
植物－中国－图集②水族－中草药－图集 Ⅳ．①R282.71-64

中国国家版本馆 CIP 数据核字(2023)第 196869 号

"十四五"时期国家重点出版物出版专项规划项目

ZHONGGUO MINZU YAOYONG ZHIWU TUDIAN SHUIZUJUAN DI-BA CE

中国民族药用植物图典 水族卷 第八册

总 主 编：肖培根 诸国本
主　　编：司有奇
出 版 人：潘晓山
责任编辑：李 忠 杨 颖
出版发行：湖南科学技术出版社
社　　址：长沙市芙蓉中路一段 416 号泊富国际金融中心
网　　址：http://www.hnstp.com
湖南科学技术出版社天猫旗舰店网址：
　　　http://hnkjcbs.tmall.com
邮购联系：0731-84375808
印　　刷：长沙鸿发印务实业有限公司
　　　（印装质量问题请直接与本厂联系）
厂　　址：长沙县黄花镇工业园 3 号
邮　　编：410137
版　　次：2023 年 12 月第 1 版
印　　次：2023 年 12 月第 1 次印刷
开　　本：889mm×1194mm　1/16
印　　张：20.25
字　　数：360 千字
书　　号：ISBN 978-7-5710-2533-5
定　　价：2580.00 元(共十册)

（版权所有·翻印必究）